本教材第 4 版为"十四五"职业教育国家规划教材
国家卫生健康委员会"十四五"规划教材
全国高等职业教育专科教材

供护理、助产专业用

外科护理学

第 5 版

主　编　俞宝明　薛　梅

副主编　赵小义　徐　琳

编　者（以姓氏笔画为序）

王建荣（承德医学院附属医院）　　　　赵小义（咸阳职业技术学院）

王秋月（襄阳职业技术学院）　　　　　俞宝明（赣南卫生健康职业学院）

史蓓蓓（新疆昌吉职业技术学院）　　　夏春红（贵州护理职业技术学院）

宁艳娇（承德护理职业学院）　　　　　钱立晶（安庆医药高等专科学校）

朱迎春（沧州医学高等专科学校）　　　徐　琳（漯河医学高等专科学校）

刘　卫（大连医科大学附属第一医院）　凌志杰（赣南卫生健康职业学院）

李　莉（山西医科大学第一医院）　　　郭秀珍（内蒙古医科大学附属医院）

张国华（山西医科大学汾阳学院）　　　曾　聪（重庆医科大学附属第二医院）

张乳霞（山东医学高等专科学校）　　　薛　梅（天津医学高等专科学校）

新形态教材

人民卫生出版社
·北　京·

图书在版编目（CIP）数据

外科护理学 / 俞宝明，薛梅主编. -- 5 版. -- 北京：人民卫生出版社，2024. 11. --（高等职业教育专科护理类专业教材）. -- ISBN 978-7-117-36814-8

Ⅰ. R473. 6

中国国家版本馆 CIP 数据核字第 2024ZA0271 号

| 人卫智网 | www.ipmph.com | 医学教育、学术、考试、健康，购书智慧智能综合服务平台 |
| 人卫官网 | www.pmph.com | 人卫官方资讯发布平台 |

外科护理学
Waike Hulixue
第 5 版

主　　编：俞宝明　薛　梅
出版发行：人民卫生出版社（中继线 010-59780011）
地　　址：北京市朝阳区潘家园南里 19 号
邮　　编：100021
E - mail：pmph @ pmph.com
购书热线：010-59787592　010-59787584　010-65264830
印　　刷：北京盛通印刷股份有限公司
经　　销：新华书店
开　　本：850×1168　1/16　印张：26
字　　数：734 千字
版　　次：2001 年 6 月第 1 版　2024 年 11 月第 5 版
印　　次：2024 年 11 月第 1 次印刷
标准书号：ISBN 978-7-117-36814-8
定　　价：76.00 元
打击盗版举报电话：010-59787491　E-mail：WQ @ pmph.com
质量问题联系电话：010-59787234　E-mail：zhiliang @ pmph.com
数字融合服务电话：4001118166　E-mail：zengzhi @ pmph.com

高等职业教育专科护理类专业教材是由原卫生部教材办公室依据原国家教育委员会"面向 21 世纪高等教育教学内容和课程体系改革"课题研究成果规划并组织全国高等医药院校专家编写的"面向 21 世纪课程教材"。本套教材是我国高等职业教育专科护理类专业的第一套规划教材,于 1999 年出版后,分别于 2005 年、2012 年和 2017 年进行了修订。

随着《国家职业教育改革实施方案》《关于深化现代职业教育体系建设改革的意见》《关于加快医学教育创新发展的指导意见》等文件的实施,我国卫生健康职业教育迈入高质量发展的新阶段。为更好地发挥教材作为新时代护理类专业技术技能人才培养的重要支撑作用,在全国卫生健康职业教育教学指导委员会指导下,经广泛调研启动了第五轮修订工作。

第五轮修订以习近平新时代中国特色社会主义思想为指导,全面落实党的二十大精神,紧紧围绕立德树人根本任务,以打造"培根铸魂、启智增慧"的精品教材为目标,满足服务健康中国和积极应对人口老龄化国家战略对高素质护理类专业技术技能人才的培养需求。本轮修订重点:

1. 强化全流程管理。履行"尺寸教材、国之大者"职责,成立由行业、院校等参与的第五届教材建设评审委员会,在加强顶层设计的同时,积极协同和发挥多方面力量。严格执行人民卫生出版社关于医学教材修订编写的系列管理规定,加强编写人员资质审核,强化编写人员培训和编写全流程管理。

2. 秉承三基五性。本轮修订秉承医学教材编写的优良传统,以专业教学标准等为依据,基于护理类专业学生需要掌握的基本理论、基本知识和基本技能精选素材,体现思想性、科学性、先进性、启发性和适用性,注重理论与实践相结合,适应"三教"改革的需要。各教材传承白求恩精神、红医精神、伟大抗疫精神等,弘扬"敬佑生命、救死扶伤、甘于奉献、大爱无疆"的崇高精神,契合以人的健康为中心的优质护理服务理念,强调团队合作和个性化服务,注重人文关怀。

3. 顺应数字化转型。进入数字时代,国家大力推进教育数字化转型,探索智慧教育。近年来,医学技术飞速发展,包括电子病历、远程监护、智能医疗设备等的普及,护理在技术、理念、模式等方面发生了显著的变化。本轮修订整合优质数字资源,形成更多可听、可视、可练、可互动的数字资源,通过教学课件、思维导图、线上练习等引导学生主动学习和思考,提升护理类专业师生的数字化技能和数字素养。

第五轮教材全部为新形态教材,探索开发了活页式教材《助产综合实训》,供高等职业教育专科护理类专业选用。

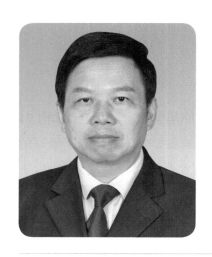

俞宝明

教授

赣南卫生健康职业学院科研处处长，江西省教育科学规划课题评审咨询专家，江西省高级"双师型"教师，赣州市优秀教师。主持完成中央财政支持的护理职业教育实训基地建设、江西省精品专业（助产）建设等项目。主编、副主编、参编各级各类教材、实训指导和护士执业资格考试用书10余部，其中国家级规划教材3部，主编的《外科护理》获首届全国教材建设奖全国优秀教材二等奖。主持和参与各级各类课题10余项，曾获江西省教学成果奖二等奖，参与的国家级数字化精品课程资源"护理专业"成果纳入"国家职业教育数字化信息资源库"。

同学们既然准备献身神圣而崇高的护理事业，那就从现在开始锤炼品格，脚踏实地努力学习，坚持就会成功。

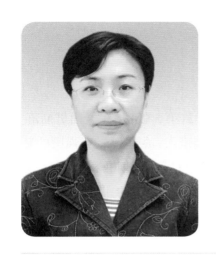

薛 梅

教授

　　天津医学高等专科学校医学护理学院院长、专业带头人，国家级教学名师，高水平护理专业群建设项目负责人，全国高校黄大年式教师团队负责人，首批国家职业教育教师教学创新团队负责人。兼任全国卫生健康职业教育教学指导委员会护理专委会委员、中华护理学会护理教育专委会委员、全国高等医学教育学会护理教育分会理事、天津市护理学会常务理事。担任《中华护理教育》《天津护理》编委。获国家级教学成果奖2项，主编规划教材3部，在核心期刊发表论文30篇。

　　春华秋实，秋收冬藏，岁月不居，天道酬勤。愿这本《外科护理学》能引领你们的未来，开拓你们的视野，激发你们的潜能。每次翻开它，都能带给你们新的启示和思考。

前言

国家卫生健康委员会"十四五"规划教材《外科护理学》(第5版)是在全面贯彻落实党的二十大精神,为培养德智体美劳全面发展的社会主义建设者和接班人,在建设教育强国的新形势下,继承前四版教材精华的基础上(本书第4版为"十四五"职业教育国家规划教材),对全书的内容进行了更新、充实和优化。教材修订围绕"价值塑造、能力培养、知识传授"的课程目标,结合临床护理实际需求,以人的健康为出发点,以整体护理观为指导,以护理程序为框架,将思政育人元素通过知识点、案例、视频、练习题等教学素材,以润物无声的方式传递。

在体例结构上,章首设有学习目标,帮助学生从知识、能力和素质3个层面了解教与学的重点内容,常见疾病均由导入情境引出工作任务,学生带着任务进入学习,以培养学生认识问题、解决问题的能力;各章常见疾病按病因及发病机制、病理生理、护理评估、常见护理诊断/问题、护理目标、护理措施、护理评价7个方面进行编写。为避免重复,少数疾病按病因、病理、护理评估、常见护理诊断/问题、护理措施5个方面进行编写。章末设置思考题,帮助学生梳理和总结整章内容,复习和巩固已学知识。

在编写内容上,力求做到既突出外科护理学的专业特点,又避免与套系内其他教材重复。在第4版共44章的基础上,第5版整合优化了部分章节(共41章),删除了营养支持病人的护理和急性胰腺炎病人的护理内容,增加了肝移植病人的护理、肝脓肿病人的护理、骨盆骨折病人的护理、手外伤病人的护理等内容,将泌尿、男性生殖系疾病的主要症状和检查纳入相应的疾病章节中介绍,使教材内容更加紧凑。

此外,本教材还设置了课件、思维导图、练习题、视频等数字资源,以增强教材的生动性、多样性和技能操作的直观性。同时,为帮助学生更好地掌握外科护理学的基本理论、基本知识和基本技能,编者们还围绕学习目标和教学大纲,根据主教材的内容编写了配套教材《外科护理学学习指导》。

教学大纲
(参考)

本教材的编者来自全国17所本专科院校,他们中既有外科护理教育专家,也有外科护理临床专家。为保证教材内容的"新、精、准",编者们对教材内容进行了反复斟酌和修改。在编写过程中得到了编者所在院校、医院领导的大力支持,同时还得到了外科医护教师和专家的无私帮助。由于时间和水平有限,教材中难免存在不足之处,在此恳请广大读者批评指正,谨在此表示诚挚的谢意!

俞宝明　薛　梅

2024年5月

第一章 | 绪 论

教学课件

思维导图

学习目标

1. 掌握：外科护理学的范畴和外科护士的工作任务。
2. 熟悉：外科护士应具备的素质。
3. 了解：外科护理学的发展历程及变革趋势。
4. 学会：外科护理学的学习方法。
5. 具有高度的责任心和使命感，热爱外科护理事业，全心全意为外科病人提供整体护理。

第一节　外科护理学的概念与发展

导入情境

情境描述：

陈先生，38 岁。1 小时前左脚踩到铁钉，拔除铁钉后伤口流血，自行简单包扎止血后前来医院就诊，陈先生不知道应该到哪个科室就诊？

工作任务：

1. 指导陈先生就诊。
2. 说出外科护士的工作任务。

一、外科护理学的概念与任务

外科护理学是阐述和研究如何对外科病人进行整体护理的一门临床护理学科。它包含了医学基础理论、外科学基础理论、专科护理学基础理论和技术，以及护理心理学、护理伦理学和社会学等人文科学知识。

外科护理学是护理学的重要分支，它以创伤、感染、肿瘤、畸形、内分泌功能失调（如甲状腺和甲状旁腺功能亢进症等）、寄生虫病（如肝棘球蚴病和胆道蛔虫症等）、其他（器官梗阻如肠梗阻、尿路梗阻等；血液循环障碍如下肢静脉曲张、门静脉高压症等；结石形成如胆石症、尿路结石；以及原因不同引起的大出血等）等外科病人为研究对象，在现代医学模式和护理观的指导下，以人的健康为中心，根据病人的身心健康需求和社会家庭文化需求提供整体护理，以达到去除疾病、预防残障、促进康复的目的。

二、外科护理学的发展

我国医学史上外科开始很早，公元前 14 世纪商代的甲骨文中就有"疥""疮"等记载，在周代，外科已成为独立学科，外科医生称为"疡医"。秦汉时期，医学名著《黄帝内经》已有"痈疽篇"的外科专章。汉末，杰出的医学家华佗擅长外科技术，使用麻沸汤为病人进行死骨剔除术、剖腹术等。南北朝，龚庆宣著《刘涓子鬼遗方》是中国最早的外科学专著。至清末高文晋著《外科图说》(1856)一书，显示了我国的外科学具有悠久的历史和丰富的实践经验。

现代外科学奠基于19世纪40年代，先后解决了手术疼痛、伤口感染和止血、输血等阻碍外科学发展的问题，使外科学进入了新的发展阶段。在克里米亚战争期间，现代护理学创始人弗洛伦斯·南丁格尔在前线医院看护伤病员的过程中，成功应用清洁、消毒、换药、包扎伤口、改善休养环境等护理手段，注重伤病员的心理调节、营养补充，使伤病员的病死率从42%降至2.2%，充分证实了护理工作在外科疾病病人治疗过程中的独立地位和意义，并由此创建了护理学，并衍生出外科护理学。

> ## 走进历史
>
> ### 南丁格尔奖章简介
>
> 　　弗洛伦斯·南丁格尔(1820—1910)为英国女护士，近代护理学和护理教育奠基人。1854—1856年间在克里米亚战争中担任战地救护工作，对改善伤兵的治疗和生活条件，做出了贡献，博得各国公众的好评。
>
> 　　南丁格尔奖章是由国际红十字会于1912年设立的国际护理界最高荣誉奖。奖章章程规定，每两年颁发一次，授予各国最优秀的红十字护士、助理护士、护理工作组织者(包括以身殉职的护理人员)，以表彰他们在平时或战时的卓越成就和献身精神。

我国外科护理学的发展与外科学的发展相辅相成、密不可分。1958年首例大面积烧伤病人的抢救成功，1963年世界首例断肢再植手术在上海获得成功等，既是我国外科学的发展结果，也是我国外科护理学发展的结果。

随着现代科学技术的迅猛发展，生命科学新技术的不断引入、计算机的广泛应用、医学分子生物学和基因研究的不断深入，各种新材料(如组织工程材料、纳米生物材料、人工关节、人工心脏瓣膜、克隆技术、基因工程等)、新技术(如腹腔镜外科技术、内镜外科技术以及放射介入和B超介入等微创外科技术)、新理论、新方法不断涌现，为外科学的发展提供了新的条件，救治了许多以前无法治疗或治愈的病人，也有效减少了手术给病人带来的创伤和疼痛。手术机器人和机器人护士的运用，提高了手术的操控性、精确性和稳定性，节省了人力资源，降低了感染风险。当前，外科护理学正在朝着更专业、更深层次、更细致的方向发展，对外科护理工作提出了更高的要求和新的挑战。外科护理工作者应充分认识现代护理的发展趋势，勇于承担起时代赋予的历史重任，加强国际交流与合作，学习先进的技术和理论，发展成功的专科护理模式，为外科护理学的发展做出应有的贡献。

第二节　学习外科护理学的方法和要求

一、树立崇高的职业理想

学习外科护理学的目的是掌握外科疾病病人术前、术中和术后护理的基本知识、基本理论和基本技能，以便在今后的护理工作中为外科病人提供全方位的护理服务。要想学习好外科护理学，首先要热爱护理学专业，认同并热爱今后将从事的护理事业，自觉树立全心全意为全人类健康服务的职业理想，这是学习好外科护理学的前提和保障。

二、熟悉外科护士的工作任务

外科护士主要在病房和手术室，对外科病人进行术前、术中和术后的护理。外科护士的工作任务是围绕术前、术中和术后三个阶段向外科病人提供全方位的护理服务。具体为：①向外科病人提供有关疾病的预防、治疗、护理和康复的咨询、指导；②协助外科病人接受各种诊断性检查、各项手术和非手术治疗；③评估和满足外科病人的基本需要；④协助外科病人预防术后并发症、康复锻炼和预防残障；⑤促进外科护理理论和实践的发展。熟悉外科护士的工作任务有利于明确学习的目标和方向，从而促进外科护理学的学习。

三、坚持以现代护理观为指导

现代护理学理论包括人、环境、健康、护理 4 个基本要素。人是生理、心理和社会、精神、文化等多方面因素构成的整体。世界卫生组织（World Health Organization，WHO）将健康定义为："健康不仅是没有身体上的疾病和缺陷，还要有完整的心理状态和良好的社会适应能力。"1977 年美国的恩格尔（Engel）提出了生物 - 心理 - 社会医学模式，丰富了护理的内涵，拓宽了护士的职能，护士不仅要帮助和护理病人，还需要为病人提供健康教育和指导服务。1980 年美国护士学会指出护理是诊断和处理人类对现存的或潜在的健康问题的反映，护理的宗旨是帮助病人适应和改造内、外环境的压力，达到最佳的健康状态。因此，护士的角色是照顾者、管理者、支持者、教育者和保护者。

在新的医学模式和护理模式下，要求护士以人的健康为中心，它是整体护理的核心。整体护理要求外科护士在现代护理观的指导下，以护理程序为手段，针对外科病人术前、术中、术后的不同身心需要和社会文化需要提供最佳的护理服务。手术前外科护士要通过观察和交流了解外科病人对疾病、治疗和护理配合等相关知识的认知程度，病人存在怎样的顾虑，有什么需求，通过术前护理，使病人以最佳的身心状态配合手术和治疗。术中外科护士主要配合医生为病人实施手术。手术后外科护士主要通过病情观察、疼痛护理、伤口护理、营养支持、术后并发症预防和心理护理等护理手段促进病人的康复。因此，在学习外科护理的过程中，应坚持以现代护理观为指导，学习掌握外科病人术前、术中和术后的基本理论、基本知识和基本技能。

四、坚持理论与实践相结合

外科护理学是一门实践性很强的应用性学科。因此，学习外科护理学必须遵循理论与实践相结合的原则，既要掌握好外科护理学的理论知识，也要掌握好外科护理学的操作技能。在学习外科护理学的过程中，要做到多学习、多思考、多观察和多动手，掌握好外科护理学的理论知识和操作技能。在理论学习和实践过程中，能针对不同的外科疾病，不同的外科病人可能发生的病情进行仔细观察；能透过细微之处看到本质，发现问题后独立思考、当机立断，及时反应并做简单处理；掌握沟通与交流技巧，学会观察了解病人的心理问题，并能利用理论知识结合病人病情做好心理护理，引导病人正视现实，提高信心，积极配合治疗与护理。总之，理论是实践的基础，实践是促进理论学习的有效途径，两者相辅相成。在学习过程中，应坚持理论和实践相结合。

第三节　外科护士应具备的素质

外科疾病复杂多变，麻醉与手术又有潜在术后并发症的危险。外科疾病的突发性或病情演变得急、危、重，常使病人承受巨大的痛苦和精神压力，必须予以紧急或尽快处理。因此，对外科护士的综合素质提出了更高的要求。

（一）高尚的职业道德

人的生命是宝贵的，每个护士都应认识到护理工作的重要性。护士的职责是治病救人，维护生命，促进健康。外科护士要有爱心、诚心和同情心，要自觉树立爱岗敬业的精神，具备高度的责任心和无私的奉献精神，坚持"以人的健康为中心"的理念，视病人为亲人，全心全意地为病人服务。

（二）扎实的专业知识与技能

扎实的专业知识和技能是护士做好护理工作的基础。外科护士应刻苦学习护理工作所需的基本理论、基本知识和基本技能，掌握外科常见病的防治知识、护理知识和技能，以及外科急、危、重症救护等基本理论、基本知识和基本操作技能。具有敏锐的观察能力和判断能力，掌握外科病人的护理评估方法，能及时发现病人现有或潜在的生理、病理、心理问题，并能正确运用外科护理学的基本知识和技能，为外科病人提供整体护理。

（三）健康的身心状态

外科护理工作有急诊多、病情急且变化快、节奏快、突发事件多、工作量大等特点。当发生工伤、交通事故或突发事件时，短时间内可能有大批伤员送达并需立即治疗和护理。此种情况下，工作负荷骤然加大，护士若不具备健全的体魄、开朗的性格和饱满的精神状态，就难以保证有效、及时地参与抢救和护理工作。

健康的心理状态也是外科护士应具备的素质之一。外科护士只有具备积极、有效的心理活动，平稳的、正常的心理状态才能适应和满足护理事业对自己的要求。外科护士要善于自我调节，善于通过自己积极向上、乐观自信的内心情感鼓舞病人，以增进护患之间的情感交流，取得病人主动积极的配合。加强自我修养、自我磨炼、自我体验，是培养护士健康心理素质的重要方法和途径之一。

（四）厚实的人文修养

在外科护理工作中，要求外科护士要尊重病人、关心病人和理解病人，用爱心、耐心、细心、诚心、责任心和同情心为病人服务，要达到这样的要求，就必须拥有厚实的人文修养为基础。因此，外科护士应自觉加强社会学、心理学、伦理学等人文学科知识的学习，自觉增强自身的人文修养，为今后从事外科护理工作奠定坚实的基础。

（五）良好的法律意识

随着我国医疗制度的不断改革和完善，以及病人法律意识的不断提高，对外科护士的法律素质要求越来越高。因此，外科护士要自觉地学习相关的法律知识，以及通过对典型案例的分析和学习讨论，总结经验，接受教训，增强自我保护意识，维护自身和病人的合法权利。

（俞宝明）

> **思考题**

外科护理学是护理学的重要分支，它以创伤、感染、肿瘤、畸形、内分泌功能失调等外科病人为研究对象，在现代医学模式和现代护理观的指导下，始终以人为本，应用护理程序，向外科病人提供整体护理，以达到去除病灶、预防残障、促进康复的目的。

请问：
(1) 外科护士的工作任务包括哪些？
(2) 外科护士应具备哪些素质？

ER1-3

练习题

第二章 | 水、电解质及酸碱平衡失调病人的护理

教学课件　　思维导图

学习目标

1. 掌握：三种脱水类型、钾代谢紊乱的概念，以及静脉补钾原则和补液原则。
2. 熟悉：三种脱水类型、钾代谢紊乱、酸碱失衡的临床表现和处理原则。
3. 了解：钙、磷、镁代谢异常病人护理。
4. 学会：运用相关知识，对三种脱水类型的识别判断。
5. 同情、理解脱水、电解质紊乱及酸碱失衡病人，能为其进行安全输液。

人体的新陈代谢在相对稳定的内环境中进行，水、电解质和酸碱平衡是维持机体内环境及生命活动的基本保证。创伤、感染、手术等外界因素影响机体内环境及代偿能力，严重时可危及生命。

第一节　体液平衡

一、体液组成及分布

体液的主要成分是水和电解质。人体体液总量及分布因性别、年龄等因素而异，成年男性体液量约占体重的60%，女性约占体重的55%，婴幼儿可达70%~80%。体液量随年龄增长和体内脂肪组织增多，其比例下降，14岁以后，体液量占体重的比例已接近成人。体液可分为细胞内液和细胞外液（图2-1），男性细胞内液约占体重的40%，女性约占体重的35%；成人体液分布男、女性的细胞外液均占体重的20%。细胞外液分为血浆（约占体重的5%）和组织间液（约占体重的15%）两部分。组织间液和血浆，是细胞外液的主体，具有快速平衡水、电解质的作用，属功能性细胞外液；小部分组织间液有微小的平衡体液的作用，称为无功能细胞外液，约占体重的1%~2%。组织间液不含血细胞，仅含少量蛋白质，其他成分基本与血浆相同，组织间液、血浆和细胞内液之间物质交换，动态平衡。

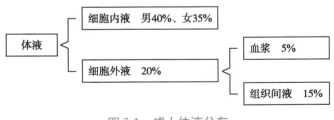

图 2-1　成人体液分布

二、体液平衡及调节

（一）水平衡

正常成人24小时水的摄入量和排出量均为2 000~2 500ml（表2-1），出入量的平衡。如果摄入不足或排出过多，均可能发生脱水；反之，则引起水潴留。

表 2-1　正常人体水分摄入量和排出量的平衡

单位：ml

摄入量		排出量	
饮水	1 000~1 500	尿	1 000~1 500
食物含水	700	粪	200
内生水	300	呼吸蒸发	300
		皮肤蒸发	500
总量	2 000~2 500	总量	2 000~2 500

（二）电解质平衡

细胞外液中的主要阳离子为 Na^+，主要阴离子为 Cl^-、HCO_3^- 和蛋白质，细胞内液中的主要阳离子为 K^+ 和 Mg^{2+}，主要阴离子为 HPO_4^{2-} 和蛋白质，共同维持细胞内外的渗透压相等，正常为 290~310mmol/L。

1. Na^+ 的平衡　Na^+ 占细胞外液阳离子总数的 90% 以上，主要作用是维持细胞外液渗透压。钠盐主要从食物中获得，成人日需要量约为 4~6g，Na^+ 主要经尿液排出体外，小部分随汗液和粪便排出（大量出汗例外），正常血清 Na^+ 浓度为 135~145mmol/L。

2. K^+ 的平衡　全身钾总量的 98% 存在于细胞内，细胞外液中钾含量仅占总量的 2%，钾的生理作用有参与维持细胞的正常代谢，维持细胞内液的渗透压、酸碱平衡，维持神经肌肉的兴奋性、心肌的生理特性。钾主要随食物摄入，成人日需要量约为 3~4g，85% 由肾脏排出，正常血清 K^+ 浓度为 3.5~5.5mmol/L。

3. Cl^- 和 HCO_3^- 的平衡　细胞外液主要的阴离子是 Cl^- 和 HCO_3^-，与 Na^+ 共同维持细胞外液的渗透压。HCO_3^- 与 Cl^- 有互补作用，当 HCO_3^- 增多时 Cl^- 减少，反之，HCO_3^- 减少时 Cl^- 增加，以维持细胞外液离子的平衡。

（三）体液平衡的调节

体液的平衡和稳定是由神经、内分泌系统来调节的。当体液失衡时，一般通过下丘脑 - 神经垂体 - 抗利尿激素系统维持体液的正常渗透压；通过肾素 - 血管紧张素 - 醛固酮系统维持血容量。当血容量锐减时，机体将优先维持血容量，以保证重要器官的灌注。

三、酸碱平衡及调节

机体主要通过体液的缓冲系统、肺、肾三条途径来完成酸碱平衡的调节，血浆 pH 维持在 7.35~7.45。

1. 缓冲系统　缓冲系统是调节酸碱平衡最迅速的途径。血液缓冲系统中，最主要的缓冲对是 HCO_3^-/H_2CO_3，HCO_3^- 的平均值为 24mmol/L，H_2CO_3 平均值为 1.2mmol/L，两者的比值为 20:1，这个比值保持稳定，血浆 pH 就能维持在 7.40。

2. 肺　肺是排出体内挥发酸的主要器官。其主要通过呼吸排出 CO_2，降低动脉血二氧化碳分压（$PaCO_2$），调节血浆中 H_2CO_3 的浓度，但是对固定酸不起作用。

3. 肾　非挥发性酸和过剩的碳酸氢盐都从肾排泄。肾通过调节排出固定酸及保留碱性物质来维持血浆的 HCO_3^- 浓度，维持稳定的 pH。其调节机制为：①通过 Na^+-H^+ 交换排出 H^+；②通过 HCO_3^- 重吸收保留碱性物质；③通过产生 NH_3 并与 H^+ 结合成 NH_4^+ 后排出；④排泄有机酸。

第二节　水和钠代谢紊乱病人的护理

导入情境

情境描述：

张先生，45 岁。门诊拟"急性肠梗阻"收入院。张先生自述口渴，尿少。查体：皮肤弹性差，眼窝内陷，脉搏（P）100 次/min，血压（BP）110/75mmHg。实验室检查结果显示：血红蛋白（Hb）170g/L，红细胞（RBC）6.2×10^{12}/L，白细胞（WBC）18.5×10^{9}/L，K$^+$ 3.8mmol/L，Na$^+$ 142mmol/L，尿比重 1.028。按医嘱补液治疗。

工作任务：

1. 请提出目前张先生存在的护理问题。
2. 请为张先生制订补液计划。

机体水分丢失称脱水。在细胞外液中，水和钠的关系非常密切，故失水和失钠常同时存在。由于脱水和缺钠的比例不同，分为等渗性脱水、低渗性脱水和高渗性脱水。

一、等渗性脱水病人的护理

等渗性脱水（isotonic dehydration）又称为急性脱水或混合性脱水，是外科最常见的脱水类型。因水、钠等比例丢失，血清 Na$^+$ 和细胞外液渗透压保持正常。

【病因和病理生理】

常见病因有：①消化液急性丢失，如大量呕吐、腹泻等；②体液大量丧失，如急性肠梗阻、急性腹膜炎、大面积烧伤早期等。这些丧失的体液成分与细胞外液基本相同。

当脱水时，细胞外液量骤减，刺激肾脏入球小动脉壁的压力感受器及肾远曲小管致密斑的钠感受器，引起肾素-血管紧张素-醛固酮系统兴奋，醛固酮分泌增加，促进肾远曲小管对 Na$^+$ 和水的重吸收，使细胞外液量得到恢复。等渗性脱水，细胞内外液的渗透压无明显变化。如若不及时补充液体和补钠，极易转化为高渗性脱水或者低渗性脱水。

ER 2-3

等渗性脱水
体液分布改变

【护理评估】

（一）健康史

评估病人的年龄、体重、生活习惯、既往史等。了解是否存在导致等渗性脱水的各种因素，如呕吐、失血、腹泻、急性腹膜炎、肠梗阻及大面积烧伤等。容易诱发等渗性脱水的治疗，如长期胃肠减压、应用利尿剂或强效泻剂等。

（二）身体状况

脱水表现：舌干燥，眼窝凹陷，皮肤干燥、松弛等。缺钠表现：有恶心、厌食、乏力、少尿等表现，口渴不明显。若体液丧失量达到体重的 5%，病人则会出现脉搏细速、肢端湿冷、血压不稳定或下降等血容量不足的表现。当体液继续丧失达到体重的 6%~7% 时，则有明显的休克表现，常伴代谢性酸中毒；若因大量胃液丧失所致的等渗性脱水，可并发代谢性碱中毒。

（三）辅助检查

1. 实验室检查　红细胞计数、血红蛋白和血细胞比容均增高，尿比重增高，血清 Na$^+$ 多在正常范围。

2. 中心静脉压　中心静脉压（central venous pressure，CVP）正常值为 5~12cmH$_2$O，低于 5cmH$_2$O

提示存在血容量不足。

（四）心理－社会状况

评估病人及家属对疾病及其伴随症状的认知程度和心理反应，有无焦虑、恐惧等。

（五）处理原则

积极治疗原发病。用平衡盐溶液或等渗盐水补充血容量。注意大量补充等渗盐水时血清氯浓度增高，易导致高氯性酸中毒。平衡盐溶液成分与血浆相似，不会导致高氯性酸中毒。补钠同时预防低钾血症的发生。

【常见护理诊断／问题】

1. 体液不足 与大量呕吐、严重腹泻、急性肠梗阻、腹膜炎、大面积烧伤等导致的体液急性丢失有关。

2. 有受伤的危险 与意识障碍、低血压有关。

3. 潜在并发症：休克。

【护理目标】

1. 病人体液量恢复平衡，等渗脱水的症状和体征得到改善。

2. 病人对受伤危险的认知程度增加，未受伤。

3. 病人未出现并发症。

【护理措施】

（一）维持充足的体液量

1. 去除病因 遵医嘱积极控制或预防体液的继续丢失。

2. 实施液体疗法 严格遵循定量、定性、定时的原则，及时、正确地补液。

（1）**定量**：包括生理需要量、累计损失量、继续损失量 3 部分。①生理需要量：正常成人每日生理需水量为 2 000~2 500ml。②累计损失量：指从发病到就诊已经损失的体液量，按脱水程度计算，如体重 60kg 的病人，中度脱水，累计失水量约为 60kg×5%＝3kg（3 000ml）；通常第一日补给累计损失量的 1/2，其余的 1/2 第二日酌情补给。③继续损失量：在治疗过程中丢失的体液量，如呕吐、肠瘘、胃肠减压等。此外，体温每升高 1℃，皮肤水分蒸发 3~5ml/kg；出汗湿透 1 套衬衣裤约失水 1 000ml；气管切开病人每日经呼吸道蒸发水分约 800~1 200ml。

补液量按下列方法计算：

第 1 日补液量 = 生理需要量 + 1/2 累计损失量

第 2 日补液量 = 生理需要量 + 1/2 累计损失量 + 前 1 日继续损失量

第 3 日补液量 = 生理需要量 + 前 1 日继续损失量

（2）**定性**："缺什么，补什么"。①生理需要量：成人每日需氯化钠 4~6g，氯化钾 3~4g，葡萄糖 100~150g。所以，应补充 500ml 生理盐水，10% 氯化钾 30~40ml，其余补给 5%~10% 葡萄糖溶液。②累计损失量：补充平衡盐溶液为主。③继续损失量：根据实际缺失体液成分进行补充。

（3）**定时**：每日前 8 小时补充总量的 1/2，剩余的 1/2 在后 16 小时内均匀输入。补液原则是先盐后糖，先晶体后胶体，先快后慢，见尿补钾。

（二）密切观察病情变化

1. 密切观察生命体征变化及补液不良反应；观察脱水征象是否改善或消失，如皮肤弹性下降、黏膜干燥、眼窝凹陷等症状改善情况；观察萎靡、嗜睡等精神状态改善情况。

2. 监测尿量、尿比重，如尿量少、尿比重高，提示仍存在脱水；若尿量＞30ml/h，尿比重正常，说明肾灌注良好。

3. 动态监测 CVP 及血常规、血清电解质等实验室检查结果，以评价治疗效果。

4. 准确记录 24 小时出入量。

（三）减少受伤的危险

1. 定时监测血压，血压低或不稳，体位改变要慢，以免因直立性低血压（又称为体位性低血压），导致跌倒受伤。

2. 保证环境安全，避免受伤；为定向力差或意识障碍者加床挡，防止意外发生。

（四）心理护理

耐心向病人讲解疾病相关知识，缓解其紧张、焦虑情绪。

【护理评价】

通过治疗与护理，病人是否达到体液恢复平衡、等渗脱水症状和体征改善、未受伤、并发症得到预防。

二、低渗性脱水病人的护理

低渗性脱水（hypotonic dehydration）又称慢性脱水或继发性脱水，系水和钠同时丢失，失水少于失钠，细胞外液呈低渗状态，血清 Na^+ 低于 135mmol/L。

【病因和病理生理】

低渗性脱水主要病因有：①消化液持续丢失，如反复呕吐、长期胃肠减压、慢性肠梗阻。②大创面的慢性渗液。③排钠过多，如使用排钠利尿剂依他尼酸（利尿酸）、氯噻酮等。④钠补充不足，如治疗等渗性脱水时过多补充水分而忽略钠的补充。

细胞外液渗透压降低，引起抗利尿激素（ADH）的分泌减少，水的重吸收减少，尿量增加，以提高细胞外液渗透压，细胞外液量进一步减少。当血容量明显减少时，肾素 - 血管紧张素 - 醛固酮系统兴奋，肾远曲小管对 Na^+ 和水的重吸收增加，以维持血容量。同时 ADH 分泌增加，水重吸收增加，尿量减少。若循环血量继续减少，超过了机体的代偿能力时，则出现休克。

ER 2-4

低渗性脱水
体液分布改变

【护理评估】

（一）健康史

了解病人是否存在导致低渗性脱水的各种因素，如反复呕吐、长期引流、慢性肠梗阻、大面积烧伤导致的慢性渗液等。有无容易诱发低渗性脱水的治疗，如应用排钠利尿剂或补水过多等。

（二）身体状况

以较早出现周围循环衰竭为特点，病人无口渴。根据缺钠程度将低渗性脱水分为 3 度：

1. **轻度缺钠**　血清 Na^+ 130~135mmol/L，缺钠约 0.5g/kg。表现为疲乏、头晕、软弱无力；尿量增多，尿 Na^+ 减少。

2. **中度缺钠**　血清 Na^+ 120~129mmol/L，缺钠 0.5~0.75g/kg。除上述临床表现外，还伴恶心、呕吐、脉搏细速、视物模糊，血压不稳定或下降，脉搏压变小，浅静脉塌陷；尿量减少，尿中几乎不含 Na^+ 和 Cl^-。

3. **重度缺钠**　血清 Na^+ 低于 120mmol/L，缺钠 0.75~1.25g/kg，常发生休克。病人神志不清，出现意识模糊、惊厥或昏迷；四肢发凉，四肢痉挛性抽搐，腱反射减弱或消失。

（三）辅助检查

尿比重 <1.010，尿 Na^+、Cl^- 含量明显减少，血清 Na^+<135mmol/L，实验室检查可见红细胞计数、血红蛋白和血细胞比容均有增高。

（四）心理 - 社会状况

评估病人对低渗性脱水及伴随症状的认知程度和心理反应，有无焦虑、恐惧等。

（五）处理原则

1. 积极治疗原发病。

2.静脉输注含盐溶液或高渗盐水以纠正细胞外液低渗状态及血容量不足。

【常见护理诊断/问题】

1.**体液不足**　与长期大量呕吐、胃肠减压等致体液慢性丧失有关。

2.**受伤的危险**　与意识障碍、低血压有关。

3.**潜在并发症**：休克。

【护理措施】

1.**遵医嘱静脉补液**　轻、中度缺钠者补充5%葡萄糖氯化钠溶液或生理盐水，重度缺钠者适当补充3%~5%氯化钠溶液。补钠量的计算方法：

需要补钠量（mmol）=［血钠正常值（mmol/L）−血钠测得值（mmol/L）］×体重（kg）×0.60（男性）或0.50（女性）

血钠正常值一般用142mmol/L计算，17mmol Na^+ 相当于1g钠盐。当日补给1/2的计算量和日需要量4.5g，其中2/3量可用5%氯化钠溶液，其余量以等渗盐水补给。

2.**其他护理措施**　参见本节等渗性脱水病人的护理。

三、高渗性脱水病人的护理

高渗性脱水（hypertonic dehydration）又称原发性脱水。水和钠同时丢失，失水多于失钠，细胞外液呈高渗状态，血清 Na^+ 高于150mmol/L。

【病因和病理生理】

高渗性脱水常见病因有：①水分摄入不足，如食管癌吞咽困难、危重病人补水不足、鼻饲高浓度的肠内营养液或静脉输注大量高渗液体等。②水分丧失过多，如高热大量出汗、大面积烧伤暴露疗法、糖尿病病人因血糖未得到控制导致高渗性利尿等。

由于细胞外液渗透压增高，细胞内水分向细胞外转移，导致细胞内脱水，当严重时，脑细胞可因脱水而发生功能障碍。此外，机体代偿机制：①刺激视丘下部的口渴中枢，病人出现口渴而主动饮水以降低细胞外液渗透压。②高渗状态刺激ADH分泌增加，肾小管重吸收水分增加，尿量减少，使细胞外液渗透压及量得到恢复，醛固酮加强水和钠重吸收，以维持血容量。

ER 2-5

高渗性脱水
体液分布改变

【护理评估】

（一）健康史

了解是否存在水分丢失过多、摄取不足及高渗物质摄取过多等导致高渗性脱水的各种危险因素。

（二）身体状况

口渴为突出表现，其临床表现依脱水程度不同而异，分为3度。

1.**轻度脱水**　失水量占体重的2%~4%，除口渴外，无其他症状。

2.**中度脱水**　失水量占体重的4%~6%，极度口渴，黏膜干燥，伴乏力、尿少和尿比重增高、皮肤弹性差、眼窝凹陷等。

3.**重度脱水**　失水量超过体重的6%，除上述症状外，可出现狂躁、幻觉、谵妄甚至昏迷等脑功能障碍的表现。

（三）辅助检查

尿比重增高，血清 Na^+ > 150mmol/L，实验室检查可见红细胞计数、血红蛋白和血细胞比容均轻度升高。

（四）心理-社会状况

评估病对高渗性脱水及伴随症状的认知程度和心理反应，有无焦虑、恐惧等。

（五）处理原则

去除病因。口服补水，不能口服者给予静脉滴注 5% 葡萄糖溶液或 0.45% 的低渗盐水。纠正脱水的同时动态监测血清 Na^+，适量补钠。

【常见护理诊断/问题】

1. 体液不足 与高热、大汗等导致的体液丢失过多或水分摄入不足有关。

2. 有受伤的危险 与意识障碍有关。

【护理措施】

1. 遵医嘱补充 5% 葡萄糖溶液或 0.45% 氯化钠溶液，补充已丧失液体量，待脱水情况基本改善后，再补适量等渗盐水。高温环境作业、大量出汗者，口含淡盐水。

已丧失液体量的计算方法有 2 种：

（1）根据临床表现估计失水量占体重的百分比，每丧失体重的 1%，需补液 400~500ml。

（2）根据血清钠浓度计算：

$$补水量（ml）=[血钠测得值（mmol/L）-血钠正常值（mmol/L）]×体重（kg）×4$$

血清钠正常值一般用 142mmol/L 计算。计算所得的补水量当日只补 1/2，余下的 1/2 在次日补给。此外，还需补给当日日需要量 2 000ml。

2. 其他护理措施 参见本节等渗性脱水病人的护理。

第三节 钾代谢异常病人的护理

由于肾对钾的调节能力较弱，在禁食或低钾的情况下，每日仍有钾盐随尿液排出，因此，临床上低钾血症较为常见。

一、低钾血症病人的护理

血清 K^+ 浓度低于 3.5mmol/L。

【病因】

常见的病因有：①钾摄入不足，如长期进食不足或禁食。②钾排出过多，如呕吐、腹泻、持续胃肠减压，或长期应用肾上腺皮质激素、利尿剂等。③钾体内分布异常，如大量注射葡萄糖或氨基酸、进行高营养支持及代谢性碱中毒等，钾向细胞内转移。

ER 2-6

低钾引起代谢性碱中毒及反常性酸性尿

【护理评估】

（一）健康史

了解有无引起低钾的原因，如禁食、进食量少、呕吐、腹泻、肠瘘、胃肠道引流等，有无使用过利尿剂、糖皮质激素等，有无周期性钾代谢紊乱发作史。

（二）身体状况

1. 肌无力 是最早的表现。先出现四肢软弱无力，后累及躯干和呼吸肌。一旦累及呼吸肌，可出现呼吸困难甚至窒息。严重者可有弛缓性瘫痪、腱反射减弱或消失等。

2. 消化道功能障碍 出现恶心、呕吐、腹胀、肠鸣音减弱或消失等肠麻痹表现。

3. 心功能异常 心悸及心动过速、心律不齐、血压下降，严重缺钾时可出现收缩期停搏。

4. 代谢性碱中毒 当低钾血症时，因 K^+ 由细胞内代偿性移出细胞外，而 H^+ 则进入细胞内，故常合并碱中毒，另外，肾小管上皮细胞 Na^+-K^+ 交换减少，Na^+-H^+ 交换增多，排 H^+ 增多，尿液反而呈酸性，故称反常性酸性尿。

（三）辅助检查

1. 实验室检查 血清 $K^+ <$ 3.5mmol/L。

2. 心电图检查　典型的心电图改变为早期出现 T 波低平或倒置，随后 ST 段降低、Q-T 间期延长、出现 U 波。

（四）心理－社会状况

评估病人对低钾血症及安全补钾的相关知识了解，耐心解释说明，以缓解其焦虑、恐惧心理。

（五）处理原则

1. 积极控制原发病因，减少或终止钾继续丢失。

2. 口服补钾和静脉补钾。细胞内缺钾恢复缓慢，要边治疗边监测血清钾变化，切勿操之过急。

【**常见护理诊断 / 问题**】

1. 活动无耐力　与低钾血症致肌无力有关。

2. 有受伤的危险　与软弱无力、意识障碍有关。

3. 潜在并发症：心律失常。

【**护理措施**】

（一）恢复血清钾水平

1. 控制病因，减少钾丢失，如止吐、止泻等。

2. 遵医嘱补钾

（1）给予 10% 氯化钾或枸橼酸钾溶液口服。

（2）遵循以下原则，静脉补钾。

1）见尿补钾：尿量超过 40ml/h 时方可补钾。

2）补钾不过量：一般每日补氯化钾 3~6g（以每克氯化钾等于 13.4mmol 钾计算，即每日补钾 40~80mmol）。

3）浓度不过高：静脉补液中氯化钾浓度不超过 0.3%（钾浓度 40mmol/L）。

4）速度不过快：成人静脉补钾速度不宜超过 20mmol/h（一般不超过 60 滴 /min）。

5）禁止直接静脉推注或快速中心静脉滴入，以免导致心搏骤停。

（3）鼓励病人多进食肉类、鱼类、豆类、牛奶、香蕉、橘子、菠菜、绿菜花等含钾丰富的食物。

（二）减少受伤的危险

减少受伤的危险参见本章等渗性脱水病人的护理。

（三）预防并发症

观察病人的生命体征及意识状况，严密心电监护，出现心律失常，及时报告医生，积极配合治疗。

（四）心理护理

耐心向病人解释由于低钾引起的不适症状，鼓励病人积极配合治疗，尽快恢复健康。

（五）健康指导

对于禁食、长期控制饮食、近期有呕吐、腹泻、胃肠道引流者，注意补钾，以防发生低钾血症。

二、高钾血症病人的护理

血清 K^+ 浓度高于 5.5mmol/L。

【**病因**】

高钾血症常见原因有：①钾摄入过多，如静脉补钾过浓、过快或过量，输入过多保存较久的库存血。②钾排出减少，如急性肾衰竭，使用抑制排钾的利尿剂（如螺内酯、氨苯蝶啶等）等。③钾分布异常，如酸中毒、严重挤压伤、大面积烧伤等。

【**护理评估**】

（一）健康史

了解有无引起高钾的原因，如肾衰竭、使用保钾利尿剂、严重挤压伤等。

（二）身体状况

无特异性临床表现。可有肢体软弱无力、腱反射消失等表现，严重者可出现弛缓性瘫痪及呼吸困难；出现恶心、呕吐、腹胀、腹泻，表情淡漠或神志恍惚，感觉异常等；病情严重者，皮肤苍白湿冷、全身麻木、肌肉酸痛；血压早期升高，晚期下降，心脏出现心动过缓、舒张期心搏骤停。

（三）辅助检查

1. 实验室检查 血清 $K^+ > 5.5mmol/L$。

2. 心电图 典型的心电图改变为 T 波高而尖，Q-T 间期延长，QRS 波增宽，P-R 间期延长。

（四）心理－社会状况

评估病人及家属对高钾血症的相关知识了解，耐心解释说明，以缓解其焦虑、恐惧心理。

（五）处理原则

一经确诊高钾血症，应立即采取治疗措施。

1. 积极治疗原发病 去除引起高钾血症的原因。

2. 停用一切含钾药物 如青霉素钾盐；禁食含钾多的食物；禁输库存血。

3. 降低血钾浓度

（1）转钾

1）输入 5% 碳酸氢钠：静脉滴注 5% 碳酸氢钠溶液 100~200ml，以纠正酸中毒，促使 K^+ 转入细胞内和增加肾小管排 K^+。

2）输入葡萄糖及胰岛素：10% 葡萄糖溶液 500ml 或 25% 葡萄糖溶液 200ml，每 5g 葡萄糖加胰岛素 1U 静脉滴注，通过糖原的合成，促使 K^+ 部分转入细胞内以暂时降低血清 K^+ 浓度。

（2）排钾

1）呋塞米 40mg 静脉注射。

2）阳离子交换树脂口服或保留灌肠，每克可吸附 1mmol 钾。

3）血液透析或腹膜透析。

4. 对抗心律失常 10% 葡萄糖酸钙 20ml 缓慢静脉注射。因 Ca^{2+} 能拮抗 K^+，能缓解 K^+ 对心肌的毒性作用，必要时可重复使用。

【护理措施】

1. 恢复血清钾水平 ①指导病人停用含钾药物，避免进食含钾高的食物。②遵医嘱用药以促进钾的排泄及向细胞内转移。③透析病人做好透析的护理。

2. 并发症的预防及急救 ①严密观察病情变化，加强生命体征监测，定时监测血钾浓度。②遵医嘱应用对抗心律失常药物。③一旦出现心搏骤停，立即行心肺脑复苏。

3. 心理护理 耐心解释高钾血症引发的相关症状，缓解病人紧张焦虑情绪。

4. 健康指导 指导肾功能减退及长期使用保钾利尿剂的病人，限制含钾高的食物，不用含钾药物，定期复诊，监测血钾浓度，以防发生高钾血症。

第四节　其他电解质代谢紊乱病人的护理

一、钙代谢紊乱病人的护理

人体内的钙绝大部分（99%）以骨盐形式存在于骨骼和牙齿中，其余存在于各种软组织中。血清钙浓度正常值为 2.25~2.75mmol/L。

低钙血症

低钙血症（hypocalcemia）是指血清钙浓度低于 2.25mmol/L。

【病因】

甲状旁腺功能减退症或甲状腺手术误伤甲状旁腺、急性胰腺炎、坏死性筋膜炎、降钙素分泌亢进、人血清白蛋白水平下降、维生素 D 缺乏症、高磷酸血症、肾衰竭、消化道瘘等均可引起低钙血症。

【护理评估】

（一）健康史

了解有无引起低钙的原因，如甲状旁腺功能减退症或甲状腺手术伤及甲状旁腺、维生素 D 缺乏症等。

（二）身体状况

病人神经、肌肉兴奋性增强，表现为情绪易激动、口周及指（趾）尖麻木及针刺感、肌肉抽动、手足抽搐、腱反射亢进及低钙击面征（Chvostek sign，又称面神经叩击征）阳性。

（三）辅助检查

血清钙 <2.25mmol/L 有诊断价值；部分病人可伴血清甲状旁腺素水平低于正常。

（四）处理原则

1. 可用 10% 葡萄糖酸钙 10~20ml 或 5% 氯化钙 10ml 静脉注射，必要时 8~12 小时重复使用。

2. 需要长期治疗者，可口服钙剂和维生素 D。

3. 双氢速甾醇治疗低血钙的作用缓慢而持久，可先口服 0.8~2.4mg/ 次，1 次 /d，维持量为 0.25~1.75mg/ 次，每日或数日 1 次。

【护理措施】

1. 动态监测血清钙浓度的变化，发现异常，及时通知医生。

2. 遵医嘱静脉注射钙剂时避免局部渗漏，速度宜慢，以免引起低血压或心律不齐。需长期口服补钙者指导其正确用药。

3. 严重低钙血症可累及呼吸肌，注意观察呼吸频率及节律，做好气管切开的准备。

高钙血症

高钙血症（hypercalcemia）是指血清钙浓度高于 2.75mmol/L。

【病因】

高钙血症主要见于甲状旁腺功能亢进症，其次为恶性肿瘤及恶性肿瘤骨转移。其他原因还有维生素 D 中毒、甲状腺功能亢进、肾上腺皮质功能不全、多发性骨髓瘤等。

【护理评估】

（一）健康史

了解有无引起高钙血症的原因，如甲状旁腺功能亢进症、恶性肿瘤及恶性肿瘤骨转移等。

（二）身体状况

早期表现无特异性。随血清钙浓度进一步升高，出现头痛、背部和四肢疼痛、口渴、多尿、便秘等表现。血清钙 >4.5mmol/L 可发生高钙血症危象，病人出现严重脱水、高热、心律失常、意识模糊等，易死于心搏骤停、肾衰竭等。

（三）辅助检查

血清钙 >2.75mmol/L；血清甲状旁腺素水平明显升高；部分病人尿钙增加；心电图表现为 Q-T 间期缩短及房室传导阻滞。

（四）处理原则

处理原发疾病，促进钙排泄。低钙饮食、补液、利尿，应用乙二胺四乙酸（EDTA）、肾上腺糖皮质激素和硫酸钠等药物降低血清钙浓度。光辉霉素（Mithramycin，MTM）用于治疗高钙血症时剂量为 25μg/（kg·d），连续 1~4 日。

【护理措施】

动态监测血清钙浓度变化;遵医嘱补液、用药;低钙饮食,多饮水,多食粗纤维食物以利于排便;便秘严重者,给予导泻或灌肠。

二、磷代谢紊乱病人的护理

人体内的磷85%存在于骨骼中,细胞外液中含量很少。正常血清磷浓度为0.96~1.62mmol/L。

低磷血症

血清磷浓度小于0.96mmol/L。

【病因】

低磷血症主要病因有:①磷摄入不足或吸收减少,如长期经静脉或胃肠途径补充不含磷的营养物、慢性饥饿、呕吐腹泻、维生素D缺乏症等。②磷排泄增加,如急性酒精中毒、甲状旁腺功能亢进症、肾小管性酸中毒、使用糖皮质激素或利尿药等。③磷向细胞内转移;大量葡萄糖及胰岛素输入、呼吸性碱中毒时。

【护理评估】

（一）健康史

了解有无引起低磷的原因,如长期经静脉或胃肠途径补充不含磷的营养物、维生素D缺乏症等,急性酒精中毒,甲状旁腺功能亢进症,大量葡萄糖及胰岛素输入,呼吸性碱中毒。

（二）身体状况

缺乏特异性。可有头晕、厌食、肌无力等神经肌肉症状。严重者有抽搐、精神障碍、昏迷,甚至呼吸肌无力而导致死亡。

（三）辅助检查

血清磷<0.96mmol/L,常伴血清钙浓度升高。

（四）处理原则

对因甲状旁腺功能亢进症引起者,可考虑行手术治疗。根据低磷血症的严重程度口服或静脉补充磷。

【护理措施】

了解血清磷浓度的动态变化,发现低于正常值时应及时通知医生并遵医嘱补磷。鼓励病人进食含磷丰富的食物,如紫菜、蛋黄、香菇、牛奶、豆类等。

高磷血症

血清磷浓度高于1.62mmol/L。

【病因】

高磷血症常见病因有:①磷摄入或吸收过多,如服用过量维生素D。②磷排泄减少,如急性肾衰竭、甲状旁腺功能减退症等。③磷向细胞外液转移,见于糖尿病酮症酸中毒、挤压伤、接受细胞毒性化学治疗等。

【护理评估】

（一）健康史

了解有无引起高磷的原因,如服用过量维生素D、急性肾衰竭、甲状旁腺功能减退症、酸中毒、挤压伤、接受细胞毒性化学治疗等。

（二）身体状况

表现不典型,伴有低钙血症可出现相应临床表现。

（三）辅助检查

血清磷>1.62mmol/L,常伴有血清钙浓度降低。

（四）处理原则

积极处理原发疾病，减少磷的摄入，利尿以加快磷的排出。应用磷结合剂，如氢氧化铝凝胶或新型磷结合剂如碳酸镧、司维拉姆等。同时针对低钙血症进行处理。急性肾衰竭者必要时行透析治疗。

【护理措施】

限制饮食中磷的摄入。指导病人磷结合剂应与食物同服，不宜空腹服用，注意观察药物的不良反应。

三、镁代谢紊乱病人的护理

人体内的镁50%存在于骨骼中，48%存在于细胞内，仅2%存在于细胞外液。正常血清镁浓度为0.75~1.25mmol/L。

低镁血症

血清镁浓度低于0.75mmol/L。

【病因】

低镁血症主要病因有：①摄入不足，如长期禁食而输入的液体不含镁。②经胃肠道丢失过多，如腹泻、呕吐、长期胃肠减压、肠瘘。③经肾排出过多，如长期应用利尿药、高钙血症、糖尿病酮症酸中毒、严重的甲状旁腺功能亢进症、某些肾脏疾病等。④细胞外镁转入细胞内，如胰岛素治疗，糖尿病酮症酸中毒时。

【护理评估】

（一）健康史

了解有无引起低镁的原因，如长期禁食而输入的液体不含镁，经胃肠道丢失过多，经肾排出过多，糖尿病酮症酸中毒胰岛素治疗中等。

（二）身体状况

低钙血症相似，病人出现神经系统和肌肉兴奋性增加等表现。在排除或纠正缺钙之后以上症状仍未改善者，应考虑是否存在镁缺乏。

（三）辅助检查

血清镁<0.75mmol/L，常伴有血清钾和钙的缺乏；心电图表现为Q-T间期延长和QRS波增宽；镁负荷试验有诊断价值，正常人在静脉输注氯化镁或硫酸镁后，注入量的90%很快从尿中排出，而镁缺乏者尿镁很少。

（四）处理原则

处理原发疾病，适当补镁。症状轻者口服镁剂，严重者可经肌内注射或静脉输注硫酸镁溶液。症状消失后应继续补充镁剂1~3周。同时注意适量补充钾和钙。

【护理措施】

1. 动态监测血清镁，发现异常，及时通知医生。

2. 遵医嘱深部肌内注射镁，并经常更换注射部位，以防局部硬结出现。静脉输注时避免过量、过速，以防急性镁中毒和心搏骤停。

3. 完全纠正镁缺乏需较长时间，鼓励和安慰病人，配合治疗。

高镁血症

血清镁浓度高于1.25mmol/L。

【病因】

高镁血症主要发生于肾功能不全时，偶见于应用硫酸镁治疗子痫的过程中。烧伤、广泛性外伤、严重细胞外液量不足和酸中毒时也可出现。

【护理评估】

（一）健康史

了解有无引起高镁血症的原因，如是否处于肾功能不全，是否有烧伤、广泛性外伤、严重细胞外液量不足和酸中毒。

（二）身体状况

当血清镁浓度急性升高时，可抑制中枢神经系统和外周神经肌肉的兴奋性。病人感疲乏、软弱无力、血压下降、肌肉弛缓性瘫痪，腱反射消失。严重者可出现呼吸肌麻痹、昏迷甚至心搏骤停。

（三）辅助检查

血清镁 >1.25mmol/L，常伴有血清钾升高；心电图表现为 P-R 间期延长、QRS 波增宽和 T 波增高。

（四）处理原则

应立即停用镁剂；缓慢静脉注射 10% 葡萄糖酸钙或氯化钙溶液 10~20ml，以对抗镁对心脏和肌肉的抑制作用。同时补充血容量、纠正酸中毒。必要时行透析治疗。

【护理措施】

1. 动态监测血清镁浓度，发现异常，及时通知医生。

2. 遵医嘱缓慢静脉推注钙剂。透析治疗护理。

3. 肾功能不全者应定期监测血清镁浓度，以免发生高镁血症。

第五节　酸碱平衡失调病人的护理

导入情境

情境描述：

黄女士，59 岁。诉腹痛、腹泻 1 日，门诊拟"急性肠炎"收入院。今晨何女士出现呼吸深而快，36 次 /min，脉搏 124 次 /min，血压 80/50mmHg，神志清醒，反应迟钝，腱反射减弱，肢端湿冷。

工作任务：

1. 请提出黄女士目前存在的护理问题。

2. 遵医嘱为黄女士安排进一步检查。

反映机体酸碱平衡的基本因素有 pH、HCO_3^- 及 $PaCO_2$。其中 HCO_3^- 反映代谢性因素，HCO_3^- 的原发性减少或增加，可引起代谢性酸中毒或碱中毒。$PaCO_2$ 反映呼吸性因素，$PaCO_2$ 原发性增加或减少，可引起呼吸性酸中毒或呼吸性碱中毒。

一、代谢性酸中毒病人的护理

代谢性酸中毒（metabolic acidosis）是因体内酸性物质积聚或产生过多，或 HCO_3^- 丢失过多所致，是临床中最常见的酸碱平衡失调类型。

【病因】

1. 酸性物质产生过多　如休克、抽搐、心搏骤停等引起的缺氧，致乳酸增加，发生乳酸性酸中毒；糖尿病、饥饿、酒精中毒等情况下，体内脂肪分解过多，引起酮症酸中毒。

2. 酸性物质排出减少　如严重肾衰竭病人，体内固定酸不能由尿排出，H^+ 浓度升高导致 HCO_3^- 浓度下降；远曲肾小管性酸中毒系集合管泌 H^+ 功能降低，H^+ 在体内蓄积，导致血中 HCO_3^- 浓度进行性下降。

3. 碱性物质丢失过多 如严重腹泻、肠瘘或肠道引流、胆瘘、胰瘘等使碱性消化液（NaHCO₃）大量丢失。

4. 高钾血症 K^+ 与细胞内 H^+ 交换，引起细胞外 H^+ 增加。

【护理评估】

（一）健康史

了解病人是否有以下病史：严重腹泻、肠瘘；休克；糖尿病、长期禁食、高热；肾功能不全等。

（二）身体状况

轻度代谢性酸中毒可无症状，或被原发病症状所掩盖。重症病人因 H^+ 增高使脑细胞代谢障碍，出现头痛、头晕、疲乏、嗜睡，甚至昏迷等中枢神经系统症状。

1. 呼吸加深加快 即库斯莫尔（Kussmaul）呼吸，为最突出的表现。呼吸频率有时可高达 40~50 次/min，有时呼气有酮味。

2. 循环系统表现 可出现室性心律失常、心率加快，血压偏低，甚至休克，是由于代谢性酸中毒致血钾升高、心肌收缩力降低和周围血管对儿茶酚胺的敏感性降低所致。

3. 颜面潮红 因 H^+ 增高，刺激毛细血管扩张，可致病人面部潮红。休克病人因缺氧而发绀。

（三）辅助检查

动脉血气分析：血液 pH 低于 7.35、血浆 HCO_3^- 降低、$PaCO_2$ 正常或代偿性降低。

（四）心理-社会状况

酸碱代谢失衡易导致病人焦虑，甚至恐惧。耐心介绍疾病发生变化的原因、伴随症状，减轻其紧张情绪。

（五）处理原则

1. 轻度代谢性酸中毒，只要消除病因和补液后，可自行纠正。

2. 对血浆 HCO_3^- 低于 15mmol/L 的病人，立即应用 5% 碳酸氢钠溶液，首次剂量 100~250ml，以后根据病情再决定是否继续输给剩余量的全部或一部分。注意纠正缺钾和缺钙。

【常见护理诊断/问题】

1. 低效性呼吸型态 与酸中毒所致代偿性的呼吸过深过快有关。

2. 有受伤的危险 与意识障碍有关。

3. 潜在并发症：高钾血症、代谢性碱中毒。

【护理措施】

1. 维持正常的气体交换型态

（1）消除或控制引起代谢性酸中毒的危险因素。

（2）**纠正酸中毒**：补碱不宜过速、过量，避免发生医源性碱中毒；注意观察缺钙或缺钾症状的发生，发生手足抽搐者，可给 10% 葡萄糖酸钙 10~20ml 缓慢静脉注射。

（3）**病情观察**：密切观察生命体征和意识变化，动态监测血气分析，发现异常，及时通知医生。准确记录 24 小时出入水量。

2. 心理护理 消除恐惧与不安，使病人情绪稳定，主动配合治疗及护理。

3. 健康指导 ①警惕易导致酸碱代谢失衡的原发疾病并及时治疗。②发生呕吐、腹泻、高热者应及时就诊。

二、代谢性碱中毒病人的护理

代谢性碱中毒（metabolic alkalosis）是由于代谢原因使血浆中 HCO_3^- 原发性增高导致的 pH 升高。

【病因】

1. 酸性物质丢失过多 如剧烈呕吐、长期胃肠减压、幽门梗阻、急性胃扩张等，使胃酸大量丢失，HCO_3^- 得不到中和，造成血浆中 HCO_3^- 浓度升高，引起碱中毒；应用呋塞米、依他尼酸等利尿剂，可导致 H^+ 和 Cl^- 经肾大量丢失，而 HCO_3^- 再吸收增多，发生低氯性碱中毒。

2. 碱性物质摄入过多 如补碱过量，长期服用碱性药物，大量输入含枸橼酸钠的库存血，可致碱中毒。

3. 低钾血症 当发生低钾血症时，K^+ 从细胞内移至细胞外。每 3 个 K^+ 从细胞内释出，就有 1 个 H^+ 和 2 个 Na^+ 进入细胞内，导致代谢性碱中毒。

【护理评估】

（一）健康史

了解病人是否有长期胃肠减压、幽门梗阻等病史，有无长期服用碱性药物、利尿剂等。

（二）身体状况

1. 呼吸系统 抑制呼吸中枢，病人呼吸浅而慢。

2. 中枢神经系统 因抑制性神经介质 γ 氨基丁酸生成减少，使中枢神经系统出现兴奋状态。表现为烦躁不安、精神错乱、谵妄，甚至昏迷。

3. 神经、肌肉 肌张力增强、腱反射亢进，手足抽搐等，是由于代谢性碱中毒引起低钾血症及钙离子游离度降低所致。

（三）辅助检查

血气分析：血液 pH 高于 7.45、HCO_3^- 值明显增高、$PaCO_2$ 正常或代偿性增高。当低钾性碱中毒时，可出现反常性酸性尿。

（四）心理 - 社会状况

碱性物质代谢失衡导致病人焦虑，恐惧。耐心向病人讲解相关知识，缓解其精神紧张。

（五）处理原则

代谢性碱中毒的处理较酸中毒困难，积极治疗原发病，纠正 Ca^{2+}、K^+ 不足，严重时补充稀盐酸溶液。

【常见护理诊断 / 问题】

1. 低效性呼吸型态 与呼吸代偿反应、胸廓活动力下降有关。

2. 有受伤的危险 与意识障碍及肌肉强直抽搐有关。

3. 潜在并发症：低钾血症。

【护理措施】

1. 密切观察生命体征及意识的变化，呼吸的频率和深度、脉律变化。每隔 4~6 小时测定血气分析及血电解质。

2. 对丧失胃液所致的低氯低钾碱中毒，可输注生理盐水和适量氯化钾，以纠正低氯、低钾所致的碱中毒。当病情严重时，遵医嘱应用 0.1~0.2mol/L 的盐酸溶液，经中心静脉导管缓慢滴入（25~50ml/h）。

三、呼吸性酸中毒病人的护理

呼吸性酸中毒（respiratory acidosis）是由于呼吸原因使血浆中 H_2CO_3 原发性增高导致的 pH 降低。

【病因】

1. 呼吸中枢抑制 如全身麻醉过深、镇静剂过量、脑损伤、高位脊髓损伤等。

2. 呼吸道梗阻 如喉痉挛和水肿、溺水、气管异物、支气管痉挛等。

3. 胸部活动障碍 如胸部创伤、严重气胸等。

4. 肺部疾病 如肺不张及肺炎、肺水肿、急性呼吸窘迫综合征等。

5. 呼吸机使用不当 通气量过小。

【护理评估】

（一）健康史

评估病人有无呼吸中枢抑制、呼吸道梗阻、肺部疾患、呼吸机使用不当等使肺通气不足、换气功能障碍及肺泡通气与血流比值失调的原发病史。

（二）身体状况

临床表现常被原发疾病掩盖。病人可有胸闷、呼吸困难、发绀；CO_2 潴留可使脑血管扩张，病人躁动不安，持续性头痛；随着酸中毒的加重，可有震颤，精神错乱、谵妄或昏迷，称肺性脑病；H^+ 浓度增加及高钾血症还可引起心律失常、心室颤动等。

（三）辅助检查

血液 pH 降低、$PaCO_2$ 增高、血浆 HCO_3^- 正常或代偿性增高。

（四）心理-社会状况

呼吸性酸中毒伴随症状易导致病人焦虑、恐惧。耐心向病人讲解相关知识，缓解其焦虑心理。

（五）处理原则

积极治疗原发病，改善通气功能，必要时气管插管或气管切开，使用呼吸机辅助呼吸。

【常见护理诊断/问题】

1. 气体交换受损 与呼吸抑制、呼吸道梗阻、肺部疾患等致通气量不足有关。

2. 有受伤的危险 与中枢神经系统受抑制意识障碍有关。

【护理措施】

1. 恢复与维持有效的通气功能是治疗与护理的关键。①鼓励病人深呼吸，改善换气。②保证抗生素的输入，控制感染。③吸氧。④协助病人采取体位引流、雾化吸入等措施促进排痰。⑤做好气管插管或气管切开的准备。

2. 对意识障碍者，采取保护措施；协助采取舒适的卧位，促进舒适，避免意外损伤。

3. 警惕易导致酸碱代谢失衡的原发病，当病人出现胸闷、呼吸困难、发绀时及时就诊，警惕肺性脑病的发生。

四、呼吸性碱中毒病人的护理

呼吸性碱中毒（respiratory alkalosis）是由于呼吸原因使血浆中 H_2CO_3 原发性下降导致的 pH 升高。

【病因】

1. 低氧血症 呼吸障碍如肺炎、肺水肿等，以及吸入的气体中氧含量过低，均可因 PaO_2 降低而引起通气过度。

2. 呼吸中枢受到直接刺激 癔症、脑外伤、高热、甲状腺功能亢进等使肺过度通气。

3. 呼吸机使用不当 通气量过大。

【护理评估】

（一）健康史

评估病人是否有癔症、脑外伤、高热、甲状腺功能亢进、疼痛、哭泣、呼吸机使用不当等引起呼吸性碱中毒的原因存在。

（二）身体状况

一般无症状，较重者以神经肌肉兴奋性增强为其特征，表现为眩晕、手足麻木、针刺感，肌肉震颤，手足抽搐，心率加快。

（三）辅助检查

血液 pH 增高、$PaCO_2$ 下降、HCO_3^- 降低。

（四）心理－社会状况

焦虑、恐惧、过度紧张可致呼吸性碱中毒，神经、肌肉应激性增强的症状，又可加重其精神紧张，如控制无效可形成恶性循环。

（五）处理原则

1. 积极治疗原发病，降低病人的通气过度，如精神性通气过度可用镇静剂。

2. 用纸袋罩住口鼻，以增加呼吸道无效腔，减少 CO_2 呼出和丧失，提高血液 $PaCO_2$，达到对症治疗的作用。癔症者应用暗示疗法。

3. 手足抽搐者，缓慢静脉注射 10% 葡萄糖酸钙 10ml，纠正 Ca^{2+} 不足。

【 常见护理诊断 / 问题 】

1. 低效性呼吸型态　与呼吸深快或呼吸不规则有关。

2. 有受伤的危险　与中枢神经系统异常及神经肌肉应激性增高有关。

【 护理措施 】

1. 维持正常呼吸型态　①解除引起呼吸性碱中毒的危险因素，如系呼吸机使用不当所造成的通气过度，应调整呼吸机。②指导病人深呼吸，放慢呼吸频率、屏气；必要时用纸袋罩住口鼻以增加 CO_2 的吸入量，或让病人吸入含 5%CO_2 的氧气，提高血 $PaCO_2$。③遵医嘱应用镇静剂。④密切观察生命体征及意识的变化，尤其是呼吸的频率、深度和脉率，了解心血管功能及脑功能的改变。⑤准确记录 24 小时出入水量，遵医嘱动态监测血气分析。

2. 心理护理　①提供安静的环境，有利于症状缓解。②避免谈论该病如何严重等内容，不良的刺激会加重其发作。③给病人解释发病原因、治疗方法及配合方法，缓解紧张心理，取得病人的理解和配合。

3. 健康指导　教会病人正确的呼吸方法，告知病人保持情绪的平稳，有利于疾病的恢复。

（薛　梅）

思考题

1. 张女士，3 小时前腹泻 7 次，急诊入院后出现口渴、尿少，血压 90/58mmHg。

请问：

(1) 应选择何种液体补充丢失的水分？

(2) 应对该病人采取哪些护理措施？

2. 李女士，2 日前呕吐，未进食，入院后出现反应迟钝，乏力、腹胀、脉速、心律不齐，心电图显示：T 波低平，倒置，U 波出现。

请问：

(1) 首先考虑张女士发生何种情况？

(2) 按照什么原则为该病人补充电解质？

3. 李先生，40 岁，因高热、大汗而极度口渴，黏膜干燥，伴乏力、尿少和尿比重增高、皮肤弹性差、眼窝凹陷等。

请问：

(1) 李先生属于哪种脱水类型？

(2) 李先生脱水已达到何种程度？

ER 2-7

练习题

第三章 | 外科休克病人的护理

教学课件

思维导图

学习目标

1. 掌握：休克的概念、不同程度休克的症状、体征和护理措施。
2. 熟悉：休克的治疗原则；休克常用的监测指标及意义。
3. 了解：休克的病因、病理生理。
4. 学会：运用护理程序对休克病人进行护理评估，列出主要护理诊断/问题，实施整体护理。
5. 具有为休克病人提供人文关怀和沉着、冷静的工作态度和行为。

第一节　概　述

导入情境

情境描述：

李先生，37 岁。因外伤 15 分钟急诊入院。体格检查：体温 36.5℃，脉搏 95 次/min，呼吸 20 次/min，血压 90/70mmHg，神志尚清楚，面色苍白。右大腿明显畸形，右下肢活动受限。

工作任务：

1. 请估计李先生的失血量并报告医生。
2. 请立即对李先生进行急救。

休克（shock）是机体受到强烈致病因素侵袭后，导致的有效循环血量锐减，组织灌注不足引起的微循环障碍、细胞代谢紊乱和功能受损为特点的病理生理综合征。有效循环血容量指单位时间内通过心血管系统进行循环的血量，不包括贮存于肝、脾等血窦或停滞于毛细血管中的血量。有效循环血量依赖于：充足的血容量、有效的心搏出量和良好的周围血管张力。休克发病急，进展快，若未能及时发现及治疗，可发展成不可逆性休克引起死亡。

【病因与分类】

休克的分类方法很多，最常用的方法是根据病因可将休克分为低血容量性休克、感染性休克、心源性休克、神经性休克和过敏性休克五类，低血容量性休克和感染性休克在外科休克中最常见。

【病理生理】

各类休克的共同病理生理基础是有效循环血量锐减和组织灌注不足及由此导致的微循环、代谢的改变及内脏器官的继发性损害等。组织细胞氧供给不足和需求增加是休克的本质，产生炎症介质是休克的特征，因此恢复对其供氧、促进其有效地利用，重新建立氧的供需平衡和维护正常的细胞功能是治疗休克的关键环节。

ER 3-3

休克微循环

（一）微循环的变化

1. 微循环收缩期 当人体有效循环血量锐减时，血压下降，刺激主动脉弓和颈动脉窦压力感受器引起血管舒缩中枢加压反射，交感神经-肾上腺轴兴奋，大量儿茶酚胺释放及肾素-血管紧张素分泌增加等，使心跳加快、心排血量增加，以维持循环血量的相对稳定。并选择性地使外周和内脏小血管、微血管平滑肌收缩，循环血量重新分布以保证心、脑等重要器官的供血。由于毛细血管前括约肌强烈收缩，动静脉短路和直捷通路开放，增加了回心血量。微循环内因前括约肌收缩而致"只出不进"，血量减少，组织仍处于低灌注、缺氧状态。若能在此时去除病因积极复苏，休克常较容易得到纠正。随着真毛细血管网内血流减少，压力降低，组织液进入血管，也一定程度补充了循环血量。故此期称为休克代偿期。

2. 微循环扩张期 若休克继续发展，流经毛细血管的血流继续减少，组织因严重缺氧处于无氧代谢状态，大量乳酸类酸性代谢产物堆积，释放组胺等血管活性物质，毛细血管前括约肌松弛，使毛细血管广泛扩张，而后括约肌由于对酸中毒耐受力较大，仍处于收缩状态，微循环内"只进不出"。大量血液淤滞于毛细血管，毛细血管内静水压升高、通透性增加，血浆外渗至第三间隙；血液浓缩，血黏稠度增加；回心血量进一步减少，血压下降，重要脏器灌注不足，休克进入抑制期。

3. 微循环衰竭期 若休克病程进一步发展，微循环内血液浓缩、黏稠度增加和酸性环境中血液的高凝状态，使红细胞与血小板易发生凝集，在血管内形成微血栓，发生弥散性血管内凝血（disseminated intravascular coagulation，DIC）。随着各种凝血因子消耗，激活纤维蛋白溶解系统，临床出现严重出血倾向。由于组织缺少血液灌注，细胞缺氧更加严重；加之酸性代谢产物和内毒素的作用，使细胞内溶酶体膜破裂，释放多种水解酶，造成组织细胞自溶，引起广泛的组织损害导致多器官功能受损。

（二）代谢变化

1. 代谢性酸中毒 在组织灌注不足和细胞缺氧时，体内葡萄糖以无氧酵解为主，丙酮酸转变成乳酸，因此，随着细胞氧供减少，乳酸生成增多，丙酮酸浓度降低，即乳酸/丙酮酸（L/P）比率增高。在没有其他原因造成高乳酸血症的情况下，乳酸盐的含量和L/P比值，可以反映病人细胞缺氧的情况。当发展至pH<7.2时，心血管对儿茶酚胺的反应性降低，表现为心跳缓慢、心排血量下降、血管扩张、氧合血红蛋白离解曲线右移。

2. 能量代谢障碍 创伤和感染使机体处于应激状态，交感神经-肾上腺髓质系统和下丘脑-垂体肾上腺皮质轴兴奋，使机体儿茶酚胺和肾上腺皮质激素明显升高，从而抑制蛋白合成、促进蛋白分解，还可以促进糖异生、抑制糖降解，导致血糖水平升高。应激时脂肪分解代谢明显增强，成为危重病人机体获取能量的主要来源。

（三）炎症介质释放和细胞损伤

1. 炎症介质释放和缺血再灌注损伤 严重创伤、感染等可刺激机体释放过量炎症介质，形成"瀑布样"连锁放大反应。炎症介质包括白介素、肿瘤坏死因子、集落刺激因子、干扰素和血管扩张剂一氧化氮（NO）等。活性氧代谢产物可引起脂质过氧化和细胞膜破裂。

2. 细胞损伤 无氧代谢产生的三磷酸腺苷（ATP）不足，致细胞膜的钠-钾泵功能失常。细胞外钾离子无法进入细胞内，而细胞外液则随钠离子进入细胞内，造成细胞外液减少及细胞过度肿胀、变性、死亡。当细胞膜、线粒体膜、溶酶体膜受到破坏时，可释放出大量引起细胞自溶和组织损伤的水解酶，尤其是组织蛋白酶，可使组织蛋白分解生成多种活性肽，对机体产生不利影响，进一步加重休克。

（四）内脏器官的继发性损害

由于持续的缺血、缺氧，细胞可发生变性、坏死，导致脏器功能障碍甚至衰竭。多器官功能障碍或衰竭，是休克病人死亡的主要原因。

1. **肺** 是休克引起多器官功能障碍综合征（multiple organ dysfunction syndrome，MODS）时最常累及的器官。低灌注和缺氧可损伤肺毛细血管的内皮细胞和肺泡上皮细胞。内皮细胞损伤可致血管壁通透性增加而造成肺间质水肿；肺泡上皮细胞受损可影响表面活性物质的生成，使肺泡表面张力增高，继发肺泡萎陷并出现局限性肺不张。休克病人出现氧弥散障碍，通气血流比例失调，肺内分流，表现为进行性呼吸困难，称为急性呼吸窘迫综合征（acute respiratory distress syndrome，ARDS）。

2. **肾** 当休克时，儿茶酚胺、抗利尿激素、醛固酮分泌增加，肾血管收缩，肾血流量减少，肾小球滤过率降低，水、钠潴留，尿量减少。肾内血流重新分布，主要转向髓质，近髓质动静脉短路大量开放，致肾皮质血流锐减，肾小管上皮细胞大量坏死，引起急性肾衰竭。

3. **心** 冠状动脉灌流量80%来源于舒张期，当休克时由于心率过快、舒张期过短或舒张压降低，冠状动脉灌流量减少，心肌因缺血缺氧而受损。当心肌微循环内血栓形成，可引起局灶性心肌坏死和心力衰竭。此外，休克时心肌易遭受缺血-再灌注损伤，以及酸中毒、高血钾等，均可加重心肌功能的损害。

4. **脑** 在休克晚期，持续性的血压下降使脑灌注压和血流量下降，出现脑缺氧。当脑缺氧和酸中毒时，毛细血管周围胶质细胞肿胀，血管壁通透性升高，血浆外渗，继发脑水肿和颅内压增高。

5. **胃肠道** 胃肠道黏膜缺血、缺氧可使正常黏膜上皮细胞屏障功能受损。可并发急性胃黏膜糜烂或应激性溃疡，临床表现为上消化道出血。肠黏膜缺血，可致屏障作用被破坏、肠道内细菌及毒素可经肠道移位而导致肠源性感染。

6. **肝** 肝细胞缺血、缺氧，肝血窦及中央静脉内微血栓形成，肝小叶中心区坏死。肝脏灌流障碍使网状内皮细胞受损，肝脏的解毒及代谢能力减弱，易发生脓毒症，加重代谢紊乱及酸中毒。临床可出现黄疸、转氨酶升高，严重时出现肝昏迷。

【护理评估】

（一）健康史

了解有无引起休克的各种原因，如有无大量失血、失液、严重烧伤、感染等。

（二）身体状况

根据休克的发病过程，将休克分为休克代偿期和休克失代偿期（表3-1）。

表 3-1 休克的临床表现

分期	程度	神志	口渴	皮肤黏膜色泽	皮肤黏膜温度	脉搏	血压	体表血管	尿量	估计失血量
休克代偿期	轻度	神志清楚，伴有痛苦表情，精神紧张	口渴	开始苍白	正常或发凉	100次/min以下，尚有力	收缩压正常或稍升高，舒张压增高，脉搏压缩小	正常	正常或稍少	<20%（<800ml）
休克失代偿期	中度	神志尚清楚，表情淡漠	很口渴	苍白	发冷	100~200次/min	收缩压为90~70mmHg，脉搏压小	表浅静脉塌陷，毛细血管充盈迟缓	尿少	20%~40%（800~1 600ml）
	重度	意识模糊，甚至昏迷	非常口渴，但可能无主诉	显著苍白，肢端青紫	厥冷（肢端更明显）	速而细弱，或摸不清	收缩压<70mmHg或测不到	毛细血管充盈更迟缓，表浅静脉塌陷	少尿或无尿	>40%（>1 600ml）

1. **休克代偿期** 此期由于机体的代偿作用，交感 - 肾上腺轴兴奋，临床表现为神志清，精神紧张，兴奋或烦躁不安，口渴，面色苍白，手足湿冷，脉搏和呼吸增快，尿量正常或减少。舒张压可升高，脉搏压（又称脉压）缩小（<30mmHg）；此时若处理得当，休克可很快得到纠正，若处理不当，休克将进入抑制期。

2. **休克失代偿期** 病人表现为神志淡漠、反应迟钝甚至出现意识模糊或昏迷；皮肤和黏膜发绀、四肢厥冷；呼吸浅促、脉搏细速（>120 次 /min）、血压进行性下降；尿量减少甚至无尿。若皮肤黏膜出现紫斑或消化道出血，则提示并发 DIC。若出现进行性呼吸困难、烦躁、发绀，虽给予吸氧仍不能改善者，则提示并发 ARDS。此期病人常继发 MODS 而死亡。

（三）辅助检查

1. 实验室检查

（1）**血常规**：红细胞计数、血红蛋白检查可了解失血情况。血细胞比容增高，反映血浆丢失。白细胞计数和中性粒细胞比例升高，常提示感染存在。

（2）**动脉血气**：动脉血氧分压（PaO_2）反映血液携氧状态，正常值为 80~100mmHg；若 PaO_2 低于 60mmHg，吸入纯氧后仍无改善多提示 ARDS。动脉血二氧化碳分压（$PaCO_2$）反映通气和换气功能的指标，正常值为 36~44mmHg。若 $PaCO_2$ 超过 45~50mmHg，而通气良好，提示肺功能不全。

（3）**血生化**：包括肝、肾功能检查、动脉血乳酸盐测定、血糖、电解质等。

（4）**凝血功能**：包括血小板、出凝血时间、纤维蛋白原，凝血酶原时间及其他凝血因子。血小板低于 $80 × 10^9/L$、纤维蛋白原少于 1.5g/L，凝血酶原时间较正常延长 3 秒以上时，3P（鱼精蛋白副凝固）试验阳性，血涂片中破碎红细胞超过 2% 时，提示 DIC。

（5）**动脉血乳酸盐**：正常值为 1~1.5mmol/L，危重病人有时会达到 4mmol/L。乳酸的水平与病人的预后密切相关，持续的高乳酸血症往往表明病人死亡率增加。

2. 影像学检查
创伤病人做相应部位的影像学检查，感染病人可通过 B 超发现深部感染病灶。

3. 血流动力学监测

（1）**中心静脉压**（CVP）：代表右心房或胸腔段静脉内的压力，其变化可反映血容量和右心功能。正常值为 $5~12cmH_2O$。低于 $5cmH_2O$ 提示血容量不足；高于 $15cmH_2O$ 提示心功能不全或肺循环阻力增高；高于 $20cmH_2O$ 提示存在充血性心力衰竭、肺水肿。

（2）**肺毛细血管楔压**（pulmonary capillary wedge pressure，PCWP）：应用血流导向气囊导管（又称斯旺 - 甘斯导管）测量。反映肺静脉、左心房和左心室功能状态。正常值为 6~15mmHg。小于 6mmHg 提示血容量不足；增高则提示肺循环阻力增加，如肺水肿。

（3）**心排血量**（CO）和**心脏指数**（CI）：通过血流导向气囊导管、热稀释法可测 CO，成人正常值为 4~6L/min。CI 正常值为 $2.5~3.5L/(min·m^2)$。当休克时，CO 和 CI 多降低，但某些感染性休克可增高。

知识链接

肺毛细血管楔压的测量

肺毛细血管楔压测量方法通常是应用血流导向气囊导管。可由腔静脉置入，经右心房、右心室到达肺动脉及其分支。可以测量右心房压（RAP）、右心室压（RVP）、肺动脉压（PAP）。当导管的气囊充气后，楔嵌肺小动脉并阻断血流时，导管头端所测得的压力即是 PCWP。由于左心房和肺循环之间不存在瓣膜，PCWP 即为从左心房逆流经肺静脉和毛细血管所传递的压力。因此 PCWP 可用于估价左心室功能和肺循环状态，特别为左心室前负荷的评估提供了可靠的指标。

（四）心理－社会状况

休克病人起病急，病情进展快，使用的监测治疗仪器较多，使病人及家属出现不同程度的紧张、焦虑或恐惧。评估病人及家属的心理承受能力及对疾病治疗及预后的了解程度。

（五）处理原则

治疗休克的关键是尽早去除病因，迅速恢复有效循环血量，纠正微循环障碍，增强心肌功能，恢复人体正常代谢。

1. 一般紧急措施 ①保持呼吸道通畅：清除呼吸道异物或分泌物，保持气道通畅。早期以鼻导管及面罩间歇性给氧，增加动脉血氧含量，减轻组织缺氧状态。呼吸困难严重者，行气管插管或气管切开。②止血：对大出血的病人，立即采取措施控制大出血，如扎止血带、加压包扎、用血管钳等，必要时可使用抗休克裤（military antishock trousers, MAST）（图3-1）；抗休克裤是一种膨胀的完全包绕双下肢和下腹部的装置，可以压迫下肢，增加回心血量，改善重要脏器的血流灌注，对于下肢出血者可起到止血作用。③其他：注意保暖；尽量减少搬动，骨折处临时固定，必要时应用止痛剂。

2. 补充血容量 是纠正组织低灌注和缺氧的关键。故应迅速建立静脉通道，根据监测指标估算输液量及判断补液效果。输液的种类主要有两种：晶体液和胶体液。一般先快速输入扩容作用迅速的晶体液，再输入扩容作用持久的胶体液。对休克病人，应争取在诊断的最初6小时这一黄金时段内，尽快恢复最佳心搏出量、稳定循环功能。

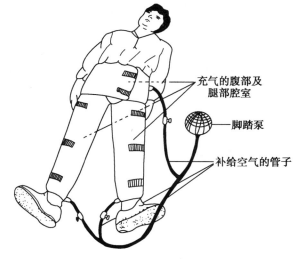

充气的腹部及腿部腔室

脚踏泵

补给空气的管子

图3-1 抗休克裤示意图

高渗液体的扩容

目前常用的方法是等量的3%~7.5%高渗盐水及6%右旋糖酐注射液（HSD）配合，每4ml/kg可扩充血浆容量达12ml/kg以上，同时还可增加心肌收缩力和降低外周血管阻力，改善组织灌注。其主要不良反应有高氯性酸中毒、血压升高致再出血、血容量扩张致稀释性低血钾，重者可出现脑神经危象、肝肾功能损伤。有高渗性脱水时勿用HSD，已用洋地黄类药物及有肺水肿或出血倾向者也不适宜应用HSD。

3. 积极处理原发病 在恢复有效循环血量后，及时手术处理原发病。有时则需在抗休克的同时施行手术，才能有效治疗休克。

4. 纠正酸碱平衡失调 休克病人由于组织缺氧，常有不同程度的酸中毒。经迅速补充血容量，组织灌流改善，轻度酸中毒即可得到缓解；而且扩容治疗时输入的平衡盐溶液，使一定量的碱性物质进入体内，故休克早期轻度酸中毒者无需再应用碱性药物。当休克严重、酸中毒明显、扩容治疗效果不佳时，用碱性药物纠正，常用的碱性药物为5%碳酸氢钠溶液。

5. 应用血管活性药物 主要包括血管收缩剂、血管扩张剂及强心药物。血管收缩剂使小动脉普遍处于收缩状态，虽可暂时升高血压，但可使组织缺氧更加严重，应慎重选用。临床常用的血管收缩剂有去甲肾上腺素、间羟胺和多巴胺等。血管扩张剂可以解除小动脉痉挛，关闭动静脉短路，改善微循环,但可使血管容量扩大,血容量相对不足而致血压下降。故只有当血容量已基本补足而病人发绀、四肢厥冷、毛细血管充盈不良等未见好转时,才考虑使用。常用的血管扩张剂有酚妥拉明、酚苄明、阿托品、山莨菪碱等。休克发展到一定程度可伴有不同程度的心肌损害,应用强心药可增强心肌收缩力,减慢心率。最常用的是强心苷,如西地兰(毛花苷C)。

6. 治疗DIC改善微循环 休克发展至DIC阶段,需应用肝素抗凝治疗,用量为1.0mg/kg,1次/6h。DIC晚期,纤维蛋白溶解系统亢进,可使用抗纤维蛋白溶解药,如氨甲苯酸、氨基己酸等,以及抗血小板黏附和聚集的阿司匹林、双嘧达莫和低分子右旋糖酐等。

7. 应用皮质类固醇和其他药物 严重休克及感染性休克病人可使用皮质类固醇。一般大剂量静脉滴注,只用1~2次,以防引起不良反应。其他药物包括三磷酸腺苷-氯化镁($ATP-MgCl_2$)、纳洛酮、超氧化物歧化酶(SOD)、前列环素(PGI_2)等也有助于休克的治疗。

【**常见护理诊断/问题**】

1. 体液不足 与大量失血、失液或体液分布异常有关。

2. 心排血量减少 与有效循环血量不足、微循环障碍有关。

3. 气体交换受损 与微循环障碍、缺氧和呼吸型态改变有关。

4. 有体温失调的危险 与感染或组织灌注不良有关。

5. 有感染的危险 与免疫力降低、侵入性治疗有关。

6. 有受伤的危险 与微循环障碍、烦躁不安、意识不清等有关。

【**护理目标**】

1. 病人能维持体液平衡,生命体征平稳。

2. 病人有效循环血量恢复、组织灌流量增加,心排血量增加。

3. 病人呼吸道通畅,呼吸平稳,血气分析结果维持在正常范围内。

4. 病人体温维持正常。

5. 病人未发生感染,或感染发生后及时得到有效控制。

6. 病人未发生意外损伤。

【**护理措施**】

(一)恢复有效循环血容量

1. 体位 将病人头和躯干抬高20°~30°,下肢抬高15°~20°,增加回心血量,改善重要器官血供;使膈肌下降,促进肺膨胀,以利于呼吸。

2. 建立静脉通路 迅速建立2条以上静脉输液通道。如周围血管萎陷或肥胖病人静脉穿刺困难时,应立即行中心静脉插管,可同时监测CVP。

3. 合理补液 休克病人一般先快速输入晶体液,如平衡盐溶液、生理盐水、葡萄糖溶液,以增加回心血量和心搏出量。临床上常根据血压及中心静脉压监测情况调整输液速度(表3-2)。

表3-2 血压、中心静脉压与补液的关系

CVP	BP	原因	处理原则
低	低	血容量严重不足	充分补液
低	正常	血容量不足	适当补液
高	低	心功能不全或血容量相对过多	给强心药,纠正酸中毒,舒张血管
高	正常	容量血管过度收缩	舒张血管
正常	低	心功能不全或血容量不足	补液试验*

注:补液试验*,取等渗盐水250ml,于5~10分钟内经静脉滴入,如血压升高,而CVP不变,提示血容量不足;若血压不变而CVP升高3~5cmH$_2$O,提示心功能不全。

4. 记录出入量　当输液时,尤其在抢救过程中,应有专人准确记录输入液体的种类、数量、时间、速度等,并详细记录 24 小时出入量以作为后续治疗的依据。

5. 严密观察病情变化　定时监测体温、脉搏、呼吸、血压及 CVP 变化。观察意识、面唇色泽、皮肤肢端温度、瞳孔及尿量。若病人从烦躁转为平静,淡漠迟钝转为对答自如、口唇红润、肢体转暖;尿量>30ml/h,提示休克好转。

（二）改善组织灌注

遵医嘱应用血管活性药物,使用时从低浓度、慢速度开始,最好用输液泵控制滴速。应用心电监护仪监测血压,并根据血压变化调整药物的浓度与滴速。严防药物外渗。若注射部位出现红肿、疼痛,应立即更换滴药部位,局部用利多卡因封闭,以免发生皮下组织坏死。血压平稳后,逐渐降低药物浓度,直至停药,以防突然停药引起不良反应。

（三）呼吸道管理

1. 维持呼吸道通畅　昏迷病人头偏向一侧,或置入通气管,以免舌后坠,及时清除气道分泌物。严重呼吸困难者,协助医生行气管插管或气管切开,并尽早使用呼吸机辅助呼吸。

2. 监测呼吸功能　密切观察病人的呼吸频率、节律、深浅度及面唇色泽变化,动态监测动脉血气,了解缺氧程度及呼吸功能。

3. 吸氧　常规给氧,调节氧浓度为 40%~50%,氧流量为 6~8L/min 为宜。

（四）预防感染

严格执行无菌技术操作规程;遵医嘱全身应用有效抗菌药;保持床单清洁、干燥。当病情许可时,每 2 小时翻身、拍背 1 次,受压部位皮肤处注意减压,以防压力性损伤。

（五）维持正常体温

1. 保暖　采用加盖棉被、毛毯和调节病室内温度等措施,进行保暖。一般室内温度以 20℃左右为宜。忌用热水袋、电热毯等进行体表加温,以防烫伤及皮肤血管扩张,增加局部组织耗氧量而加重缺氧。

2. 降温　高热病人予以物理降温,必要时遵医嘱药物降温。及时更换被汗液浸湿的衣、被等。

3. 库存血的复温　当失血性休克时,若为补充血容量而快速输入低温保存的大量库存血,易使病人体温降低。故输血前应注意将库存血置于常温下复温后再输入。

（六）预防意外损伤

对躁动或神志不清的病人,撑起床栏以防坠床;输液肢体宜用夹板固定。必要时,四肢用约束带约束。

（七）心理护理

因病情危重,病人及家属容易产生焦虑恐惧心理,及时做好安慰和解释工作。

（八）健康指导

向病人及家属讲解各项治疗、护理的必要性及疾病的转归过程;讲解意外损伤后的初步处理和自救知识。指导病人出院后注意营养和休息。如出现感染或高热及时就诊。

【护理评价】

通过治疗和护理,病人:①体液平衡,生命体征平稳,尿量增加。②微循环改善,呼吸平稳,血气分析值在正常范围。③呼吸道通畅,呼吸平稳。④体温维持正常。⑤未发生感染,或感染发生后被及时发现和控制。⑥未发生压力性损伤或意外损伤。

第二节　低血容量性休克病人的护理

低血容量性休克(hypovolemic shock)常因大量出血或体液丢失,或体液积存于第三间隙,导致有效循环血量降低引起。其包括大血管破裂或脏器出血引起的失血性休克及各种损伤或大手术引起血液、体液丢失的创伤性休克。

【病因及发病机制】

失血性休克多见于大血管破裂、腹部损伤引起的肝、脾破裂，消化性溃疡出血，门静脉高压所致食管胃底静脉曲张破裂出血、宫外孕出血、动脉瘤或肿瘤自发破裂等。创伤性休克多由严重外伤引起，如严重烧伤、全身多发性骨折、挤压伤、大面积撕脱伤等。

【护理评估】

（一）健康史

了解有无引起低血容量性休克的各种原因，如大血管破裂、腹部损伤引起的肝、脾破裂；严重烧伤、全身多发性骨折、挤压伤、大面积撕脱伤等。

（二）身体状况

评估休克症状、体征和辅助检查结果，重要脏器功能，了解休克的严重程度。

1. 意识和表情　休克早期病人呈兴奋状态，烦躁不安；休克加重时表情淡漠、意识模糊，反应迟钝甚至昏迷。

2. 皮肤色泽及温度　皮肤口唇黏膜苍白，四肢湿冷；休克晚期可出现发绀，皮肤呈现花斑状征象。

3. 血压与脉搏压　血压是监测休克最常用的指标，但并不是反映休克程度最敏感的指标。休克时收缩压常低于 90mmHg，脉搏压小于 20mmHg。

4. 脉搏　休克早期脉率增快；休克加重时脉细弱，甚至摸不到。临床常用脉率/收缩压（mmHg）计算休克指数，≥1.0 表示有休克，>2.0 为严重休克。

5. 呼吸　注意呼吸次数及节律。当休克加重时呼吸急促、变浅、不规则。呼吸增至 30 次/min 以上或降至 8 次/min 以下，表示病情危重。

6. 体温　低血容量性休克病人体温大多偏低。

7. 尿量及尿比重　是反映肾血液灌流情况的重要指标之一。休克时尿量减少，若 <25ml/h、尿比重增高，表明肾血管收缩或血容量不足。当尿量维持在 30ml/h 以上时，提升休克已好转。

（三）辅助检查

辅助检查参见本章第一节概述。

（四）心理-社会状况

由于创伤性休克发生突然，病人缺乏心理准备，可出现高度紧张，惶恐不安、焦虑。部分患者可表现不言不语、表情淡漠、木僵状态。

（五）处理原则

迅速补充血容量，积极处理原发病以控制出血。

1. 急救处理　对危及生命的情况，如胸部损伤所致的连枷胸、开放性或张力性气胸，优先紧急处理。骨折处妥善固定并制动，以免加重损伤。

2. 补充血容量　根据血压和脉率变化估计失血量。可先经静脉快速滴注平衡盐溶液 1 000~2 000ml，观察血压回升情况。再根据血压、脉率、中心静脉压及血细胞比容等监测指标情况，决定是否补充血浆或全血。

3. 止血　在补充血容量的同时，对有活动性出血的病人，迅速控制出血。可先采用非手术止血方法，如扎止血带，三腔双囊管压迫，纤维内镜止血等。若出血迅速、量大，难以用非手术方法止血，应积极做手术前准备，及早实施手术止血。

4. 镇静与镇痛　创伤后剧烈的疼痛可加重应激反应，应酌情使用镇静、镇痛药。

5. 手术治疗　一般在血压回升或稳定后进行。

【常见护理诊断 / 问题】

常见护理诊断 / 问题参见本章第一节概述。

【护理措施】

1. 急救护理 优先处理危及生命的问题,保持呼吸道通畅,迅速止血,妥善固定受伤肢体,采取休克体位以增加回心血量。需急诊手术者,做好术前准备。

2. 心理护理 理解并鼓励病人表达情绪,做好安慰及解释工作使病人及家属情绪稳定,能配合各项治疗护理措施。

3. 疼痛护理 对疼痛剧烈者应及时予以镇痛。存在呼吸障碍者禁用吗啡,以免呼吸抑制。

4. 其他护理 其他护理措施参见本章第一节概述。

第三节 感染性休克病人的护理

导入情境

情境描述:

陈先生,30 岁。4 日前因双下肢及会阴部烧伤被收入院。入院后给予清创、补液、抗感染等处理。伤后第 4 日出现寒战、高热、四肢厥冷、尿量明显减少。查体:体温 38.9℃,脉搏 116 次 /min,呼吸 24 次 /min,血压 110/75mmHg。创面有脓性渗出物,有恶臭。

工作任务:

1. 请判断陈先生出现的并发症并报告医生。

2. 请为陈先生制订护理措施。

感染性休克(septic shock)是由于病原微生物侵入人体,释放内毒素导致循环障碍、组织灌注不足而引起的休克,是机体对宿主 - 微生物应答失衡的表现。

【病因及病理生理】

感染性休克常见于胆道化脓性感染、急性化脓性腹膜炎、绞窄性肠梗阻、泌尿系感染及脓毒症等。

体内多种炎症介质的释放,可引起全身炎症反应综合征(systemic inflammatory response syndrome, SIRS),表现为:①体温 >38℃ 或 <36℃。②心率 >90 次 /min。③呼吸急促 >20 次 /min 或过度通气,$PaCO_2 < 32mmHg$。④白细胞计数 $>12 \times 10^9/L$ 或 $<4 \times 10^9/L$,或未成熟白细胞比值 >10%。

感染性休克按血流动力学改变分为低动力型休克和高动力型休克两种。低动力型休克外周血管收缩,微循环淤滞,毛细血管通透性增高,渗出增加,造成血容量和心排血量减少。因皮肤湿冷,又称冷休克,见于革兰氏阴性菌引起的感染性休克或休克晚期。高动力型休克外周血管扩张、阻力降低,心排血量正常或增高,血流分布异常和动静脉短路开放增加。因皮肤温暖、干燥,故又称暖休克。暖休克较少见,仅见于一部分革兰氏阳性菌感染引起的早期休克。

【护理评估】

(一)健康史

了解病人有无胆道、肠道、腹膜、泌尿道、呼吸道等严重感染及大面积烧伤。了解有无感染的诱因,如老年人或婴幼儿、使用免疫抑制剂及皮质类固醇等药物、免疫系统的慢性疾病。

(二)身体状况

感染性休克的临床表现见表3-3。

表 3-3　感染性休克的临床表现

临床表现	冷休克	暖休克
神志	烦躁不安或淡漠、嗜睡	清醒
皮肤颜色	苍白或发绀	淡红或潮红
皮肤温度	湿冷	温暖、干燥
毛细血管充盈时间	延长	1~2s
脉搏	快而弱	慢而有力
脉搏压 /mmHg	< 30	> 30
尿量 /(ml•h^{-1})	< 25	> 30

（三）辅助检查

辅助检查参见本章第一节概述。

（四）心理－社会状况

心理 - 社会状况参见本章第一节概述。

（五）处理原则

治疗原则是纠正休克与控制感染并重。在休克未纠正以前，将抗休克放在首位，兼顾抗感染。休克纠正后，控制感染成为重点。

1. 补充血容量　首先快速输入等渗盐溶液或平衡盐溶液，再补充适量的胶体液，如血浆、全血等。补液期间应监测 CVP，作为调整输液种类和速度的依据。

2. 控制感染　尽早处理原发感染灶。对未确定病原菌者，可根据临床判断联合使用广谱抗菌药，再根据药物敏感试验结果调整抗菌药。

3. 纠正酸碱失衡　感染性休克的病人，常有不同程度的酸中毒，应予以纠正。轻度酸中毒，在补足血容量后即可缓解；严重酸中毒者，需经静脉输入 5% 碳酸氢钠 200ml，再根据血气分析结果补充用量。

4. 应用血管活性药物　经补充血容量休克未见好转时，可考虑使用血管扩张剂；也可联合使用 α 受体和 β 受体激动剂，如多巴胺加间羟胺，以增强心肌收缩力、改善组织灌流。心功能受损者，可给予强心药物。

5. 应用糖皮质激素　应用时注意早期、足量，至多用 48 小时。否则有发生应激性溃疡和免疫抑制等并发症的可能。

6. 其他治疗　营养支持治疗、处理 DIC 和重要器官功能不全等。

【常见护理诊断 / 问题】

1. 体液不足　与严重感染有关。

2. 体温过低　与外周组织血流减少有关。

3. 体温过高　与感染有关。

【护理措施】

感染性休克护理措施基本与低血容量性休克相同。此外还需要注意以下几点护理措施：

（一）控制感染

遵医嘱大剂量使用抗菌药，必要时在应用抗菌药前采集标本，并及时送检。已知局部感染病灶者，可采集局部分泌物或穿刺抽取脓液进行细菌培养。脓毒症者，在病人寒战、高热发作时采集血培养标本，以提高检出率。

（二）对症护理

感染性休克的病人常有高热，应予物理降温；可将冰帽或冰袋置于头部、腋下、腹股沟等处降温；也可用4℃等渗盐水100ml灌肠；必要时采用药物降温。

（三）其他护理

其他护理措施参见本章第一节概述。

（张乳霞）

思考题

1. 蓝女士，35岁。因车祸外伤30分钟，急诊入院。病人自述左上腹疼痛。体格检查：体温36.9℃，脉搏119次/min，呼吸32次/min，血压80/50mmHg。意识清醒，烦躁不安，面色苍白，肢体湿冷。医生初步诊断为"急腹症"。

请问：目前该病人处于休克的哪一期？哪一种程度？

2. 刘女士，52岁。因发热、黄疸、腹痛，伴有意识模糊1日，急诊入院。病人自诉有"胆石症"病史6年。体格检查：体温39.0℃，脉搏105次/min，呼吸25次/min，血压80/60mmHg。急性病容，意识不清，皮肤、巩膜黄染，全腹压痛，以右上腹为著，伴反跳痛、肌紧张。B超提示：胆囊增大，胆总管扩张，直径约1.2cm，白细胞$18×10^9$/L。医生初步诊断为"急性梗阻性化脓性胆管炎"。

ER 3-4

练习题

请问：

（1）该病人发生了何种病理生理改变？

（2）请为该病人制订相关护理措施。

第四章 | 麻醉病人的护理

ER 4-1　　　　ER 4-2

教学课件　　　思维导图

麻醉（anesthesia）是指应用药物或其他方法使病人的感觉暂时丧失，以达到无痛的目的，为手术治疗或其他医疗检查治疗提供良好条件。临床上分为局部麻醉、椎管内麻醉和全身麻醉。

第一节　麻醉前准备工作

导入情境

情境描述：

李先生，53 岁。门诊拟诊 "胃癌" 收入院，经内镜取活检检查后确诊为 "胃癌"，既往有高血压病史。现拟择期行胃大部切除术。

工作任务：

1. 请术前对李先生做好胃肠道准备。
2. 请对李先生做好术前心理护理。

做好麻醉前的准备工作，有利于提高病人对手术和麻醉的耐受能力，避免或减少手术中、手术后并发症，促进术后功能恢复。

【麻醉前评估】

在麻醉前 1~3 日访视病人，了解病情，解答病人对麻醉的疑问，消除病人对麻醉和手术的恐惧心理。

美国麻醉医师协会（American Society of Anesthesiologists，ASA）将手术前的病人情况分为 6 级（表 4-1），Ⅰ~Ⅱ级病人对麻醉和手术的耐受性良好，风险较小；Ⅲ级病人的器官功能在代偿范围内，对麻醉和手术的耐受能力减弱，风险性较大，经充分术前准备，可耐受麻醉；Ⅳ级病人器官功能代偿不全，麻醉和手术的风险性很大，即使术前准备充分，围手术期的死亡率仍很高；Ⅴ级为濒死病人，麻醉和手术都异常危险，不宜行择期手术。

表 4-1　ASA 病情分级和围手术期死亡率

分级*	标准	死亡率/%
Ⅰ	体格健康,发育营养良好,各器官功能正常	0.06~0.08
Ⅱ	除外科疾病外,有轻度并存疾病,功能代偿健全	0.27~0.40
Ⅲ	并存疾病较严重,体力活动受限,还能应付日常活动	1.82~4.30
Ⅳ	并存疾病严重,丧失日常活动能力,将面临生命威胁	7.80~23.0
Ⅴ	无论手术与否,生命难以维持 24h 的濒死病人	9.40~50.7
Ⅵ	确认为脑死亡,其器官可用于器官移植供体	

注:*急症病例在相应 ASA 分级后加注"急"或"E",表示风险较择期手术增加。

【麻醉前准备】

(一)病人准备

1. 身体准备　尽量纠正生理功能紊乱和治疗潜在的疾病,使病人各脏器功能处于较好状态。做好胃肠道准备,以免呕吐或误吸引起窒息。术前禁食易消化固体食物或非母乳至少 6 小时;禁食油炸食物、脂肪或肉类食物至少 8 小时;新生儿、婴幼儿禁母乳至少 4 小时,所有年龄病人术前禁饮 2 小时。急症病人术前放置胃管,必要时进行气管插管,控制气道,减少胃内容物反流、误吸引起窒息。

2. 心理准备　针对性地消除思想顾虑和焦虑心理,耐心听取并解答病人疑问;过度紧张者给予药物辅助治疗;有心理障碍者,请心理专家协助解决心理问题。

(二)麻醉物品的准备

1. 药品准备　包括麻醉药和急救药。

2. 麻醉仪器设备准备　包括吸引器、面罩、喉镜、气管导管、供氧设备、麻醉机、监测仪等,保证仪器设备的功能正常。

(三)麻醉前用药

麻醉前用药(表 4-2)的目的是稳定病人情绪,降低基础代谢率,提高手术的耐受性;减少呼吸道的分泌,防止窒息;提高痛阈,增强麻醉效果,减少麻药用量;拮抗局麻药物的毒副作用。一般根据医嘱,多在术前 30~60 分钟应用。

表 4-2　麻醉前用药

药物类型	药名	作用	用法和用量(成人)
镇静安定药	地西泮 咪达唑仑	安定镇静、催眠、抗焦虑、抗惊厥	口服,2.5~5mg 肌内注射,0.04~0.08mg/kg
催眠药	苯巴比妥	镇静、催眠、抗惊厥	肌内注射,0.1~0.2g
镇痛药	吗啡 哌替啶	镇痛、镇静	肌内注射,0.1mg/kg 肌内注射,1mg/kg
抗胆碱药	阿托品 东莨菪碱	抑制腺体分泌,解除平滑肌痉挛和迷走神经兴奋	肌内注射,0.01~0.02mg/kg 肌内注射,0.2~0.6mg

第二节　局部麻醉病人的护理

局部麻醉简称局麻,又称部位麻醉,是应用局部麻醉药物暂时阻断周围神经,使其支配的区域内感觉暂时丧失、运动保持完好或同时有程度不等的被阻滞状态,产生麻醉效果的方法。优点:清醒、效果佳、简便易行,生理干扰较小,安全性大,并发症少。缺点:手术范围小、适宜于浅表局限性手术。

【概述】

（一）局部麻醉药物的分类

局部麻醉药物的分类见表4-3。

表4-3　局部麻醉药物的分类

分类依据	类型	药物
根据化学结构	酯类	丁卡因、可卡因
	酰胺类	利多卡因、丁哌卡因、依替卡因、罗哌卡因
根据局麻药作用维持时间	短效	普鲁卡因、氯普鲁卡因
	中效	利多卡因、甲哌卡因、丙胺卡因
	长效	丁哌卡因、丁卡因、罗哌卡因、依替卡因

（二）局部麻醉的方法

1. **表面麻醉**　常用的表面麻醉药有0.5%~1.0%丁卡因、2%~4%利多卡因。一般用于器械检查和五官科的小手术。

2. **局部浸润麻醉**　适宜于体表小手术。最常用的是0.25%~0.5%利多卡因,用于浸润麻醉时可持续120分钟,1次最大剂量为400mg。0.5%丁哌卡因作用持续时间可达5~7小时,1次最大剂量为150mg。

知识链接

局麻药物应用新进展

《加速康复外科中国专家共识及路径管理指南（2018版）》建议:使用利多卡因（2%）混合罗哌卡因（0.5%）或丁哌卡因（0.5%）局部浸润或周围神经阻滞的局部麻醉联合静脉注射小剂量的咪达唑仑1~3mg和静脉输注丙泊酚25~100μg/(kg·min),降低呼吸抑制发生率。

---

3. **区域阻滞**　适用于小囊肿、肿块切除等手术。

4. **神经及神经丛阻滞**　常用的局麻药利多卡因、丁哌卡因、罗哌卡因等,颈丛使用0.5%罗哌卡因10~15ml;臂丛使用0.5%罗哌卡因15ml或0.75%丁哌卡因15ml,也可以用利罗合剂（1%罗哌卡因10ml＋2%利多卡因8ml＋0.9%氯化钠溶液5ml）。临床常用臂丛神经阻滞、颈丛神经阻滞、肋间神经阻滞和指（趾）神经阻滞等。

【常见护理诊断/问题】

1. **焦虑/恐惧**　与担心麻醉及手术安全性等有关。

2. **潜在并发症**:局麻药的毒性反应及过敏反应。

【护理措施】

1. **一般护理**　局麻对机体影响小,一般无需特殊护理。术后休息片刻,观察无异常可离开。

2. **局麻药物不良反应及护理**

（1）**过敏反应**:表现为荨麻疹、咽喉水肿、支气管痉挛、低血压和血管神经性水肿,甚至危及病人生命。麻醉前做过敏试验。一旦发生过敏反应,首先停止用药;保持呼吸道通畅,吸氧;维持循环稳定,适量补充血容量,紧急时可适当选用血管升压药,应用糖皮质激素。

（2）**中毒反应**：表现为舌或口唇麻木、头痛、头晕、耳鸣、视物模糊、眼球震颤、言语不清、肌肉抽搐，语无伦次、意识不清、惊厥、昏迷、呼吸停止；心血管毒性表现为心肌收缩力降低、传导速度减慢、外周血管扩张。

中毒的原因有：①药物浓度过高，用量过大，超过病人的耐受力。②误将药物注入血管。③局部组织血运丰富，药物吸收过快，血中浓度过高。④病人对正常用量的局麻药耐受力下降。⑤药物之间的相互影响导致毒性增强。

局麻药物中毒关键在于预防，控制局麻药物总量和浓度；注射局麻药前须反复进行"回抽试验"，证实无回血后方可注射；在血运丰富的部位注射局麻药时，加肾上腺素（2.5μg/ml）减慢吸收；麻醉前改善病人机体状况，提高耐受力；注意药物配伍禁忌。

一旦发生立即停止用药，吸入氧气。轻者可静脉注射地西泮 0.1mg/kg 或咪达唑仑 3~5mg。出现抽搐或惊厥，静脉注射硫喷妥钠 1~2mg/kg。惊厥反复发作者也可静脉注射琥珀胆碱 1~2mg/kg，行气管内插管及人工呼吸。出现低血压，用麻黄碱或间羟胺等维持血压，心率缓慢则静脉注射阿托品。一旦呼吸心跳停止，立即进行心肺复苏。

第三节　椎管内麻醉病人的护理

椎管内有两个用于麻醉的腔隙，即蛛网膜下腔和硬膜外腔。将局麻药物注入上述两个腔隙（图 4-1），阻滞神经的传导，使其支配范围内无痛，并产生麻醉效果，称为椎管内麻醉。

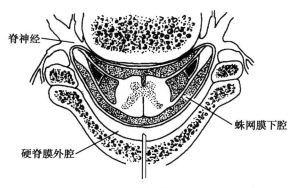

脊神经

蛛网膜下腔

硬脊膜外腔

图 4-1　椎管横断面图

【概述】
（一）分类
1. 蛛网膜下腔阻滞麻醉　简称腰麻，是将局部麻醉药注入蛛网膜下腔，使脊神经根、神经节及部分脊髓产生不同程度的阻滞。它是下肢及下腹部手术中最常用的麻醉方法。腰麻适用于持续 2~3 小时以内的下腹部、盆腔、下肢和肛门会阴部手术。

2. 硬膜外阻滞麻醉　简称硬膜外麻醉或硬膜外阻滞，是指将局麻药注入硬膜外腔，阻滞脊神经根，使其支配区域产生暂时性麻痹的麻醉方法。硬膜外阻滞麻醉不受手术时间的限制，适用于除头部、心肺以外的任何部位的手术。

（二）常用麻醉药
1. 蛛网膜下腔阻滞麻醉　麻醉药包括利多卡因、丁哌卡因、罗哌卡因、丁卡因等；可根据手术种类和持续时间加以选择。

2. 硬膜外阻滞麻醉　用于硬膜外阻滞麻醉的局麻药具有穿透性和弥散性强、毒副作用小、起效时间短、作用时间长等特点，常用药物有丁卡因、利多卡因和丁哌卡因。

【常见护理诊断/问题】

1. 焦虑/恐惧 与病人担心麻醉和手术安全性有关。

2. 潜在并发症：低血压、呼吸抑制、恶心呕吐、腰麻后头痛、尿潴留、全脊髓麻醉、局麻药毒性反应、神经损伤、硬膜外血肿、硬膜外脓肿等。

【护理措施】

（一）一般护理

1. 体位 在麻醉时，协助麻醉师安置和维持麻醉体位（图 4-2）；当硬膜外阻滞麻醉时，协助固定硬膜外导管（图 4-3）。腰麻手术后为预防麻醉后头痛，常规去枕平卧 6~8 小时；硬膜外阻滞麻醉手术后为防止直立性低血压，常规平卧 4~6 小时。

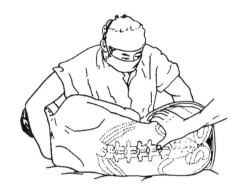

图 4-2　腰麻体位与穿刺点

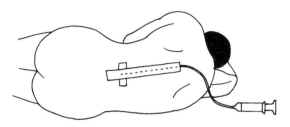

图 4-3　硬膜外阻滞麻醉导管胶布固定

2. 病情观察 密切监测生命体征，判断并发症。

3. 心理护理 向病人介绍麻醉的过程和必要的配合，缓解其焦虑和恐惧程度。

（二）常见并发症的防治和护理

1. 蛛网膜下腔阻滞

（1）**低血压**：采取加快输液速度，增加血容量；若血压骤降可用麻黄碱 15~30mg，静脉注射。

（2）**恶心、呕吐**：采取吸氧、输液、暂停手术，以减少迷走神经刺激，必要时甲氧氯普胺 10mg，静脉注射。

（3）**呼吸抑制**：常见于胸段脊神经阻滞，表现为胸式呼吸减弱，咳嗽无力，甚至发绀。采取谨慎用药、吸氧、维持循环，紧急时行气管插管、人工呼吸。

（4）**头痛**：主要因腰椎穿刺时穿破硬脊膜和蛛网膜，使脑脊液流失，颅内压下降，颅内血管扩张刺激所致。典型的头痛可发生在穿刺后 6~12 小时，常位于枕部、顶部或颞部，呈搏动性，抬头或坐起时加重。预防措施：麻醉时采用细针穿刺，避免反复穿刺，提高穿刺技术，缩小针刺裂孔，保证术中、术后输入足量液体。

（5）**尿潴留**：一般经诱导，针刺足三里、三阴交、阳陵泉、关元和中极等穴位，或热敷下腹部、膀胱区有助于解除尿潴留，上述措施解除时，选用导尿。

2. 硬膜外阻滞麻醉

（1）**全脊髓麻醉**：是硬膜外阻滞麻醉最危险的并发症，系硬膜外阻滞麻醉时穿刺针或导管误入蛛网膜下腔，超量局麻药注入引起，严重时发生心搏骤停。一旦发生，立即行面罩正压通气，行气管插管维持呼吸、加快输液速度，给予升压药，维持循环功能。预防措施：穿刺操作时细致认真，注药前先回抽，观察有无脑脊液，注射时先用试验剂量（3~5ml），并观察 5~10 分钟，无异常，再给全量。

（2）**硬膜外脓肿**：多因无菌操作不严格或穿刺针经过感染而形成脓肿。表现为脊髓和神经根受刺激和压迫，使压迫平面以下肌无力或截瘫，并伴感染症状。一旦明确诊断，立即使用抗生素，尽早行椎板切开引流。

（3）**硬膜外腔血肿**：硬膜外穿刺和置管时损伤血管，引起出血，血肿压迫脊髓可并发截瘫。一旦发现，尽早行硬膜外穿刺抽除血液，必要时切开椎板，清除血肿。

第四节　全身麻醉病人的护理

全身麻醉（简称全麻）是将全身麻醉药物作用于中枢神经系统并抑制其功能，使病人意识和全身疼痛暂时消失的麻醉方法。

【概述】

（一）常用全身麻醉药

1. 常用吸入麻醉药　见表4-4。

表 4-4　常用吸入麻醉药

药物	优点	缺点
氧化亚氮（又称笑气）	诱导及复苏迅速，镇痛效果强，不刺激呼吸道黏膜	麻醉作用弱，使用高浓度时易产生缺氧
七氟烷	诱导迅速，无刺激性气味，麻醉深度容易掌握，苏醒过程平稳、恶心呕吐发生率低	遇碱石灰不稳定
地氟烷	作用较强，体内生物转化少，对机体影响小，组织溶解度低，麻醉诱导及复苏快	沸点低，室温下蒸气压高，需要特殊容器，药效较低，价格昂贵

2. 常用静脉麻醉药

（1）**氯胺酮**：氯胺酮是分离性强镇痛静脉麻醉药，特点是体表镇痛作用强，麻醉中咽喉反射存在，复苏慢。

（2）**依托咪酯**：为静脉全麻诱导药或麻醉辅助药，快速催眠，其催眠效应较硫喷妥钠强 12 倍，通常在 1 分钟以内起效。对心血管和呼吸系统影响较小，用于休克或创伤病人的全麻诱导，是静脉全麻诱导药或麻醉辅助药。合用琥珀酰胆碱或非去极化肌松药，便于气管内插管。

（3）**丙泊酚**：丙泊酚属于超短效静脉麻醉药，主要用于全身麻醉的诱导与维持以及人工流产等小手术的麻醉。复苏快、无后遗症。

（4）**地西泮类**：常用的是咪达唑仑，作用强度为地西泮的 1.5~2 倍，其次是右美托咪定，用于全麻的手术病人气管插管和机械通气时的镇静。

（5）**辅助性麻醉镇痛药**：最常用的是芬太尼，作用强度是吗啡的 50~100 倍，常用于心血管手术者的麻醉。瑞芬太尼用于全麻诱导和全麻中维持镇痛。舒芬太尼为强效麻醉性镇痛药，其镇痛作用强度约为芬太尼的 5~10 倍，作用持续时间约为芬太尼的 2 倍。

（6）**肌松药**：根据作用机制的不同主要分为两类：去极化肌松药和非去极化肌松药。去极化肌松药以琥珀胆碱（司可林）为代表，起效快肌松完全且短暂，主要用于全麻时的气管插管。非去极化肌松药以筒箭毒碱为代表，主要用于麻醉中辅助肌松，常用药有维库溴铵、哌库溴铵、阿曲库铵、罗库溴铵及泮库溴铵。

（二）全身麻醉方法

1. 吸入麻醉方法　吸入麻醉实施包括麻醉前准备、麻醉诱导、麻醉维持和麻醉复苏。分为开放滴药吸入麻醉和密闭式气管内吸入麻醉，前者目前使用较少，后者需要气管内插管（图4-4）。

（1）**麻醉前准备**：根据病情做好用物准备、身心准备。

（2）**麻醉诱导**：麻醉诱导是病人从清醒转入麻醉状态的过程，此时机体各器官功能受麻醉药影响出现亢进或抑制，是麻醉过程中的危险阶段。

（3）**麻醉维持**：麻醉维持期间应满足手术要求，维持病人无痛、无意识，肌肉松弛。目前低流量吸入麻醉是维持麻醉的主要方法，根据手术情况调节麻醉深度，麻醉深度的判定见表4-5。

（4）**麻醉复苏**：复苏与诱导相反，是病人从麻醉状态转向清醒的过程。手术操作结束后，用高流量纯氧来快速冲洗病人及回路里的残余麻醉药，有利于病人的苏醒和恢复。

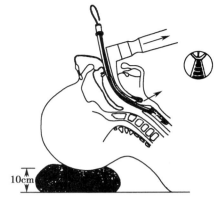

图4-4 插入气管导管

2. 静脉麻醉方法 静脉麻醉最突出的优点是无需经气道给药，不污染手术间。

表4-5 麻醉深度的判定

麻醉深度	判定标准
意识消失	由清醒至呼之无反应，痛觉存在
兴奋抑制	呼吸不规则，屏气、喉痉挛，心律失常，痛觉过敏
浅麻醉	呼吸规则，窦性心律，血压略降，对强刺激有呼吸加强、血压升高和躯体运动反应
中度麻醉	呼吸抑制，血压下降，强刺激时仍有呼吸、循环等反应，但较弱
深麻醉	呼吸极度抑制直至停止，严重低血压，心律失常直至心脏停搏

【常见护理诊断/问题】

1. 有受伤的危险 与病人麻醉后未完全清醒或感觉未完全恢复有关。

2. 潜在并发症：恶心呕吐、窒息、麻醉药过敏、麻醉意外、呼吸道梗阻等。

【护理措施】

（一）麻醉期间的护理

1. 病情观察 麻醉期间，每15分钟观察一次生命体征。

2. 并发症的观察、预防和处理

（1）**恶心、呕吐**：减轻紧张感，呕吐频繁者，进行胃肠减压，及时吸除胃内潴留物，必要时给予甲氧氯普胺10mg，经静脉或肌内注射。

（2）**窒息**：是由胃内容物反流引起。预防措施：①完善术前胃肠道准备。②麻醉未清醒时取平卧位，头偏向一侧，清醒后可取斜坡卧位。③立即清理口腔等处的呕吐物，以免因口腔内残存物造成误吸。

（3）**上呼吸道梗阻**：主要原因为舌后坠、口腔分泌物或异物、喉头水肿等引起的机械性梗阻。主要表现为呼吸困难。不全梗阻者表现为呼吸困难及鼾声；完全梗阻者则有鼻翼扇动和三凹征。护理措施：①密切观察病情变化。②对舌后坠者，托起其下颌、将其头后仰，置入口咽或鼻咽通气管。③清除咽喉部分泌物和异物，解除梗阻。

（4）**下呼吸道梗阻**：主要原因为气管导管扭折、分泌物或呕吐物误吸后阻塞气管及支气管，轻者仅能在肺部听到啰音，重者可表现为呼吸困难、潮气量降低、气道阻力增高、缺氧发绀、心率增快和血压降低，可危及病人生命。护理措施：①及时清除呼吸道分泌物和吸入物。②注意避免病人因变换体位而引起气管导管扭折。

（二）麻醉恢复期的护理

1. 体位 去枕平卧、头偏于一侧，直到完全清醒为止，防止呕吐窒息。

2. **维持呼吸功能** 常规给氧；保持呼吸道通畅，及时清除分泌物及呕吐物，防止窒息。

3. **维持循环功能** 麻醉恢复期，血压容易波动，体位改变可影响循环功能。要严密监测血压变化，出现异常查明原因，及时处理。

4. **其他护理**

(1) **加强基础护理**：注意保暖，提高室温，保持各种引流管、输液管通畅，记录引流量、输液量以及麻醉苏醒期间所用的药物，严密观察有无术后出血，如有及时报告医生并协助处理。

(2) **防止意外伤害**：病人清醒过程中常可出现躁动不安或幻觉等，容易发生意外伤害，注意适当加以防护。

(3) **坠积性肺炎**：主要原因：①呕吐物反流及误吸导致肺损伤、肺水肿及肺不张等。②呼吸道梗阻使分泌物增多、黏稠。③病人术后长期卧床或因伤口疼痛惧怕咳嗽，或因身体虚弱无力咳嗽等致气道分泌物积聚。主要表现为发热、脉搏和呼吸增快，甚至出现气急、呼吸困难等。肺部听诊可闻及湿啰音。血常规检查可见白细胞计数和中性粒细胞比例升高等。护理措施：保持呼吸道通畅，及时清理呕吐物和分泌物，遵医嘱合理应用抗生素、吸氧、全身支持治疗等。

5. **麻醉苏醒的评估**

(1) **评估病人苏醒进展**：一般采用五项指标（表4-6）。

(2) **满足下列条件可转回病房**：①神志清醒、定向力恢复、回答问题正确。②呼吸平稳、能深呼吸及咳嗽、$SpO_2 > 95\%$。③血压及脉搏稳定30分钟以上，心电图无严重心律失常和心肌缺血改变。

6. **转运病人** 病人完全苏醒后，转运到病房。转运前补足血容量，搬动时轻柔缓慢。转运过程中妥善固定各种管道，防止脱落。

表4-6 全麻苏醒进展评分表

病人状态	0分	1分	2分
活动四肢	不能活动	能活动2个肢体	四肢均能活动
呼吸	无自主呼吸	呼吸困难或间断	能深呼吸并咳嗽
循环（与麻醉前基础血压相比）收缩压变化率	> 50% 收缩压变化率	20%~50% 收缩压变化率	±20% 收缩压变化率
皮肤黏膜	色泽明显青紫	苍白、灰暗	色泽正常
意识	呼唤无反应	呼其名能睁眼	清楚、回答正确

注：此评分将各项得分相加，最高分10分，最低分0分。当大于7分时可离开麻醉复苏室回病房。

第五节 术后镇痛管理

（一）术后镇痛的意义

术后疼痛可引起机体一系列的病理生理改变，是术后并发症和死亡率增加的重要原因之一。有效的术后镇痛，能促使病人早期活动，减少下肢血栓的形成和肺栓塞的发生，有利于胃肠功能的早期恢复，提高术后病人的生活质量。

（二）术后镇痛的方法

1. **传统方法** 肌内注射阿片类药物镇痛，缺点为不灵活、依赖性强、不及时、镇痛不够。

2. **现代方法** 现代术后镇痛的宗旨是尽可能完善地控制术后疼痛，使病人感觉不到疼痛的痛苦。方法如下：①持续镇痛，以镇痛泵持续输入小剂量镇痛药。②病人自控镇痛，在持续镇痛基础上，允许病人根据自身对疼痛的感受，调节药物量。③其他，物理疗法、神经电刺激以及心理治疗等。

（三）术后镇痛的并发症及护理

1. 并发症 ①恶心、呕吐：减少恶心呕吐的方法，避免长时间禁食、缺氧，使用止吐药，补足血容量。②呼吸抑制：防治方法是加强生命体征的监测，密切注意呼吸的特点。鼓励病人选择一个最适合的体位，保持气道通畅；增加氧供，控制通气。有呼吸抑制，紧急时行人工呼吸，以纳洛酮0.2~0.4mg 静脉注射。③皮肤瘙痒：可以用纳洛酮对抗。④内脏运动减弱：尿潴留时予以留置导尿。若消化道排气延迟，甲氧氯普胺（灭吐灵）能促进胃肠运动。其可通过术后早期起床活动加以预防。

2. 护理 ①病情观察：监测记录病人的生命体征。做好并发症的观察，发现异常立即停用镇痛泵，报告医生。②效果评价：镇痛不全或病人需要更为复杂的剂量调整时，与麻醉科人员联系。③紧急处理：遇呼吸抑制、心搏骤停的紧急情况，立即进行心肺复苏，请麻醉科会诊参与抢救。

（赵小义）

思考题

1. 张女士，37岁。在局部浸润麻醉下行左手背腱鞘囊肿切除术，局部注入利多卡因 300mg。注药后约 10 分钟，病人出现眩晕、寒战、四肢抽搐、惊厥，继而出现呼吸困难、血压下降、心率减慢。

请问：

（1）病人主要护理诊断/问题有哪些？

（2）分析护理问题的原因，应实施哪些护理措施？

2. 李先生，68岁。入院诊断为"食管癌"。拟在全麻下行食管癌根治术。

请问：

（1）李先生在麻醉中可能出现哪些并发症？

（2）李先生在麻醉复苏过程中出现呼吸困难时，应采取哪些护理措施？

ER 4-3
练习题

第五章 | 手术室护理工作

学习目标

1. 掌握：手术室无菌技术原则、相关无菌技术操作及物品的无菌处理。
2. 熟悉：手术室巡回护士和器械护士的工作职责。
3. 了解：手术室环境、手术用物、手术室病人准备和手术室管理。
4. 学会：手术室常用护理技能。
5. 培养良好的无菌观念，具有同情、关心手术病人恐惧心理和尊重、理解手术病人的情绪变化。

手术室担负着外科手术治疗和抢救病人的重要任务，是医院多个手术科室的运转枢纽和重要技术部门。手术室护士素质要求：要具有爱岗敬业的职业素质和娴熟、严谨的业务素质；具有敏锐、灵活的心理素质，以及良好的耐力和适应力；具有与手术医生和麻醉师配合的团队合作意识，以及稳定病人情绪的能力，使手术在安全、和谐的氛围中顺利进行。其工作目标是满足外科手术的需要，保证手术能够安全、高效和顺利地进行。

第一节 概　述

导入情境

情境描述：
你是一位手术室护士，术前1日已为你安排拟在全麻下行食管癌根治术的护理工作。
工作任务：
1. 巡回护士为病人妥当安置手术体位。
2. 器械护士进行手术准备。

手术室按功能流程及洁净度划分为三个区域，即非洁净区、准洁净区和洁净区，区与区之间可用门隔开，或设立明显的标志，手术室内人员和物品的流动应遵循洁污分开的原则，不能随意跨越各区。①非洁净区：设在手术室的外围，包括更衣室、洗浴室、卫生间、医护人员休息室、值班室、办公室、会议室、资料室、电视教学室；接收病人处；污物清洗区、污物间、手术标本间等。根据条件和需要设家属等候室、录像放映室及餐饮室等。②准洁净区：设在手术室的中间，包括物品准备间、消毒间、术间休息室、石膏室、术后病人恢复室。该区是由非洁净区进入洁净区的过渡区域，手术室内人员应保持肃静，已做手臂消毒、穿无菌手术衣等无菌准备者，不可进入此区。③洁净区：在手术室的内侧，包括手术间、刷手间、无菌物品储存间、药品间等。工作人员由专用通道进入手术室，在指定区域内更换消毒的手术服装及拖鞋。

一、布局与环境

手术室是为病人进行手术治疗和抢救的重要场所,不仅要求有科学合理的建筑位置、布局,齐全的仪器设备,还要有严格的无菌管理制度,以确保手术的安全性和高效性。

(一)手术室的位置

手术室应选择在空气洁净、环境安静的位置,便于接送病人、与相关科室联络。以低平建筑为主的医院,应选择在侧翼或中上层;以高层建筑为主体的医院,宜选择主楼的中间层,与外科病房、监护室、病理科、放射科、血库、中心化验室等相邻,最好有直接的通道或通信联系设备。手术室的朝向应避开风口,以减少室内尘埃密度和空气污染,通常是集中布置,构成一个相对独立的医疗区,包括手术部分和供应部分。手术间光线应充足而柔和,以朝北为宜,避免阳光直接照射,宜用人工照明。

(二)手术室的布局

手术室是以手术间为中心,再配备其他辅助房间组成一个完整体系,强调总体平面布局及人、物流程清晰、顺畅,符合功能流程和洁、污分区要求。出入线路通常设计三通道方案,包括医护人员通道、病人通道、洁净物品供应和手术后器械、敷料等非洁净处置的循环通道。另外,设有抢救病人专用的绿色通道。手术室清洁区附属房间包括刷手间、无菌器械间、敷料间、仪器间、药品间、麻醉间、病理间、护理站、术间休息室及术后恢复室等。手术室供应区附属房间包括更鞋间、更衣室及洗浴间、手术器械准备间、敷料准备间、器械洗涤间、消毒间、办公室、库房、男女值班室和污物间,根据条件和需要可设家属等候室、录像放映室及餐饮室等。

(三)手术间的设置

1. 建筑要求 手术间的面积根据不同用途设计大小,一般大手术间面积为 40~50m²,中小手术间面积为 20~30m²。用作心血管直视手术、器官移植手术的特殊手术间,可达 60m² 左右。手术间高度以 3m 左右为宜,门净宽不少于 1.4m,走廊宽度不少于 2.5m,最好采用感应自动开启门。天花板、墙面、地面选用坚硬、光滑无空隙、耐湿、耐腐蚀、防火、不着色、易清洁的材料制成。墙面最好用整体或装配式壁板,II级以下洁净用房可采用大块瓷砖或涂料;地面可采用水磨石材料,有微小倾斜度,一般不设地漏。天花板、墙面、地面交界处呈弧形,避免蓄积尘埃。手术间内应设有隔音及空气净化装置。对洁净度要求高的手术间可采用封闭式无窗空调净化手术间。

2. 装备与设施 手术间数量与手术科室床位数的比例一般为 1:25~1:20。手术间内的设置力求简洁,只放置必需的器具和物品,包括手术台、器械桌、器械托盘、麻醉机、麻醉桌、负压吸引器、吊式无影灯、立地聚光灯、阅片灯、坐凳、垫脚凳、供氧装置、药品柜、输液架、污物桶、时钟、计时器、敷料桌和各种扶托;固定病人的物品,如头架、肩挡、臂架、固定带、体位垫等,各种物品在手术间内应有固定的放置位置。手术间常配备双路电源,并有足够的载电能力。大型手术室还设置中心供气系统、中心负压吸引、中心压缩空气等设施,并配备各种监护仪、X线摄影、显微外科和闭路电视等装置。手术室内温度保持 22~25℃,相对湿度为 40%~60%。

3. 手术间分类 按手术无菌的程度,手术间可划分成 5 类。①I类手术间:即无菌净化手术间,主要接受颅脑、心脏、脏器移植等手术。②II类手术间:即无菌手术间,主要接受闭合性骨折切开复位术、眼科手术、甲状腺切除术、普外科中I类切口的无菌手术。③III类手术间:即一般洁净手术间,接受胃、胆囊、肝、阑尾、肾、肺等部位的手术。④IV类手术间:即感染手术间,主要接受阑尾穿孔腹膜炎手术、结核性脓肿、脓肿切开引流等手术。⑤V类手术间:即特殊感染手术间,主要接受铜绿假单胞菌、气性坏疽杆菌、破伤风杆菌等感染的手术。按不同专科,手术间又可分为普外、骨科、妇产科、脑外科、心胸外科、泌尿外科、烧伤科、五官科等手术间。由于各专科的手术往往需要配置专门的设备及器械,专科手术的手术间宜相对固定。

(四) 洁净手术室

洁净手术室是指通过净化空调系统,有效控制室内的温度、湿度及含尘浓度,使手术室内的细菌浓度控制在一定范围和空气洁净度达到一定级别,创造理想的手术环境,降低手术感染率,提高手术质量。

1. 空气调节技术 通过采用科学设计的初、中、高效多级空气过滤系统,最大程度清除悬浮于空气中的微粒或微生物,并有效阻止室外微粒进入室内,创造洁净环境的有效手段,使外科手术切口感染率下降。洁净手术室的空气调节系统主要由空气处理器、初中高效三级过滤器、加压风机、空气加湿器、送风口与回风口等各部分组成。

2. 空气净化技术 净化空气按气流方式分为2种形式。①乱流式气流:气流不平行、流速不均匀、方向不单一,时有交叉回旋的气流通过房间工作区截面。此方式除尘率较低,适用于7级(原万级)以下的手术间。②层流式气流:送风气流流线平行、流速均匀、方向单一,通过房间工作区整个截面,将微粒、尘埃通过回风口带出手术室,不产生涡流,故没有浮动的尘埃,净化程度强,适用于5级至7级(原百级至万级)的手术间。分垂直层流和水平层流两种类型,垂直层流是将高效过滤器装在手术室的顶棚内,垂直向下送风,两侧墙下回风;水平层流是将高效过滤器安装在病人足端一侧的墙面上,水平吹送气流,回风口设在相对一侧近墙面的房顶上。

3. 净化标准 空气洁净的程度以含尘浓度衡量,含尘浓度越低洁净度越高,反之则越低,并按手术室净化级别,其用途各有不同(表5-1)。

表 5-1 洁净手术室的等级标准及用途

等级	手术室名称	沉降法细菌最大平均浓度		表面最大污染菌浓度	空气洁净度级别(级)		适用范围
		手术区	周边区		手术区	周边区	
I	特别洁净手术室	0.2 个 /30min·φ90 皿	0.4 个 /30min·φ90 皿	5 个 /cm²	100	1 000	关节置换、器官移植、脑外、心脏外科及眼科等无菌手术
II	标准洁净手术室	0.75 个 /30min·φ90 皿	1.5 个 /30min·φ90 皿	5 个 /cm²	1 000	10 000	胸、整形、泌尿、肝胆胰、骨外科和普外科的一类切口无菌手术
III	一般洁净手术室	2 个 /30min·φ90 皿	4 个 /30min·φ90 皿	5 个 /cm²	10 000	100 000	普外(除一类手术)、妇产科等手术
IV	准洁净手术室	5 个 /30min·φ90 皿		5 个 /cm²	300 000		肛肠外科及污染类等手术

二、手术室护士职责

手术室护士包括器械护士与巡回护士。

(一) 器械护士职责

器械护士(scrub nurse)又称洗手护士,其工作范围局限于无菌区内。主要职责是负责手术全过程所需器械、物品和敷料的供给,配合医生完成手术。其他工作还包括术前访视和术前准备。

1. 术前访视 术前1日访视病人,了解病人的病情和需求,根据手术种类和范围准备手术器械和敷料。

2. 术前准备 术前15~20分钟洗手、穿无菌手术衣、戴无菌手套;准备好无菌器械桌,检查并摆放好各种器械、敷料；协助医生进行手术区皮肤消毒和铺无菌手术单，连接并固定电刀、吸引器等。

3. 清点、核对物品　　分别于手术开始前、关闭体腔前后及缝合皮肤后与巡回护士共同准确清点各种器械、敷料、缝针等数目及完整性，核对后登记。术中增减的用物需反复核对清楚并及时记录。

4. 正确传递用物　　手术过程中，按手术步骤向术者传递器械、敷料、缝针等手术用物，做到主动、迅速、准确无误。传递任何器械都要以柄轻击术者伸出的手掌。在传递手术刀时，采用弯盘进行无接触式传递，弯钳与弯剪类将弯曲部向上，缝针应以持针器开口处的前 1/3 夹住缝针的后 1/3，右手捏住持针器的中部，针尖端向掌心，针弧朝手背。缝线用无菌巾保护好。

5. 保持器械和用物整洁　　保持手术野、器械托盘、器械桌、器械及用物的干燥、整洁、无菌。器械分类摆放整齐，用后及时取回擦净，做到"快递、快收"，暂时不用的器械可放于器械桌一角。若器械接触过污染部位如阴道、肠道，应分开放置，以防污染扩散。

6. 配合抢救　　密切观察手术进程，若出现大出血、心搏骤停等紧急情况，应保持沉着、冷静，备好抢救用品，积极配合医生抢救。

7. 标本管理　　妥善保管术中切下的组织或标本，按要求及时送检。

8. 包扎和整理　　术后协助医生消毒处理切口，包扎切口并固定好各引流物。

9. 整理用物　　按要求分类处理手术器械及各种用物、敷料等。

（二）巡回护士职责

巡回护士（circulating nurse）又称辅助护士，其工作范围是在无菌区外。主要任务是在台下负责手术全过程中器械、布类、物品和敷料的准备和供给，主动配合手术和麻醉，根据手术需要，协助完成输液、输血及手术台上特殊物品、药品的供给。对病人实施整体护理。

1. 术前准备　　术前认真检查手术间内各种药物、物品是否齐全，电源、吸引装置和供氧系统等固定设备是否安全有效。调试好术中需要用的特殊仪器如电钻、电凝器等。调节好手术间内光线和温度，创造最佳手术环境及条件。

2. 核对病人　　核对床号、姓名、性别、年龄、住院号、诊断、手术名称、手术部位、术前用药。检查病人全身皮肤完整性、肢体活动情况及手术区皮肤的准备情况。了解病情，检查术前皮试结果并询问病人有无过敏史。建立静脉通路并输液；核对病人血型、交叉配血试验结果，做好输血准备。注意保暖和保护病人隐私。

3. 安置体位　　协助麻醉医生安置病人体位并注意看护，必要时用约束带，以防坠床。麻醉后，再按照手术要求协助摆放体位，充分暴露手术区，固定牢固，确保病人安全舒适。若使用高频电刀，则需将负极板与病人肌肉丰富处全面接触，以防灼伤。病人意识清醒者，予以解释，取得其配合。

4. 清点、核对物品　　与洗手护士共同清点、核对后登记，术中及时清点并登记添加物品的数量。严格执行手术物品清点制度，避免异物遗留于体内。

5. 术中配合　　随时观察手术进程，调整灯光，及时供应、补充手术台上所需物品。密切观察病人病情变化，保持输液、输血通畅，保证病人术中安全，主动配合抢救工作。认真填写手术护理记录单，严格执行术中用药制度，执行并监督手术人员的无菌操作技术、消毒隔离技术、垃圾分类等各项规定的落实；协助洗手护士或手术医生核对病理标本及病理检查申请单的各项内容，确认标本来源和数量，妥善管理手术标本，督促及时送检，并签字记录。

6. 术后整理　　术后协助医生清洁病人皮肤、包扎伤口、妥善固定引流管，注意保暖。整理病人物品，护送病人回病房，将病人的术中情况及物品与病区护士交班。整理手术间，补充手术间内的各种备用药品及物品，进行日常清扫及空气消毒。

三、手术室管理

手术室的管理工作包括对人员、物品、药品以及环境等方面的管理。

1. **人员管理** 手术室各级人员分工和职责明确，认真执行清点、查对制度及交接班制度，做好清洁、消毒隔离工作，严格保证无菌技术的操作过程。手术医生应与病人同时到达手术室，充分做好术前准备。非手术人员不得擅自进入手术室。手和／或上肢患皮肤病、有伤口或感染者不得参加手术；上呼吸道感染者，如必须参加手术，则应戴双层口罩。手术室内人员应保持肃静，尽量避免咳嗽或打喷嚏；术中尽量减少走动和不必要的活动。

2. **物品管理** ①物品配备：手术间内的物品应为手术专用，整齐有序地摆放在固定位置，用后放回原处，做好消毒、保养工作。手术室内应准备各种急救物品。无菌物品应定期消毒灭菌，按有效期顺序使用，与有菌物品分开放置、贮藏。已打开或铺置的无菌物品不能再放回无菌容器内，并需在规定时间内使用，到失效期者应重新灭菌。②标本管理：手术取下的组织均要妥善保管，大标本放入弯盘或标本盒内，根据标本的体积、数量，选择合适的容器盛装，防止标本干燥、丢失或污染。检查标本与填写的标本单是否一致，单上的病理号是否与标本容器上病理号一致。③清点制度：严格执行手术物品清点、核对、登记制度，避免异物遗留于体内。

3. **药品管理** ①手术室应设立药物室、药品柜及抢救药车，并指定一名护士专门负责药品管理。②肌内注射、静脉用药须与外用药分开放置，统一贴上标签。标签纸颜色有所区别：肌内注射药、静脉药为蓝色，外用药为红色，并注明药品名称、浓度和剂量。易燃易爆药品、对人体有损害的药品应妥善保管，远离火源或人群，并标有明显警句提示他人。③麻醉药、剧毒药和贵重药必须上锁，建立严格的领取制度，由麻醉医生和管药护士共同管理，每日清点毒、麻药处方和基数，发现不符及时上报并查明原因。④生物制品、血液品及需要低温贮存的药品应置于冰箱内保存，每周定期派人清点整理一次，保持冰箱内整洁。⑤药品基数不应太多，以免过期。一般常用药品每周领取一次，不常用药品每月领取一次，麻醉药、贵重药则根据每日使用情况领取。⑥定期检查药品柜的存药，发现过期、变色、混浊或标签模糊不清的药品坚决丢掉，不得使用。

4. **环境管理** 为保障手术室的无菌操作环境，必须建立严格的清洁、消毒隔离制度。无菌手术与有菌手术应严格分开，若两者在同一手术间内连台，应先安排无菌手术。日常的空气净化、消毒可以使用层流洁净系统、喷洒或熏蒸化学消毒剂；高强度紫外线照射，可以使用臭氧消毒机或空气净化装置；地面及室内物品可用消毒液擦拭后经紫外线照射消毒。

第二节　物品的准备和无菌处理

手术用物包括布单类、敷料类、手术用缝合针及缝合线、特殊物品以及手术器械等。手术过程中使用的所有器械和物品都必须严格灭菌处理，以防伤口感染。灭菌方法很多，最常用的是高压蒸汽灭菌法，多用于耐高温、耐湿的物品。其他方法有环氧乙烷灭菌法、过氧化氢低温等离子灭菌法、干热灭菌法等。

一、物品的准备

1. **布单类** 通常选择质地柔软、细密、厚实的棉布，绿色或蓝色。大单、腹单、丁字腹单、颈单要用厚的斜纹布等。手术室的布类物品也有一次性制品，由无纺布制成。①洗手衣：洗手衣上衣为短袖，衣身须扎入裤带中，裤管有束带，以防止皮肤表面的微生物抖落或脱落。洗手衣一般分大、中、小三号。②手术衣：要求能遮至膝下，胸襟和腹部应为双层布，以防止手术时血水浸透；袖口为松紧口，便于手套腕部套住袖口；折叠时衣面向里，领子在外侧，以防止取用时污染无菌面。③手术单：用于铺盖无菌区或手术区域，包括大单、中单、孔巾、腹单等，规格尺寸各不相同，消毒后按要求折叠，以免取用时污染。临床也可根据手术需要，将各种布单做成手术包，以提高工作效率。手术单也有一次性成品，由无纺布组成。

2. 敷料类　用于术中止血、拭血及包扎等,包括纱布类和棉花类,使用质地柔软、吸水性强的脱脂纱布或脱脂棉花制成,也有一次性无纺布成品(多用于感染病人),均有不同的规格和制作方法。①纱布类:包括不同规格的纱布垫、纱布块、纱布球及纱布条等,还有干纱布和湿纱布之分,干纱布块用于遮盖伤口两侧的皮肤,湿纱布有盐水纱布、碘仿纱布等,盐水纱布垫用于保护显露的内脏防止损伤和干燥,碘仿纱布多用于感染创口的引流和止血等。②棉花类:包括棉垫、带线棉片、棉球及棉签等,棉垫用于胸、腹部及其他大手术后的外层敷料,起保护伤口的作用;带线棉片用于颅脑或脊椎手术时;棉球用于消毒皮肤、洗涤伤口、涂拭药物;棉签用作采集标本或涂擦药物。

3. 手术用缝合针及缝合线　①缝合针:包括圆形缝针、三角形缝针、无创伤缝合针等。②缝合线:用于缝合组织和脏器以促进伤口愈合,或结扎血管以止血。根据材料来源不同,缝合线可分为不吸收性和可吸收性两类。

4. 基本器械类

(1) **切割器械**:主要包括手术刀、手术剪。

1) 手术刀:由刀柄和刀片构成,主要用于切开或解剖组织,刀柄还可做钝性分离。可拆卸手术刀的刀柄最常用的有 3 号、4 号、7 号三种型号,刀片有 10 号中圆刀片、20~23 号大圆刀片、15 号小圆刀片、11 号尖刀片、12 号镰状刀片等型号(图 5-1)。一般情况下,大圆刀片用于切开皮肤、肌腱、韧带等较韧组织,中圆刀片用于切开皮下、肌肉、骨膜等组织,小圆刀片用于眼科、手外科、深部组织等精细组织切割,尖刀片用于切开胃肠道、血管、神经及心脏组织,镰状刀片用于咽腭部手术、气管切开等。

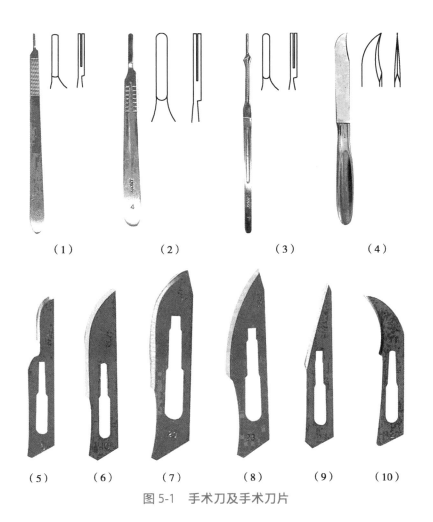

（1）　　　　（2）　　　　（3）　　　　（4）

（5）　（6）　（7）　（8）　（9）　（10）

图 5-1　手术刀及手术刀片

2）手术剪：分精细剪、组织剪、线剪、绷带剪、骨剪、钢丝剪等（图 5-2），一般有直弯、尖钝、长短不同的规格。线剪适用于剪线、引流物、敷料等用品；组织剪用于沿组织间隙分开剥离和剪开、剪断组织；直剪用于浅部手术操作；弯剪用于深部手术操作；拆线剪专用于伤口愈合后拆除伤口皮肤的缝线；骨剪用于剪断骨性组织；钢丝剪用于剪截钢丝、克氏针等钢制材料。

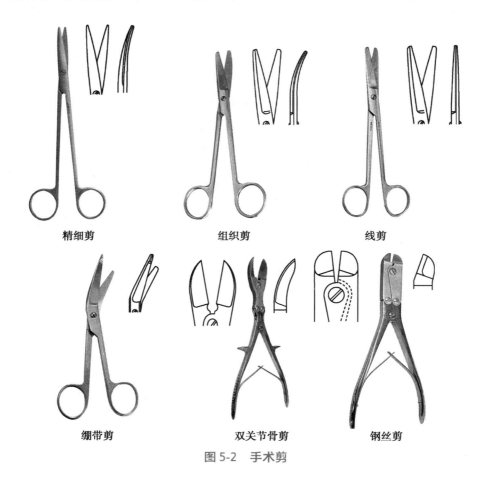

| 精细剪 | 组织剪 | 线剪 |

| 绷带剪 | 双关节骨剪 | 钢丝剪 |

图 5-2　手术剪

（2）夹持及钳制器械：包括各型手术镊、血管钳和其他钳类。

1）手术镊：用于夹持、稳住或提起组织，分有齿镊、无齿镊、精细尖镊等（图 5-3），有长短、尖钝不同规格。无齿镊用于夹持较脆弱或娇嫩的组织，如血管、神经、黏膜等；有齿镊用于夹持较坚韧的组织，如皮肤、筋膜等，但尖齿对组织有损伤，有齿镊也可用于拆线时夹持线结；精细尖镊用于血管、神经、整形美容等手术。

2）血管钳：又称止血钳。血管钳有直、弯之分，又按长短有蚊式钳（12.5cm）、五寸钳（14cm）、六寸钳（16cm）、七寸钳（18cm）、九寸钳（20cm）、胸腔钳（24cm、26cm）等型号（图 5-4）。由于大多数血管钳端为全齿，其卡扣扣紧时对组织有不同程度的损伤，不能直接用于皮肤、脏器及脆弱组织的夹持，多用于术中止血和分离组织，也用于协助缝合，夹持敷料；半齿血管钳的钳端受力较全齿血管钳大，常用于出血点的钳夹止血。

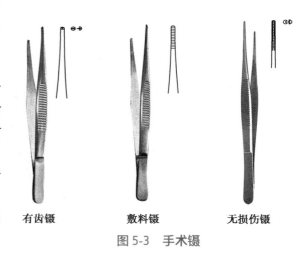

| 有齿镊 | 敷料镊 | 无损伤镊 |

图 5-3　手术镊

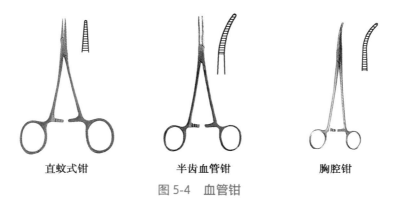

直蚊式钳　　　　　半齿血管钳　　　　　胸腔钳

图 5-4　血管钳

3) 其他钳类（图 5-5）：①直角钳，用于体腔深部手术的游离血管、胆管等组织，以及牵引物的向导。②扣扣钳，有直、弯两种，钳扣闭合的扣扣钳外观与普通血管钳相似，但不同之处是当打开钳扣时，其咬合面是全横纹，尖端有锐齿，用以夹持较韧、易滑脱、其内有重要血管的组织，以防止

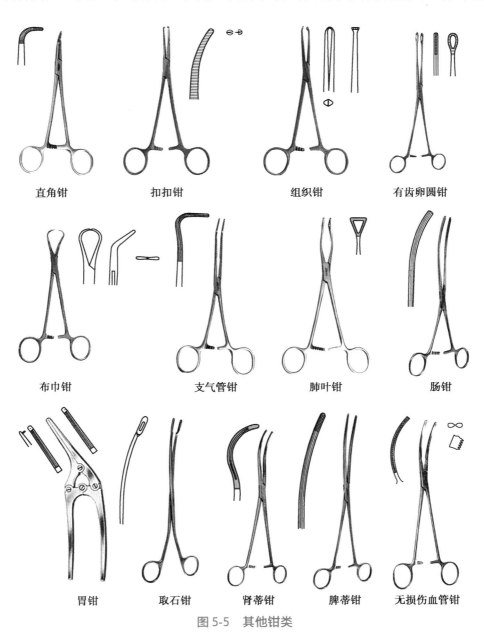

直角钳　　　　扣扣钳　　　　组织钳　　　　有齿卵圆钳

布巾钳　　　　支气管钳　　　　肺叶钳　　　　肠钳

胃钳　　　取石钳　　　肾蒂钳　　　脾蒂钳　　　无损伤血管钳

图 5-5　其他钳类

大出血，但此钳不能用于皮下止血。当钳夹时用整个钳头，而不用钳尖。③组织钳，又名爱丽斯（Alice）钳，因尖端有多个整齐的小齿如鼠齿，故俗称"鼠齿钳"。尖齿细小、对合紧密，钳端间有较大空隙，对组织损伤小，用以钳夹、牵引软组织、阑尾系膜等，也可用于钳夹纱布垫。④卵圆钳，又名环钳、海绵钳，分有齿、无齿两种。有齿卵圆钳：钳环内面有全横纹，多用于夹持纱布块、棉球等做皮肤消毒，或用于夹持传递无菌物品。无齿卵圆钳：钳环内面光滑，多用于夹提胃、肠等脏器。⑤布巾钳，用于钳夹固定各种手术巾单，有时也用于牵拉骨或其他坚韧组织。⑥支气管钳，用于夹闭支气管及其他腔道的断端。肺叶钳：用于提拉、牵引肺叶以充分显露手术野。⑦肠钳：用于夹闭肠道断端。胃钳：又称胃幽门钳，在胃大部切除手术中用于夹闭胃断端。⑧取石钳：用于取出胆囊、胆道、输尿管等处的结石。⑨肾蒂钳：用于肾脏手术阻断肾蒂血流。脾蒂钳：脾切除手术中阻断脾蒂血流。⑩无损伤血管钳：用于阻断或部分阻断较大的血管，对血管壁的损伤小。

（3）**持针器**（图 5-6）：用于夹持缝针，头端有纵横交错的纹路或突出的细小颗粒形成粗糙面，以增加摩擦力。持针器前端有粗、细之分，粗端持力大，在夹持较大缝针时固定牢靠，便于手术者准确操作；细端持力相对小，对缝针的损伤小，多用于夹持细小缝针；一般都使用直持针器，特殊部位如心脏、肾门等处缝合时可用弯持针器；显微持针器的弹性臂可以很好地持牢精细缝针。

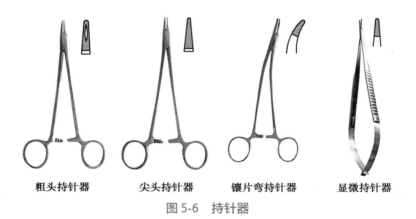

| 粗头持针器 | 尖头持针器 | 镶片弯持针器 | 显微持针器 |

图 5-6　持针器

（4）**缝针**：常用的有圆针、三角针、无创伤缝合针等（图 5-7）。圆针为圆锥形针尖及圆滑针体，能轻易地穿透组织，无切割作用，孔道小而损伤轻，适用于缝合血管、神经、肌肉及内脏等软组织；三角针为针尖及针体截面均呈三角形，其锋利的针尖及切割型的刃缘，易于穿透坚韧、难以穿透的组织，但会留下较大的针道，易破坏周围组织、血管，损伤较大，多用于缝合韧带、皮肤、软骨、瘢痕等组织；无损伤缝针是将单股缝合线完整地嵌入针内，针柄平滑，缝合时不会扩大组织的创伤，适用于缝合血管、神经、角膜等管状或环形构造。以上各种类型的缝合针均有弯、直两种，直针在临床上使用较少。

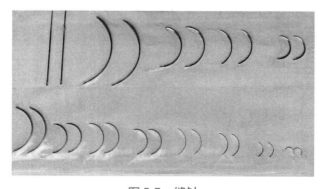

图 5-7　缝针

（5）**牵开器**：又称拉钩（图5-8），用于牵开组织以显露深部组织与内脏。种类繁多，大小、形状不一，根据手术部位深浅选择使用，常用的有甲状腺拉钩、鞍状拉钩（方钩）、腹腔拉钩（双头鞍状拉钩）、带状拉钩（"S"形拉钩）、皮肤（爪形）拉钩、自动牵开拉钩（三翼腹壁固定牵开器、肋骨拉钩、脊柱拉钩）等。

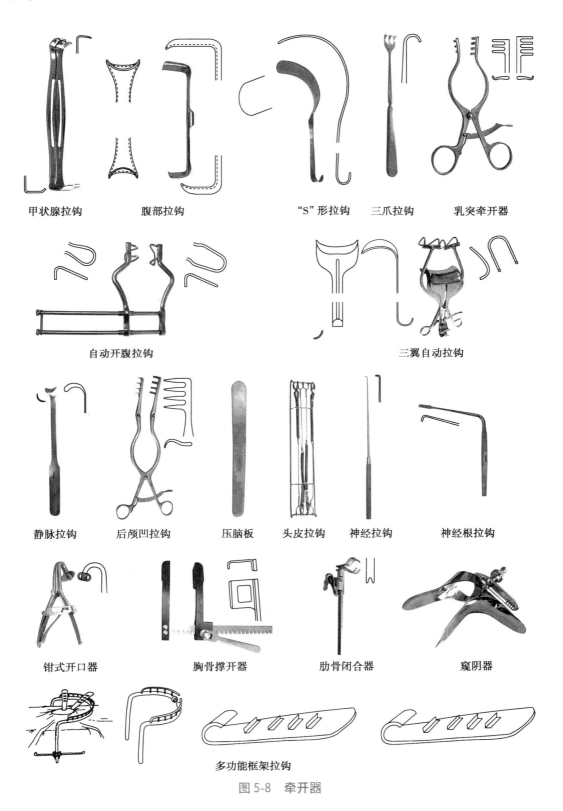

图 5-8 牵开器

（6）**吸引器**：用于吸出手术区的血液、脓液、分泌物及冲洗液等。有普通、侧孔单管、多孔套管吸引头3种类型（图5-9），又有直、弯之分。

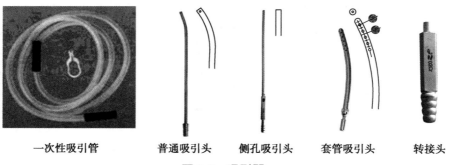

| 一次性吸引管 | 普通吸引头 | 侧孔吸引头 | 套管吸引头 | 转接头 |

图5-9　吸引器

（7）**高频电刀**：是一种替代机械手术刀进行组织切割的电外科设备（图5-10），广泛应用于外科，具有快速止血、出血少、防止细菌感染、病人术后愈合好等优点。但在方便手术止血、提高手术速度与效率的同时，也存在诸多的安全隐患，使用中需加强管理。

5.特殊物品

（1）**引流条**：①橡皮片引流条，多用于浅部切口和少量渗出液的引流。②纱布引流条，用于浅表部位、感染创口的引流。③油纱条，用于植皮、烧伤等手术。

（2）**导管**：有各种粗细的橡胶、硅胶或塑料类制品，是目前品种最多、应用广泛的引流物。其包括普通引流管、双腔（或三腔）引流套管、T形引流管、蕈状引流管、胃管等，用途各异。普通的单腔引流管可用于胸、腹部术后创腔引流；双腔（或三腔）引流套管多用于腹腔脓肿、胃肠、胆或胰瘘等的引流；T形引流管用于胆道减压、胆总管引流；蕈状引流管用于膀胱及胆囊的手术引流；胃管用于鼻饲、洗胃或胃引流。

（3）**止血用品**：骨蜡用于骨质面的止血。止血海绵、生物蛋白胶、透明质酸钠等用于创面止血。

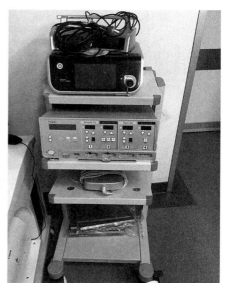

图5-10　高频电刀

二、物品的无菌处理

1.布单类　均采用高压蒸汽灭菌，保存时间在夏季为7日、冬季为10~14日，过期应重新灭菌。

经环氧乙烷低温灭菌的密封包装纸及塑料袋,灭菌后的有效期可保持半年到 1 年。用过的严重污染的布类物品(尤其是 HBeAg 阳性),应先放入专用污物池,用 500mg/L 含氯消毒剂浸泡 30 分钟后再洗涤。

2. 敷料类 各种敷料制作后包成小包,高压蒸汽灭菌。特殊敷料,如消毒止血用的碘仿纱条,因碘遇高温易升华而失效,故严禁高压灭菌,必须在无菌条件下制作,保存在消毒、密闭容器内或由厂家使用射线灭菌,一次性包装。使用过的敷料按医疗垃圾处理。感染性手术用过的敷料用双层专用垃圾袋集中包好,袋外注明"特异性感染",及时送指定处焚烧。

3. 手术用缝合针及缝合线 手术室用的缝合针及缝合线多在出厂时已分别包装并灭菌,可在术中直接使用。

4. 器械类 ①普通手术器械处理:术后器械用洗涤剂溶液浸泡擦洗,去除器械上的血渍、油垢,再用流水冲净。对有关节、齿槽和缝隙的器械和物品,应尽量张开或拆卸后进行彻底洗刷。有条件的医院可采用超声清洗、压力清洗方法完成器械的清洗。清洗后的器械烘干、涂液状石蜡,特别是轴节部位,然后分类存放于器械柜内。手术前根据需要挑选并检查器械功能的完好性,按一定基数打包后进行压力蒸汽灭菌后置无菌柜待用。锐利手术器械、不耐热手术用品或各类导管可采用化学灭菌法,如采用 2% 戊二醛浸泡 10 小时,用灭菌水冲洗后方能使用。②如果是污染手术后器械如化脓性感染、结核分枝杆菌感染等术后,将手术器械用 500mg/L 含氯消毒剂浸泡 30 分钟或 1∶1 000 的苯扎溴铵浸泡 1~2 小时;乙肝抗原阳性病人术后的器械,用 0.2% 的过氧乙酸或 2% 的戊二醛或 1 000mg/L 含氯消毒剂浸泡 1 小时后,再按普通器械处理方法处理。③特异性感染如破伤风和气性坏疽等术后的器械,用 0.2% 的过氧乙酸或 2 000~5 000mg/L 含氯消毒剂浸泡 1 小时后用清水冲净,然后用清洁包布包好送高压灭菌消毒,连续消毒 3 次,1 次 /d,然后按普通器械处理。④各种器械、仪器可依据其制作材料选用不同的消毒方法,原则上首选压力蒸汽灭菌,对于不能耐温、耐湿的物品选择环氧乙烷。对接触或跨越手术野的部件也要进行灭菌处理,如环氧乙烷气体灭菌 6 小时、2% 戊二醛浸泡 10 小时,若为手术显微镜各调节部位,可套上无菌套,手术者通过接触无菌套进行操作。

5. 特殊物品 可按橡胶类物品灭菌或压力蒸汽灭菌处理。

第三节 手术人员的准备

一、一般准备

当手术人员进入手术室时,必须在换鞋区更换手术室专用鞋,然后在更衣室戴好手术帽和口罩,穿好洗手衣、裤,内衣不可露在洗手衣外面。检查指甲,长度适中,指甲下无污垢。手与手臂皮肤没有皮肤病、破损或感染,无上呼吸道感染,方可进入刷手间。

二、外科手消毒

外科手消毒是指手术人员通过机械刷洗和化学消毒方法祛除并杀灭双手及前臂的暂居菌,达到消毒皮肤的目的。手臂的消毒包括洗手和消毒 2 个步骤。

(一)洗手方法

1. 取适量肥皂液或洗手液清洗双手、前臂和上臂下 1/3,认真揉搓。清洁双手时,应注意清洁指甲下的污垢和手部皮肤的皱褶处。

2. 流动水冲洗双手、前臂和上臂下 1/3。从手指到肘部,沿一个方向用流动水冲洗手和手臂,不要在水中来回移动手臂。

3. 使用干手物品擦干双手、前臂和上臂下 1/3。

（二）手消毒方法

手消毒方法包括免刷手消毒方法和刷手消毒方法。

1. 免刷手消毒方法

（1）**冲洗手消毒方法**：取适量的手消毒剂揉搓到双手的每个部位、前臂和上臂下 1/3，认真揉搓 2~6 分钟，用流动水冲洗双手、前臂和上臂下 1/3，用无菌巾彻底擦干。流动水应达到 GB 5749－2022《生活饮用水卫生标准》的规定。当特殊情况下水质达不到要求时，手术医生在戴手套前，应用醇类消毒剂消毒双手后戴手套。

（2）**免冲洗手消毒方法**：取适量消毒剂涂抹到双手的每个部位、前臂和上臂下 1/3，并认真揉搓到消毒剂干燥。

（3）**涂抹外科手消毒液**：取免冲洗手消毒剂于一侧手心，揉搓一侧指尖、手背、手腕，将剩余手消毒液环转揉搓至前臂、上臂下 1/3。取免冲洗手消毒剂于另一侧手心，步骤同上。最后取手消毒剂，按照六步洗手法揉搓双手至手腕部，揉搓至干燥（图 5-11）。手消毒剂的取液量、揉搓时间及使用方法应遵循产品的使用说明。

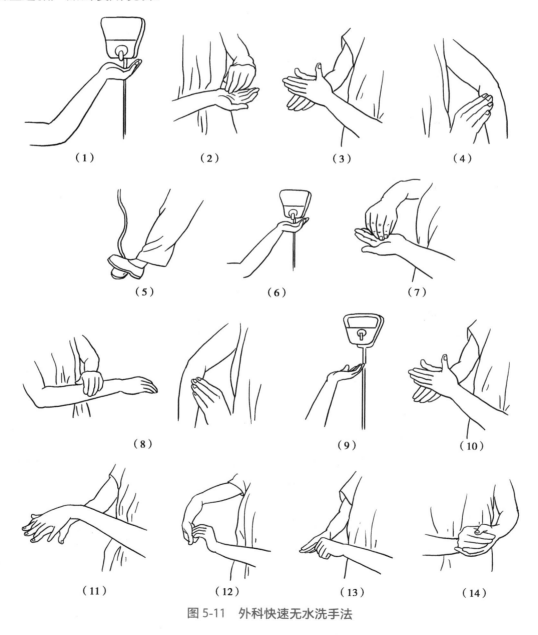

（1）　　　　（2）　　　　（3）　　　　（4）

（5）　　　　（6）　　　　（7）

（8）　　　　（9）　　　　（10）

（11）　　　　（12）　　　　（13）　　　　（14）

图 5-11　外科快速无水洗手法

2. 刷手消毒方法　①清洁洗手：用肥皂液或洗手液清洗双手及手臂，流动水冲洗净。②刷手：取无菌手刷，蘸取适量洗手液或外科手消毒液，刷洗双手、前臂和上臂下 1/3，时间约 3 分钟（根据洗手液说明）。刷时稍用力，先刷甲缘、甲沟、指蹼，再由拇指桡侧开始，渐次到指背、尺侧、掌侧，依次刷完双手手指。然后再分段交替刷左右手掌、手背、前臂至肘上。刷手时要注意勿漏刷指间、腕部尺侧和肘窝部。用流动水自指尖至肘部冲洗，不可在水中来回移动手臂。用无菌巾从手至肘上依次擦干，不可再向手部回擦。拿无菌巾的手不要触碰已擦过皮肤的巾面。同时还要注意无菌巾不要擦拭未经刷过的皮肤。同法擦干另一手臂。保持拱手姿势，自然干燥。双手不能下垂，也不能接触未经消毒的物品。

三、穿无菌手术衣及戴手套

（一）穿无菌手术衣法

1. 传统对开式手术衣穿法　①手臂消毒后，双手提起衣领两端，将手术衣抖开，再轻轻向前上方抛起，双手顺势插入衣袖中，双臂向前伸直。②巡回护士从身后牵拉手术衣，系好领口带。③穿上手术衣后，双手交叉，用手指夹起衣带，由巡回护士从身后接取并系紧。④当穿手术衣时，不得用未戴手套的手拉衣袖或接触其他处，以免污染（图 5-12）。

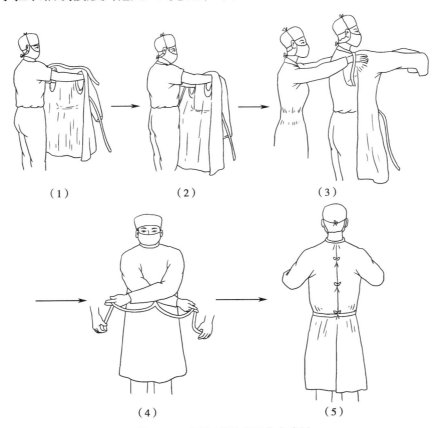

（1）　　　　　　（2）　　　　　　（3）

（4）　　　　　　（5）

图 5-12　传统对开式手术衣穿法

2. 全遮盖式手术衣穿法　①取手术衣，双手插入衣袖，将手术衣展开。②双手向前伸直，伸进衣袖，由巡回护士在身后提拉手术衣，系好领口带和内片腰带。③戴好无菌手套。④解开腰带结递给已戴好无菌手套的医生或护士，或由巡回护士用无菌持物钳夹持，原地旋转一周后使手术衣的外片遮盖住内片，接过腰带系于腰间（图 5-13）。

3. 穿手术衣的注意事项　①当取手术衣时，双臂应伸直，以免手术衣无菌面与洗手衣接触而被污染。②在穿手术衣时应与周围的人和物体保持一定距离，以免衣服展开时被污染。③在穿手术衣之前,应先用双手提起手术衣衣领两端,轻轻向前上方抖开。④在穿上手术衣后,双臂举在胸前,未戴手套的手不得触及手术衣。

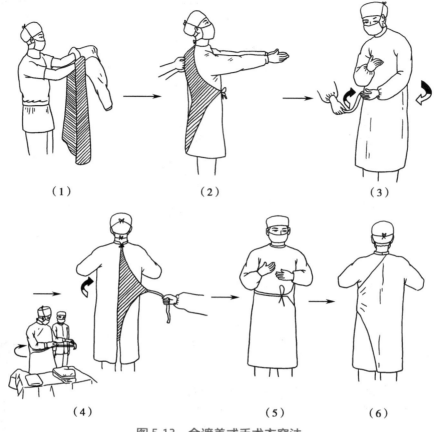

图 5-13　全遮盖式手术衣穿法

(二)戴无菌手套

1. 戴干手套法　戴干手套法是临床常用的戴手套方法。按照戴手套者的手是否直接接触手套,又可分为闭合式和开放式两种。

(1)闭合式(无接触式戴手套):在穿手术衣时,手不伸出袖口。右手隔衣袖取左手手套,并放在左手袖口上,手套指端朝向手臂,各手指相互对应;两手隔衣袖分别抓住手套上、下两侧的反折部,将手套翻套于袖口上,手伸出袖口顺势插入手套;同法戴右手手套(图5-14)。

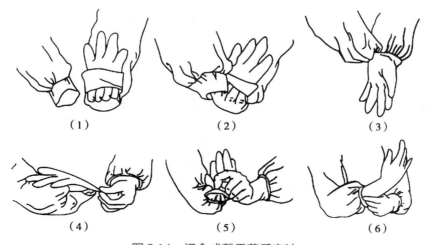

图 5-14　闭合式戴无菌手套法

（2）**开放式**：左手捏住右手手套反折部，右手伸入手套戴好；已戴上手套的右手拇指外展，其余4指伸入左手手套反折部的内面（即手套的无菌面），左手插入手套并戴好，注意右手拇指不要触及左手手套反折部；将一手拇指外展，其余4指伸入对侧手套反折部，将其翻转并套在手术衣袖口外。手套戴好后，检查手套有无破损，如发现破损，必须立即更换（图5-15）。

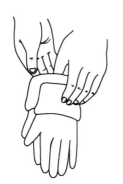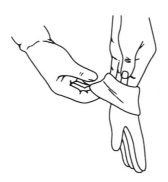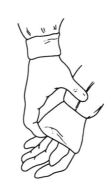

图 5-15　开放式戴无菌手套法

2. 协助他人戴手套法　已戴手套者双手拇指外展，其余手指插入手套反折部内面，使手套拇指朝向外上方，小指朝向内下方，撑开手套。被戴手套者对准手套，五指稍用力向下伸入手套，已戴手套者将手套同时向上提，并将手套反折部翻转套住袖口。同法戴另一只手套（图5-16）。

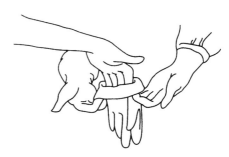

图 5-16　他人协助戴手套法

3. 戴无菌手套的注意事项　①未戴手套的手不能接触手套外面，已戴手套的手不能接触未戴手套的手。②在协助他人戴无菌手套时，应先自行戴好手套，并避免接触其皮肤。③手套的上口要严密地套在手术衣袖外。④戴手套时应注意检查手套有无破损，如有破损必须立即更换。

（三）连台手术更换手术衣、手套法

手术结束后如需进行另一手术，必须在巡回护士协助下更换手术衣和手套。

1. 脱手术衣法　脱手术衣时应注意不要让手术衣的污染面接触到身体或物体，以避免污染。①他人帮助脱衣法：术者双手抱肘，由巡回护士将手术衣肩部向肘部翻转，继而向手的方向拉扯，即可脱下手术衣。此法可将手套一同脱掉。②个人脱衣法：左手抓住手术衣右肩向下拉，使衣袖翻向外，同法拉下手术衣左肩，脱下手术衣，使衣里外翻。此法可保护手臂及洗手衣裤不被手术衣污染面所污染。

2. 脱手套法　在脱手套时应注意不要让手套的污染面接触到已消毒的手臂，否则要重新洗手。方法：先除去右手手套，用手套对手套法，即左手抓取右手手套外面，使其翻转脱下。再除去左手手套，用皮肤对皮肤法，右手拇指伸入左手手套的手掌部以下，提起手套，使其翻转脱下。

无菌性手术完毕，如果手套未破，在需连续施行另一手术时可不用重新刷手。在巡回护士的协助下先脱手术衣再脱手套，注意皮肤不与手术衣、手套的外面接触。用0.5%的碘伏涂擦双手和前臂3分钟。然后再穿上无菌手术衣，戴上无菌手套，进行下一台手术。若前一台手术为污染手术，则应重新洗手。

ER 5-3

穿脱无菌手术衣与无接触式戴手套

第四节　病人的准备

导入情境

情境描述：

高女士，30岁，诉转移性右下腹疼痛，伴呕吐1次。急诊以"急性阑尾炎"收住入院。拟急诊行"阑尾切除术"。

工作任务：

1. 给该病人安置手术体位。
2. 术中协助医生铺无菌巾单。

一、一般准备

手术病人须提前送达手术室，做好手术准备。手术室护士应热情接待病人，按手术安排表仔细核对病人，确保手术部位准确无误，点收所带药品及物品，认真做好三查七对、麻醉、其他手术前准备工作。同时，加强对手术病人的心理护理，减轻其焦虑和恐惧，以配合手术的顺利进行。

二、手术体位的安置

安置体位的基本要求：①充分暴露手术区域，避免不必要的裸露。②病人肢体和托垫必须摆放平稳，不能悬空。③维持正常呼吸功能，避免挤压胸部、颈部。④维持正常的循环功能，避免因挤压或固定带过窄、过紧而影响血液循环。⑤避免压迫神经、肌肉。

（一）仰卧位

1. 水平仰卧位　适用于前胸壁、腹部、盆腔及四肢等部位的手术。病人仰卧于平置的手术台上，头部垫软枕；双臂用中单固定在体侧，掌心向下，如果一侧手臂有静脉输液，需将其固定在臂托上；膝下放一软枕，使膝部放松、腹肌松弛，膝部用较宽的固定带固定；足跟部用软垫保护（图5-17）。

2. 上肢外展仰卧位　适用于纵劈胸骨行纵隔或心脏手术、乳腺手术。纵劈胸骨行纵隔或心脏手术，背部纵向垫小软枕，两侧腰部分别垫小沙袋，双手臂外展置于臂托上。行乳腺手术时术侧靠近台边，肩胛下垫一块卷折的中单或软垫，上臂外展，置于臂托上；对侧手臂用中单固定于体侧（图5-18）。

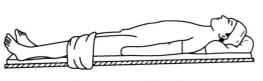

图 5-17　水平仰卧位

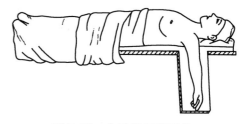

图 5-18　上肢外展仰卧位

3. 颈伸仰卧位　适用于甲状腺等颈部手术。肩部垫软枕抬高肩部20°（或头板放下10°~20°），病人颈后垫圆枕、枕下放头圈，避免颈部悬空，头部稳定、颈部过伸，暴露手术区域（图5-19）。

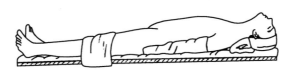

图 5-19　颈伸仰卧位

（二）侧卧位

1. 胸部手术侧卧位　病人健侧卧 90°、患侧在上，腰部和肋下各垫一软枕；两上肢分别放于同侧双层搁手架的上下层板上；上腿屈曲 90°、下腿伸直，用固定带固定髋部和膝部（图 5-20）。

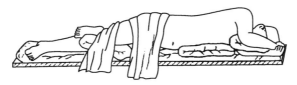

图 5-20　胸部手术侧卧位

2. 肾脏手术侧卧位　病人健侧卧 90°、患侧在上，手术床头、尾部适当摇低，手术床腰桥架对准肾区，使腰部抬高，腰部和肋下各垫一软枕；两上肢分别放于同侧双层搁手架的上下层板上；上腿伸直、下腿屈曲 90°，用固定带固定髋部和膝部（图 5-21）。

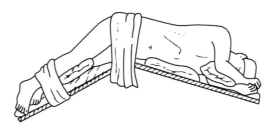

图 5-21　肾脏手术侧卧位

3. 半侧卧位　适用于乳腺和腋部手术。病人侧卧，一侧肩背部垫软枕，使身体呈 30°~50° 侧卧，手术侧在上，术侧上肢固定在托手架上，肩背部、腰部和臀部各放一软枕（图 5-22）。

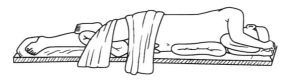

图 5-22　半侧卧位

（三）俯卧位

俯卧位适用于脊柱及其他背部手术。病人俯卧于手术台上，头偏向一侧，双肘稍屈曲，置于头旁。胸部、耻骨下垫以软枕，使腹肌放松，足下垫小枕。当行颈椎部手术时，头面部应置于头架上，口鼻部位于空隙处，稍低于手术台面（图 5-23）。当行腰椎手术时，在病人胸腹部垫一弧形拱桥，调低手术床尾端，使腰椎间隙拉开，暴露术野（图 5-24）。

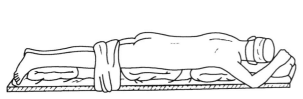

图 5-23　俯卧位

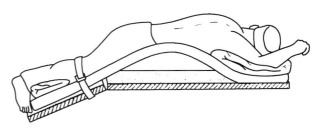

图 5-24　腰椎手术俯卧位

（四）截石位

截石位适用于会阴部、尿道、肛门部手术。病人仰卧,臀部齐手术床背板下缘,臀下垫一小枕;两腿屈膝、屈髋置于腿架上,两腿间角度为 60°~90°,高度以病人腘窝的自然屈曲下垂为准,腘窝部垫以软枕,约束带固定(图 5-25)。

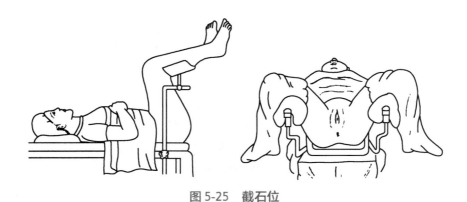

图 5-25　截石位

（五）坐位

坐位适用于鼻咽部手术。将手术床头端调高 75°,尾端调低 45°,病人屈膝半坐,头与躯干倚靠在手术床上;整个手术床后仰 15°,双手用中单固定于体侧(图 5-26)。

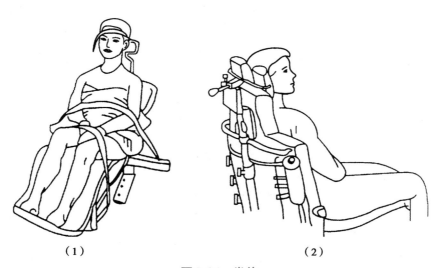

（1）　　　　　　　　　　　　　　　　（2）

图 5-26　坐位

三、手术区皮肤消毒

为病人安置好手术体位后,裸露手术区并进行皮肤消毒,以杀灭手术切口及其周围皮肤上的病原微生物。

（一）消毒剂

目前国内普遍使用碘伏或 2% 安尔碘,属中效消毒剂,可直接用于皮肤、黏膜和切口消毒。

（二）消毒原则

消毒原则:①无菌手术切口,以手术切口为中心向四周消毒。②感染伤口或肛门、会阴部皮肤消毒,应由手术区外周向感染伤口或肛门会阴部消毒。③消毒液不要蘸取过多,稍用力擦拭,已接触污染区的消毒液纱球不能回擦清洁处。

(三) 消毒方法

用无菌纱球浸上碘伏涂擦病人手术区皮肤 2 遍即可;对婴幼儿、面部、会阴部皮肤及口鼻腔黏膜的手术消毒一般选用 0.5% 安尔碘;当植皮时,供皮区皮肤用 75% 酒精消毒 3 遍;当腹部手术消毒时,要先在脐窝中滴加适量消毒剂,皮肤消毒后再擦净。

(四) 消毒范围

手术切口及周围 15~20cm 的区域,如有延长手术切口的可能,应扩大消毒范围。以切口为中心,上下各超过 1 个关节。

四、手术区铺单法

(一) 铺盖手术单的目的

铺盖无菌布单的目的是显露手术部位,遮盖住其他部位,以避免和尽量减少手术中的污染。也可在手术区的皮肤上粘贴无菌切口保护膜,切开后薄膜仍黏附在伤口边缘,可防止皮肤上残存的细菌进入伤口。

(二) 铺盖手术单的原则

铺盖手术单的原则:①手术医生外科手消毒后铺第一层切口单,然后须重新消毒手和手臂,穿手术衣、戴手套后再铺盖其他无菌单。②当洗手护士传递手术单时应手持两端,医生接时手持中间。无菌手术单不能接触工作人员腰以下的无菌衣或其他部位,一经污染必须立即更换。③当铺盖手术洞单时,应把手卷在手术单内,以免手被污染。④无菌手术单铺盖后则不宜移动,如果必须移动,只能由手术区向外移,而不能向内移。⑤严格遵循铺单顺序和方法,通常第一层手术单是按照从相对清洁到清洁、由远至近的方向铺盖的。⑥无菌手术单一般距离切口中心 2~3cm,悬垂于手术台边缘下至少 30cm。⑦一般要求术区周围应有 4~6 层无菌单,外周至少 2 层。⑧接触皮肤的第一层无菌单可以用巾钳或皮肤保护膜固定,最后一层无菌单应用组织钳固定,以免无菌单移动后造成污染。⑨术中手术单如被水或血浸湿,应加盖另一无菌单,以隔离无菌区。

(三) 铺盖手术单的方法

铺盖手术单的方法以腹部铺单法为例(图 5-27)。

1. 铺无菌巾 又称铺切口巾,即用 4 块无菌巾遮盖切口周围:①器械护士把第 1、2、3 块无菌巾的折边 1/3 朝向第一助手,第 4 块无菌巾的折边朝向器械护士,按顺序传递给第一助手。②第一助手接过折边的无菌巾,分别铺于切口下方、上方及对边,最后铺自身侧。每块巾的内侧缘距切口线 3cm 以内,已铺好的无菌巾可做少许调适,只允许自内向外移动。若铺巾的医生已穿好无菌手术衣,则铺巾顺序改为先下后上,再近侧后对侧。③手术巾的四个交角处分别用布巾钳固定。现临床多用无菌切口保护膜。

2. 铺手术中单 将 2 块无菌中单分别铺于切口的上、下方。铺巾者需注意避免自己的手触及未消毒物品。

3. 铺手术洞单 有孔洞的剖腹大单正对切口,短端向头部、长端向下肢,先向上方再向下方、分别展开,展开时手卷在手术洞单里面,以免污染。要求短端盖住麻醉架,长端盖住器械托盘,两侧和足端应垂下超过手术台边缘 30cm。

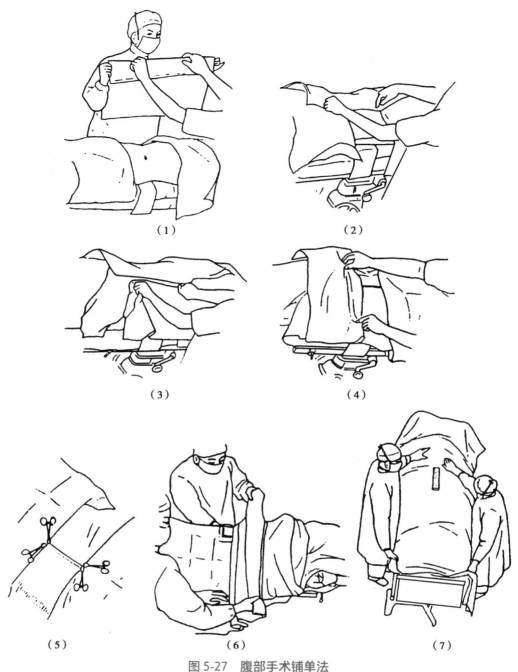

图 5-27　腹部手术铺单法

（1）　　　　　　　（2）

（3）　　　　　　　（4）

（5）　　　　　（6）　　　　　（7）

第五节　手术室的无菌操作技术

一、无菌器械桌的准备

当铺无菌器械桌时，应按无菌原则操作，先由巡回护士准备好器械桌，将无菌敷料包和手术器械包分别放在器械桌上，检查两包已达灭菌效果后，打开无菌敷料包和手术器械包的外层包布，次序应为对侧、左、右，最后为近侧，器械桌布应下垂至台面下 30~40cm，手臂不可跨越无菌区；再由穿好手术衣及戴好手套的器械护士将敷料、器械按使用先后次序及类别整齐摆放（图 5-28）。

待病人手术区皮肤消毒、铺巾后，将手术托盘根据手术的需要移至合适的部位，最后用双层手

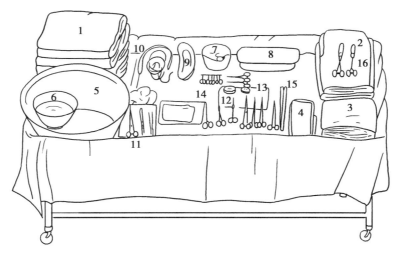

图 5-28　无菌器械桌物品的摆放

1. 手术衣, 2. 手术单类, 3. 手术巾, 4. 纱垫纱布, 5. 大盆, 6. 盐水碗, 7. 酒精碗, 8. 标本盘,
9. 弯盘, 10. 吸引管及橡皮管, 11. 手术刀、剪子及镊子, 12. 针盒(内置各式缝针、盒盖内置线轴),
13. 针持及剪线剪, 14. 手巾钳, 15. 平镊及大号血管钳, 16. 皮肤灭菌拭子。

术单盖好, 在手术单的上面再铺上无菌手术巾, 手术区和器械桌的无菌巾单应为4~6层。按手术顺序摆放手术器械、缝线、纱布等用物。

管理无菌器械桌的注意事项：①无菌器械桌应做到现铺现用, 如铺好后超过4小时不能再用。②无菌器械桌面要保持干燥、整洁, 如无菌巾渗湿应及时加盖无菌巾。③器械摆放必须整齐、有序, 及时、准确传递所需物品。

二、手术中的无菌技术原则

手术室所有人员正确掌握无菌技术、严格执行无菌操作原则是预防切口感染的关键, 保证病人安全度过围手术期。其具体内容包括：

(一)严格区分有菌区和无菌区

1. 凡属无菌物品, 一旦接触有菌物品即被污染, 不得再看作是无菌物品。同样, 身体无菌部位, 一旦接触有菌区域或物品即被污染, 不得再看作是无菌部位。

2. 穿好手术衣后, 双臂、双手、肩以下、腰以上、腋中线以前的区域为手术衣的无菌范围; 相反, 肩以上、腰以下和背部都应视为有菌区域, 双手亦不可下垂至腰部以下。传递器械不可在肩以上或背后进行。

3. 1份无菌物品只能用于1个病人, 打开后即使未使用, 也不能给其他病人使用, 需重新灭菌后才能使用。从无菌容器、无菌包内取出的物品, 即使未用, 也不可再放回无菌容器内, 须重新消毒灭菌后再用。

4. 器械桌和手术台面以下为有菌区, 凡器械掉落到台面以下, 即被污染, 不可再用; 任何无菌包及容器的边缘均视为有菌区, 取用无菌物品时不可触及。

5. 术中如有手套破损、触碰有菌区或物品, 应立即更换。

6. 术者前臂或肘部被参观者触碰后, 应立即更换手术衣或套无菌袖套。

7. 当手术人员需要交换位置时, 一人先后退一步, 背靠背转身调换, 身体前面不可触碰他人背部。

8. 手术过程中手术人员必须面向无菌区, 并在规定范围内活动。

(二)保持无菌物品的无菌状态

无菌区内所有物品均应是严格灭菌, 若无菌包破损、潮湿、可疑污染时均应视为有菌。无菌布单被渗湿后,应立即加盖干的无菌巾,手术衣也要避免沾湿。巡回护士须用无菌持物钳夹取无菌物品,并与无菌区保持一定距离。

(三) 保护切口皮肤

手术区皮肤消毒后,仍有细菌残留,在切开和缝合皮肤前,应再以75%酒精消毒一遍,切开皮肤后,以纱布垫或手术巾遮盖边缘并固定;或先粘贴无菌切口保护膜。凡与皮肤接触的刀片和器械不再使用。当暂停手术时,切口应用无菌巾覆盖。

(四) 沾染手术的隔离技术

在进行胃肠道、呼吸道、宫颈等部位的沾染手术中,切开空腔脏器前,先用无菌湿纱布垫保护周围组织,并随时清除外流的内容物,被污染的器械应置于弯盘内,避免与其他器械接触。全部沾染手术步骤结束后,手术人员应更换无菌手套,尽量减少污染的可能。

(五) 减少空气污染

手术开始后通向室外的正门不再开启。尽量减少室内人员走动。手术过程中保持安静,尽量避免咳嗽、打喷嚏,不得已时须将头转离无菌区。当请他人擦汗时,头应转向一侧。口罩若潮湿,应更换。每个手术间参观人数不超过2人,参观手术人员不可过于靠近手术人员或站得太高,也不可在室内频繁走动。

手术中的配合

知识链接

达芬奇机器人手术的配合要点

1. 术前1日根据手术需要进行物品准备,检查床旁机械臂是否处于正常状态。

2. 手术日进行手术床、床旁机械臂、麻醉机、超声刀等设备摆放,确保电源连接及固定。

3. 术前0.5小时床旁机械臂铺单,套无菌保护套,检查清点并合理摆放手术器械。

4. 手术中配合医生建立观察孔,放置内镜,建立操作通道。确保手术床处于适合角度,定位通道、床旁机械臂中心柱、手术目标区、观察孔三点处于同一直线位置;配合医生安装机械臂与穿刺器,及时传递、更换器械,配合医生对紧急意外情况进行处理。

5. 手术后配合医生取出镜头、机器人器械与穿刺器,清单检查手术物品、敷料,关闭切口;依据标准流程处理;观察机器人器械完整性与功能性,送至消毒供应中心当面交接,清洁灭菌。

(郭秀珍)

思考题

1. 刘女士,56岁,因原发性肝癌拟行手术。病人HBsAg及HBeAg均为阳性。

请问:

(1) 该病人应选用何种类的手术间?

(2) 该病人使用过的物品(包括布类、敷料、器械)应如何处理?

2. 李先生,28岁,因踝关节骨折拟择期行闭合复位内固定术,小王将担任巡回护士。

请问:

(1) 小王应如何配合使手术顺利进行?

(2) 小王在手术过程中有哪些注意事项?

练习题

第六章 ｜ 手术前后病人的护理

教学课件

思维导图

学习目标

1. 掌握：手术前、后病人的护理措施。
2. 熟悉：围手术期概念、术前及术后评估内容。
3. 了解：手术前适应性训练的内容、手术分类和手术耐受性分类。
4. 学会：对手术病人进行护理评估，列出主要护理问题，能熟练地对手术病人实施整体护理。
5. 具有严格的无菌观念和严谨细致的工作态度，注重人文关怀。

手术是治疗外科疾病的重要手段，但麻醉、手术创伤也会导致并发症、后遗症等不良后果。手术前后护理是指全面评估病人生理、心理状态，提供身、心整体护理，增加病人对手术耐受性，以最佳状态顺利度过手术期，预防或减少术后并发症，促进早日康复。

第一节 概 述

（一）围手术期的概念

围手术期（perioperative period）指从决定手术治疗时起，到与本次手术有关的治疗基本结束为止的一段时间。其包括手术前期、手术期和手术后期 3 个阶段。①手术前期：从病人决定接受手术到将病人送至手术台。②手术期：从病人被送上手术台到病人手术后被送入复苏室（观察室）或外科病房。③手术后期：从病人被送到复苏室或外科病房至病人出院。围手术期护理是指在围手术期为病人提供全程、整体的护理，旨在加强术前至术后整个治疗期间病人的身心护理，通过全面评估，充分做好术前准备，并采取有效措施维护机体功能，提高手术安全性，减少术后并发症，促进病人康复。

（二）手术分类

1. 按手术目的 可分为诊断性手术、根治性手术和姑息性手术。①诊断性手术：目的是明确诊断，如活体组织检查、开腹探查术等。②根治性手术：目的是彻底治愈，如阑尾切除术。③姑息性手术：目的是减轻症状，用于条件限制而不能行根治性手术时，如晚期胃窦癌行胃空肠吻合术，以解除幽门梗阻症状，但不切除肿瘤。

2. 按手术的时限性 可分为择期手术、限期手术和急症手术。①择期手术：施行手术的迟早不影响治疗效果，进行充分的手术前准备，如未嵌顿的腹外疝手术。②限期手术：手术的时间虽然也可以选择，但有一定限度，不宜延迟过久，在尽可能短的时间内做好术前准备，如各种恶性肿瘤根治术。③急症手术：对危及生命的疾病，在最短时间内进行必要的准备，尽早实施手术，如脾破裂、肝破裂等。

3. 按手术范围 可分为大手术、中手术、小手术及微创手术。

（三）手术耐受性

1. 耐受性良好 全身情况较好、重要脏器无器质性病变或其功能处于代偿阶段、疾病对全身影响较小，可以耐受大手术。

2. 耐受性不良 全身情况不良、重要内脏器官功能损害较严重、疾病对全身影响明显、手术危险大，需要积极、全面地准备后方可实施手术。通过对手术耐受性的评估，可以对手术危险性做出评估，为降低危险性做好针对性的术前准备。

第二节 手术前病人的护理

【护理评估】

（一）健康史

1. 现病史 了解本次发病的诱因、主诉、主要症状和体征等。

2. 既往史 详细了解有关心血管、呼吸、消化、血液、内分泌等系统疾病史，创伤史、手术史、过敏史、家族史、遗传史、用药史、个人史，女性病人了解月经史和婚育史。

（二）身体状况

1. 年龄 婴幼儿及老年人对手术的耐受力比成人差。婴幼儿术前重点评估生命体征、出入液量和体重的变化等。老年人术前应全面评估生理状态。

2. 营养状态 根据病人身高、体重、肱三头肌皮褶厚度、上臂肌肉周径及食欲、精神面貌、劳动能力等，结合病情和实验室检查结果，如血浆蛋白含量及氮平衡等，全面评判病人的营养状况。

3. 体液平衡状况 手术前全面评估病人有无脱水、有无电解质代谢紊乱和酸碱平衡失调。常规监测血电解质水平，及时发现并纠正水、电解质、酸碱失衡。

4. 有无感染 评估病人是否有上呼吸道感染，并观察手术区域皮肤有无损伤和感染现象。

5. 重要器官系统功能

（1）**心血管系统**：主要评估病人的血压、脉搏、心率及四肢末梢循环状况，如有无水肿、皮肤颜色和温度等。术前常规心电图检查，必要时行动态心电图监测。

（2）**呼吸系统**：了解病人有无吸烟嗜好、有无哮喘、咳嗽、咳痰，观察痰液性质、颜色等，加强病人呼吸节律和频率的观察，必要时行肺功能检查，以协助评估。

（3）**神经系统**：重点询问病人有无眩晕、头晕、眼花、耳鸣、步态不稳和抽搐，有无意识障碍等会增加手术危险性的情况。

（4）**泌尿系统**：评估病人有无排尿困难、尿频、尿急、少尿或无尿等症状，通过尿常规检查，观察尿液颜色、比重和有无红、白细胞，了解有无尿路感染；通过尿液分析、血尿素氮或肌酐排出量等，评估肾功能情况。

（5）**肝功能**：评估病人有无酒精中毒、黄疸、腹水、肝掌、蜘蛛痣、呕血、黑便等。对既往有肝炎、肝硬化、血吸虫病或长期饮酒者，更应了解肝功能情况，并注意有无乙型肝炎病史。

（6）**血液系统**：评估病人及家族成员有无出血和血栓栓塞史；是否曾输血，有无出血倾向的表现，如手术、创伤和月经有无严重出血，是否容易发生皮下瘀斑、鼻出血或牙龈出血等；是否同时存在肝、肾疾病。

（7）**内分泌系统**：评估糖尿病病人的病情、血糖控制情况和有无慢性并发症，监测饮食、空腹血糖和尿糖等。甲状腺功能亢进病人手术前重点了解基础血压、脉率、体温、基础代谢率的变化。

（三）**心理－社会状况**

最常见的心理反应有焦虑、恐惧和睡眠障碍。手术前全面评估病人的心理状况，正确引导和及时纠正不良心理反应，保证各项医疗护理措施的顺利实施。

【 **常见护理诊断 / 问题** 】

1. 焦虑 / 恐惧　与术后并发症及经济负担等有关。

2. 知识缺乏：缺乏疾病、手术、麻醉的相关知识。

3. 营养失调：低于机体需要量　与禁食、疾病消耗等有关。

4. 体液不足　与长期呕吐、腹泻和出血及液体摄取不足有关。

5. 睡眠型态紊乱　与不适应住院环境、担忧手术等有关。

【 **护理目标** 】

1. 病人情绪平稳，焦虑 / 恐惧程度减轻。

2. 病人熟悉术前准备的相关要求，能积极配合治疗和护理。

3. 病人营养状态得到改善。

4. 病人无水、电解质及酸碱平衡失调，各主要脏器灌注良好。

5. 病人能够得到充足的休息。

【 **护理措施** 】

（一）**一般准备与护理**

1. 呼吸道准备　有吸烟嗜好者，术前戒烟 2 周。有肺部感染者，术前 3~5 日起应用抗生素；痰液黏稠者，可用雾化吸入，2~3 次 /d，并配合拍背或体位引流排痰；哮喘发作者，术前 1 日地塞米松 5mg 雾化吸入，2~3 次 /d，以减轻支气管黏膜水肿，促进痰液排出。根据病人不同的手术部位，进行深呼吸和有效排痰法的训练，如胸部手术者训练腹式呼吸；腹部手术者，训练胸式呼吸。深呼吸训练：先从鼻慢慢地深吸气，使腹部隆起，呼气时腹肌收缩，由口慢慢地呼出。促进有效排痰的主要措施：①改变病人姿势，使分泌物流入大气道内便于咳出。②鼓励病人做缩唇式呼吸，即鼻吸气，口缩唇呼气，以引发咳嗽反射。③在病情许可的情况下，增加病人活动量，有利于痰液松动。④双手稳定地按压胸壁下侧，有助于咳嗽。

2. 胃肠道准备　择期手术病人术前 8~12 小时禁食，4 小时禁饮。胃肠道手术病人术前 1~2 日开始进流质饮食，术前常规放置胃管。幽门梗阻病人术前 3 日每晚以生理盐水洗胃，排空胃内滞留物，减轻胃黏膜充血、水肿，便于手术缝合。结肠或直肠手术术前 3 日起口服肠道不吸收的抗生素，术前 1 日及手术日晨行清洁灌肠，以减少术后感染机会。

3. 排便练习　绝大多数病人不习惯在床上大小便，容易发生尿潴留和便秘，尤其是老年病人，术前练习床上排便。

4. 手术区皮肤准备

（1）**洗浴**：术前 1 日下午或晚上，清洗皮肤，督促 / 协助病人剪指甲、沐浴更衣。腹部及腹腔镜手术的病人应注意脐部的清洁。

（2）**备皮**：手术区域若毛发细小，可不必剃毛；若毛发影响手术操作，手术前应予剃除。不同部位的手术备皮范围不同，原则上应包括手术切口周围至少 15cm 的皮肤。常见手术部位的备皮范围见表 6-1 和图 6-1。

表 6-1　常见手术部位的备皮范围

手术部位	备皮范围
颅脑手术	剃除全部头发及颈部毛发,保留眉毛
颈部手术	上至唇下,下至两乳头连线,两侧至斜方肌前缘
胸部手术	上至锁骨上及肩上,下至脐水平,前至对侧锁骨中线,后过正中线,包括患侧上臂和腋下
上腹部手术	上至乳头连线,下至耻骨联合,两侧至腋后线
下腹部手术	上自剑突,下至大腿上 1/3 前内侧及会阴部,两侧至腋后线,剃除阴毛
腹股沟手术	上自脐水平线,下至大腿上 1/3 内侧,两侧至腋后线,包括会阴部,剃除阴毛
肾手术	上自乳头平线,下至耻骨联合,前后均过正中线
会阴及肛门部手术	上自髂前上棘,下到大腿上 1/3,包括会阴及臀部,剃除阴毛
四肢手术	以切口为中心上、下方各 20cm 以上,一般超过远、近端关节或整段肢体,注意修剪指(趾)甲

5. 休息　充足的休息对病人的康复起着不容忽视的作用。促进睡眠的有效措施包括:①消除引起不良睡眠的诱因。②创造良好的休息环境,做好陪护管理,保持病室安静、避免强光刺激,定时通风,保持空气新鲜,温、湿度适宜。③缓慢深呼吸、全身肌肉放松、听音乐等自我调节方法。④在病情允许的情况下,尽量减少病人白天睡眠的时间和次数,适当增加白天的活动量。⑤必要时遵医嘱使用镇静安眠药,如地西泮、水合氯醛等,但呼吸衰竭者慎用。

6. 其他准备　拟行大手术前,做好血型鉴定和交叉配血试验;根据用药方案做药物过敏试验,手术日晨护士全面检查术前准备情况,测量体温、脉搏、呼吸、血压,若发现病人体温、血压升高或女性病人月经来潮时,及时通知医生,必要时延期手术;与手术室接诊人员仔细核对病人、手术部位及名称等,做好交接;手术前遵医嘱使用术前用药;胃肠道及上腹部手术者,术前置胃管;病人入手术室前取下义齿、发夹、眼镜、手表、首饰等;排尽尿液,估计手术时间 4 小时以上或拟行盆腔手术者,应留置导尿管,使膀胱处于空虚状态,以免术中误伤;准备手术需要的物品,如病历、X 线片、CT 检查片、药品、引流装置等,并随病人一同带入手术室。

(二)特殊准备与护理

1. 营养不良　术前血清白蛋白在 30~35g/L 应补充富含蛋白质的饮食,若血清白蛋白低于 30g/L,需静脉输注血浆、人血白蛋白等营养支持,改善病人的营养状况。

2. 水、电解质紊乱和酸碱平衡失调　脱水病人遵医嘱由静脉补充液体,记录 24 小时出入液量,测体重;纠正低钾、低镁、低钙及酸中毒。

3. 心血管疾病　高血压病人血压在 160/100mmHg 以下时可不做特殊准备。血压过高者,给予适宜的降压药物,使血压控制在一定水平,但不要求降至正常后才手术。对心律失常者,遵医嘱给予抗心律失常药,治疗期间观察药物的疗效和副作用;对贫血者,因携氧能力差、影响心肌供氧,手术前采取少量多次输血,予以纠正;对长期低盐饮食和服用利尿剂者,加强水、电解质监测,发现异常及时纠正;急性心肌梗死者 6 个月内不行择期手术,6 个月以上且无心绞痛发作者,在严密监测下可施行手术;心力衰竭者最好在心力衰竭控制 3~4 周后再进行手术。

4. 肝脏疾病　轻度肝功能损害不影响手术耐受性;肝功能损害较严重或失代偿者,必须经长时间、严格准备,必要时静脉输注葡萄糖以增加肝糖原储备;输注人血白蛋白,改善全身营养状况;少量多次输注新鲜血液,或直接输注凝血酶原复合物,改善凝血功能;有胸水、腹水者,在限制钠盐基础上,使用利尿剂。

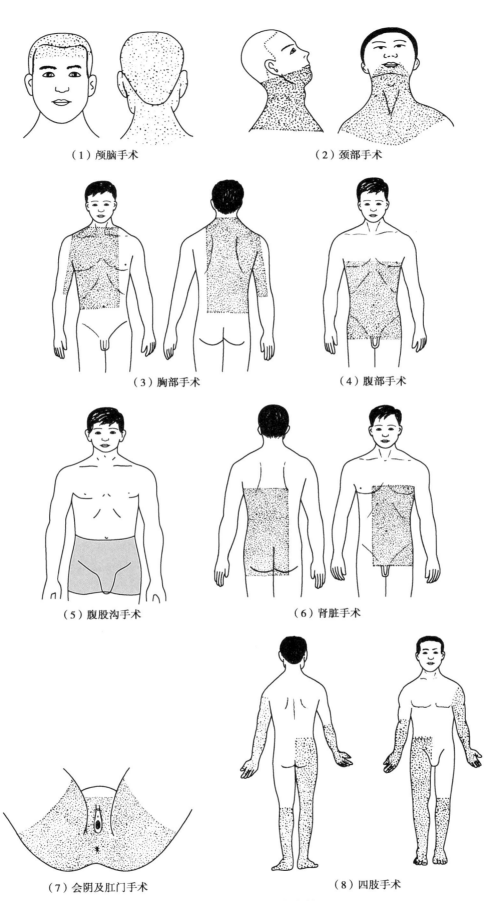

（1）颅脑手术　　　　　　　　　　　　　　（2）颈部手术

（3）胸部手术　　　　　　　　　　　　　　（4）腹部手术

（5）腹股沟手术　　　　　　　　　　　　　（6）肾脏手术

（7）会阴及肛门手术　　　　　　　　　　　（8）四肢手术

图 6-1　常见手术部位备皮范围

5. 肾脏疾病　手术创伤、某些药物等都会加重肾负担。术前做各项肾功能检查，了解病人术前肾功能情况。依据 24 小时内肌酐清除率和血尿素氮测定值可将肾功能损害分为轻度、中度、重度 3 度。轻度、中度肾功能损害者，经过适当的内科处理多能较好地耐受手术；重度损害者需在有效透析治疗后才可接受手术，但手术前应最大限度地改善肾功能。

6. 糖尿病　糖尿病病人易发生感染，术前积极控制血糖及相关并发症（如心血管和肾病变）。行非消化道手术且血糖控制较好的病人，可口服降血糖药；大型手术或血糖不稳定者用胰岛素皮下注射，将血糖控制在正常或轻度升高的状态（5.6~11.2mmol/L），尿糖为 +~++ 为宜，术后需密切监护。禁食期间定时监测血糖。

7. 急症手术　在最短时间内做好急救处理，如输液、输血、抗休克等，同时进行必要的术前准备，如立即禁饮食、备皮、交叉配血、做心电图，进行血常规、出凝血时间检测等。对于胃饱胀病人，可插胃管给予胃肠减压。

（三）心理护理

建立良好的护患关系，缓解和消除病人及家属焦虑 / 恐惧的心理，使病人以积极的心态配合手术和手术后治疗。

【护理评价】

通过治疗和护理，病人：①焦虑 / 恐惧情况缓解。②熟悉有关术前准备的相关要求，积极配合治疗和护理。③营养状态改善。④体液维持平衡，生命体征正常。⑤休息、睡眠充足。

第三节　手术后病人的护理

导入情境

情境描述：

韦先生，35 岁，体检发现"颅内动脉瘤"入院待手术治疗。入院后经一系列检查，未发现手术禁忌证，韦先生于今日上午在全麻下行开颅夹闭动脉瘤蒂术。手术过程顺利，现韦先生由麻醉复苏室转送回病房。

工作任务：

1. 请协助韦先生采取舒适体位。

2. 请指导韦先生在适当的时间进食。

【护理评估】

（一）一般情况

了解麻醉种类、手术方式、术中出血量、补液量、输血量、尿量、用药情况；引流管安置的部位、名称及作用。

（二）身体状况

1. 麻醉恢复情况　评估病人神志、呼吸和循环功能、肢体运动及感觉和皮肤色泽等，综合判断麻醉是否苏醒及苏醒程度。

2. 呼吸　观察呼吸频率、深浅度和节律性；注意呼吸道是否通畅，舌后坠堵住呼吸道时常有鼾声，当喉痉挛时可有吸气困难伴喘鸣音，支气管痉挛表现为喘息，呼气困难及呼气时相延长。

3. 循环　监测血压的变化，脉搏的频率、强弱及节律性；评估皮肤颜色及温度，观察病人肢端血液循环情况。

4. 体温　一般术后 24 小时内，每 4 小时测体温 1 次，以后根据病情延长测量间隔时间。由于机体对手术创伤的反应,术后病人体温可略升高,一般不超过38.0℃,1~2日后逐渐恢复正常。

5.疼痛 评估疼痛部位、性质、程度、持续时间、病人的面部表情、活动、睡眠及饮食情况。

6.排便情况 评估病人有无尿潴留,观察尿量、性质、颜色和气味等有无异常。评估肠蠕动恢复情况,询问病人有无肛门排气,观察病人有无恶心、呕吐、腹胀、便秘等症状。

7.切口状况 评估切口有无渗血、渗液、感染及愈合不良等情况。

8.引流管与引流物 评估术后引流是否通畅,引流物色、质、量等。

(三)心理-社会状况

手术后是病人心理反应比较集中、强烈的阶段,随原发病的解除和安全度过麻醉及手术,病人心理上会有一定程度的解脱感,但因术后恢复等又会有新的担忧、焦虑等心理变化。

【 **常见护理诊断/问题** 】

1.疼痛 与手术创伤、特殊体位等因素有关。

2.低效呼吸型态 与术后卧床、活动量少、切口疼痛、呼吸运动受限等有关。

3.体液不足 与术中出血、失液或术后禁食、呕吐、引流等有关。

4.舒适的改变 与术后疼痛、恶心、呕吐、腹胀、尿潴留、呃逆等有关。

5.活动无耐力 与切口疼痛、疲乏、体质虚弱等有关。

6.潜在并发症:术后出血、切口感染或裂开、肺部感染、泌尿系统感染或深静脉血栓形成等。

【 **护理目标** 】

1.病人主诉疼痛减轻。

2.病人术后呼吸功能改善,血氧饱和度维持在正常范围。

3.病人体液平衡得以维持,循环系统功能稳定。

4.病人术后舒适感增加。

5.病人活动耐力增加,逐步增加活动量。

6.病人术后并发症得到预防或被及时发现和处理,术后恢复顺利。

【 **护理措施** 】

(一)体位

根据麻醉及病人的全身状况、术式、疾病的性质等选择舒适和便于活动的体位。先根据麻醉方式安置体位:①全麻未清醒者取平卧位,头偏向一侧,使口腔分泌物或呕吐物易于流出,避免误吸。②蛛网膜下腔阻滞麻醉者取去枕平卧或头低卧位6~8小时,防止脑脊液外漏而致头痛。③硬膜外阻滞麻醉者平卧6小时。待麻醉作用消失、血压平稳,再根据手术部位安置体位:①颅脑手术者如无休克或昏迷,可取15°~30°头高脚低斜坡卧位。②颈、胸部手术者取高半坐卧位,以利于呼吸和引流。③腹部手术者取低半坐卧位或斜坡卧位,以减少腹壁张力,便于引流,并可使腹腔渗血渗液流入盆腔,避免形成膈下脓肿。④脊柱或臀部手术者取俯卧或仰卧位。⑤腹腔内有污染者,在病情许可的情况下尽早改为半坐位或头高脚低位。

(二)维持呼吸与循环功能

1.观察生命体征 根据手术大小,遵医嘱定时监测生命体征。病情不稳定或特殊手术者,应送入重症监护病房,随时监测生命体征,及时发现呼吸道梗阻、伤口、胸腹腔以及胃肠道出血和休克等早期表现,并对症处理。

(1)**血压**:中、小手术后每小时测血压1次,直至平稳;大手术后或有内出血倾向者,必要时可每15~30分钟测血压1次,病情稳定后改为1次/1~2h,并做好记录。根据病情调整输液速度及量,病人坐起、站立时应缓慢,以免体位突然变动而引起直立性低血压。

(2)**体温**:术后24小时内,测体温1次/4h,随后1次/8h,直至体温正常后改为2次/d。

(3)**脉搏**:当失血、失液导致循环血量不足时,脉搏可增快、细弱、血压下降、脉搏压变小;但脉搏增快、呼吸急促,也可为心力衰竭的表现。

（4）**呼吸**：随体温升高而加快,有时可因胸、腹带包扎过紧而受影响。若术后病人出现呼吸困难或急促时,应先检查胸、腹带的松紧度,适当调整,但仍应警惕肺部感染和急性呼吸窘迫综合征的发生。

2.保持呼吸道通畅

（1）**防止舌后坠**：一般全麻术后,病人口腔内常留置口咽通气管,避免舌后坠,同时可用于抽吸清除分泌物。病人麻醉清醒、喉反射恢复后,应去除口咽通气管,以免刺激诱发呕吐及喉痉挛。舌后坠者将下颌部向前上托起,或用舌钳将舌拉出。

（2）**促进排痰和肺扩张**：①麻醉清醒后,鼓励病人每小时深呼吸运动 5~10 次,每 2 小时有效咳嗽 1 次。②根据病情协助病人每 2~3 小时翻身 1 次,同时叩击背部,促进痰液排出。③使用深呼吸训练器的病人,指导正确的使用方法,促进病人行最大的深吸气,使肺泡扩张,并能增加呼吸肌的力量。④痰液黏稠的病人可用超声雾化吸入,使痰液稀薄,易咳出。⑤呼吸道分泌物较多,不能有效咳嗽排痰者,给予导管吸痰,必要时可采用纤维支气管镜吸痰或气管切开吸痰。⑥吸氧：根据病情适当给氧,以提高动脉血氧分压。

（三）饮食与营养

术后提供足够的营养支持,维持水电解质及酸碱平衡,必要时遵医嘱输血或血浆,提供肠外营养支持。

1.非腹部手术　视手术大小、麻醉方法及病人的全身反应而定。体表或肢体的手术,全身反应较轻者,术后即可进食;手术范围较大,全身反应明显者,待反应消失后方可进食。局部麻醉者,若无任何不适,术后即可进食。椎管内麻醉者,若无恶心、呕吐,术后 3~6 小时可进食。全身麻醉者,待麻醉清醒,无恶心、呕吐方可进食。一般先给予流质,以后逐步过渡到半流质或普食。

2.腹部手术　尤其消化道手术后,一般需禁食 24~48 小时,待肠蠕动恢复、肛门排气后开始进食少量流质,逐步递增至全量流质,至第 5~6 日进食半流质,第 7~9 日可过渡到软食,第 10~12 日开始普食。术后留置有空肠营养管者,术后第 2 日自营养管滴入营养液。

（四）休息与活动

1.休息　保持室内安静,减少对病人的干扰,保证其安静休息,充足的睡眠。

2.活动　早期活动目的：增加肺活量、减少肺部并发症;改善血液循环;促进切口愈合;预防深静脉血栓形成;促进肠蠕动和膀胱功能的恢复,减少腹胀及尿潴留的发生。

（五）切口及引流管护理

1.切口护理　观察切口有无出血、渗血、渗液、敷料脱落及局部红、肿、热、痛等征象。若切口有渗血、渗液或敷料被大小便污染时,及时更换敷料,以防切口感染;若腹壁切口裂开,先用无菌纱布或无菌巾覆盖;四肢切口大出血,先用止血带止血,再通知医生紧急处理。

（1）**切口分类**

1）清洁切口（Ⅰ类切口）：缝合的无菌切口,如甲状腺大切除术等。

2）可能污染切口（Ⅱ类切口）：指手术时可能带有污染的缝合切口,如胃大部切除术等。不容易彻底消毒的皮肤部位,6 小时内伤口经过清创术缝合,新缝合的切口再度切开者,也属此类。

3）污染切口（Ⅲ类切口）：指邻近感染区或组织直接暴露于污染或感染物的切口,如阑尾炎穿孔的阑尾切除术、肠梗阻坏死的手术等。

（2）**切口等级愈合**

1）甲级愈合：切口愈合优良,无不良反应。

2）乙级愈合：切口处有炎症反应,如红肿、硬结、血肿、积液等,但未化脓。

3）丙级愈合：切口化脓需切开引流处理。

（3）**缝线拆除时间**：依据病人年龄、切口部位、局部血液供应情况而决定。一般头、面、颈部手术后 4~5 日拆线；下腹部、会阴部为 6~7 日拆线；胸部、上腹部、背部、臀部为 7~9 日拆线；四肢为 10~12 日拆线（近关节处可适当延长），减张缝线为 14 日，必要时可间隔拆线。青少年病人因新陈代谢旺盛，愈合快，可缩短拆线时间；年老体弱、营养不良、糖尿病者则宜酌情延迟拆线时间。

2. 引流管护理　引流的种类较多，分别置于切口、体腔（如胸、腹腔等）和空腔器官内（如胃肠减压管、导尿管等）。定期观察引流是否有效，引流管是否通畅，有无阻塞、扭曲、折叠和脱落，并记录观察引流物的色、质、量。乳胶引流片一般于术后 1~2 日拔除；单腔或双腔橡皮引流管多用于渗液较多、脓液黏稠者，大多要 2~3 日才能拔除。胃肠减压管一般在胃肠道功能恢复、肛门排气后，即可拔除。

（六）更换敷料

更换敷料（dressing exchange）又称换药，是对经过初期治疗的伤口（包括手术切口）做进一步处理的总称。其目的是动态观察伤口的变化，保持引流通畅，控制局部感染，使肉芽组织健康生长，以利于伤口愈合或为植皮做好准备。

1. 换药原则

（1）严格遵守无菌操作原则，防止发生医院内交叉感染。

（2）**换药环境和时间**：换药时要求室内空气清洁，光线明亮，温度适宜。一般下列情况不安排换药：①晨间护理时。②病人进餐时。③病人睡眠时。④家属探视时。⑤手术人员上手术台前。

（3）**换药顺序**：先换清洁伤口、再换污染伤口，最后换感染伤口。特异性感染伤口应专人换药。

（4）**换药次数**：按伤口情况和分泌物多少而定。清洁伤口一般在缝合后第 3 日换药 1 次，至伤口愈合或拆线时，再度换药；肉芽组织生长健康，分泌物少的伤口，每日或隔日更换 1 次；放置引流的伤口、渗出较多时应及时更换；脓肿切开引流次日可不换药，以免出血；当感染重脓液多时，及时更换敷料，保持外层敷料不被分泌物浸湿。

2. 换药步骤

（1）**换药前准备**

1）病人准备：向病人做好解释工作，取得配合。帮助病人取舒适体位，充分暴露创面、便于操作，同时注意保暖。严重损伤或大面积烧伤病人，必要时在换药前应用镇静剂或止痛剂。

2）换药者准备：按无菌操作原则戴口罩、帽子，穿工作服，操作前需清洁双手。先了解病人伤口情况，然后准备换药物品。

3）物品准备：无菌换药碗（盘）、器械、消毒棉球、敷料（有酒精或碘伏棉球和盐水棉球，分置于治疗碗两侧，勿混在一起，干纱布）、绷带、引流物及污物盘等；无菌镊 2~3 把，一把用于传递无菌物品，一把用于操作、接触伤口和敷料。必要时备探针、刮匙和剪刀等。特殊伤口须备所需溶液及药品。

（2）**操作**

1）去除伤口敷料：用手取下外层敷料（勿用镊子），再用镊子揭去紧贴伤口的内层敷料，揭除敷料的方向与伤口纵向方向平行。若最里层敷料与伤口粘贴紧密时，先用生理盐水浸湿后再揭去，以免损伤肉芽组织或引起创面出血。

2）处理伤口：用双手执镊操作。一把接触伤口，另一把接触敷料（敷料镊在上，操作镊在下，两把镊子不能互相接触）。用 75% 酒精棉球清洁伤口周围皮肤，用生理盐水棉球清洁创面并吸去分泌物。清洗时由内向外擦拭（感染伤口由外向内）。勿使酒精流入伤口引起疼痛和损伤组织。

3）包扎固定伤口：观察伤口的深度及有无引流不畅等情况，再用酒精棉球清除污染皮肤上的分泌物。最后用消毒敷料覆盖创面（一般创面可用消毒凡士林纱布覆盖，必要时用引流物），包扎固定。

（3）**换药后整理**：换药完毕，协助病人取舒适体位，整理床单位。整理用物，更换后的各种敷料集中于弯盘，倾倒入感染垃圾污物桶内；可重复使用的器械送消毒供应中心消毒灭菌。特殊感染的敷料如破伤风、铜绿假单胞菌敷料应随即单独特殊处理，器械、器皿做特殊灭菌处理。

3. 不同伤口的处理

（1）**缝合伤口的处理**：无引流物的缝合伤口，如无感染现象，可至拆线时更换伤口敷料。对于手术中渗血较多或有污染的伤口，伤口内常放置橡皮片或橡皮管引流，如渗血、渗液湿透外层纱布，应随时更换敷料，引流物一般术后 24~48 小时取出。局部以酒精或碘伏棉球消毒后，更换敷料。

术后 3~4 日若病人自觉伤口疼痛或有发热，应及时检查伤口，是否有感染发生。如出现缝线反应，针眼周围发红，可用酒精湿敷或红外线照射，使炎症吸收。当出现缝线眼处小脓疱时，即刻拆去此针缝线并去除伤处脓液，再涂以碘酊。伤口感染初期给予物理疗法，化脓时应拆除部分缝线，进行引流。

（2）**肉芽创面的处理**：生长健康的肉芽为鲜红色，较坚实，呈颗粒组织、分泌物少，触之易出血，处理时先以生理盐水棉球蘸吸除去分泌物，外敷生理盐水纱布或凡士林纱布即可。肉芽生长过度，高于创缘者，可将其剪平，以棉球压迫止血，或用硝酸银烧灼后生理盐水湿敷。肉芽水肿者，创面淡红、表面光滑，质地松软，触之不易出血，宜用 3%~5% 高渗氯化钠液湿敷。当伤口脓液量多而稀薄时多用抗菌溶液的纱布湿敷，促进水肿消退。伤口脓液稠厚，坏死组织多，且有臭味者，应用含氯石灰硼酸溶液等湿敷。

（3）**脓肿伤口的处理**：伤口深而脓液多者，当换药时必须保持引流通畅，必要时冲洗脓腔。可向脓腔插入引流管，选用生理盐水、碘伏溶液等进行有效的脓腔冲洗。根据创面、伤口情况选用引流物，浅部伤口常用凡士林或液状石蜡纱布；当伤口较小而深时，应将凡士林纱条送达创口底部，但不可堵塞外口，个别小的引流口须再切开扩大。由于肉芽组织有一定的抗感染能力，一般无需在局部使用抗生素。

（七）术后不适的护理

1. 疼痛护理 术后 24 小时内疼痛最为剧烈，2~3 日后逐渐缓解。若疼痛呈持续性或减轻后又加剧，有切口感染的可能。疼痛除造成病人痛苦外，还可影响各器官的生理功能。

减轻疼痛措施：①妥善固定各类引流管，防止其移动所致切口牵拉痛。②指导病人在翻身、深呼吸或咳嗽时，用手按压伤口部位，减少因切口张力增加或震动引起的疼痛。③医护人员在进行加重疼痛的操作时，如较大创面的换药前，适量应用止痛剂，以增强病人对疼痛的耐受性。④指导病人利用非药物措施，如听音乐等分散注意力的方法减轻疼痛。

止痛措施：①小手术后口服止痛药物对皮肤和肌肉性疼痛有较好的效果。②大手术后 1~2 日内常需哌替啶肌内或皮下注射（婴儿禁用），必要时可 4~6 小时重复使用或术后使用镇痛泵。注意事项：使用前向病人讲明镇痛泵目的和按钮的正确使用；根据镇痛效果调整预定的单次剂量和锁定时间；保持管道通畅；观察镇痛泵使用中病人的反应。

2. 发热 手术后病人的体温可略升高，变化幅度在 0.5~1.0℃，一般不超过 38.0℃，称之为外科热或吸收热，术后 1~2 日逐渐恢复正常。术后 24 小时内体温过高（>39.0℃），常为代谢性或内分泌异常、低血压、肺不张和输血反应等。但若术后 3~6 日仍持续发热，则提示存在感染或其他不良反应。术后留置导尿容易并发尿路感染，若持续高热，应警惕是否存在腹腔残余脓肿等，高热者物理降温，如冰袋降温、酒精擦浴等；必要时可应用解热镇痛药物，保证病人有足够的液体摄入，及时更换潮湿的床单或衣裤。

3. 恶心、呕吐 常见原因是麻醉反应，待麻醉作用消失后自然停止；腹部手术后胃扩张或肠梗阻可以发生不同程度的恶心、呕吐。其他引起恶心、呕吐的原因如颅内压升高、糖尿病酮症酸中毒、尿毒症、低钾、低钠等。护士应观察病人出现恶心、呕吐的时间及呕吐物的色、质、量，并做好记录,以利于诊断和鉴别诊断;稳定病人情绪,协助其取合适体位,头偏向一侧,防止发生吸入性肺炎或窒息;遵医嘱使用镇静、镇吐药物,如阿托品、奋乃静或氯丙嗪等。

4. 腹胀 随着胃肠蠕动功能恢复、肛门排气后,症状可自行缓解。若术后数日仍未排气,且伴严重腹胀、肠鸣音消失,可能为腹腔内炎症或其他原因所致肠麻痹;若腹胀伴阵发性绞痛,肠鸣音亢进,甚至有气过水声或金属音,警惕机械性肠梗阻。严重腹胀可使膈肌抬高,影响呼吸功能;使下腔静脉受压影响血液回流;影响胃肠吻合口和腹壁切口的愈合,故需及时处理。可应用持续性胃肠减压、放置肛管等;鼓励病人早期下床活动;乳糖不耐受者,不宜进食含乳糖的奶制品;非胃肠道手术者,使用促进肠蠕动的药物,直至肛门排气;已确诊为机械性肠梗阻者,在严密观察下经非手术治疗未缓解者,完善术前准备后再次手术治疗。

5. 呃逆 手术后早期发生者,可经压迫眶上缘、抽吸胃内积气和积液、给予镇静或解痉药物等措施得以缓解。如果上腹部手术后出现顽固性呃逆,应警惕吻合口或十二指肠残端瘘,导致膈下感染的可能。一旦明确诊断,需要及时处理。

6. 尿潴留 病人术后 6~8 小时尚未排尿或者虽有排尿,但尿量甚少,次数频繁,耻骨上区叩诊有浊音区,可确诊为尿潴留,应及时处理。先稳定病人的情绪,若无禁忌,协助其坐于床沿或站立排尿;也可采用诱导排尿法,如听流水声、下腹部热敷、轻柔按摩;用镇静止痛药解除切口疼痛,或用氨甲酸胆碱药,有利于病人自行排尿;当上述措施均无效时,在严格无菌技术操作下导尿,第 1 次导尿量超过 500ml 者,留置导尿管 1~2 日,有利于膀胱逼尿肌收缩功能的恢复。有器质性病变,如骶前神经损伤,前列腺增生者也需留置导尿。

(八)术后并发症的预防及护理

1. 术后出血 可发生在手术切口、空腔器官或体腔内。

(1)**原因**:①术中止血不完善,创面渗血未完全控制。②术后结扎线松脱。③原痉挛的小动脉舒张。④凝血机制障碍等。

(2)**表现**:若切口敷料被血液渗湿,可怀疑为手术切口出血。应及时打开、检查伤口,若血液持续性涌出,或在拆除部分缝线后看到出血点,可明确诊断。若术后病人早期出现低血容量性休克的各种表现或有大量呕血、黑便,或引流管中不断有大量血性液体流出,中心静脉压低于 $5cmH_2O$、尿量少于 25ml/h,特别在输注足够液体和血液后,休克征象或实验室指标未得到改善,甚至加重或曾一度好转后又恶化,提示有术后出血。

(3)**护理**:①严密观察病人的生命体征、手术切口。若切口敷料被血液浸湿,可怀疑手术切口出血,应打开敷料检查切口以明确出血状况和原因。②注意观察引流液色、质、量的变化。③未放置引流管者,可通过严密的临床观察,评估有无出血。④腹部手术后腹腔内出血,早期由于出血量不大,临床表现不明显,尤其未放置引流管者。只有通过密切观察,必要时行腹腔穿刺方可早期发现。⑤当少量出血时,一般经更换切口敷料、加压包扎或全身使用止血药物即可止血;出血量大时,加快输液速度,遵医嘱输血或血浆,做好再次手术止血准备。

(4)**预防**:①手术时严格止血,关腹前确认手术野无活动性出血点。②术中渗血较多者,必要时术后可应用止血药物。③凝血机制异常者,可于围手术期输注新鲜全血、凝血因子或凝血酶原复合物等。一旦确诊为术后出血,迅速建立静脉通道,及时通知医生,完善术前准备,再次手术止血。

2. 切口感染 指清洁切口和可能污染切口并发感染,发病率为 3%~4%。其常发生于术后 3~4 日。

(1)**原因**:①手术操作未严格执行无菌技术。②病人体质差、慢性贫血、营养不良、糖尿病或过度肥胖。③术中止血不彻底,缝合技术不正确,切口内留有无效腔、血肿。④术后切口保护不良。⑤切口内异物存留或局部供血不良。

(2)**表现**:术后 3~4 日,病人主诉切口疼痛加重或减轻后又加重,伴体温升高、脉搏加速、血白细胞计数和中性粒细胞比例增高。切口有红、肿、热、痛或波动感等典型体征。

（3）**护理**：当切口已出现早期感染症状时，采取有效措施加以控制，如勤换敷料、局部理疗、有效应用抗生素等；已化脓者，可拆除部分缝线或置引流管引流脓液，定期更换敷料，争取二期愈合。

（4）**预防**：①术前完善皮肤和肠道准备。②注意手术操作技术的精细，严格止血，避免切口渗血、血肿。③加强手术前、后处理，改善病人营养状况，增强免疫力。④保持切口敷料的清洁、干燥、无污染。⑤正确、合理应用抗生素。⑥医护人员在接触病人前、后，严格执行手卫生，更换敷料时严格遵守无菌技术，防止医源性交叉感染。

3. 切口裂开 多见于腹部及邻近关节处。腹部切口裂开较常见。切口裂开分为部分裂开和全层裂开。

（1）**原因**：①切口感染、切口缝合不佳。②病人体质差、营养不良或过度肥胖使组织愈合能力差。③术后严重腹胀使腹壁切口张力增大。④腹内压突然增加，如术后剧烈咳嗽、打喷嚏、呕吐、用力排便等。

（2）**表现**：腹部切口裂开常发生于术后1周左右或拆除皮肤缝线后24小时内，病人在突然增加腹压或有切口的关节伸屈幅度较大时，自觉切口剧痛和松开感，可有缝线崩裂的响声，随即有淡红色液体流出，使敷料浸湿。

（3）**护理**：对切口完全裂开者，立即用无菌生理盐水纱布覆盖切口，并用腹带包扎；通知医生，护送病人入手术室重新缝合处理。若有内脏脱出，切勿在床旁还纳内脏，以免造成腹腔内感染；加强安慰和心理护理，使其保持镇静；禁食、胃肠减压。

（4）**预防**：①手术前加强营养支持。②手术时用减张缝线，术后延缓拆线时间。③在良好麻醉、腹壁松弛条件下缝合切口，避免强行缝合造成腹膜等组织撕裂。④切口处适当用腹带或胸带包扎。⑤避免用力咳嗽，咳嗽时提供伤口适当的支托并取平卧位，减轻因横膈突然大幅度下降所致的腹内压骤升。⑥及时处理引起腹内压升高的因素如腹胀、排便困难等。⑦预防切口感染。

4. 肺炎、肺不张 常发生于胸部、腹部大手术后，特别是高龄、有长期吸烟史、术前合并呼吸道感染及实施全麻者。

（1）**原因**：①术前有呼吸道感染。②呼吸运动受限、呼吸道分泌物积聚、排出不畅。③开胸导致肺泡萎陷等。

（2）**表现**：为术后早期发热、呼吸和心率加快，继发感染时，体温升高明显，血白细胞和中性粒细胞计数增加。患侧的胸部叩诊呈浊音或实音，听诊时呼吸音减弱、消失或为管样呼吸音，常位于后肺底部。血气分析示血氧分压下降和二氧化碳分压升高。胸部X线检查见典型肺不张征象。

（3）**护理**：①协助病人翻身、拍背及体位排痰，以解除支气管阻塞，使不张的肺重新膨胀。②鼓励病人自行咳嗽排痰，对咳嗽无力或不敢用力咳嗽者，可在胸骨切迹上方用手指按压刺激气管，促使咳嗽；对因切口疼痛而不愿咳嗽者，可用双手按住季肋部或切口两侧，以限制腹部（或胸部）活动幅度，再于深吸气后用力咳痰，并做间断深呼吸；若痰液黏稠不易咳出，可使用超声雾化吸入或使用糜蛋白酶、氨溴索等化痰药物，使痰液稀薄，有利于咳出；痰量持续增多，可用橡皮管或支气管镜吸痰，必要时行气管切开。③保证摄入足够的水分。④全身或局部抗生素治疗。

（4）**预防**：①术前锻炼深呼吸。②有吸烟嗜好者，术前2周停止吸烟，以减少气道内分泌物。③术前积极治疗原有的支气管炎或慢性肺部感染。④全麻手术拔管前吸净支气管内分泌物；术后取头侧位平卧，防止呕吐物和口腔分泌物的误吸。⑤鼓励病人深呼吸咳嗽、体位排痰或给予药物化痰，以便支气管内分泌物排出。⑥胸、腹带包扎松紧适宜，避免限制呼吸的固定或绑扎。⑦注意口腔卫生。⑧注意保暖，防止呼吸道感染。

5. 尿路感染 尿潴留是并发尿路感染的常见原因。

（1）**原因**：①尿潴留。②长期留置尿管或反复多次导尿。③摄入水分不足等。

（2）**表现**：尿路感染可分为上尿路和下尿路感染。前者主要为肾盂肾炎，后者为膀胱炎。急性肾盂肾炎以女性病人多见，主要表现为畏寒、发热、肾区疼痛，白细胞计数增高，中段尿镜检有大量白细胞和细菌，细菌培养可明确菌种，大多为革兰氏染色阴性的肠源性细菌。急性膀胱炎主要表现为尿频、尿急、尿痛、排尿困难，一般无全身症状；尿常规检查有较多红细胞和脓细胞。

（3）**护理**：①鼓励病人多饮水，保持尿量在 1 500ml 以上。②根据细菌药敏试验结果，合理选用抗生素。③残余尿在 500ml 以上者，应留置导尿管，并严格遵守无菌技术，防止继发二重感染。

（4）**预防**：术后指导病人尽量自主排尿，预防和及时处理尿潴留是预防尿路感染的主要措施。

6. 深静脉血栓形成　常发生于长期卧床的老年人、肥胖及应用高渗性液体的病人。其多见于下肢。

（1）**原因**：①术后腹胀、长时间制动、卧床等致下腔静脉及髂静脉回流受阻、血流缓慢。②手术、外伤或反复穿刺置管及输注高渗性液体、刺激性药物等致血管壁和血管内膜损伤。③手术使组织破坏、癌细胞分解及体液大量丢失致血液凝集性增加等。

（2）**表现**：病人主诉小腿轻度疼痛和压痛或腹股沟区疼痛和压痛，体检示患肢凹陷性水肿，腓肠肌挤压试验或足背屈曲试验阳性。

（3）**护理**：①严禁经患肢静脉输液，严禁局部按摩，以防止血栓脱落。②抬高患肢、制动，局部 50% 硫酸镁湿热敷，配合理疗和全身性抗生素治疗。③遵医嘱输入低分子右旋糖酐和复方丹参溶液，以降低血液黏滞度，改善微循环。④血栓形成 3 日内，遵医嘱使用溶栓剂（首选尿激酶）及抗凝剂（肝素、华法林等）进行治疗。

（4）**预防**：①鼓励病人术后早期下床活动，卧床期间进行肢体主动和被动运动，如腿部自主伸、屈活动，或被动按摩腿部肌肉、屈腿和伸腿等，4 次 /d，10min/ 次，以促进静脉血回流，防止血栓形成。②高危病人，下肢用弹性绷带或穿弹性袜，以促进血液回流。③坐时双腿自然下垂，避免久坐，卧床时膝下垫小枕，以免影响血液循环。④血液高凝状态者，可口服小剂量阿司匹林、复方丹参片或用小剂量肝素。其也可用低分子右旋糖酐静脉滴注，以抑制血小板凝集。

（九）心理护理

对于手术后仍有心理障碍的病人，应指导病人正确处理术后疼痛，帮助病人克服消极情绪、做好出院的心理准备等。

（十）健康指导

1. 休息与活动　保证充足的睡眠，活动量从小到大，一般出院后 2~4 周可从事一般性工作和活动。

2. 康复锻炼　告知病人康复锻炼的知识，指导术后康复锻炼的具体方法。

3. 饮食与营养　恢复期病人合理摄入均衡饮食，避免辛辣刺激食物。

4. 服药和治疗　术后继续药物治疗常是手术治疗的延续过程，病人应遵医嘱按时、按量服用。

5. 切口护理　①闭合性切口：拆线后用无菌纱布覆盖 1~2 日。②开放性切口：遵医嘱定期到医院复查，更换敷料。

6. 就诊和随访　告知病人恢复期可能出现的症状，有异常立即返院检查，一般手术后 1~3 个月门诊随访 1 次，以评估和了解康复过程及切口愈合情况。

【护理评价】

通过治疗和护理，病人：①疼痛缓解。②呼吸功能改善，血氧饱和度维持在正常范围。③体液维持平衡，生命体征平稳。④不舒适感减轻或消失。⑤活动耐力增加。⑥并发症得以预防或被及时发现和处理。

（夏春红）

1. 杨先生，24岁，因转移性右下腹痛3小时伴发热入院，无尿频、尿急、尿痛。体格检查：脉搏78次/min，血压130/80mmHg，体温38.5℃，右下腹局限压痛，反跳痛，肌紧张，肝肾区无叩痛，拟诊为急性阑尾炎穿孔并发腹膜炎，拟在蛛网膜下腔阻滞麻醉下行急诊手术。

请问：

（1）急诊手术前护士应该为病人做哪些护理准备工作？

（2）病人回到病房后，护士应该为病人安置何种体位？采取哪些护理措施？

2. 刘女士，42岁，体质较弱。因患急性胆囊炎行胆囊切除术后5日，体温38.5℃，血压正常，呼吸20次/min，诉切口疼痛，无腹膜刺激征，换药时发现伤口有脓液溢出。

请问：

（1）该病人应采取哪些护理措施？

（2）请分析该病人出现此情况的原因有哪些？为了预防此类情况的发生，在以后的工作中应采取哪些措施？

练习题

第七章 | 外科感染病人的护理

学习目标

1. 掌握：外科感染的特点、分类、护理措施；常见软组织化脓性感染、手部急性化脓性感染、全身性感染、破伤风、气性坏疽的临床表现、护理措施。

2. 熟悉：常见软组织化脓性感染、手部急性化脓性感染、全身性感染、破伤风、气性坏疽的处理原则。

3. 了解：常见软组织化脓性感染、手部急性化脓性感染、全身性感染、破伤风、气性坏疽的病因和病理生理。

4. 学会：运用护理程序对常见软组织化脓性感染、手部急性化脓性感染、全身性感染、破伤风及气性坏疽病人实施整体护理。

5. 具有关心、尊重外科感染病人的态度和行为。

第一节 概　述

外科感染（surgical infection）是指需要外科治疗的感染，常发生在创伤、手术、器械检查或留置导管之后。外科感染具有以下特点：①常为多种细菌引起的混合感染。②大部分感染病人有明显而突出的局部症状和体征，严重时可有全身表现。③大多不能自愈或单靠抗菌药治愈，常需清创、切开、引流等外科处理。

【病因及发病机制】

外科感染的发展主要取决于三个因素：病原微生物、机体的防御功能和环境。

（一）病原微生物的入侵及其致病性

1. 病菌黏附因子　病菌产生的黏附因子有利于其附着于组织细胞并入侵。有些病菌有荚膜或微荚膜，能抗拒吞噬细胞的吞噬或杀菌作用。

2. 病菌毒素　致病菌释放的胞外酶、外毒素、内毒素等可侵蚀组织和细胞，使感染容易扩散，导致机体发热、白细胞增多或减少、休克等全身反应。

3. 病菌数量　在健康个体，创口污染的病菌数如超过 $10^5/g$ 组织，常引起感染，低于此数量则较少发生感染。

（二）机体的防御功能减弱

1. 局部屏障受损　①皮肤黏膜的缺损：如开放性创伤、烧伤、胃肠穿孔、手术、组织穿刺等使屏障破坏，病菌易于入侵。②导管处理不当：如静脉导管、脑室引流管等。③管腔阻塞：使内容物淤积，细菌繁殖侵袭组织，如乳腺导管阻塞和乳汁淤积后发生的急性乳腺炎、尿路梗阻等。④局部组织缺血或血流障碍：降低了组织防御和修复的能力，如血栓闭塞性脉管炎、下肢静脉曲张等，均可继发感染。⑤异物及坏死组织：如内固定器材、假体植入等。

2. 全身抗感染能力降低　涉及的因素包括：①严重创伤或休克。②糖尿病、尿毒症、肝功能障碍等慢性疾病。③长期使用肾上腺皮质激素、抗肿瘤的化学药物和放射治疗等。④严重营养不良、低蛋白血症、白血病或白细胞过少等。⑤先天性或获得性免疫缺陷，如艾滋病。⑥高龄老人与婴幼儿抵抗力差的易感人群。

（三）环境及其他因素的影响

炎热的气候、潮湿的环境，狭小空间里污浊的空气，都能促进化脓性感染的发生。医院的烧伤病房和重症医学科是感染的高发区。医务人员的"带菌手"是接触传播的重要因素。

【病理生理】

（一）感染后的炎症反应

致病菌侵入组织并繁殖，产生多种酶与毒素，可以激活凝血、补体、激肽系统以及血小板和巨噬细胞等，导致炎症介质的生成，引起血管扩张与通透性增加，白细胞和吞噬细胞进入感染部位发挥吞噬作用，单核巨噬细胞通过释放促炎症细胞因子协助炎症反应及吞噬过程。炎症反应的作用是使入侵微生物局限化并最终被清除，局部出现红、肿、热、痛等炎症的特征性表现。部分炎症介质、细胞因子和病菌毒素等还可进入血液循环，引起全身反应。

（二）感染的转归

病程演变受致病菌、人体抵抗力及治疗措施等诸多因素影响。

1. 炎症消退、局限　当人体抵抗力占优势、治疗及时、有效，炎症可被局限、吸收。若局部形成小脓肿，可自行吸收，较大的脓肿可破溃或经手术切开排脓后，转为修复过程，感染部位逐渐长出肉芽组织、形成瘢痕而痊愈。

2. 炎症扩散　当致病菌毒性大、数量多和/或宿主抵抗力低下时，感染迅速扩散，导致全身性感染，严重者可危及生命。

3. 转为慢性感染　当人体抵抗力与致病菌毒性处于相持状态，感染病灶可被局限，但其内仍有致病菌，组织炎症持续存在，局部由于中性粒细胞浸润减少、成纤维细胞增加而被瘢痕组织包围形成慢性感染。一旦人体抵抗力下降，致病菌可再次繁殖，慢性感染又重新变为急性过程。

【分类】

（一）按致病菌种类和病变性质分类

1. 非特异性感染（nonspecific infection）　又称化脓性感染或一般性感染，占外科感染的大多数。其特点：①一种致病菌可以引起不同的化脓性感染。②不同的致病菌也可引起同一种感染。③各种疾病具有共同的病理变化、临床表现和防治原则。常见疾病有痈、丹毒、急性淋巴结炎、急性乳腺炎、急性阑尾炎、急性腹膜炎等，手术后感染多属此类。常见致病菌有金黄色葡萄球菌、大肠埃希菌、乙型溶血性链球菌、拟杆菌和铜绿假单胞菌等。

2. 特异性感染（specific infection）　是指由一些特殊的病菌、真菌等引起的感染。其特点：①一种致病菌只能引起特定的感染。②感染的病程演变和防治措施各有特点。可引起特异性感染的致病菌包括结核分枝杆菌、破伤风梭菌、产气荚膜杆菌、炭疽杆菌、白念珠菌、新型隐球菌等。

（二）按病变进程分类

1. 急性感染　病变以急性炎症为主，病程多在3周以内。

2. 慢性感染　病程持续超过2个月的感染。

3. 亚急性感染　病程介于急性与慢性感染之间。

（三）按病原微生物的来源分类

1. 外源性感染　病原菌来自体表或外环境侵入人体。

2. 内源性感染　病原菌来自体内（如肠道、胆道、阑尾等）。

（四）按感染发生的条件分类

按感染发生的条件可分为机会性感染、二重感染和医院内感染等。

【护理评估】

（一）健康史

了解病人有无皮肤损伤，有无足癣、口腔溃疡、鼻窦炎、糖尿病等相关疾病，以及就诊前的处理情况。

（二）身体状况

1. 局部表现 急性感染一般有红、肿、热、痛和功能障碍的典型表现。体表与浅处的化脓性感染均有局部疼痛和触痛，皮肤肿胀、色红、温度增高，还可发现肿块或硬结；慢性感染也有局部肿胀或硬结，但疼痛大多不明显；当脓肿形成时，触诊可有波动感，如病变的位置深，则局部症状不明显。

2. 全身表现 因感染轻重等因素而表现不一。轻者可无全身表现；较重感染者可出现发热、呼吸、脉搏加快，头痛乏力、全身不适、食欲减退等症状；严重感染者可出现代谢紊乱、营养不良、贫血，甚至并发感染性休克等。

3. 器官与系统功能障碍 当感染直接侵及某一器官时，该器官功能可发生异常或障碍。当严重感染导致脓毒症时，有大量毒素、炎症介质、细胞因子等进入血液循环，引起肺、肝、肾、脑、心等器官的功能障碍。

4. 特异性表现 特异性感染的病人可因致病菌不同而出现各自特殊的症状和体征。如破伤风病人可表现为肌肉强直性痉挛；气性坏疽和其他产气菌引起的感染可出现皮下捻发音；皮肤炭疽有发痒性黑色脓疱。

（三）辅助检查

1. 实验室检查

（1）**血常规检查**：白细胞计数、中性粒细胞比例增加，当血白细胞计数大于 $12 \times 10^9/L$ 或小于 $4 \times 10^9/L$ 或出现未成熟的白细胞时，警惕病情加重。

（2）**生化检查**：营养状态欠佳者需检查血清蛋白、肝功能等；疑有泌尿系感染者需检查尿常规、血肌酐、尿素氮等；疑有免疫功能缺陷者需检查细胞和体液免疫系统，如淋巴细胞分类、NK 细胞和免疫球蛋白等。

（3）**细菌培养**：表浅的感染灶可取脓液或病灶渗出液行细菌培养以明确致病菌。较深的感染灶，可经穿刺取得脓液。当全身性感染时，可取血、尿或痰行细菌培养和药物敏感试验，必要时重复培养。

2. 影像学检查

（1）**B 超**：用于探测肝、胆、胰、肾、阑尾、乳腺等的病变及胸腔、腹腔、关节腔内有无积液。

（2）**X 线**：适用于检测胸、腹部或骨关节病变，如肺部感染、胸水、腹水或积脓等。

（3）**CT 和 MRI**：有助于诊断实质性脏器的病变，如肝脓肿等。

（四）心理－社会状况

局部肿痛、发热等症状可影响病人的工作和生活，应评估病人有无恐惧、焦虑等心理反应，以及病人及家属对外科感染有无防治知识及了解程度。

（五）处理原则

局部治疗与全身性治疗并重。消除感染因素和毒性物质（如脓液、坏死组织），积极控制感染，促进和提高人体抗感染和组织修复能力。

1. 局部处理

（1）**保护感染部位**：避免受压，适当限制活动或加以固定，以免感染范围扩大。

（2）**局部用药**：浅表的急性感染在未形成脓肿阶段可选用鱼石脂软膏、金黄膏等外敷或 50% 硫酸镁溶液湿敷，以改善局部血液循环、促进感染消退和局限；已感染伤口、创面，则需换药处理。

（3）**物理治疗**：炎症早期可以局部热敷或采用超短波、红外线照射等物理疗法，以改善血液循环、促进炎症消退或局限。

（4）**手术治疗**：脓肿形成后应及时切开引流，使脓液排出。部分感染尚未形成脓肿，但局部炎症严重、全身中毒症状明显者，也应做局部切开减压，引流渗出物以减轻局部和全身症状，避免感染扩散。深部脓肿可在超声引导下穿刺引流。当脏器感染或已发展为全身性感染时，积极处理感染病灶或切除感染器官。

2. 全身治疗

（1）**支持治疗**：充分休息与睡眠；加强营养支持；补充水分和电解质，以维持体液平衡和营养状况；明显摄入不足者，可提供肠内或肠外营养支持；严重贫血、低蛋白血症或白细胞减少者，予以适当成分输血。

（2）**抗菌药治疗**：小范围或较轻的局部感染，可不用或仅口服抗菌药；较重或有扩散趋势的感染，需全身用药。早期可根据临床表现，常规用药；获得细菌学检查及药物敏感试验结果后，选用敏感的抗菌药。

（3）**对症治疗**：全身中毒症状严重者，可考虑短期使用糖皮质激素，以减轻中毒症状；当体温过高时，可用物理降温或药物降温；当体温过低时，注意保暖；疼痛剧烈者，适当应用止痛剂；合并糖尿病者，给予降糖药物控制血糖。

> **知识链接**
>
> ### 围手术期预防用药
>
> 感染是术后常见的并发症，预防性使用抗菌药有助于减少外科手术部位的感染。在下列情况下，需要预防性应用抗菌药：涉及感染病灶或切口接近感染区域的手术；胃肠道手术；操作时间长、创伤大的手术；开放性创伤，创面已污染或有广泛软组织损伤，创伤至实施清创术的间隔时间较长，或清创所需时间较长，以及难以彻底清创者；癌肿手术；涉及大血管的手术；异物植入手术；器官移植术。

【常见护理诊断/问题】

1. 疼痛 与炎症刺激有关。

2. 体温过高 与感染有关。

【护理措施】

（一）疼痛的护理

1. 保护感染部位 局部制动，避免受压，肢体感染者，抬高患肢。

2. 药物镇痛 疼痛严重者，遵医嘱给予镇痛剂。

（二）控制感染

1. 创面护理 早期局部热敷、超短波或红外线照射；对切开引流者，每日更换敷料，保持创口清洁。对厌氧菌感染者，予以3%过氧化氢溶液冲洗创面和湿敷。

2. 合理应用抗菌药 遵医嘱合理应用抗菌药，协助行细菌培养及药物敏感试验，注意观察药物的不良反应。

（三）高热的护理

当体温超过38.5℃时应采取物理或药物降温，鼓励病人多饮水，必要时可静脉输液，补充机体所需的液体量和热量，纠正水、电解质和酸碱失衡，并监测24小时出入量。

（四）心理护理

向病人及家属耐心解释外科感染的治疗方法、护理措施，争取病人及家属积极配合治疗；理解、关心、体贴病人，消除病人的焦虑与恐惧。

（五）健康指导

1. 预防　注意个人卫生，保持皮肤清洁，暑天或炎热环境中生活、工作，要勤洗澡，及时更换衣服，婴幼儿、糖尿病病人尤应注意。

2. 疾病知识　向病人及家属讲解外科感染的病因、临床特点、治疗方法及护理措施，减轻病人的恐惧与焦虑；有感染病灶存在时应及时就医，防止感染进一步发展。

第二节　浅部软组织化脓性感染病人的护理

导入情境

情境描述：

韦女士，20岁。因寒战、发热、头痛、呕吐1小时入院。病人自述1日前曾挤压上唇部一红肿的结节。查体：体温39.2℃，脉搏110次/min，呼吸25次/min，血压100/80mmHg。上唇肿胀明显。血常规检查：白细胞计数$18.0×10^9$/L，中性粒细胞85%。

工作任务：

1. 请判断韦女士出现的并发症并报告医生。
2. 请对韦女士进行健康指导。

浅部软组织化脓性感染是指发生于皮肤、皮下组织、淋巴管、淋巴结、肌间隙及周围疏松结缔组织处，由化脓性致病菌引起的各种感染。常见的有疖（furuncle）、痈（carbuncle）、急性蜂窝织炎（acute cellulitis）、丹毒（erysipelas）、急性淋巴管炎（acute lymphangitis）、脓肿（abscess）。

【病因】

1. 致病菌　疖和痈的致病菌以金黄色葡萄球菌为主；急性蜂窝织炎、丹毒、急性淋巴管炎及淋巴结炎的主要致病菌为溶血性链球菌、金黄色葡萄球菌等。

2. 人体抵抗力

(1) 局部因素：病人常先有皮肤损伤、足癣、口腔溃疡、鼻窦炎等皮肤或黏膜的某种病损。

(2) 全身因素：免疫力较低的小儿或糖尿病病人更容易发生浅部软组织化脓性感染。

3. 环境　与环境温度过高有关。

【护理评估】

（一）健康史

健康史参见本章第一节概述。

（二）身体状况

1. 疖　是单个毛囊及其周围组织的急性化脓性感染。多个疖同时或反复发生在身体各部位，称为疖病。疖好发于毛囊及皮脂腺丰富的头面、颈项和背部。初起时，局部皮肤出现红、肿、痛的小硬结，逐渐增大呈锥形隆起；数日后，结节中央组织化脓、坏死，红、肿、痛的范围扩大，触之稍有波动，中心可见黄白色脓栓。脓栓脱落、脓液排出后，炎症可消退愈合。

2. 痈　指邻近的多个毛囊及其周围组织的急性化脓性感染，也可由多个疖融合而成。发病以中、老年居多，大部分病人合并有糖尿病。其好发于颈部、背部等皮肤厚韧的部位。颈后痈俗称为"对口疗"，背部痈称为"搭背"。早期为小片皮肤肿硬、色暗红，界限不清，其中可有多个脓点，疼痛较轻；随着病情进展，皮肤硬、肿范围增大，脓点增大增多，中心处破溃流脓，破溃处呈"火山口"状，其内含坏死组织和脓液。病灶可向周围和深部组织浸润，伴区域淋巴结肿痛。病人多有寒战、发热、食欲减退和全身不适等症状。

鼻、上唇及其周围称为"危险三角区"，位于该部位的疖、痈称为面疖和唇痈，被挤压或处理不当，致病菌可经内眦静脉、眼静脉进入颅内，引起化脓性海绵状静脉窦炎，颜面部出现进行性肿胀，病人可有寒战、发热、头痛、意识障碍等症状，可危及生命。

3. 急性蜂窝织炎 指皮下、筋膜下、肌间隙或深部疏松结缔组织的急性弥漫性化脓性感染。表浅者局部皮肤和组织红肿、疼痛，边界不清，并向四周蔓延，可出现大小不等的水疱。局部皮肤发红，指压后稍褪色，红肿边缘界限不清。中央部位常出现缺血性坏死；深部组织的急性蜂窝织炎，皮肤红肿不明显，但有局部组织肿胀和深压痛，全身症状明显。

由于细菌种类与毒性、病人状况和感染部位的不同，可有如下几种特殊类型：

（1）**产气性皮下蜂窝织炎**：多发生在被肠道或泌尿道的内容物所污染的会阴部或下腹部伤口。病变主要局限于皮下结缔组织，不侵犯肌层，进展快，局部可触及皮下捻发音，蜂窝组织和筋膜出现坏死，且伴进行性皮肤坏死，脓液恶臭，全身症状严重。

（2）**颌下蜂窝织炎**：发生在颌下、颈部等处的蜂窝织炎，可致喉头水肿而压迫气管，引起呼吸困难甚至窒息。

（3）**新生儿皮下坏疽**：冬季发病率高，好发于容易受压的背部、臀部，与皮肤不洁、擦伤、受压、受潮和粪便浸渍有关。初起时皮肤发红，触之稍硬，随后中心部分变暗变软，皮肤与皮下组织分离，可有皮肤漂浮感或波动感。严重者皮肤坏死，呈灰褐色或黑色，可破溃流脓。患儿出现高热、拒乳、哭闹不安或昏睡等全身感染症状。

4. 急性淋巴管炎和淋巴结炎 急性淋巴管炎发生在皮下结缔组织层内，沿集合淋巴管蔓延，很少发生局部组织坏死或化脓。急性淋巴管炎分为网状淋巴管炎和管状淋巴管炎。

（1）**网状淋巴管炎**：丹毒即为皮肤及网状淋巴管的急性炎症。其特点是好发于下肢与面部。蔓延很快，很少有组织坏死或化脓，治愈后易复发。起病急，开始即有畏寒、发热、头痛、全身不适等。局部表现为片状皮肤红疹、微隆起、颜色鲜红、中间稍淡、边界较清楚。局部有烧灼样疼痛，有的可起水疱，附近淋巴结常肿大、有触痛。下肢丹毒反复发作导致淋巴水肿，在含高蛋白的淋巴液刺激下局部皮肤粗厚，肢体肿胀，甚至发展成象皮肿。

（2）**管状淋巴管炎**：多见于四肢，以下肢更常见，常因足癣而致。以皮下浅筋膜为界，可分浅、深两种。全身反应常因致病菌毒力和原发感染程度而有所差异。病人常有寒战、发热、头痛、乏力和食欲缺乏等全身症状。浅层急性淋巴管炎，在病灶表面出现一条或多条"红线"，中医学称"红丝疔"，触之硬而有压痛；深层急性淋巴管炎，无表面红线，但患肢肿胀，有压痛。

（3）**淋巴结炎**：急性淋巴结炎初期，局部淋巴结肿大、疼痛和触痛，与周围软组织分界清楚，表面皮肤正常。感染加重时形成肿块，往往为多个淋巴结融合所致，疼痛加剧、触痛加重，表面皮肤发红、发热，脓肿形成时有波动感，少数可破溃流脓。

5. 脓肿 是急性感染后，病灶局部组织发生坏死、液化而形成的脓液积聚，周围有一完整的脓腔壁将其包绕。浅部脓肿，局部隆起，有红、肿、热、痛的典型症状，与正常组织界限清楚，压之剧痛，可有波动感。深部脓肿，局部常无波动感，红肿也多不明显，在病变区可出现凹陷性水肿。在压痛或波动明显处，用粗针穿刺，抽出脓液，即可确诊。小而浅表的脓肿，多不引起全身反应；大而深的脓肿，由于局部炎症反应和毒素吸收，可有明显的全身症状。

（三）辅助检查

辅助检查参见本章第一节概述。

（四）心理-社会状况

心理-社会状况参见本章第一节概述。

（五）处理原则

主要是针对原发病灶的处理。应用抗菌药，休息和抬高患肢。形成脓肿及颌下急性蜂窝织炎，应及早切开引流。其余内容参见本章第一节概述。

【常见护理诊断/问题】

1. **疼痛**　与炎症刺激有关。

2. **体温过高**　与感染有关。

3. **潜在并发症**：颅内化脓性海绵状静脉窦炎、脓毒症、窒息。

【护理措施】

（一）颅内感染

避免对"危险三角区"的疖、痈进行挤压。观察病人有无寒战、高热、头晕、头痛、意识障碍等症状，尽早发现并控制颅内化脓性感染等严重并发症。

（二）窒息

特殊部位如口底、下颌、颈部的蜂窝织炎可影响病人呼吸。应严密观察病人有无呼吸费力、呼吸困难，甚至窒息等症状，以便及时发现和处理，警惕突发喉头水肿或痉挛，做好气管插管或气管切开等急救准备。

（三）脓毒症

监测病人生命体征的变化，注意病人有无突发寒战、高热、头痛、意识障碍等，警惕脓毒症的发生。发现异常及时报告医生并配合救治。

其余内容参见本章第一节概述。

（四）心理护理

心理护理参见本章第一节概述。

（五）健康指导

1. **疖与痈**　避免挤压"危险三角区"的疖与痈，以免感染扩散引起颅内化脓性海绵状静脉窦炎。

2. **丹毒**　丹毒病人要进行接触性隔离，接触病人后要洗手，防止传染；与丹毒相关的足癣、溃疡、鼻窦炎等应积极治疗以避免复发。

其余内容参见本章第一节概述。

第三节　手部急性化脓性感染病人的护理

导入情境

情境描述：

石先生，30 岁。以右手中指末节肿胀、疼痛 1 日就诊。病人 2 日前右手中指末节插进木刺，当时有少量出血。拔出后，未做任何处理，昨日局部肿胀加重，皮肤苍白，有搏动性跳痛，夜间疼痛难忍。

工作任务：

1. 请列出石先生的主要护理诊断。

2. 请对石先生进行护理。

临床上常见的手部急性化脓性感染有甲沟炎（paronychia）、化脓性指头炎（felon）、急性化脓性腱鞘炎（acute suppurative tenosynovitis）、滑囊炎（bursitis）和掌深间隙感染（palm deep space infection）等。

手部的解剖特点决定了手部感染的特殊性：

1. **手掌皮肤厚且角化明显** 掌面皮下感染化脓后不易向掌面穿破，而易向手背蔓延形成"哑铃状脓肿"。

2. **组织结构致密** 手的掌面真皮层内有致密的垂直纤维束，将皮下组织分隔成多个相对封闭的腔隙，发生感染时不易向周围扩散，而向深部蔓延，引起骨髓炎、腱鞘炎、滑囊炎及掌深间隙感染等。

3. **手指的感觉神经末梢丰富** 感染后局部组织内张力较高，神经末梢受压，疼痛剧烈。

4. **手部腱鞘与滑液囊相通** 手指的5条屈指肌腱分别被同名的腱鞘所包绕。因为拇指与小指的腱鞘分别与桡侧、尺侧滑液囊相通，故拇指和小指的腱鞘炎可蔓延至两滑液囊。桡侧、尺侧滑液囊在腕部经一孔隙相通，感染可互相扩散。其他3指的腱鞘不与滑液囊相通，感染常局限在各自的腱鞘内。

5. **手部腱鞘与掌深间隙相通** 手掌深部间隙的外侧和内侧为大、小鱼际肌。掌腱膜与第3掌骨相连的纤维结构将该间隙分隔为尺侧的掌中间隙和桡侧的鱼际间隙；示指腱鞘炎可蔓延至鱼际间隙；中指和环指腱鞘炎可蔓延至掌中间隙（图7-1）。

6. **手部腱鞘与前臂肌间隙相互通** 掌面感染后可蔓延到前臂。

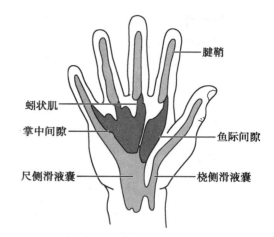

图 7-1 手屈指肌腱鞘、滑液囊和手掌深部间隙的解剖位置示意图

【病因和病理生理】

主要致病菌为金黄色葡萄球菌。甲沟炎多因轻微创伤引起，如刺伤或逆剥倒刺等。指头炎可发生于手指末节皮肤刺伤后，也可由甲沟炎扩展、蔓延所致。急性化脓性腱鞘炎多因深部刺伤感染后引起，亦可由附近组织感染蔓延而发生。

【护理评估】

（一）健康史

了解病人有无受伤史，如刺伤、擦伤、小的切割伤、剪指甲过深、逆剥倒刺等，伤后的病情变化和就诊前的处理情况。

（二）身体状况

1. **甲沟炎** 是甲沟及其周围组织的化脓性感染。甲沟炎常先发生在一侧甲沟皮下，出现红、肿、热、痛。若病变发展，可蔓延至甲根或对侧，并可向甲下蔓延形成甲下脓肿。

2. **指头炎** 是手指末节掌面皮下组织的化脓性感染。早期患指有针刺样疼痛，轻度肿胀。因末节手指软组织分隔为密闭的腔隙，内压增高，疼痛剧烈；当指动脉受压时，出现搏动性跳痛，患指下垂时加重，夜间尤甚。其可有发热、全身不适等；后期因神经末梢受压，指头疼痛反而减轻；若不及时处理，可发生末节指骨坏死和骨髓炎。

3. **急性化脓性腱鞘炎** 是手指屈肌腱鞘的急性化脓性感染。患指除末节外，呈明显的均匀性肿胀；患指所有关节轻度弯曲，被动伸指时疼痛加剧；皮肤高度紧张；整个腱鞘均有压痛。如不及时切开减压，可发生肌腱坏死，患指功能丧失。

4. **急性化脓性滑囊炎**

（1）**桡侧滑囊炎**：多因拇指腱鞘炎引起，表现为拇指微屈、肿胀、不能外展和伸直；拇指和大鱼际区压痛明显。

（2）**尺侧滑囊炎**：多因小指腱鞘炎引起，表现为小指和环指呈半屈曲位，试行伸直可引起剧烈疼痛；小鱼际和小指处压痛。

5. 手掌深部间隙感染

（1）**掌中间隙感染**：多因中指和环指的腱鞘炎蔓延所致。掌心凹陷消失，局部隆起，皮肤紧张、发白，压痛明显；中指、环指、小指呈半屈状，被动伸指疼痛加剧。手背肿胀严重。

（2）**鱼际间隙感染**：多因为示指腱鞘感染后引起。掌心凹陷存在，鱼际和拇指蹼明显肿胀并有压痛；拇指外展略屈，不能对掌，示指半屈，活动受限。

（三）辅助检查

1. 实验室检查　参见本章第一节概述。

2. 影像学检查

（1）**超声**：可显示肿胀的腱鞘和积存的液体。

（2）**X线**：可明确有无指骨坏死和骨髓炎。

（四）心理-社会状况

由于手的重要功能及手部感染出现难以忍受的患指疼痛，病人常有焦虑、恐惧等表现；注意评估病人对疾病及拟采取的治疗方案和预后的认知程度。

（五）处理原则

1. 体位　早期应悬吊前臂、平置患手，以减轻疼痛。

2. 物理疗法　当指尖发生疼痛，肿胀并不明显时，可用热盐水多次浸泡，每次约20分钟；亦可外敷药物。

3. 切开减压　出现搏动性跳痛即应切开减压，不可待波动感出现后才手术，以免发生指骨缺血、坏死；甲下脓肿应给予拔甲。

【常见护理诊断/问题】

1. 疼痛　与炎症刺激、局部肿胀致神经纤维受压有关。

2. 体温过高　与感染有关。

3. 潜在并发症：指骨坏死。

【护理措施】

（一）缓解疼痛

患处制动，抬高患肢，以缓解疼痛；指头炎疼痛严重者，给予止痛药。

（二）观察病情

密切观察患手的局部肿胀、疼痛和肤色。警惕腱鞘组织坏死或感染扩散的发生。当化脓性指头炎时，应密切观察有无指骨坏死或骨髓炎等并发症。

（三）控制感染

遵医嘱给予理疗、局部外用药物、全身应用抗菌药等。拔甲或切开引流后，应观察伤口渗出情况和引流液体的量、性状，及时更换敷料，保持敷料清洁干燥。

（四）心理护理

由于手部感染可出现难以忍受的患指疼痛，向病人及家属耐心解释疼痛的原因及缓解疼痛的方法；理解、关心、体贴病人，缓解病人的焦虑与恐惧。

（五）健康指导

1. 宣传教育　剪指甲不宜过短，如手指有微小创口，应涂3%碘酊，并用无菌纱布包扎。

2. 康复指导　当炎症开始消退时，指导病人活动患处附近的关节，以尽早恢复手部功能。亦可同时理疗，以免手部固定过久而影响关节功能。

第四节　全身性感染病人的护理

全身性感染是指致病菌侵入人体血液循环，并在体内生长繁殖或产生毒素而引起的严重的全身性感染或中毒症状，通常指脓毒症（sepsis）和菌血症（bacteremia）。脓毒症是指因感染引起的全身性炎症反应，如体温、循环、呼吸等明显改变的外科感染的统称。菌血症是指细菌侵入血液循环，血细菌培养阳性。

【病因及发病机制】

全身性感染的主要原因是致病菌数量多、毒力强、机体的抗感染能力低下。常见致病菌包括革兰氏染色阴性杆菌、革兰氏染色阳性球菌、无芽孢厌氧菌和真菌。

引发脓毒症的危险因素有：①人体抵抗力低下，如营养不良、代谢疾病、恶性肿瘤、艾滋病以及婴幼儿、老年人、长期使用糖皮质激素、免疫抑制剂、抗肿瘤药等。②局部病灶处理不当，如脓肿未及时引流，清创不彻底、伤口存有异物、无效腔、引流不畅等。③体腔内留置异物，如长期留置静脉导管等。④因使用广谱抗菌药，改变了原有共生菌状态，非致病菌或条件致病菌得以大量繁殖，转为致病菌引发感染。

知识链接

外科病人的真菌感染

真菌通常存在于正常人的口腔、呼吸道、肠道及阴道，是典型的条件致病菌。致病的因素或条件可以归纳为以下几点：①抗菌药持续、大量应用导致菌群失调。②基础疾病重，加上免疫抑制药、激素的应用。③长期留置静脉导管，特别是应用静脉营养者。危重的外科病人常具备上述几种条件，如不加警惕、感染的发生率高、病死率也高。

【护理评估】

（一）健康史

了解病人是否有严重创伤、局部感染，发生的时间、治疗情况等；病人有无静脉内留置导管、留置的时间等；病人有无免疫缺陷、营养不良、糖尿病等全身性疾病；有无长期应用广谱抗菌药、免疫抑制剂、糖皮质激素或抗肿瘤药等。

（二）身体状况

突发寒战、高热，可达 40~41℃，或体温不升；头痛、头晕、恶心、呕吐、腹胀、面色苍白或暗红、出冷汗、神志淡漠或烦躁、谵妄，甚至昏迷；心率加快、脉搏细速、呼吸急促甚至困难；肝脾大，可出现黄疸或皮下出血、瘀斑等。

（三）辅助检查

辅助检查参见本章第一节概述。

（四）心理-社会状况

多数全身性感染的病人起病急、病情重、发展快，病人和家属常有焦虑、恐惧等表现。应评估病人和家属的心理状态，以及对疾病、拟采取治疗方案和预后的认知程度。

（五）处理原则

在原发感染灶的基础上，出现典型脓毒症的临床表现和实验室检查结果，可明确诊断。治疗原则：处理原发感染灶、控制感染和全身支持疗法。

1. 局部处理　寻找和处理原发感染灶，包括清除坏死组织和异物、消灭无效腔、充分引流脓肿等；尽早消除与感染相关的因素。原发感染灶不甚明确者，应全面检查，尤其注意一些潜在的感染源和感染途径。若疑有静脉导管感染，应尽快拔除导管并做细菌或真菌培养。

2. 控制感染 在未获得培养结果前，根据原发感染灶的性质，及早、联合应用足够剂量的抗菌药；再根据细菌培养及药物敏感试验结果，调整有效抗菌药；对于真菌性脓毒症，应尽量停用广谱抗菌药，改用抗真菌药物。

3. 全身支持疗法 补充血容量、纠正低蛋白血症；控制高热，纠正电解质紊乱和维持酸碱平衡等。

【常见护理诊断/问题】

1. 体温过高 与全身性感染有关。

2. 营养失调：低于机体需要量 与机体分解代谢升高有关。

3. 焦虑 与突发寒战、高热、头痛及脉搏、呼吸等的改变有关。

4. 潜在并发症：感染性休克，水、电解质紊乱。

【护理措施】

（一）控制感染，维持正常体温

1. 病情观察 严密观察病人的面色和神志，监测生命体征等，及时发现病情变化；在病人寒战、高热发作时采集标本，行细菌或真菌培养，以确定致病菌。

2. 治疗配合 遵医嘱及时补充液体、应用抗菌药，以维持正常血压、心排血量及控制感染。

3. 对症护理 高热病人，给予物理或药物降温，纠正水、电解质失衡。

（二）营养支持

鼓励病人进食高蛋白、高热量、富含维生素、易消化饮食，对无法进食的病人可通过肠内或肠外途径提供足够的营养。

（三）心理护理

关心、体贴病人，减轻病人焦虑及恐惧，给予病人及家属心理安慰和支持。

（四）健康指导

注意个人日常卫生，保持皮肤清洁；加强饮食卫生，避免肠源性感染；发现身体局部感染灶应及早就诊，以免延误治疗。

第五节　特异性感染病人的护理

导入情境

情境描述：

李先生，32岁。因头晕、头痛、咀嚼无力3日，张口困难1日就诊。病人10日前手部被一枚铁钉刺破，给予毛巾按压止血后，未再进行其他处理。查体：神志清、牙关紧闭、苦笑面容、颈项强直、全身肌群阵发性痉挛。医生初步诊断为"破伤风"。

工作任务：

1. 请为李先生安置病房。

2. 请为李先生实施护理并观察疗效。

一、破伤风病人的护理

破伤风（tetanus）是指破伤风梭菌经皮肤或黏膜伤口侵入人体，在缺氧环境下生长繁殖、产生毒素而引起的一种特异性感染。它常继发于各种创伤后，亦可发生于不洁条件下分娩的产妇和新生儿。

【病因及发病机制】

1. 破伤风梭菌　为革兰氏染色阳性厌氧芽孢梭菌,平时存在于人畜的肠道,随粪便排出体外,广泛分布于自然界,尤以土壤中为常见。

2. 伤口　破伤风梭菌污染伤口后并不一定发病,缺氧环境是发病的主要因素。窄而深的伤口更易形成一个适合该菌生长繁殖的缺氧环境,如被细小的木刺或锈钉刺伤等,均可能引起破伤风。也有因新生儿脐带处理不当,孕、产妇不洁的人工流产或分娩导致破伤风。如同时存在其他需氧菌感染,后者消耗伤口内残留的氧气,使本病更易发生。

3. 机体抵抗力　当机体抵抗力弱时,更有利于破伤风的发生。

【病理生理】

在缺氧环境中,破伤风梭菌的芽孢发育为增殖体,迅速繁殖并产生大量外毒素,即痉挛毒素和溶血毒素,是导致破伤风病理生理改变的原因。

1. 痉挛毒素　经血液循环和淋巴系统至脊髓、脑干等处,与联络神经细胞的突触相结合,抑制突触释放抑制性传递介质。运动神经元因失去中枢抑制而兴奋性增强,导致随意肌紧张与痉挛;还可阻断脊髓对交感神经的抑制,致使交感神经过度兴奋,引起血压升高、心率增快、体温升高、出汗等。

2. 溶血毒素　可引起局部组织坏死和心肌损害。

【护理评估】

(一)健康史

了解病人有无火器伤、开放性骨折、深部软组织开放性损伤、烧伤、生锈铁钉刺伤等外伤史。

(二)身体状况

1. 潜伏期　平均为7~8日,但也可短至24小时或长达数月、数年。偶见病人在摘除体内留存多年的异物后出现破伤风症状。潜伏期越短者,预后越差。新生儿破伤风一般在断脐后7日发生,故常称"七日风"。

2. 前驱期　全身乏力、头晕、头痛、失眠、多汗、烦躁不安、打呵欠、咀嚼无力、局部肌肉发紧、扯痛,并感到舌和颈部发硬及反射亢进等。前驱症状一般持续1~2日。

3. 发作期

(1)**阵发性痉挛**:典型症状是在肌肉紧张性收缩的基础上,呈现阵发性强烈痉挛。通常最先受影响的肌群是咀嚼肌,随后顺序为面部表情肌、颈部肌、背部肌、腹部肌、四肢肌,最后为膈肌。开始时病人自觉咀嚼不便,甚至张口困难(牙关紧闭)。面部表情肌痉挛,表现蹙眉、口角下缩,形成"苦笑面容"。颈部肌收缩,出现颈项强直、头后仰;当背部肌、腹部肌同时收缩,因背部肌群较为有力,出现腰部向前凸,头、足后屈,形成"角弓反张"。四肢肌收缩,肢体可出现屈膝、弯肘、半握拳等痉挛姿态;膈肌受影响后,病人出现面唇青紫、呼吸困难,甚至呼吸暂停;膀胱括约肌痉挛时可引起尿潴留。在肌肉紧张性收缩的基础上,任何轻微的刺激,如光、声、接触、饮水等均可诱发全身性的阵发性痉挛。发作时病人神志清楚,表情痛苦,每次发作时间由数秒至数分钟不等。新生儿破伤风,因其肌肉纤弱而症状不典型,常表现出为不能啼哭和吸吮乳汁、活动少、呼吸弱甚至呼吸困难。

(2)**伴随症状**:发作时病人呼吸急促、面色发绀、口吐白沫、手足抽搐、头频频后仰、全身大汗。

(3)**并发症**:呼吸道分泌物淤积、误吸可导致肺炎、肺不张。强烈的肌肉痉挛可引起骨折、关节脱位、舌咬伤等。缺氧中毒时间过长,可引起心力衰竭,甚至心搏骤停。病人死亡原因多为窒息、心力衰竭或肺部并发症。

病程一般为3~4周。如积极治疗,不发生特殊并发症者,发作的程度自第2周起逐渐减轻。但某些肌群的肌紧张与反射亢进可持续一段时间。恢复期间还可出现一些精神症状,如幻觉及言语、行动错乱等,但多能自行恢复。

（三）辅助检查

伤口渗液涂片检查可见大量革兰氏染色阳性的破伤风梭菌。

（四）心理-社会状况

破伤风病人因痉挛的反复发作和隔离治疗,常会产生焦虑、紧张、恐惧和孤独的感觉,应了解病人紧张、焦虑和恐惧的程度;了解病人及家属对本病的认识程度和心理承受能力,病人对医院环境的适应情况。

（五）处理原则

凡有外伤史,不论伤口大小、深浅,如伤后出现张口困难、颈部发硬、反射亢进等,均应考虑此病。

治疗原则包括清除毒素来源、中和游离毒素、控制和解除痉挛、防治并发症等。

1. 清除毒素来源　在良好麻醉、控制痉挛的基础上,进行彻底的清创术。清除坏死组织和异物后,敞开伤口,充分引流,局部可用3%过氧化氢溶液冲洗。

2. 中和游离毒素　破伤风抗毒素(TAT)与破伤风免疫球蛋白(TIG)可中和血中的游离毒素,而不中和已与神经组织结合的毒素,故应早期使用。TAT一般用量为10 000~60 000U加入5%葡萄糖溶液500~1 000ml中,静脉缓慢滴注,不需连续应用。TIG用法为3 000~6 000U肌内注射,一般只用一次。

3. 控制和解除痉挛　是治疗的重要环节。根据病情可交替使用镇静及解痉药物,以减少病人的痉挛和痛苦。病情轻者可使用地西泮10mg肌内注射或静脉注射,2~3次/d;苯巴比妥钠0.1~0.2g,肌内注射;也可用10%水合氯醛口服10~15ml,保留灌肠量每次20~40ml。病情较重,可用冬眠1号合剂,但低血容量时忌用。抽搐严重者,可静脉注射硫喷妥钠,使用时需警惕喉痉挛,维持呼吸道通畅。

4. 防治并发症　主要并发症在呼吸道,如窒息、肺不张、肺部感染。对抽搐频繁,药物不易控制的严重病人,应尽早进行气管切开,以改善通气,清除呼吸道分泌物,必要时行人工辅助呼吸。选用合适的抗菌药,预防其他继发感染,如肺炎。补充水和电解质以纠正因消耗、出汗及不能进食等导致水和电解质失衡。

【**常见护理诊断 / 问题**】

1. 有窒息的危险　与持续性喉痉挛及气道堵塞有关。

2. 舒适的改变:疼痛　与肌肉的强直性收缩或痉挛有关。

3. 有受伤危险　与强烈肌肉痉挛抽搐,造成肌肉撕裂或骨折有关。

4. 营养失调:低于机体需要量　与咀嚼障碍致营养摄入减少、能量消耗增加有关。

5. 有传播感染的危险　与消毒隔离制度执行不严有关。

6. 潜在并发症:肺不张、肺部感染、尿潴留、心力衰竭等。

【**护理目标**】

1.病人呼吸道通畅。

2.病人疼痛缓解。

3.病人未发生舌咬伤、坠床、骨折等伤害。

4.病人营养的摄入量与机体代谢需要量基本恢复平衡。

5.病人未发生交叉感染。

6.病人潜在并发症得以预防,或得到及时发现和处理。

【**护理措施**】

（一）保持呼吸道通畅

1. 配合医生急救　病室内备气管切开包及氧气吸入装置,急救药品和物品准备齐全。对抽搐频繁、持续时间长、药物不易控制的严重病人，应配合医生尽早行气管切开。气管切开病人应注意做好呼吸道管理，包括气道雾化、湿化、冲洗等护理。

2. 协助排痰 在痉挛发作控制后，协助病人翻身、叩背，以利排痰，必要时吸痰，防止痰液堵塞；当痰液黏稠时，给予雾化吸入。

3. 避免误吸 病人进食时避免呛咳、误吸；频繁抽搐者，禁止经口进食。

（二）病情观察

每4小时测量体温、脉搏、呼吸1次，根据需要测量血压。观察并记录痉挛、抽搐发作的次数，持续时间及有无伴随症状，发现异常及时报告医生，并协助处理。

（三）控制痉挛的护理

1. 用药护理 遵医嘱使用镇静、解痉药物；在每次发作后检查静脉通路，防止因抽搐使静脉通路堵塞、脱落而影响治疗。

2. 减少外界刺激 医护人员要做到走路轻、语声低、操作稳、避免光、声、寒冷及精神刺激；使用器具无噪声；护理治疗安排集中有序，可在使用镇静剂30分钟内进行；减少探视；尽量不要搬动病人。

（四）保护病人，防止受伤

使用带护栏的病床，必要时加用约束带，防止痉挛发作时病人坠床和自我伤害；应用合适的牙垫，以防舌咬伤；剧烈抽搐时勿强行按压肢体，关节部位放置软垫，以防肌腱断裂、骨折及关节脱位。

（五）加强营养

应争取在痉挛发作的间歇期，协助病人进高热量、高蛋白、高维生素饮食，进食应少量多次，以免引起呛咳、误吸。病情严重不能经口进食者，予以鼻饲，但时间不宜过长。必要时予以全胃肠外营养（TPN），以维持人体正常营养需要。

（六）防止交叉感染

1. 环境要求 将病人置于单人隔离病室，室内遮光、安静、温湿度适宜。

2. 严格隔离消毒 破伤风梭菌具有传染性，应严格执行消毒隔离制度；设专人护理，医护人员进入病房穿隔离衣，戴口罩、帽子、手套，身体有伤口者不能参与护理；病人用过的碗、筷、杯等用0.1%~0.2%过氧乙酸浸泡后，再煮沸消毒。病人排泄物应严格消毒后处理，伤口处更换的敷料必须焚烧。尽可能使用一次性物品，室内的物品未经处理不得带出隔离间。病室内空气、地面、用物等需定时消毒。

（七）并发症的护理

遵医嘱使用抗菌药，防止肺部感染等并发症发生。加强心电监护，注意防治心力衰竭。

（八）心理护理

安慰病人及家属，稳定情绪，减轻焦虑与恐惧。解释病情发展情况、主要的治疗和护理措施，鼓励病人及家属积极配合各项治疗和护理工作。

（九）健康指导

破伤风是可以预防的疾病。创伤后早期彻底清创，改善局部血循环是预防破伤风发生的关键；还可采取人工免疫，人工免疫包括主动和被动两种方法。

1. 主动免疫法 是健康时有效的预防方法。方法是皮下注射破伤风类毒素3次。每次均为0.5ml。首次皮下注射后，间隔4~6周再进行第二次皮下注射，再间隔6~12个月后皮下注射第三针。以后每5年强化注射1次（0.5ml）。免疫力在首次注射后10日内产生，30日后能达到有效保护的抗体浓度。一旦受伤，只需再注射0.5ml即可有效预防破伤风，不需注射破伤风抗毒素。在小儿中通常实施百日咳、白喉、破伤风三联疫苗的免疫注射。

2. 被动免疫法 ①注射破伤风抗毒素：对伤前未接受自动免疫的伤员，尽早皮下注射破伤风抗毒素 1 500~3 000U，因为破伤风的发病有一潜伏期，尽早注射有预防作用，但其作用短暂，有效期为 10 日左右，因此对深部创伤，潜在厌氧菌感染可能的病人，可在 1 周后追加一次。破伤风抗毒素易引起过敏反应，注射前必须进行过敏试验。如有过敏反应，应按脱敏法注射。②注射人体破伤风免疫球蛋白（TIG）：人体破伤风免疫球蛋白由人体血浆中免疫球蛋白提纯而成，效能大于 TAT 10 倍以上，无过敏反应，注射后被动免疫可持续 4~5 周，剂量为 250U，做深部肌内注射。

3. 加强劳动保护 防止木刺伤、锈钉刺伤及其他可能引起破伤风的损伤。要正确处理深部感染如化脓性中耳炎等；避免不洁接产，以防止新生儿破伤风及产妇产后破伤风等。

知识链接

儿童的破伤风主动免疫法

主动免疫是目前最可靠、最有效的预防方法。我国早已将百日咳菌液、白喉类毒素和破伤风类毒素混合为三联疫苗列入儿童计划免疫。初种年龄是 3 个月、4 个月、5 个月；复种年龄是 1.5~2 岁、6 周岁，用吸附白破二联类毒素，在上臂外侧皮下注射。百日咳菌苗、白喉类毒素、破伤风类毒素混合制剂接种后局部可出现红肿、疼痛或伴低热、疲倦等，偶见过敏性皮疹、血管性水肿。若全身反应严重，应及时到医院诊治。

【护理评价】

通过治疗和护理，病人：①呼吸道通畅，无呼吸困难。②疼痛缓解。③未发生舌咬伤、坠床或骨折等意外伤害。④营养的摄入与机体的需要量基本恢复平衡。⑤未发生交叉感染。⑥并发症得到预防，或得到及时发现和处理。

二、气性坏疽病人的护理

气性坏疽（gas gangrene）通常指由梭状芽孢杆菌所致的以肌坏死或肌炎为特征的急性特异性感染。因其发展急剧，预后差。

【病因和病理】

1. 梭状芽孢杆菌 为革兰氏染色阳性的厌氧芽孢杆菌，芽孢抵抗力非常强。引起本病的主要是产气夹膜杆菌、水肿杆菌、腐败杆菌和溶组织杆菌等，常为多种细菌的混合感染。致病因素主要与其产生的外毒素与酶有关。

（1）**组织内积气**：部分酶能通过脱氮、脱氨、发酵作用而产生大量不溶性气体，如硫化氢等，积聚在组织间。

（2）**水肿**：有些酶能溶解组织蛋白，引起组织细胞坏死、渗出而产生恶性水肿。组织内因气、液夹杂而急剧膨胀，局部张力迅速增高，皮肤表面变硬如"木板样"；筋膜下张力急剧增加，压迫微血管而加重组织的缺血、缺氧甚至失活，更有利于细菌生长繁殖，形成恶性循环。

（3）**溶血与组织损伤**：卵磷脂酶、透明质酸酶等产生溶血与组织损伤，使细菌易于穿透组织间隙，加速扩散。感染一旦发生，即可沿肌束或肌群向上下扩展。病变肌肉为砖红色，外观如熟肉，失去弹性。大量组织坏死和外毒素吸收，可引起严重的脓毒症。

2. 伤口 缺血、缺氧的伤口更有利于其生长繁殖，如扎止血带时间过长或石膏包扎过紧，开放性骨折伴有血管损伤，挤压伤伴有深部肌肉损伤，邻近肛周、会阴部位的严重创伤等。

3. 机体抵抗力 梭状芽孢杆菌广泛存在于泥土和人畜粪便中，故容易侵入伤口，但是否致病，还与机体的抵抗力有关。

【护理评估】

（一）健康史

了解病人有无开放性损伤史，受伤的时间、处理经过、伤口处有无大片组织坏死、深部肌肉损伤或开放性骨折伴有血管损伤等。

（二）身体状况

1. 潜伏期　发病一般在伤后1~4日，最短8~10小时，最长可达5~6日。

2. 发作期

（1）症状：①出现"胀裂样"剧痛，止痛剂不能奏效。②肿胀明显，肿胀与创伤所能引起的程度不成比例，并迅速向上下蔓延。③可发生溶血性贫血、黄疸、血红蛋白尿、高热、脉速、呼吸急促、出冷汗等中毒症状，全身情况可在12~24小时内全面迅速恶化。

（2）体征：伤口中有恶臭的浆液性或血性渗出物，可渗湿厚层敷料，当移除敷料时可见气泡从伤口中冒出。伤口内肌肉坏死，砖红色，失去弹性，切面可不出血；伤口周围皮肤表现为水肿、发亮，很快变为紫红、紫黑，并出现大小不等的水疱。皮下组织积气，可有捻发音。

（三）辅助检查

1. 实验室检查　由于溶血毒素的作用，红细胞计数和血红蛋白降低，白细胞计数增加。伤口渗液涂片检查可见大量革兰氏阳性梭状芽孢杆菌，同时可行渗出物细菌培养。

2. X线检查　显示伤口肌群间有气体。

（四）心理－社会状况

气性坏疽多在严重创伤的基础上发病，且病情严重、疼痛剧烈、发展迅速，且要面临广泛切开和组织切除或截肢等致残性治疗，病人和家属常有焦虑、恐惧等心理反应。应了解病人和家属对疾病的认识、对治疗和预后的知晓程度、家庭经济状况和对病人的支持能力等。

（五）处理原则

预防的关键是尽早彻底清创。治疗越早越好，可以挽救病人的生命，减少组织的坏死或截肢率。

1. 急症清创　术前静脉滴注大剂量青霉素、输血等。准备时间应尽量缩短。清创范围应达正常肌组织，切口敞开、不予缝合。如整个肢体已广泛感染，应及时进行截肢，以挽救生命。如感染已部分超过关节截肢平面，其上的筋膜腔应充分敞开，术后用氧化剂冲洗、湿敷，经常更换敷料，必要时还要再次清创。

2. 应用抗菌药　首选青霉素，常见产气荚膜梭菌对青霉素大多敏感，但剂量需大，每日1 000万~2 000万U。大环内酯类（如琥乙红霉素、麦迪霉素等）和硝基咪唑类（如甲硝唑、替硝唑）也有一定疗效。

3. 高压氧治疗　提高组织间的含氧量，造成不适合细菌生长繁殖的环境，可提高治愈率，减轻伤残率。

4. 全身支持疗法　包括输血，纠正水、电解质失衡，营养支持与对症处理等。

知识链接

高压氧治疗气性坏疽

高压氧治疗气性坏疽的原理是吸入相当于3个大气压的纯氧，使血液和组织内血氧含量较正常大15倍，起到抑制厌氧菌生长繁殖和产生毒素的作用。治疗方案是：第1日3次，第2、3日各2次，3日内共7次。每次2小时，间隔6~8小时；第1个24小时治疗3次，以后每12小时治疗1次，共3日。清创手术在第一次高压氧舱治疗后进行，将明显坏死的组织切除，但不做广泛清创，以后依据病情，重复清创。

【常见护理诊断/问题】

1.疼痛 与创伤、感染及局部肿胀有关。

2.组织完整性受损 与组织感染坏死有关。

3.体象紊乱 与失去部分组织和肢体而致形体改变有关。

4.有传播感染的危险 与消毒隔离制度执行不严有关。

【护理目标】

1.病人疼痛缓解。

2.病人未发生感染。

3.病人情绪稳定,能配合治疗及护理,敢于面对伤后的自我形象。

4.病人未发生交叉感染。

【护理措施】

(一)疼痛护理

疼痛剧烈者,遵医嘱给予麻醉镇痛剂或采用自控镇痛泵。对截肢后出现幻觉疼痛者,应给予耐心解释,解除其忧虑和恐惧。

(二)监测病情变化

1.观察伤口 对严重创伤病人,尤其伤口肿胀明显者,应严密监测伤口肿痛情况,特别是突然发作的伤口"胀裂样"剧痛;准确记录疼痛的性质、特点及与发作相关的情况。

2.监测生命体征 对高热、烦躁、昏迷病人应密切观察生命体征变化,警惕感染性休克的发生。如已发生感染性休克,按休克护理。

(三)控制感染,维持正常体温

动态观察和记录体温、脉搏等变化,高热者给予物理或药物降温;遵医嘱应用抗菌药。

(四)伤口护理

对开放或截肢后敞开的伤口,应用3%过氧化氢溶液冲洗、湿敷,及时更换伤口敷料。

(五)防止交叉感染

防止交叉感染参见"破伤风病人的护理"。

(六)心理护理

1.截肢前 对需要截肢的病人,向病人及家属解释手术的必要性和可能出现的并发症,使病人及家属能够接受截肢的现实。

2.截肢后 耐心倾听病人诉说,安慰并鼓励病人正视现实;介绍一些已经截肢的病人与之交谈,使其逐渐适应自身形体变化和日常活动。

(七)健康指导

指导病人对患肢进行自我按摩及功能锻炼,以便尽快恢复患肢的功能。对伤残者,指导其正确使用假肢和适当训练。帮助其制订出院后的康复计划,使之逐渐恢复自理能力。

【护理评价】

通过治疗和护理,病人:①疼痛是否缓解。②未发生感染。③能面对伤后自我形象的改变,逐渐适应外界环境与生活。④未发生交叉感染。

(张乳霞)

思考题

1.冼女士,35岁。因地震时,左下肢被倒塌的房梁砸伤12小时就诊。诉左下肢剧烈疼痛。体格检查:体温38.5℃,脉搏100次/min,呼吸22次/min,血压110/70mmHg。左小腿淤血、肿胀明显，左足趾和足背处发黑，有捻发音，可闻及难闻臭味。医生初步诊断为"气性坏疽"。

请问：

（1）该病人的主要护理诊断有哪些？

（2）应采取哪些护理措施？

2. 刘先生，22岁。因右小腿片状红疹，肿胀伴烧灼痛4日就诊。病人自述4日前右小腿出现水肿性红斑，疼痛，红斑向上蔓延，在家自服"头孢氨苄胶囊"无明显缓解，遂来就诊。体格检查：体温37.9℃，脉搏90次/min；右小腿内侧皮肤可见片状红疹，微隆起、颜色鲜红、中间稍淡、边界清楚。右腹股沟淋巴结肿大。血常规：白细胞计数 11×10^9/L，中性粒细胞80%。

ER 7-3

练习题

请问：

（1）评估该病人健康史时应收集哪些资料？

（2）如何为该病人实施护理？

第八章 | 损伤病人的护理

ER 8-1 ER 8-2

教学课件　　　思维导图

损伤（injury）是指各种致伤因素作用于人体所造成的组织结构完整性破坏或功能障碍及其所引起的局部和全身反应。损伤包括：①机械性损伤，如锐器切割、钝器撞击、重物挤压、火器等造成的损伤；②物理性损伤，如高温、寒冷、电流、放射线、激光、声波等造成的损伤；③化学性损伤，如强酸、强碱、毒气等造成的损伤；④生物性损伤，如毒蛇、犬、猫、昆虫等咬、抓、蜇造成的损伤。

第一节　创伤病人的护理

导入情境

情境描述：

李先生，31 岁。因车祸致腹部外伤 1 小时急诊入院。病人主诉腹部疼痛。查体：血压 85/45mmHg，痛苦面容，面色苍白，脉搏细速，腹部压痛、反跳痛、腹肌紧张，叩诊腹部移动性浊音阳性。

工作任务：

1. 协助医生为病人完善相关检查，以便于确诊。
2. 立即协助医生为病人采取急救措施并观察疗效。

创伤（trauma）是指机械性致伤因素作用于人体所造成的组织结构完整性的破坏或功能障碍，是临床最常见的一种损伤；广义上讲，物理、化学、心理等因素对人体的伤害也可称为创伤。

【病理生理】

（一）局部反应

创伤的局部反应表现为创伤性炎症反应，是一种非特异性的防御反应。创伤后组织破坏，释放各种炎性介质，引起毛细血管壁通透性增高，血浆成分外渗；白细胞等趋化因子迅速聚集于伤处吞噬和清除病原微生物或异物，出现局部红、肿、热、痛等炎症表现。

（二）全身反应

1. 神经－内分泌系统反应　通过下丘脑－垂体－肾上腺皮质轴和交感神经－肾上腺髓质轴分泌大量儿茶酚胺、肾上腺皮质激素、抗利尿激素、生长激素和胰高血糖素；同时，肾素－血管紧张素－醛固酮系统也被激活。上述三个系统相互协调，共同调节全身各器官功能和代谢，启动机体代偿功能，对抗致伤因素的损害作用，维持重要脏器的灌注。

2. 体温变化　创伤后机体释放大量的炎性介质，如肿瘤坏死因子、白细胞介素等作用于下丘脑体温调节中枢引起发热。

3. 代谢变化　创伤后，由于神经内分泌系统的作用，机体分解代谢增强，糖、蛋白质、脂肪分解加速，糖异生增加，水、电解质代谢紊乱。

4. 免疫反应　机体严重创伤后，由于中性粒细胞、单核巨噬细胞的吞噬和杀菌能力减弱；淋巴细胞数量减少、功能下降；免疫球蛋白含量降低；补体系统过度耗竭等因素综合作用，导致机体免疫力下降，易发生感染。

（三）组织修复和创伤愈合

创伤修复是由伤后增生的细胞和细胞间质充填、连接或替代损伤后的缺损组织。理想的修复也称为完全修复，是完全由原来性质的细胞修复缺损组织，恢复原有的结构和功能。创伤后多见的组织修复方式是不完全修复，伤后由其他性质细胞（多为成纤维细胞）增生完成修复。

1. 组织修复过程

（1）**局部炎症反应阶段**：在伤后立即发生，此阶段常持续3~5日，主要是血管和细胞反应、免疫应答、血液凝固和纤维蛋白溶解。目的是清除坏死组织，为组织再生和修复奠定基础。

（2）**细胞增殖分化和肉芽形成阶段**：局部炎症开始不久，则有新生细胞出现。浅表的损伤一般通过上皮细胞的增殖、迁移，可覆盖创面而修复。大多数软组织损伤则需要通过肉芽组织生成的形式来完成修复。

（3）**组织塑形阶段**：经过细胞增殖和基质沉积，伤处组织可达到初步修复，但新生组织在数量和质量方面并不一定能达到结构和功能的要求，需要进一步改构和重建。主要是胶原纤维交联增加、强度增加；多余的胶原纤维被胶原酶降解；过度丰富的毛细血管网消退及伤口黏蛋白和水分减少等，最终达到受伤部位外观和功能的改善。

2. 创伤愈合的类型

（1）**一期愈合**：组织修复以原来的细胞为主，仅含少量纤维组织，局部无感染、血肿或坏死组织，创缘对合良好，呈线状，组织结构和功能修复良好。其多见于创伤程度轻、范围小、无感染、不产生或很少产生肉芽组织的愈合。

（2）**二期愈合**：组织修复以纤维组织为主，修复慢，瘢痕明显，不同程度地影响结构和功能恢复。其多见于创伤程度重、创口较大、创缘不齐、坏死组织多及伴有感染的伤口。

3. 影响创伤愈合的因素

（1）**局部因素**：伤口感染是最常见的影响因素。局部血液循环障碍、伤口引流不畅、局部制动不足、包扎或缝合过紧等因素均可影响伤口愈合。

（2）**全身因素**：包括高龄、营养不良、大量使用细胞增生抑制剂、免疫功能低下及全身严重并发症等。

【创伤分类】

1. 按伤后皮肤完整性分类　皮肤完整无破损为闭合性损伤，如挫伤、扭伤、挤压伤、震荡伤、关节脱位、闭合性骨折等；有皮肤破损者为开放性损伤，如擦伤、刺伤、砍伤、切割伤及撕裂伤等。在开放性损伤中，可根据伤道类型分为贯通伤（既有入口又有出口者）和非贯通伤（又称盲管伤，只有入口没有出口者）。

2. 按受伤部位分类 可分为头部伤、颌面部伤、颈部伤、胸（背）部伤、腹（腰）部伤、骨盆伤、脊柱脊髓伤、四肢伤等。

3. 按伤情轻重分类 一般分为轻度、中度、重度。①轻度：组织器官结构轻度损伤或部分功能障碍，无生命危险，预后良好。②中度：组织器官结构损害较重或有较严重的功能障碍，有一定生命危险。③重度：组织器官结构严重损伤及功能障碍，通常危及生命。

【护理评估】

（一）健康史

了解病人的一般情况，如年龄、性别、职业等。详细询问受伤史，了解致伤原因、部位、时间、地点，受伤当时和伤后的情况，现场救治及转运途中伤情变化等。了解既往史，是否合并高血压、糖尿病、营养不良等慢性疾病；有无药物过敏史等。

（二）身体状况

1. 疼痛 疼痛程度与创伤部位、性质、范围、炎症反应强弱及个人的耐受力有关。伤处活动时疼痛加剧，制动后减轻，2~3 日后疼痛逐渐缓解。

2. 肿胀 因局部出血和液体渗出所致。局部出现皮肤青紫、瘀斑、肿胀或血肿，伤后 2~3 日达到高峰，严重肿胀可致局部组织或远端肢体血供障碍。

3. 功能障碍 因局部组织结构破坏、疼痛、肿胀或神经系统损伤等原因所致。

4. 伤口和出血 开放性创伤多有伤口和出血。因创伤原因不同，其伤口特点不同，如擦伤的伤口多较浅；刺伤的伤口小而深；切割伤的伤口较整齐；撕裂伤的伤口多不规则。受伤程度和部位不同，其出血量不同。

5. 体温增高 中、重度创伤病人常有发热，由于创伤出血或组织坏死分解产物吸收及外科手术后均可引起吸收热，体温一般在 38℃ 左右。如发生脑损伤或继发感染，病人将出现高热。

6. 全身炎症反应综合征 创伤后释放炎症介质、疼痛、精神紧张、血容量减少等可引起意识障碍，体温增高或过低，呼吸困难，脉率过快或心律不齐，收缩压或脉搏压过低，面色苍白或口唇、肢端发绀等。

（三）辅助检查

1. 实验室检查 如血常规、尿常规、血清电解质、动脉血气分析、肾功能检查、淀粉酶测定等。

2. 诊断性穿刺 如胸腔穿刺、腹腔穿刺或灌洗、心包穿刺等。

3. 导管检查 如导尿管、中心静脉压测定等。

4. 影像学检查 如 X 线、超声、CT、MRI 等。

（四）心理-社会状况

评估病人的心理变化，焦虑及恐惧的原因和程度，病人及家属对疾病的认知程度以及对治疗的信心。

（五）处理原则

1. 现场急救 优先抢救的急症主要包括心搏呼吸骤停、窒息、休克、大出血、张力性气胸等，常用的急救措施包括心肺复苏、机械通气、补液、止血、胸腔穿刺等。

2. 全身治疗 应用支持疗法积极抗休克、保护器官功能、加强营养支持、预防继发性感染等。

3. 局部治疗

(1) 闭合性损伤：单纯软组织损伤者，予以局部制动。初期局部冷敷，后期采用热敷或红外线治疗；如闭合性骨折或脱位，及时复位，并妥善固定，逐步进行功能锻炼；如合并重要脏器、组织损伤者，应立即手术探查和修复处理。

(2) **开放性损伤**：擦伤、浅表的小刺伤和切割伤，可采用非手术治疗。其他的开放性损伤应尽早清创缝合，以修复断裂的组织。

清创术是处理开放性损伤最重要的手段。通过清创使污染伤口变为清洁伤口，开放性损伤变为闭合性损伤，争取伤口一期愈合，通常在局部浸润或全身麻醉下施行。清创越早效果越好，争取在伤后 6~8 小时内施行。若伤口污染轻、位于头面部、早期已应用抗生素治疗等，清创缝合时间可延长至伤后 12 小时甚至 24 小时或更迟。

【常见护理诊断/问题】

1. 疼痛　与创伤、局部炎症反应或伤口感染有关。

2. 体液不足　与伤后失血、失液有关。

3. 组织完整性受损　与组织器官受损伤、结构破坏有关。

4. 潜在并发症：伤口感染、挤压综合征等。

【护理目标】

1. 病人疼痛逐渐减轻。

2. 病人有效循环血量恢复，生命体征平稳。

3. 病人受损的组织器官妥善处理，受损组织逐渐修复。

4. 病人无并发症发生，或并发症得到及时发现和处理。

【护理措施】

（一）急救护理

1. 抢救生命　在紧急情况下，优先处理危及生命的紧急问题。①当心搏呼吸骤停时，立即采取心肺复苏术。②保持呼吸道通畅，解开衣领，清理口鼻腔，置口咽/鼻咽通气管，吸氧，气管插管/切开等。③采用指压法、填塞法、加压包扎、止血带等迅速控制伤口出血。④缓解呼吸困难：如封闭胸部开放性伤口、胸腔穿刺排气等。⑤开放静脉通路，快速补液，恢复循环血量。⑥密切监测病情变化。

2. 包扎　达到保护伤口、减少污染、压迫止血、骨折固定、减轻疼痛的目的。一般用无菌敷料或清洁布料包扎，如有腹腔内脏脱出，应先用干净器皿保护后再包扎，切勿还纳，以防污染。

3. 固定　骨关节损伤须固定制动，以减轻疼痛，避免骨折断端损伤血管和神经。肢体骨折或脱位可使用夹板、利用自身肢体及躯干或就地取材进行固定。

4. 转运　经现场急救处理后，应迅速、安全、平稳地将病人转运到医院。搬运病人时注意勿使伤处移位、扭曲等。搬运疑有脊柱骨折的病人应保持伤处固定，防止脊髓损伤。搬运昏迷病人应将头偏向一侧，以保持呼吸道通畅，防止误吸。

（二）维持有效循环血量

迅速建立 2~3 条静脉通道，给予输液、输血或应用血管活性药物等，尽快恢复有效循环血量并维持循环稳定。髂静脉或下肢静脉损伤及腹膜后血肿者，禁止经下肢静脉输液、输血，以免加重出血。

（三）观察病情

1. 密切监测生命体征、意识、中心静脉压和尿量等，并做好记录。

2. 对于闭合性损伤病人，重点观察生命体征是否平稳，血压有无波动；开放性损伤病人，重点观察伤口有无出血、感染征象，伤口引流是否通畅等。

3. 当胸部损伤者有呼吸急促时，应警惕发生气胸、血胸等；当腹部损伤者出现腹部胀痛时，应警惕发生腹腔内脏器破裂或出血；对于肢体损伤严重者，定时测量肢体周径，注意末梢循环、肤色和温度。

（四）妥善护理创面

1. 闭合性损伤　软组织损伤，应抬高伤肢；12 小时内予以局部冷敷，以减少局部组织的出血和肿胀。12 小时后改用热敷、理疗，以促进血肿和炎症的吸收。注意观察皮下出血及血肿的变化情况，如局部有血肿形成时可加压包扎。

2. 开放性损伤

（1）**清洁伤口**：常见于无菌手术切口，消毒后可直接缝合。

（2）**污染伤口**：指有细菌污染但尚未构成感染的伤口。开放性创伤早期为污染伤口，应采用清创术。如伤口发生感染，则拆除缝线按感染伤口处理。

（3）**感染伤口**：指开放性伤口污染严重或较长时间未处理，已发生感染的伤口。应充分引流，置等渗盐水或呋喃西林纱条于伤口内，引流脓液；及时更换敷料，清除伤口内的分泌物及坏死组织，控制感染；改善肉芽组织状态，减少瘢痕形成。

（五）并发症的护理

1. 伤口感染　多见于开放性损伤病人。若伤口出现红、肿、热、痛或已减轻的疼痛加重，体温升高、脉速、白细胞计数增高等，表明伤口已发生感染。遵医嘱使用抗生素，加强换药。

2. 挤压综合征　四肢或躯干肌肉丰富的部位受到重物长时间挤压致肌肉组织缺血性坏死，引起以肌红蛋白血症、肌红蛋白尿、高血钾和急性肾衰竭为特点的全身性改变，称为挤压综合征。处理：①早期患肢禁止抬高、按摩及热敷。②协助医生切开减压，清除坏死组织。③遵医嘱应用碳酸氢钠和利尿剂，防止肌红蛋白阻塞肾小管。

（六）心理护理

为病人提供生活照顾及身心放松训练，动员社会支持，有助于减轻焦虑、恐惧及抑郁情绪，增强病人对治疗的信心。

（七）健康指导

1. 普及安全知识，避免受伤。出现损伤，及时到医院就诊。

2. 加强功能锻炼，促进肢体功能恢复。

【护理评价】

通过治疗和护理，病人：①疼痛得到有效缓解。②生命体征平稳，体液平衡。③伤口愈合。④未发生伤口感染、挤压综合征等并发症，或并发症发生时被及时发现和处理。

第二节　烧伤病人的护理

导入情境

情境描述：

王先生，36 岁。2 小时前被开水烫伤躯干及手臂，急诊入院。病人主诉疼痛剧烈。查体：胸腹部出现大小不等的水疱，疱壁较薄，基底潮红。

工作任务：

1. 协助医生确定病人的烧伤面积和烧伤程度。

2. 立即为病人采取有效的护理措施。

烧伤（burn）泛指由热力、电流、激光、放射线、化学物质等所造成的组织损伤。热力烧伤（thermal injury）是指由火焰、热液、蒸汽、热固体等引起的组织损伤。狭义的烧伤，一般指热力所造成的烧伤。本节主要介绍热力烧伤的相关内容。

【病理生理】

根据烧伤的全身反应及临床过程，将烧伤分为四期。

1. 体液渗出期　伤后迅速发生的变化是体液渗出。体液渗出的速度，以伤后 6~12 小时内最快，持续 24~36 小时，严重烧伤可延至 48 小时以上。此期由于体液的大量渗出和血管活性物质的释放，容易发生失血性休克，又称为休克期。

2. 急性感染期 创面从以渗出为主逐渐转化为以吸收为主，感染的危险即已存在并将持续至创面完全愈合。烧伤后早期因为皮肤、黏膜的生理屏障被破坏，细菌在创面的坏死组织和渗出液中大量繁殖。严重烧伤后的应激反应及休克的打击，全身免疫功能低下，对细菌的易感性增加，通常在休克的同时即可并发局部和全身性感染。深度烧伤形成的凝固性坏死及焦痂，在伤后 2~3 周可进入广泛组织溶解阶段，此期细菌极易通过创面侵入机体引起感染。

3. 创面修复期 烧伤后组织修复在炎症反应的同时即已开始。创面的修复与烧伤的深度、面积及感染的程度密切相关。浅度烧伤可自行修复，无瘢痕形成；深Ⅱ度烧伤如无感染等并发症，3~4 周逐渐修复，常见瘢痕增生；Ⅲ度烧伤或严重感染的深Ⅱ度烧伤形成瘢痕或挛缩，可导致肢体畸形和功能障碍，需要皮肤移植修复。

4. 康复期 深度创面愈合后，可形成瘢痕，严重者影响外观和功能，需要锻炼和整形以期恢复；深Ⅱ度和Ⅲ度创面愈合后，常有瘙痒、疼痛，反复出现水疱，甚至破溃，并发感染，形成残余创面，康复往往需要较长时间；严重大面积深度烧伤愈合后，由于大部分汗腺被毁，机体调节体温能力下降，这类伤员在盛夏季节多感全身不适，常需 2~3 年的调整与适应。

【护理评估】

(一) 健康史

1. 一般情况 了解病人的年龄、性别、职业、饮食及睡眠情况等。

2. 烧伤史 了解病人烧伤原因和性质、受伤时间、现场情况；迅速评估有无合并危及生命的损伤；现场采取的急救措施及效果，途中运送以及病情变化情况。

3. 既往史 了解病人有无营养不良，是否合并高血压、糖尿病等慢性疾病，是否长期应用皮质激素类或接受化学治疗、放射治疗，药物过敏史。

(二) 身体状况

1. 烧伤面积 目前我国多采用中国新九分法和手掌法。

(1) 中国新九分法：适用于较大面积烧伤的评估。将体表面积划分为 11 个 9%，另加 1%，构成 100% 的体表面积，体表各部所占面积百分比见表 8-1、图 8-1。

表 8-1 中国新九分法

部位	占成人体表面积 /%		占儿童体表面积 /%
头部	3		
面部	3	9 × 1	9 + (12 − 年龄)
颈部	3		
双手	5		
双前臂	6	9 × 2	9 × 2
双上臂	7		
躯干前	13		
躯干后	13	9 × 3	9 × 3
会阴	1		
双臀	5*		
双大腿	21	9 × 5 + 1	9 × 5 − (12 − 年龄)
双小腿	13		
双足	7*		

注：*. 成年女性的双臀和双足各占 6%。

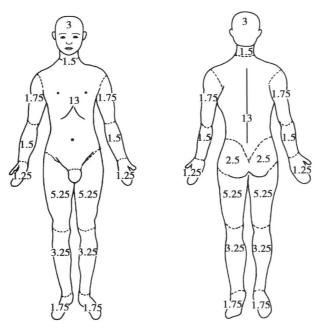

图 8-1　成人体表各部所占面积百分比示意图

12 岁以下儿童头部面积较大,双下肢面积相对较小,测算方法应结合年龄进行计算:头颈部面积 =[9+(12-年龄)]%,双下肢面积 =[46-(12-年龄)]%。

(2)**手掌法**:用病人自己的手掌测量其烧伤面积。不论年龄或性别,将五指并拢、单掌的掌面面积占其体表面积的 1%。此法适用于小面积烧伤的评估,也可作为中国新九分法的补充(图 8-2)。

2. **烧伤深度**　目前普遍采用三度四分法,即Ⅰ度、浅Ⅱ度、深Ⅱ度、Ⅲ度。其中,Ⅰ度及浅Ⅱ度烧伤属浅度烧伤,深Ⅱ度和Ⅲ度烧伤属深度烧伤(图 8-3)。

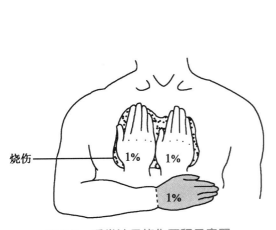

图 8-2　手掌法示烧伤面积示意图

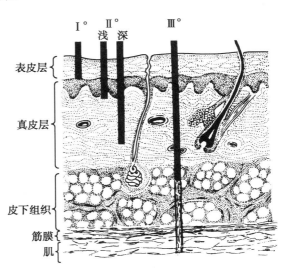

图 8-3　烧伤深度示意图

(1)**Ⅰ度烧伤**:又称红斑性烧伤,伤及表皮浅层,局部皮肤红斑、干燥、烧灼感、无水疱,3~7 日脱屑痊愈。

(2)**Ⅱ度烧伤**:又称水疱性烧伤。其中浅Ⅱ度烧伤,伤及表皮的生发层及真皮乳头层。局部红肿明显,有大小不一的水疱,疱壁较薄,内含淡黄色澄清液体,如疱皮剥脱,创面红润、潮湿、疼痛剧烈。创面可于 1~2 周愈合,一般不留瘢痕,但可有色素沉着。深Ⅱ度烧伤,伤及真皮乳头层以下,可有小水疱,疱壁较厚,去除疱皮后,创面微湿,红白相间,痛觉迟钝,创面 3~4 周愈合,愈后留瘢痕和色素沉着,皮肤功能基本保存。

（3）**Ⅲ度烧伤**：又称焦痂性烧伤,是皮肤全层烧伤甚至达到肌肉、骨骼、内脏器官。创面呈蜡白或焦黄色甚至炭化成焦痂,硬如皮革,干燥,无渗液,发凉,痛觉消失。可见粗大栓塞的树枝状血管网。由于皮肤及其附件全部被毁,3~4 周后焦痂脱落,创面修复需植皮,较小创面也可由创缘健康皮肤上皮生长修复,愈合后多形成瘢痕,且常造成畸形。

3. 烧伤严重程度　烧伤严重程度主要与烧伤深度和面积有关。我国常用下列分度法：

（1）**轻度烧伤**：Ⅱ度烧伤面积 10% 以下。

（2）**中度烧伤**：Ⅱ度烧伤面积 11%~30%,或Ⅲ度烧伤面积 10% 以下。

（3）**重度烧伤**：烧伤总面积 31%~50%,或Ⅲ度烧伤面积 11%~20%；或总面积、Ⅲ度烧伤面积未达到上述范围,但已发生休克、吸入性损伤或合并较重复合伤者。

（4）**特重烧伤**：烧伤总面积在 50% 以上,或Ⅲ度烧伤面积 20% 以上,或存在较严重的吸入性损伤、复合伤等。

4. 吸入性损伤　又称"呼吸道烧伤",常与头面部烧伤同时发生,是指吸入火焰、蒸汽或化学性烟尘、气体等所引起的呼吸系统损伤。面、颈、口鼻周围常有深度烧伤创面,鼻毛烧毁,口鼻有黑色分泌物；刺激性咳嗽,痰中有炭屑；呼吸困难,声音嘶哑,吞咽困难或疼痛,肺部可闻及哮鸣音；易发生窒息。

（三）辅助检查

1. 实验室检查　了解血细胞比容、红细胞计数、血红蛋白、白细胞及中性粒细胞比例、尿比重、电解质水平、血气分析等有无异常。

2. 影像学检查　胸部 X 线检查有助于了解肺部有无损伤及感染的情况。

（四）心理 – 社会状况

评估病人及其家属的心理状况,是否了解烧伤相关知识,对于疾病预后和康复锻炼相关知识的掌握程度。

（五）处理原则

1. 小面积浅表烧伤按外科处理原则进行处理,包括清创、保护创面、防治感染、促进愈合。

2. 大面积深度烧伤的病人全身性反应重,其处理原则是：①早期及时输液,积极纠正低血容量性休克；②尽早清除坏死组织,行植皮治疗；③维护重要脏器功能,防治多器官功能障碍综合征；④重视形态、功能的恢复。

> **知识链接**
>
> ## 成人烧伤俯卧位治疗（PPT）全国专家共识（2022 版）
>
> 1. PPT 对成人烧伤相关呼吸系统损伤的作用包括：①改善氧合和高碳酸血症；②改善右心功能；③有利于肺保护性通气策略的实施,减少呼吸机相关性肺损伤；④有利于体位引流。
>
> 2. PPT 对成人烧伤非呼吸系统损伤的作用包括：①有利于头颈部、肩背部、臀部、会阴部等部位创面换药或手术；②防治压力性损伤；③配合特殊治疗需要,如麻醉联合体外膜肺氧合、体外二氧化碳去除、主动脉内球囊反搏等；④某些特殊伤情的治疗需要,包括烧冲复合伤、烧伤合并创伤等。

【常见护理诊断 / 问题】

1. 体液不足　与烧伤创面渗出过多、血容量减少有关。

2. 有窒息的危险 与头面部、呼吸道或胸部等部位烧伤有关。

3. 皮肤完整性受损 与烧伤导致组织破坏有关。

4. 焦虑/恐惧 与烧伤后毁容、肢残及躯体活动障碍有关。

5. 潜在并发症：感染、肺部并发症等。

【护理目标】

1. 病人有效循环血量恢复，生命体征平稳。

2. 病人呼吸道通畅，呼吸平稳。

3. 病人受损的组织器官妥善处理，受损组织逐渐修复。

4. 病人能正确对待疾病，情绪逐渐稳定。

5. 病人未发生并发症，或并发症得到及时发现和处理。

【护理措施】

（一）现场救护

现场救护时应尽快去除致伤原因，脱离现场，迅速抢救危及病人生命的损伤并及时转运至医院。

1. 迅速脱离热源 将伤员从潜在的燃烧源中移开。如火焰烧伤应尽快脱离火场，脱去燃烧衣物，就地翻滚或跳入水池，熄灭火焰。互救者可就近用非易燃物品（如棉被、毛毯）覆盖，隔绝灭火。切忌用手扑打火焰、奔跑呼叫，以免增加损伤。如为热液浸渍的衣裤，可冷水冲淋后剪开取下。酸、碱烧伤，即刻脱去或剪开沾有酸、碱的衣服，以大量清水冲洗，且冲洗时间宜适当延长。如为生石灰烧伤，可先去除石灰粉粒，再用清水长时间冲洗，以避免石灰遇水产热加重损伤。磷烧伤时，立即将烧伤部位浸入水中或用大量清水冲洗，需在水中拭去磷颗粒，不可将创面暴露在空气中，避免剩余磷继续燃烧加重损伤，创面忌用油质敷料，以免磷在油中溶解而被吸收中毒。电击伤时迅速使病人脱离电源，心搏呼吸骤停者，立即行心肺复苏术。

2. 抢救生命 首先处理窒息、心搏骤停、大出血、休克、张力性气胸等危急情况。对头、颈部烧伤或疑有呼吸道烧伤时，应备齐氧气和气管切开包等抢救物品，并保持呼吸道通畅，必要时协助医生行气管切开术。

3. 预防休克 稳定病人情绪、镇静、止痛，合并呼吸道烧伤或颅脑损伤者忌用吗啡。尽快建立静脉通道，给予补液治疗。若病情平稳者，可适量口服淡盐水或烧伤饮料，避免单纯大量饮水。

4. 保护创面 暴露的创面，应立即用无菌敷料或布类简单包扎后送医院处理，协助病人调整体位，避免创面受压，防止再次损伤及污染。寒冷环境中处理创面，应注意保暖。避免使用有色药物涂抹，以免影响对烧伤深度的判断。

5. 妥善转运 现场急救后，轻症病人可立即转运。大面积烧伤早期应避免长途转运，休克期应就近抗休克治疗，待病情平稳后再转运。途中应建立静脉输液通道，保持呼吸道通畅。转运前和转运中避免使用冬眠药物及呼吸抑制剂。

（二）防治休克

补液治疗是防治休克的主要措施。

1. 补液总量 根据病人烧伤早期创面液体渗出的规律估计补液总量，我国按照病人烧伤面积和体重计算补液量。

(1) 伤后第一个24小时：补液量按病人每千克体重每1%烧伤面积（Ⅱ~Ⅲ度）补充胶体液和电解质液共1.5ml（儿童为1.8ml，婴儿为2ml）计算，另加每日生理需要量2 000ml（儿童为60~80ml/kg，婴儿为100ml/kg）。即：

第一个24小时补液量 = 体重（kg）×烧伤面积×1.5ml（儿童为1.8ml，婴儿为2ml）+2 000ml

(2) 伤后第二个24小时：补液量（胶体液和电解质液）为第一个24小时补液量的一半，再加每日生理需要量2 000ml。

（3）伤后第三个 24 小时补液量根据病情变化决定。

2. 补液的种类 胶体液和电解质液的比例一般为 1∶2，特重烧伤和小儿烧伤其比例为 1∶1。胶体液首选血浆，紧急抢救时可用低分子量的血浆代用品，但总量不宜超过 1 000ml，Ⅲ度烧伤可适量输注新鲜全血。电解质液首选平衡盐液，并适当补充碳酸氢钠溶液。生理需要量常用 5%~10% 葡萄糖注射液。

3. 补液的速度 烧伤后第一个 8 小时内创面渗液最快，故应在第一个 8 小时内输入补液总量的 1/2，其余分别在第二、第三个 8 小时内输入。

4. 补液原则 遵循"先晶后胶、先盐后糖、先快后慢"的输液原则，合理安排输液种类和速度，以尽早恢复有效循环血量。

5. 观察指标 根据血压、中心静脉压、心率、尿量、末梢循环、精神状态等指标判断液体复苏的效果。

液体复苏有效的指标是：①成人每小时尿量为 30~50ml，小儿每千克体重每小时不低于 1ml；②病人安静，无烦躁不安；③无明显口渴；④脉搏有力，成人脉率在 120 次/min 以下，小儿脉率在 140 次/min 以下；⑤收缩压维持在 90mmHg 以上，脉搏压在 20mmHg 以上，中心静脉压为 5~12cmH_2O；⑥呼吸平稳。

（三）创面护理

1. 包扎疗法护理 适用于小面积和四肢Ⅰ度、Ⅱ度烧伤。在清创后的创面先覆盖一层油质纱布，外面覆盖数层纱布或棉垫，其厚度 2~3cm，包扎的厚度以不被渗液浸透为度，再予以适当压力包扎。创面包扎后应抬高肢体并保持各关节功能位；保持敷料清洁、干燥，当潮湿时，应立即更换；密切观察创面，及时发现感染征象，如出现发热、伤口异味、疼痛加剧、渗出液颜色改变等，需加强换药及抗感染治疗，必要时改为暴露疗法；包扎松紧度适宜，压力均匀；注意观察肢体末梢血液循环情况。

2. 暴露疗法护理 适用于Ⅲ度烧伤、特殊部位（头面部、颈部或会阴部）及特殊感染（如铜绿假单胞菌、真菌）的创面及大面积烧伤。应用暴露疗法时应严格消毒隔离制度，保持室内清洁，空气流通，室温控制在 28~32℃，湿度适宜，每日空气消毒 2 次，床单、被套等均经高压蒸汽灭菌处理，室内其他物品每日用消毒液擦拭消毒，便器用消毒液浸泡；医护人员接触创面时要戴无菌手套，接触另一烧伤病人创面时需更换手套，防止发生交叉感染；保持创面干燥，渗出期应定时以无菌敷料吸去创面的分泌物，若发现痂下有感染，立即去痂引流，清除坏死组织；定时翻身或使用翻身床，避免创面长时间受压而影响愈合；创面已结痂时注意避免痂皮裂开引起出血或感染；极度烦躁或意识障碍者，适当约束肢体，防止抓伤。

3. 植皮手术 Ⅲ度烧伤创面应早期采取切痂、削痂和植皮等治疗措施，做好植皮手术前后的护理。

4. 特殊部位烧伤的护理

（1）**吸入性损伤**：呼吸道烧伤可引起气管、支气管黏膜充血水肿，严重者发生窒息，要做好以下急救准备：①床旁备急救物品，如气管切开包、吸痰器、气管镜等；②保持呼吸道通畅；③及时吸氧；④密切观察病情，积极预防肺部感染。

（2）**头颈部烧伤**：多采用暴露疗法，病人取半卧位，做好五官护理，及时用棉签拭去眼、鼻、耳分泌物，保持清洁干燥；双眼使用抗生素眼药水或眼膏，避免角膜干燥而发生溃疡；及时清理鼻腔分泌物及痂皮，鼻黏膜表面涂药膏以保持局部湿润，防止出血；耳郭创面应防止受压；口腔创面用湿纱布覆盖，加强口腔护理，防止口腔黏膜溃疡及感染。

（3）**会阴部烧伤**：多采用暴露疗法，及时清理创面分泌物，保持创面清洁、干燥；在严格无菌操作下留置导尿管，每日行膀胱冲洗及会阴冲洗，保持创面周围清洁，防止尿路及会阴部感染。

（四）防治感染

1. 遵医嘱合理应用抗生素　在烧伤后的 5~10 日内不建议预防性使用抗生素。定期监测创面微生物谱及对抗生素的敏感性，院内感染病原微生物种类的变化趋势，注意真菌感染的发生。

2. 密切观察病情变化　护理中要观察全身情况及创面变化，若病人出现寒战、高热、脉搏加快，创面出现脓性分泌物、坏死或异味等，应警惕创面感染、全身性感染的发生。

3. 严格执行感染控制措施　使用单独隔离病房；医护人员接触病人时要穿隔离衣、戴手套，并在护理每位病人前后洗手等。

（五）心理护理

耐心倾听病人的不良感受，详细解释病情，调动社会支持系统，减轻心理压力，促进康复。

（六）健康指导

1. 宣传防火、灭火、烧伤预防和急救知识。

2. 尽早开始功能训练，最大程度恢复肢体功能。

3. 创面愈合过程中，可能出现皮肤干燥、痛、痒等，告知病人勿搔抓，避免使用刺激性清洁剂，水温不宜过高，一年内避免太阳暴晒。

4. 鼓励病人参与家庭和社会活动，树立重返工作岗位的信心。

【护理评价】

通过治疗和护理，病人：①血容量恢复，生命体征平稳；②呼吸道保持通畅，呼吸平稳；③烧伤创面逐渐愈合；④情绪稳定，能配合治疗及护理，正确面对伤后自我形象的改变；⑤未发生并发症，或并发症发生时得到及时的发现和处理。

第三节　咬伤病人的护理

引起咬伤的因素有很多，如猫、蛇、犬、蜂、蝎、蜈蚣、毒蜘蛛、水蛭等，常常利用其齿、爪、刺、角等对人类进行袭击，造成咬伤、蜇伤、刺伤等，严重的可致残或致死。

一、毒蛇咬伤

蛇咬伤以南方多见，常发生于夏、秋两季。蛇分为无毒蛇和毒蛇两类。无毒蛇咬伤只在局部皮肤留下两排对称的细小齿痕，轻度刺痛，无生命危险。毒蛇咬伤后伤口局部常有一对大而深的齿痕，蛇毒进入体内，引起严重的全身中毒症状，甚至危及生命。

【病理生理】

蛇毒含有多种毒性蛋白质、多肽及酶类。按蛇毒的性质及其对机体的作用可分为以下三类：

1. 神经毒素　作用于延髓和脊神经节细胞，可阻断肌神经接点，引起肌肉瘫痪和呼吸麻痹，常见于金环蛇、银环蛇、海蛇咬伤。

2. 血液毒素　具有强烈的溶组织、溶血或抗凝作用，对血细胞、血管内皮细胞及组织有破坏作用，可引起出血、溶血、休克或心力衰竭等，见于竹叶青蛇、五步蛇咬伤。

3. 混合毒素　兼有神经毒素和血液毒素的作用，如蝮蛇、眼镜蛇等。病情的严重程度与进入身体的毒素剂量有关。

【护理评估】

（一）健康史

详细询问病人被蛇咬伤的时间、地点，蛇的形态特征，了解咬伤的部位、受伤当时和伤后的情况，受伤后曾接受过何种急救和治疗。既往健康状况，药物过敏史等。

（二）身体状况

1. 局部表现　一般局部留有齿痕、伴有疼痛和肿胀。肿胀蔓延迅速，淋巴结肿大，皮肤出现水疱或血疱、瘀斑等，溃破之后有血性液体渗出。

2. 全身表现　全身症状出现较早，常见头晕目眩、恶心呕吐、吞咽困难、疲乏无力、高热、谵妄等；重者言语不清、呼吸困难、肢体弛缓性瘫痪、腱反射消失、惊厥昏迷、胸腔或腹腔大出血、心力衰竭等，若抢救不及时可导致死亡。

（三）处理原则

1. 局部处理　伤口上方绑扎，阻断毒素吸收；伤口局部抽吸、冲洗、清创，促进毒素排出；伤口周围用胰蛋白酶局部封闭治疗，破坏蛇毒。

2. 全身治疗

（1）**解蛇毒中成药**：可口服或局部敷贴中成药。

（2）**抗蛇毒血清**：应尽早使用，临床中分为单价和多价两种。对已明确毒蛇种类的咬伤首选针对性强的单价蛇毒血清，如不能确定毒蛇的种类，则可选用多价抗蛇毒血清。应用前须做过敏试验，阳性者采用脱敏注射法。

（3）**其他治疗**：应用破伤风抗毒素和抗生素防治感染；快速、大量静脉输液，应用利尿剂，加快蛇毒排出，减轻中毒症状；同时给予营养支持、抗休克、改善贫血，维护心、肺、肾等脏器功能。

【常见护理诊断／问题】

1. 焦虑／恐惧　与毒蛇咬伤、生命受到威胁及担心预后有关。

2. 皮肤完整性受损　与毒蛇咬伤、组织结构破坏有关。

3. 潜在并发症：感染、多器官功能障碍。

4. 知识缺乏：缺乏防蛇咬伤及伤后急救的知识。

【护理措施】

（一）急救护理

1. 伤肢绑扎　毒蛇咬伤后切忌惊慌奔跑，伤肢制动，位置放低，以免加速血液循环，增加毒素的吸收。立即用布带或止血带等在伤肢的近心端距伤口上方 5~10cm 处绑扎，以阻断淋巴和静脉回流，以减少蛇毒吸收。绑扎后每隔 30 分钟左右松解一次，每次 1~2 分钟，以免影响血液循环造成组织坏死。

2. 伤口排毒　使用清水或肥皂水冲洗伤口周围，再用 0.05% 高锰酸钾溶液、3% 过氧化氢溶液或等渗盐水反复冲洗伤口。切开伤口（若伤口流血不止，则不宜切开），使毒液流出，并清除残留的毒牙。

3. 局部冷敷　减轻疼痛，减慢毒素吸收，降低毒素中酶的活性。将伤肢浸入 4~7℃冷水中，3~4 小时后改用冰袋冷敷，持续 24~36 小时。

4. 转运病人　转运途中应保持伤肢低垂位并制动。

（二）病情观察

密切监测生命体征、意识、面色、尿量及伤肢温度的变化，随时注意发生中毒性休克，心、肺、肾衰竭，内脏出血等情况。

（三）伤口护理

尽快破坏残存在伤口的蛇毒。病情严重者应彻底清创。可用胰蛋白酶 2 000~6 000U 封闭伤口外周或近侧，起到降解蛇毒的作用。

（四）抗毒排毒

迅速建立静脉通道，遵医嘱尽早使用抗蛇毒血清、利尿剂、中草药等促进毒素排出，缓解中毒症状。若病人出现血红蛋白尿，遵医嘱予 5% 碳酸氢钠静脉输入，以碱化尿液。当使用抗蛇毒血清时,密切观察病人有无畏寒、发热、胸闷、气促、腹痛、皮疹等症状。

（五）营养支持

给予高热量、高蛋白、高维生素、易消化饮食，鼓励病人多饮水，不能进食者给予营养支持。

（六）心理护理

耐心倾听病人的不良情绪，给予鼓励和安慰。告知毒蛇咬伤的治疗方法及治疗效果，帮助病人树立战胜疾病的信心，积极配合治疗和护理。

（七）健康指导

1. 宣传毒蛇咬伤的有关知识，强化自我防范意识。

2. 在野外作业时，应加强自身防护，如戴帽子、穿长衣长裤、穿雨靴、戴橡胶手套等，随身携带蛇药片，以备急用。

【护理评价】

通过治疗和护理，病人：①正确面对疾病，情绪稳定；②伤口得到妥善处理；③未发生严重的并发症，或发生时得到及时的发现和处理；④防蛇咬伤及伤后急救知识增加。

二、其他原因所致咬伤病人的护理

【护理评估】

（一）病因

1. **犬** 被病犬咬伤后，其唾液中携有病毒，引发狂犬病。

2. **蜂** 常见蜇人的蜂类有蜜蜂、黄蜂等，蜂尾毒刺蜇入皮内，多数蜂毒汁为酸性，主要成分为蚁酸、盐酸、正磷酸，而黄蜂毒汁为碱性，含有组胺、5- 羟色胺、缓激肽、磷脂酶、透明质酸酶、神经毒素等物质。

3. **蝎** 有尾部弯钩，即刺蜇器，蜇人时将含神经性毒素、溶血毒素、抗凝素等的强酸性毒液注入皮内，引起皮炎或全身中毒症状。

（二）身体状况

1. **犬咬伤** 发病初期伤口周围麻木、疼痛，逐渐扩散到整个肢体；继而出现发热、烦躁、乏力、恐水、怕风、咽喉痉挛；最后出现肌瘫痪、昏迷、循环衰竭甚至死亡。

2. **蜂蜇伤** 蜇伤后立即有刺痛、灼痒感，局部红肿，中央有一瘀点，可出现水疱。眼蜇伤，严重者出现眼球穿孔、虹膜萎缩；尾刺如果持续刺激角膜，可引起溃疡、瘢痕，甚至失明。如果病人对蜂毒过敏，可出现头晕目眩、恶心呕吐、哮喘等全身症状和 / 或急性肾衰竭、过敏性休克甚至死亡。蜇伤后 7~14 日可发生血清病样迟发超敏反应。

3. **蝎蜇伤** 被蜇刺处立即剧烈疼痛。溶血性毒素引起明显的水肿性红斑、水疱或瘀斑、局部组织坏死。神经性毒素作用于中枢神经系统和心血管系统，病人出现不同程度的全身症状，如头痛头晕、恶心呕吐、流涎、心悸、烦躁，甚至抽搐、肌肉痉挛、消化道出血，严重者呼吸循环衰竭而死亡。

（三）处理原则

1. **犬咬伤** 浅小伤口常规消毒处理；深大伤口需立即彻底清创，用大量生理盐水、3% 过氧化氢溶液充分清洗；伤口应开放引流，不予缝合或包扎。全身治疗：于伤后当日和第 3 日、第 7 日、第 14 日、第 28 日各注射 1 剂狂犬病疫苗。严重咬伤（头、面、颈、上肢等），经彻底清创后，在伤口底部及其四周注射抗狂犬病免疫血清或狂犬病免疫球蛋白，同时按上述方法全程免疫接种狂犬病疫苗；常规使用破伤风抗毒素，必要时使用抗生素防止伤口感染。

2. **蜂蜇伤** 立即将毒刺拔出或用镊子夹出，用水冲洗后局部冷湿敷，也可使用中草药紫花地丁等外敷。酌情给予抗组胺药。过敏性休克者行抗休克治疗。

3. **蝎蜇伤** 立即用止血带扎紧被蜇部位的近心端，或放置冰袋冷敷。拔出毒针，用弱碱性溶液或高锰酸钾溶液冲洗；或用中草药薄荷叶、半边莲外敷。疼痛剧烈时用 1% 麻黄碱溶液 0.3~0.5ml 沿伤口周围皮下注射。全身症状明显时用 10% 葡萄糖酸钙溶液 10~20ml 稀释后缓慢静脉注射，缓解痉挛和抽搐；遵医嘱应用抗组胺药、糖皮质激素等，并及时抢救。

【护理措施】

1. 犬咬伤

（1）**预防和控制痉挛**：保持室内安静，避免风、光、声和水的刺激，输液时应将液体部分遮挡；专人护理，各种检查、治疗尽量集中进行，或在应用镇静药物后进行；一旦发生痉挛，立即遵医嘱使用镇静药物。

（2）**保持呼吸道通畅**：及时清除口腔及呼吸道分泌物，保持呼吸道通畅，做好气管插管或切开的准备。

（3）**营养支持**：静脉输液，维持水电解质酸碱平衡。可采用鼻饲饮食，在痉挛发作间歇或应用镇静剂后缓慢注入。

（4）**预防感染**：遵医嘱应用抗生素。加强伤口护理，保持伤口充分引流。严格执行接触性隔离制度，接触病人应穿隔离衣、戴口罩和手套。病人的分泌物及排泄物须严格消毒。

2. 蜂、蝎蜇伤

用清水或肥皂水清洗伤口；冷敷可减少肿胀、灼痒感等不适。伤口如有蜇刺，用镊子或尖针、刀片等将尾刺取出，禁忌挤压，以免将与尾刺相连的毒液囊挤破，造成毒液进一步扩散。

（宁艳娇）

思考题

1. 周先生，38 岁。因车祸导致左前臂骨折。体格检查：神志清，生命体征平稳，左前臂有一长约 8cm 的开放性伤口，可见骨折断端，局部出血。查体未见其他部位损伤。病人神情紧张，痛苦面容，主诉疼痛明显。

请问：

（1）现场应采取哪些急救措施？

（2）入院后需完善哪些检查？

（3）应采取哪些护理措施？

2. 王先生，45 岁，体重 60kg。因全身大面积烧伤，急诊入院。体格检查：脉搏 110 次/min，呼吸 26 次/min，血压 86/60mmHg。躯干可见大小不等的水疱，创面发红，剧烈疼痛；双上肢碳化成焦痂，痂下可见树枝状的栓塞血管，无疼痛感；左下肢可见小水疱，创面苍白，有拔毛痛。

请问：

（1）该病人的烧伤程度如何？

（2）该病人目前最主要的护理诊断是什么？

（3）应对该病人采取哪些护理措施？

ER 8-3

练习题

第九章 | 肿瘤病人的护理

ER 9-1　　　　ER 9-2

教学课件　　　思维导图

学习目标

1. 掌握：恶性肿瘤的三级预防；恶性肿瘤病人的心理特点和护理；肿瘤病人的护理措施。
2. 熟悉：肿瘤的症状、体征、辅助检查和处理原则。
3. 了解：肿瘤的病因。
4. 学会：肿瘤病人的护理评估方法；运用护理程序对肿瘤病人实施整体护理。
5. 具有关心肿瘤病人心理和保护肿瘤病人的隐私的态度和行为。

导入情境

情境描述：

何女士，42 岁，洗澡时发现左侧乳房有一拇指头大小肿块而前来就诊。何女士自述无疼痛、发热等不适。查体：左侧乳房皮肤无红肿，外上象限有一质地中等、无压痛的肿块，腋窝淋巴结无肿大。

工作任务：

1. 为明确诊断，请应协助病人完成相关必要的检查。
2. 请对该病人进行正确的健康指导。

肿瘤（tumor）分为良性肿瘤、恶性肿瘤以及交界性肿瘤 3 种类型。随着疾病谱的改变，恶性肿瘤已成为目前最常见的三大死亡原因之一，位居我国男性死因的第二位、女性死因的第三位。我国最常见的恶性肿瘤，在城市依次为肺癌、胃癌、肝癌、肠癌、乳腺癌，在农村依次为胃癌、肝癌、肺癌、食管癌、肠癌。

【病因】

肿瘤的病因迄今尚未完全了解。多年来通过流行病学的调查及实验与临床观察，发现环境因素与行为对人类恶性肿瘤的发生有重要影响（表 9-1）。据统计约 80% 以上的恶性肿瘤与环境因素有关，环境因素可分为致癌因素与促癌因素。机体的内在因素在肿瘤的发生、发展中起着重要作用。

1. 环境因素　①化学因素：化学致癌物质的长期接触史，如亚硝胺类与食管癌、胃癌和肝癌有关；烷化剂（有机农药、硫芥等）可致肺癌及造血器官肿瘤；多环芳香烃类化合物（煤焦油、沥青、烧烤的食品等）与皮肤癌、肺癌有关；氨基偶氮类化合物染料易诱发膀胱癌、肝癌。②物理因素：如电离辐射可致皮肤癌、白血病；紫外线可引起皮肤癌；石棉纤维与肺癌有关；滑石粉与胃癌有关。③生物因素：主要为病毒，如 EB 病毒与鼻咽癌、伯基特淋巴瘤相关；单纯疱疹病毒与宫颈癌有关；乙型肝炎病毒与肝癌有关。另外，细菌、寄生虫亦与癌症的发生有关，如华支睾吸虫与肝癌的发生有关，日本血吸虫与结直肠癌的发生有关等。

表 9-1　环境、行为因素与相关恶性肿瘤的发生部位

	因素	相关肿瘤发生部位
职业因素	接触石棉、沥青 接触煤烟	肺、皮肤 阴囊、皮肤
生物因素	病毒、细菌	肝、胃、子宫颈、鼻咽
生活方式	烟草 硝酸盐、亚硝酸盐、低维生素 C、真菌毒素 高脂、低纤维、煎或烤焙食物	肺、胰腺、膀胱、肾 胃、肝 大肠、胰腺、乳腺、前列腺、卵巢、子宫内膜
多种因素	烟与酒 烟与石棉 酒与病毒	口腔、食管 肺、呼吸道 肝
医源性因素	病毒、细菌	皮肤造血系统

2. 机体因素　①遗传因素：与癌症的关系虽无直接证据，但有遗传倾向性，如乳腺癌、胃癌、食管癌、肝癌、鼻咽癌等；②内分泌因素：较明确的是雌激素与乳腺癌、子宫内膜癌，催乳素与乳腺癌发病有关，生长激素具有促癌作用；③免疫因素：具有先天或后天免疫缺陷者易患恶性肿瘤，如艾滋病（AIDS，获得性免疫缺陷综合征）病人易患恶性肿瘤。器官移植后长期使用免疫抑制者，肿瘤的发生率较高。

【护理评估】

（一）健康史

了解病人有无不健康的行为及生活方式，如长期大量吸烟、酗酒等。了解病人有无慢性炎症、溃疡等疾病史，如胃癌与萎缩性胃炎、慢性胃溃疡、胃息肉有关；有无病毒、细菌、寄生虫感染史。了解病人有无与职业因素有关的接触与暴露史，如从事炼钢、染料、橡胶、塑料或其他化学物质长期接触史等。了解病人有无癌前病史及家族病史。

（二）身体状况

1. 局部表现

（1）**肿块**：位于体表或浅在的肿瘤，肿块常是最早出现的症状，依性质不同，其硬度及活动度不同。位于深部或内脏的肿块不易触及，但可出现周围组织受压或空腔脏器梗阻症状。恶性肿瘤还可出现相应的转移灶，如肿大淋巴结、内脏或骨的结节与肿块等表现。

（2）**疼痛**：肿瘤的膨胀性生长、破溃或感染等使神经末梢或神经干受刺激或压迫，可出现局部刺痛、跳痛、隐痛、烧灼痛或放射痛，常难以忍受，尤以夜间为重。肿瘤可致空腔脏器梗阻而发生痉挛引起绞痛。

（3）**梗阻**：肿瘤可造成空腔脏器阻塞而出现相应的梗阻表现。胃癌伴幽门梗阻可致呕吐，结直肠癌可致肠梗阻，胰头癌可压迫胆总管而出现黄疸，支气管癌可引起肺不张等。

（4）**溃疡**：体表或空腔脏器的肿瘤生长迅速，可因供血不足而继发坏死或感染而溃烂。恶性肿瘤常呈菜花状或肿瘤表面溃疡，可有恶臭及血性分泌物。

（5）**出血**：恶性肿瘤生长过程中发生组织破溃或血管破裂可有出血。上消化道肿瘤可有呕血或黑便；下消化道肿瘤可有血便或黏液血便。泌尿道肿瘤可见血尿。肺癌可有咯血或痰中带血。宫颈癌可有血性白带或阴道出血。肝癌破裂可致腹腔内出血。

（6）**转移症状**：当肿瘤转移至淋巴结，可有区域淋巴结肿大。若发生其他脏器转移可有相应表现，如骨转移可有疼痛、病理性骨折等，肺转移可有咳嗽、胸痛等。

2. 全身表现　良性及恶性肿瘤的早期多无明显的全身症状。恶性肿瘤中晚期病人常出现非特异性的全身症状,如贫血、低热、乏力、消瘦等,发展至全身衰竭时可表现为恶病质(cachexia),尤其消化道肿瘤病人可较早出现恶病质。某些部位的肿瘤可呈现相应器官的功能亢进或低下,继而引起全身性改变,如肾上腺嗜铬细胞瘤引起高血压,甲状旁腺腺瘤引起骨质改变,颅内肿瘤引起颅内压增高和神经系统定位症状等。

知识窗

恶性肿瘤 TNM 分期法

　　恶性肿瘤的临床分期有助于制订合理的治疗方案、正确评价治疗效果、判断预后。目前临床较常用的为国际抗癌联盟提出的 TNM 分期法。T 是指原发肿瘤,N 指淋巴结转移情况,M 为远处转移,再根据肿块大小、浸润程度在字母后标以数字 0~4,表示肿瘤的发展程度。1 代表小,4 代表大,0 代表无;有远处转移为 M_1,无为 M_0。临床无法判断肿瘤体积时则以 T_x 表示。根据 TNM 的不同组合,临床将之分为 I、II、III、IV 期。各种肿瘤的 TNM 分期具体标准由各专业会议协定。

(三)辅助检查

1. 实验室检查

(1)**常规检查**:包括血常规、尿常规及大便常规检查,其阳性结果并非是恶性肿瘤的特异性标志,但常可提供诊断线索。如恶性肿瘤病人常可伴血沉加快;泌尿系统肿瘤病人可见血尿;胃癌病人可伴贫血及大便隐血阳性;大肠肿瘤病人可有黏液血便或大便隐血阳性。

(2)**血清学检查**:用生化方法测定人体内由肿瘤细胞产生的,分布在血液、分泌物、排泄物中的肿瘤标志物,如酶、激素、糖蛋白和代谢产物,可间接了解肿瘤的情况。大多数肿瘤标志物在恶性肿瘤和正常组织之间并无质的差异,因此特异性较差。但肿瘤标志物的检测和动态观察有助于肿瘤的诊断和鉴别、判断疗效和预后、提示治疗后是否复发和转移。常用的血清学检查有碱性磷酸酶(AKP)、酸性磷酸酶(ALP)、乳酸脱氢酶(LDH)。

(3)**免疫学检查**:近年来肿瘤的诊断主要检查来自体内肿瘤的胚胎抗原、相关抗原和病毒抗原。随着抗人白细胞分化抗原单克隆抗体(单抗)的不断研制及多色多指标流式细胞计的应用,肿瘤的临床诊断有了很大的进展。常用的肿瘤免疫学标志物如甲胎蛋白(AFP)对原发性肝癌、前列腺特异性抗原(PSA)对前列腺癌、人绒毛膜促性腺激素(HCG)对滋养层肿瘤的诊断均有较高的特异性及敏感性,但也存在一定的假阳性。

(4)**基因或基因产物检查**:主要利用了核酸中碱基排列具有极其严格的特异序列的特征,根据检测样品中有无特定序列以确定是否存在肿瘤或癌变的特定基因,从而做出诊断。基因检测敏感而特异,常早于临床症状出现之前,因可对手术切缘组织进行检测,如阳性则易复发,有助于估计预后。

2. 影像学检查　X 线、B 超、造影、放射性核素、电子计算机断层扫描(CT)、磁共振成像(MRI)和正电子发射断层成像(PET-CT)等各种检查方法可明确有无肿块,肿块部位、形态和大小等性状,有助于肿瘤的诊断。

3. 内镜检查　应用金属或纤维光导的内镜可直接观察空腔器官、胸腔、腹腔及纵隔等部位的病变,同时可取活体组织做病理学检查,并能对小的病变进行治疗,如息肉摘除;还可向输尿管、胆总管或胰管插入导管做 X 线造影检查。常用的有食管镜、胃镜、结肠镜、直肠镜、支气管镜、腹腔镜、膀胱镜、阴道镜及宫腔镜等。

4. 病理学检查 为目前确定肿瘤性质最直接而可靠的依据,包括细胞学与组织学两部分。细胞学检查包括胸水、腹水、尿液沉渣、痰液涂片等;食管拉网、胃黏膜洗脱液、宫颈刮片及内镜下肿瘤表面刷脱细胞检查;细针穿刺抽吸肿瘤细胞进行涂片染色检查。组织学检查则根据肿瘤所在部位、大小及性质等,通过钳取活检、经手术完整切除肿瘤,然后进行石蜡切片或术中冷冻切片检查。活组织检查有可能促使恶性肿瘤扩散,应在术前短期内或术中进行。

5. 放射性核素检查 显示脏器内的占位性病变。

6. 手术探查 适用于高度怀疑又难确诊的恶性肿瘤,诊断和治疗同时进行。

(四)心理-社会状况

1. 认知程度 评估病人对疾病诱因、常见症状、拟采取的手术方式、手术过程、手术可能导致的并发症、化学治疗(简称化疗)、放射治疗(简称放疗)、介入治疗、疾病预后及康复知识的认知及配合程度。

2. 心理反应 评估病人的心理状况,包括疾病诊断的心理承受能力,对治疗效果、预后等的心理反应。

3. 经济和社会支持状况 评估家庭对病人手术、化疗、放疗的经济承受能力;家属对本病及其治疗方法、预后的认知程度及心理承受能力;家属与病人的关系和态度;病人的社会支持系统等。

(五)处理原则

良性肿瘤应完整手术切除。交界性肿瘤必须彻底手术切除,否则极易复发或恶性变。恶性肿瘤常伴浸润与转移,可根据病情采用手术、放射治疗、化学治疗、生物治疗(免疫治疗、基因治疗)、内分泌治疗、中医药治疗及心理治疗等综合疗法。

1. 手术治疗 手术切除是早期和较早期实体恶性肿瘤最主要和最有效的治疗方法。根据目的不同,可将手术分为7类。

(1)**预防性手术**:通过手术早期切除癌前病变以预防其发展成恶性肿瘤,如家族性结肠息肉病、黏膜白斑病等。

(2)**诊断性手术**:包括切取活检术和剖腹探查术,能为正确的诊断、精确的分期,进而制订合理的治疗方案提供可靠依据。

(3)**根治性手术**:适用于早、中期病人。手术包括彻底切除全部肿瘤组织及可能累及的周围组织和区域淋巴结,以求达到彻底治愈的目的。

(4)**姑息性手术**:适用于晚期肿瘤有远处转移或肿块无法切除的病人,非彻底性肿瘤切除,改道、缝扎肿瘤的营养血管。其目的是缓解症状、减轻痛苦、改善生存质量、延长生命和减少并发症。

(5)**减瘤手术**:仅适用于原发病灶大部切除后,残余肿瘤能用其他治疗方法有效控制者。

(6)**复发或转移灶手术**:复发肿瘤应根据具体情况及手术、化疗、放疗对其疗效而定,凡能手术者应考虑再行手术。如乳腺癌术后局部复发可再行局部切除术。转移肿瘤手术切除适合于原发灶已能得到较好的控制,而转移灶可切除者。

(7)**重建和康复手术**:生活质量对恶性肿瘤病人而言显得尤为重要,外科手术在病人术后的重建和康复方面发挥重要的作用。如乳腺癌改良根治术后经腹直肌皮瓣转移乳房重建,头颈部肿瘤术后局部组织缺损的修复等均能提高肿瘤根治术后病人的生活质量。

> **知识拓展**
>
> ### 肿瘤外科治疗的原则
>
> 实施肿瘤外科手术除遵循外科学一般原则外,还应遵循肿瘤外科的基本原则。这些原则自1894年霍尔斯特德(Halsted)发明了经典的乳腺癌根治术以来就已奠定,以后又有人提出了

"无瘤技术"的概念，使这些原则不断得到发展和完善。其基本思想是防止术中肿瘤细胞的脱落种植和血行转移。

1. 不切割原则　手术中不直接切割癌肿组织，而是由四周向中央解剖，一切操作均应在远离癌肿的正常组织中进行，同时尽可能先结扎切断进出肿瘤组织的血管。

2. 整块切除原则　将原发病灶和所属区域淋巴结做连续性的整块切除，而不应将其分别切除。

3. 无瘤技术原则　无瘤技术的目的是防止手术过程中肿瘤的种植和转移。其主要是指手术中的任何操作均不接触肿瘤本身，包括局部的转移病灶。

2. 化学治疗　简称化疗，是一种应用特殊化学药物杀灭恶性肿瘤细胞或组织的治疗方法，往往是中晚期肿瘤病人综合治疗的重要手段。化疗配合手术及放疗，可防止肿瘤复发和转移，如胃肠道癌、鼻咽癌、宫颈癌等；某些肿瘤可因化疗获长期缓解或肿瘤缩小，如颗粒细胞白血病、肾母细胞瘤等；一些肿瘤单独应用化疗可获得临床治愈，如恶性滋养细胞肿瘤（绒癌、恶性葡萄胎）、小细胞肺癌、急性淋巴细胞白血病等。

(1) **化疗方式**：根据化疗在治疗中的地位和治疗对象的不同，其临床应用主要有以下几种：①诱导化疗，常多种化疗药物的联合使用，用于化疗可治愈肿瘤或晚期播散性肿瘤，此时化疗是首选的治疗或唯一可选的治疗。应用化疗希望达到治愈或使病情缓解后再选其他治疗。目前常用肿瘤客观反应率、无进展生存时间和总生存时间来评价疗效。②辅助化疗，也称为保驾化疗。它常用于肿瘤已被局部满意控制后的治疗，如在癌根治术后或治愈性放射治疗后，针对可能残留的微小病灶进行治疗，以达到进一步提高局部治疗效果的目的。常用无瘤生存时间、无复发生存时间或术后复发率来评价疗效。③初始化疗，也称新辅助化疗。其用于尚可根治切除肿瘤病灶但术后复发风险较大的病人，主要目的在于减少术后复发而不是肿瘤降期，应用初始化疗后可使肿瘤缩小，进而缩小肿瘤范围、减少放射治疗剂量或提高局部治疗的疗效。④转化化疗，针对临床判断无法切除或仅勉强可切除但会带来较严重器官毁损的实体瘤，试图通过术前治疗争取使肿瘤退缩以能达到根治或尽可能保留较多人体器官组织的疗法。转化治疗要求达到肿瘤降期。

(2) **给药方式**：①全身性用药，可通过静脉、口服、肌内注射给药；②局部用药，为了提高药物在肿瘤局部的浓度，有些药物可通过肿瘤内注射、腔内注射、动脉内注入或局部灌注等途径；③介入治疗，是近年来应用较多的一种特殊化疗途径，可通过动脉插管行局部动脉化疗灌注栓塞，也可经皮动脉插管配合皮下切口植入导管药盒系统进行长期灌注、栓塞化疗，提高肿瘤局部的药物浓度并阻断肿瘤的营养、血液供应，减少全身毒性反应。可采用同时给药或序贯给药的方式，以提高疗效，减少毒副作用。

(3) **化疗毒副作用**：由于化疗药物对正常细胞也有一定影响，尤其是处于增殖状态的正常细胞，故用药后可能出现各种不良反应，如骨髓抑制、消化道反应、毛发脱落、肾脏毒性反应、口腔黏膜及皮肤反应、免疫功能降低等副作用。此外，化疗若通过静脉给药，可造成血管损伤，导致静脉炎。药液渗入皮下，会引起局部组织的变性、坏死。

3. 放射治疗　简称放疗，是利用放射线，如 α、β、γ 射线和 X 射线、电子线、中子束、质子束及其他粒子束等抑制或杀灭肿瘤细胞，是肿瘤治疗的主要手段之一，但同时对正常组织器官产生同样的破坏作用。放射治疗有外照射和内照射两种方法。各种肿瘤对放射线敏感度不一，分化程度越低、代谢越旺盛的癌细胞对放射线越敏感，治疗效果也越好。反之，则治疗效果差，不宜选用。主要副作用是骨髓抑制、皮肤黏膜改变、胃肠道反应、疲劳，另外还有脱发等其他副作用。

4. 生物治疗　应用生物学方法治疗肿瘤病人，改善宿主个体对肿瘤的应答反应及直接效应的治疗，包括免疫治疗和基因治疗。免疫疗法是通过刺激宿主的免疫机制促使肿瘤消散，如接种卡介苗、注射干扰素、接种自体或异体瘤苗等。基因治疗是通过改变基因结构及功能等方法，赋予靶细胞新的功能特性来治疗人体的失调和疾病。

5. 其他治疗　如内分泌治疗及中医药治疗等。内分泌治疗也叫激素治疗，用于某些发生发展与激素密切相关的肿瘤，如卵巢癌可用孕酮类药物、乳腺癌可用他莫昔芬（三苯氧胺）治疗。中医药治疗应用扶正祛邪、通经活络、化瘀散结、清热解毒、以毒攻毒的机制，配合手术、放疗、化疗，减轻毒副作用，可改善机体全身情况，提高免疫能力。

6. 预防与控制　恶性肿瘤是环境、营养、饮食、遗传、病毒感染及生活方式等多种因素相互作用所致，所以目前尚无可利用的单一预防措施。国际抗癌联盟认为1/3恶性肿瘤是可以预防的，1/3恶性肿瘤若能早期诊断是可以治愈的，1/3恶性肿瘤可以减轻痛苦、延长寿命，并据此提出了恶性肿瘤三级预防概念。

（1）**一级预防**：是指病因预防，目的是消除或减少可致癌的因素，降低癌症发病率。预防措施：保护环境，控制大气、水源、土壤污染；改变不良的饮食习惯、生活方式，倡导戒烟、酒，多吃新鲜蔬果，忌食高盐、霉变食物；减少职业性接触致癌物质时间过长，如苯、甲醛；接种疫苗；积极治疗癌前期病变等。

（2）**二级预防**：是指早期发现、早期诊断和早期治疗，其目的是提高生存率、降低癌症死亡率。预防措施：在无症状的自然人群中进行以早期发现癌症为目的的普查工作。一般在某种肿瘤的高发区及高危人群中进行筛查，一方面从中发现癌前病变并及时治疗，另一方面尽可能发现较早期的恶性肿瘤进行治疗，可获得较好的治疗效果。

（3）**三级预防**：是指治疗后的康复，目的在于提高生存质量、减轻痛苦、延长生命。预防措施包括姑息治疗和对症治疗。

预防是控制癌症最好的方法。临床上通常以3年、5年、10年生存率衡量恶性肿瘤的疗效。但恶性肿瘤多年后，仍有可能复发，宜终身随访。

【常见护理诊断/问题】

1. 焦虑/恐惧　与担忧疾病预后和手术、化疗、放疗，在家庭和社会的地位及经济状况改变有关。

2. 营养失调：低于机体需要量　与肿瘤所致高代谢状态、摄入减少、吸收障碍，化疗、放疗所致味觉改变、食欲下降、进食困难、恶心、呕吐等有关。

3. 疼痛　与肿瘤生长侵及神经、肿瘤压迫周围组织及神经、手术创伤及化疗及放疗致组织损伤有关。

4. 知识缺乏：缺乏肿瘤预防、术后康复、放疗化疗反应等知识。

5. 潜在并发症：感染、出血、皮肤和黏膜受损、静脉炎、静脉栓塞及脏器功能障碍。

【护理目标】

1. 病人的焦虑与恐惧程度减轻。

2. 病人的营养状况得以维持或改善。

3. 病人的疼痛得到有效控制，舒适感增加。

4. 病人掌握肿瘤预防及自我照顾的有关知识和方法。

5. 病人未发生并发症或并发症被及时发现和处理。

【护理措施】

（一）一般护理

1. 营养支持　充分的营养是保证病人细胞代谢、促进康复的重要条件。由于恶性肿瘤对营养的消耗，病人进食量的减少或消化吸收障碍，病人常存在营养不良，影响机体组织的修复。因此，鼓励病人进食高蛋白、高碳水化合物、高维生素、清淡、易消化的饮食，注意食物色、香、味和温度，避免粗糙、辛辣食物。化疗、放疗期间病人常有食欲减退、恶心、呕吐等消化道反应，可餐前适当应用药物控制症状。严重呕吐、腹泻者，给予静脉补液，防止脱水，必要时遵医嘱给予肠内外营养支持。指导术后康复期病人少量多餐、循序渐进地恢复饮食，做好饮食指导。

2. 疼痛护理 肿瘤迅速生长、浸润神经或压迫邻近脏器可引起病人疼痛，是晚期癌症病人常见的症状之一。护理人员除观察疼痛的部位、性质、特点、持续时间外，还应注意提供增进病人舒适感的方法，保持病室安静，减少环境中对病人造成压力的因素。鼓励病人适当参与娱乐活动以分散注意力，并指导病人使用不同的方法控制疼痛，如松弛疗法、音乐疗法等。在护理过程中，应鼓励家属关心、参与实施镇痛计划。晚期难以控制的疼痛对病人威胁很大，可按世界卫生组织（WHO）提出的三级阶梯镇痛方案遵医嘱进行处理，有效改善晚期肿瘤病人的生存质量。①一级镇痛法：适用于疼痛较轻者，可用阿司匹林等非麻醉性解热镇痛药；②二级镇痛法：适用于中度持续性疼痛者，当上述药物效果不显著时，改用可待因等弱阿片类药物；③三级镇痛法：疼痛进一步加剧、上述药物无效者，改用强阿片类药物，如吗啡、哌替啶等，仍无效者可考虑药物以外的镇痛治疗。用药原则：小剂量开始，视镇痛效果逐渐增量；先口服，若无效则直肠给药，最后注射给药；定期给药，亦可采用病人自控镇痛法（PCA）。

（二）手术治疗的护理

手术可破坏机体的正常功能，如失语、截肢、人工肛门等，常致自我形象紊乱。这样的病人在手术前就应给病人解释手术的必要性及重要性，手术后指导病人进行功能锻炼并介绍功能重建的可能及所需条件，训练病人的自理能力，提高自信心。肿瘤病人手术后可能发生呼吸系统、泌尿系统、切口或腹腔内感染等。因此，手术前应充分准备。手术后常规监测生命体征、加强引流管和切口护理；密切观察病情；保持病室环境清洁；鼓励病人翻身、深呼吸、有效咳嗽、咳痰；加强皮肤和口腔护理；早期下床活动，注意保暖。总之，采取有效措施，减少并发症，促进康复。

（三）化疗的护理

1. 组织坏死的预防及护理 因强刺激性药物不慎漏入皮下可致组织坏死。护士应正确给药，保护血管。妥善固定针头以防滑脱、药液外漏。一旦发现药液漏出，立即停止用药，尽量向外抽吸药液，局部皮下注入解毒剂如硫代硫酸钠、碳酸氢钠等，冷敷 24 小时，同时报告医生并记录。

2. 栓塞性静脉炎的预防 化疗药物注射方法不当可致血管硬化、血流不畅，甚至闭塞。治疗时选择合适的给药途径和方法。若为静脉给药，根据药性选用适当的溶媒稀释至规定浓度；合理选择静脉并安排给药顺序。

3. 胃肠道反应的护理 化疗病人常表现出恶心、呕吐、食欲减退等，应做好化疗重要性及药物副作用的解释工作。进食前用温盐水漱口，进食后用温开水漱口，保持口腔清洁。必要时在晚餐后或入睡前给予镇痛止吐剂。

4. 骨髓抑制的护理 由于骨髓抑制作用，化疗病人常出现白细胞、血小板减少，应常规每周 1~2 次监测血象变化，注意有无皮肤瘀斑、牙龈出血及感染等。红细胞降低时给予必要的支持治疗，如中药调理、成分输血，必要时遵医嘱应用升血细胞类药。若白细胞计数低于 $3.0 \times 10^9/L$ 需暂停放疗，低于 $1.0 \times 10^9/L$ 应采取保护性隔离、限制人员探视，预防医源性感染，并用升白细胞药物治疗；血小板计数低于 $80 \times 10^9/L$ 时应暂停放疗，低于 $50 \times 10^9/L$ 时应避免外出，低于 $20 \times 10^9/L$ 时应绝对卧床休息，限制活动。对大剂量强化化疗者实施严密的保护性隔离或置于层流室。

5. 肾脏毒性反应的护理 癌细胞溶解易致高尿酸血症，严重者可形成尿酸结晶，轻度蛋白尿、管型尿、血尿，甚至无尿和急性肾衰竭。应鼓励病人大量饮水，准确记录出入水量，同时使用碳酸氢钠碱化尿液，对入量已足而尿少者酌情利尿。

6. 口腔黏膜反应的护理 大剂量应用抗代谢药物易致严重口腔炎，应保持口腔清洁，出现口腔溃疡可用相应漱口水含漱。口腔炎或溃疡剧痛者，可用 2% 利多卡因喷雾，改用吸管吸取流质饮食,必要时行肠外营养;合并真菌感染时,用 3% 碳酸氢钠溶液和制霉菌素溶液含漱;溃疡创面涂布 0.5% 金霉素甘油。

7. 皮肤反应的护理 出现皮肤反应时,应防止皮肤破损。氨甲蝶呤、巯基嘌呤常引起皮肤干燥、全身瘙痒,可用炉甘石洗剂止痒,严重的病人出现剥脱性皮炎,需用无菌单行保护性隔离。

8. 脱发的护理 多柔比星、环磷酰胺等常引起脱发,影响病人容貌。化疗时用冰帽局部降温、预防脱发。若脱发严重,可协助病人选购合适的发套。

多数抗肿瘤药物对皮肤黏膜、眼睛及其他组织有直接刺激作用,直接接触细胞毒性药物可发生局部毒性反应或过敏反应,也可致癌或致畸。接触细胞毒性化疗药的护士,应注意自我防护。有条件的单位应使用特制防毒层流柜配药,防止含毒微粒的气溶液或气雾外流。操作过程中穿专用长袖防护衣,戴好帽子、口罩和双层手套、防护镜。长期从事化疗工作的护理人员应定期体格检查,发现骨髓抑制等副作用应及时治疗,严重者暂停化疗工作。

(四) 放疗的护理

1. 感染的预防 ①病室通风和空气消毒:保持病室空气新鲜,每日通风 2 次,每日 2 次紫外线空气消毒;②监测体温及血常规检查;③放疗前准备:放疗前要做好定位标志,放疗前后病人应静卧 30 分钟避免干扰,保证充足的休息与睡眠;④休息与活动:放疗期间应适当减少活动、多休息,逐渐增加日常活动量。

2. 防止皮肤、黏膜损伤 ①保护照射野皮肤:保持清洁干燥,尤注意腋下、腹股沟、会阴部等皮肤皱褶处,洗澡禁用肥皂、粗毛巾搓擦,局部用软毛巾吸干;②穿着要求:穿棉质、柔软、宽松内衣并勤更换;③避免各种刺激:避免热刺激、理化刺激,外出时防止日光直射,局部皮肤红斑时禁用酒精、碘酒等涂擦及使用粘贴胶布;④黏膜保护:放疗期间加强局部黏膜清洁,如口腔含漱、阴道冲洗、鼻腔用抗生素及润滑剂滴鼻等。

3. 脏器功能障碍的预防和护理 观察照射器官的功能状态变化,若发现严重副作用时,如膀胱照射后血尿、胸部照射后放射性肺纤维变等,应暂停放疗。

(五) 心理护理

病人因各自的文化背景、心理特征、病情及对疾病的认知程度不同,会产生不同的心理反应。分析病人不同时期的心理改变,有助于有的放矢地进行心理疏导,增强病人战胜疾病的信心。肿瘤病人可经历一系列的心理变化。

1. 震惊否认期 明确诊断后,病人震惊,表现为不言不语,知觉淡漠,眼神呆滞甚至晕厥;继之极力否认,希望诊断有误,要求复查,甚至辗转多家医院就诊、咨询,企图否定诊断。这是病人面对疾病应激所产生的保护性心理反应,但持续时间过长易导致延误治疗。此期最好的护理是鼓励病人家属给予病人情感上的支持,生活上的关心,增进护士与病人之间的人际关系,使之有安全感。允许其有一定时间接受现实。不阻止其发泄情绪,但要小心预防意外事件发生。在否认期医护人员的态度要保持一致性,肯定回答病人的疑问,减少病人怀疑及逃避现实的机会。

2. 愤怒期 当病人不得不承认自己患癌后,随之表现出恐慌、哭泣、愤怒、悲哀、烦躁、不满的情绪。部分病人为了发泄内心的痛苦而拒绝治疗或迁怒于家人和医务人员,甚至出现冲动性行为。此虽属适应性心理反应,但若长期存在,将导致心理障碍。此期护士应在病人面前表现出严肃且关心的态度,尽量让其表达自身的想法,但要及时纠正其感知错误。做任何检查和治疗前,应详细解说。同时向家属说明病人愤怒的原因,让家属理解病人的行为。并请其他病友介绍治疗成功的经验,教育和引导病人正视现实。

3. 磋商期 此期的病人求生欲最强,会祈求奇迹出现。病人易接受他人的劝慰,有良好的遵医行为。因此,护士应加强对病人及其家属的健康教育,维护病人的自尊、尊重病人的隐私,增强病人对治疗的信心,从而减少病人病急乱投医的不良后果。

4. 抑郁期 此阶段病人虽然对周围的人、事、物不再关心，但对自己的病情仍很注意。护士应利用恰当的非语言沟通技巧对病人表示关心，定时探望，加强交流，鼓励病人发泄情绪，减轻心理压力反应。鼓励其家人陪伴，预防意外事故发生。在此期间，由于病情加重，心情抑郁，病人常会疏忽个人卫生的处理，护士应鼓励病人维持身体的清洁与舒适，必要时协助完成。

5. 接受期 有些病人经过激烈的内心挣扎，开始认识到生命终点的到来，心境变得平和，通常不愿多说话。在此期间，护士应尊重其意愿，替病人限制访客，主动发现病人的需要并尽量满足需要。为病人制订护理计划时，应考虑病人的生理状况，最好能集中护理，以免增加病人痛苦。

以上心理变化可同时或反复发生，且不同心理特征者在心理变化分期方面存在很大差异，另外，各期的持续时间、出现顺序也不尽相同。因此，护士对病人的心理反应，应随时注意观察，并给予适当的护理。

（六）健康指导

1. 保持心情舒畅 负性情绪对机体免疫系统有抑制作用，可促进肿瘤的发生和发展。故肿瘤病人应保持乐观开朗的心境，避免不必要的情绪刺激，勇敢面对现实。可根据病人、家属的理解能力，深入浅出、有针对性地提供正确、有价值的信息资料，使病人能够积极配合治疗。

2. 注意营养 肿瘤病人应均衡饮食，摄入高热量、高蛋白、富含膳食纤维的各类营养素，做到不偏食、不忌食、荤素搭配、粗细混食。多饮水，多进食水果、蔬菜。忌辛辣、油腻等刺激性食物及熏烤、腌制、霉变食物。

3. 功能锻炼 适当的运动有利于机体增强抗病能力，减少并发症的发生。手术后器官、肢体残缺引起功能障碍者应早期进行功能锻炼，以利于功能重建及提高自理能力。

4. 提高自理能力及增强自我保护意识 合理安排日常生活，注意休息，避免过度疲劳，不吸烟、少饮酒，讲究卫生。指导病人进行皮肤、口腔、黏膜护理，保持皮肤、口腔清洁，教育病人减少与有感染的人群接触，外出时注意防寒保暖。

5. 继续治疗 肿瘤治疗以手术为主，并辅以放疗、化疗等综合手段。手术后病人应按时接受各项后续治疗，以利于缓解临床症状、减少并发症、降低复发率。

6. 定期复查 放疗、化疗病人应坚持血常规及重要脏器功能检查，每周 1~2 次，以尽早发现异常，及时处理。

7. 加强随访 随访可早期发现肿瘤复发或转移病灶，评价、比较各种治疗方法的疗效，且对病人有心理治疗和支持的作用。因此，肿瘤病人的随访应在恶性肿瘤治疗后最初 3 年内每 3 个月至少随访 1 次，以后每半年复查 1 次，5 年后每年复查 1 次。

8. 动员社会支持系统的力量 社会支持可满足病人的爱和归属感的需要及自尊的需要。因此应鼓励病人家属给病人更多的关心和照顾，提高其生活质量。

【护理评价】

通过治疗和护理，病人：①焦虑程度减轻，学会有效的应对方法，情绪平稳；②摄入足够的营养素，体重得到维持；③舒适状态得以改善，疼痛减轻或消失；④掌握肿瘤的防治知识和自我照顾的方法；⑤未发生感染、出血、皮肤和黏膜受损、静脉炎、静脉栓塞及脏器功能障碍等并发症，或发生时得以及时发现和处理。

（俞宝明）

覃先生,男,53岁。有慢性肝炎史25年。近2个月右上腹持续性闷痛,半个月来疼痛较明显,食欲减退,较前消瘦。检查见其贫血貌,腹软,肝肋下有触痛之结节,血红蛋白80g/L,白细胞11×10^9/L。

练习题

请问:

(1)肿瘤的三级预防措施是什么?

(2)病人当得知患肝肿瘤需要手术治疗后,表现为不言不语,神志淡漠,眼神呆滞,该病人的心理变化属于哪期?需要采取哪些护理措施?

第十章 | 器官移植病人的护理

ER 10-1　教学课件　　ER 10-2　思维导图

学习目标

1. 掌握：供者的选择、受者的准备、器官的切取与保存；肾移植及肝移植的护理评估、护理措施。

2. 熟悉：肾移植及肝移植的禁忌证和适应证、常见的护理诊断/问题。

3. 了解：移植的分类；肾移植及肝移植的护理目标、护理评价。

4. 学会：运用护理程序对肾移植、肝移植病人实施整体护理。

5. 具有关心器官移植病人心理和尊重病人隐私的态度和行为。

第一节 概　述

导入情境

情境描述：

何先生，43 岁。因"慢性肾衰竭"入院治疗。经全面检查后，在全麻下行同种异体肾脏移植手术，手术过程顺利，麻醉清醒后转入监护病房。术后第 3 日，病人主诉伤口疼痛，烦躁不安。查体：体温 39.0℃，脉搏 109 次/min，呼吸 26 次/min，血压 180/100mmHg，尿量 100ml/d，血肌酐 700μmol/L。

工作任务：

1. 准确判断该病人目前最主要的护理诊断/问题。

2. 及时为该病人提供有效的护理措施并观察疗效。

器官移植（organ transplantation）是指通过手术的方法将某一个体有活力的器官移植到另一个体的体内，使之恢复原有的功能，以代偿受者相应器官因终末性疾病而丧失的功能。被移植的器官或组织称为移植物；提供移植物的个体称为供者或供体，分为活体供体和尸体供体；接受移植物的个体称为受者或受体。

【分类】

1. 按供者和受者的遗传学关系分类

（1）**自体移植术**：指献出和接受器官的供、受者是同一个体，移植后不会引起排斥反应。如断肢/指再植、自体皮肤移植等。

（2）**同质移植术**：指供者与受者虽非同一个体，但供、受者有完全相同的遗传素质，移植后不会发生排斥反应。如同卵双生同胞之间的器官移植。

（3）**同种异体移植术**：指供、受者属于同一种族，但遗传基因不同的个体之间的移植，如人与人之间的器官移植，是目前临床应用最广泛的移植方法。

（4）**异种移植术**：指不同种族之间的组织或器官移植，移植后可引起强烈的排斥反应。如异种皮片移植用于烧伤创面的暂时性生物敷料。

2. 按移植物植入的部位分类

（1）**原位移植术**：先将受者的病变器官切除，再将移植物植入到该器官的原解剖位置。

（2）**异位移植术**：指将移植物植入到受者该器官原解剖位置以外的部位，可以切除或不切除原来的器官。例如将肾脏移植到髂窝内、将肝移植到脾窝内。

（3）**原位旁移植术**：将移植物植入受者该器官原解剖位置旁，不切除原来的器官。例如原位旁胰腺移植。

【**供者的选择**】

（一）**免疫学方面的选择**

1. ABO 血型相容试验　检测供者与受者的红细胞血型抗原是否相同或相容。同种异体移植时要求供者、受者血型相同或相容，至少要符合输血的原则。

2. 预存抗体的检测

（1）**淋巴细胞毒交叉配型试验**：指受体的血清与供体淋巴细胞之间的配合试验，是移植前必检项目。若淋巴细胞毒交叉配型试验阳性（>10%），提示移植后有发生超急性排斥反应或加速性急性排斥反应的风险。肾、心脏移植要求淋巴细胞毒交叉配型试验必须 <10% 或阴性；肝移植可相对放宽，但仍以 <10% 为佳。

（2）**群体反应性抗体**（PRA）**检测**：是通过检测受者体内同种异体抗体对随机细胞群体反应的细胞筛查试验来测定其被致敏的程度，用 PRA 百分率表示。PRA 百分率高者，交叉配型阳性率高，提示不容易找到合适的供体。

3. 人类白细胞抗原配型　HLA 抗原系统通过血清学分型、细胞学分型、DNA 分型来检测。HLA 六抗原配型与肾移植、骨髓移植的存活率有密切关系，配型相容程度越好，移植器官存活率越高，但与肝移植相关性较小。

（二）**供者的非免疫学要求**

移植器官功能正常，供者无血液病、结核病、恶性肿瘤、严重全身性感染和人类免疫缺陷病毒感染等疾病。供者年龄以小于 50 岁为佳，但随着移植技术的提高、经验的积累以及器官的短缺，年龄界限已放宽，如供肺、胰者不超过 55 岁，供心、肾、肝者分别不超过 60 岁、65 岁、70 岁。活体移植以同卵双生间最佳，依次是异卵双生、同胞兄弟姐妹、父母子女、血缘相关的亲属及无血缘者之间。

【**受者的准备**】

1. 心理准备　通过术前指导让病人了解器官移植的相关知识，减轻对移植的恐惧，以良好的心理状态接受手术。

2. 完善相关检查　完善术前常规检查，根据不同的移植器官进行相关的免疫学检测，如人类白细胞抗原（HLA）配型等。

3. 应用免疫抑制药物　术前或术中即开始用药，具体药物、剂量、用法及用药时间，可根据移植器官的种类和受者情况决定。

4. 预防感染　及时治疗咽喉部和泌尿系统等潜在感染病灶，预防皮肤感染及呼吸道感染。

5. 营养支持　保证足够的热量和氮量，增强抵抗力，必要时给予要素饮食或全静脉高营养。

6. 肠道准备　术前常规禁食禁饮，必要时遵医嘱术前晚给予灌肠。

【**器官的切取与保存**】

1. 切取过程　获得器官的过程主要包括切开探查、原位灌注、切取器官、保存器官和运送。

2. 保存原则　应遵循低温、预防细胞肿胀和避免生化损伤的原则。控制热缺血与冷缺血时间、配合安全有效的器官保存是器官移植成功的先决条件。热缺血是指器官从供体血液循环停止或者局部血供中止到冷灌注开始的间隔时间。为保证供体器官的功能和移植后的存活率，热缺血时间不宜超过 10 分钟。冷缺血是指从供体器官冷灌注到移植后血供开放之前所间隔的时间，包括器官保存阶段。

3. 保存方法 从器官切取时即开始保存器官的低温状态。保存方法主要有单纯低温保存法、持续低温机械灌注法和冷冻保存法等。目前临床大多采用单纯低温保存法，该方法方便实用，便于器官转运。

【病室准备】

1. 病室环境 光线充足，通风良好，为配备空气层流设备的单间洁净病室。

2. 物品准备 配备消毒物品（被套、衣裤等）及常用仪器设备（输液泵、监护仪等）。在隔离病房的缓冲间准备隔离衣、口罩、帽、鞋套等。

3. 消毒与隔离 ①消毒：术前 1 日和手术当日用消毒液擦拭病室内的物品和门窗等，并用乳酸熏蒸、臭氧机等方法进行病房空气消毒；②隔离：实施保护性隔离，病室门口张贴隔离提示，进入移植隔离病房前应洗手，穿戴隔离衣、口罩、帽和鞋套等。

第二节　肾移植病人的护理

【适应证与禁忌证】

1. 适应证 适用于肾衰竭经其他治疗无效、须透析治疗才能维持生命的终末期肾病病人。

2. 禁忌证 以下情况者不适合肾移植，或移植前需做特殊准备：恶性肿瘤或转移性恶性肿瘤；慢性呼吸功能衰竭；严重心脑血管疾病；泌尿系统严重的先天性畸形；精神病和精神状态不稳定者；肝功能明显异常者；活动性感染；活动性消化道溃疡；淋巴细胞毒交叉配型试验或 PRA 强阳性者。

【护理评估】

（一）健康史

1. 一般情况 包括年龄、性别、婚姻、职业；女性病人月经史、生育史和哺乳史等。

2. 既往史 评估肾病的病因、病程及诊疗情况，尿毒症发生的时间和治疗经过，血液或腹膜透析治疗的频率和效果等；心、肝、肺、脑等其他器官功能；有无手术史及药物过敏史等。

（二）身体状况

1. 全身情况 病人的生命体征、营养状况，有无水肿、高血压、贫血或皮肤溃疡等；是否还有排尿及尿量等；有无其他并发症或伴随症状。

2. 局部情况 评估肾区有无压痛、叩击痛；疼痛的性质、范围和程度；动静脉造瘘侧及其肢体局部情况。

（三）辅助检查

辅助检查同受者的准备。

（四）心理-社会状况

评估病人的心理状态，对移植肾的认同程度；了解病人及家属对肾移植术后治疗、康复、护理知识的了解和掌握程度。

【常见护理诊断/问题】

1. 焦虑/恐惧 与担心手术效果及移植后治疗与康复有关。

2. 营养失调：低于机体需要量 与食欲减退、胃肠道吸收不良及低蛋白饮食等有关。

3. 有体液失衡的危险 与术前透析过度或不足、摄入水分过多或不足、术后多尿期尿液过多等有关。

4. 潜在并发症：出血、感染、急性排斥反应、泌尿系统并发症。

【护理目标】

1. 病人情绪稳定，焦虑缓解或减轻。
2. 病人营养状况改善，体重得以维持或增加。
3. 病人未发生体液失衡或发生后得到及时发现并纠正。
4. 病人术后未发生并发症，或并发症得到及时发现与处理。

【护理措施】

（一）非手术治疗及术前护理

1. 心理护理　减轻或消除病人的恐惧和焦虑，增强手术信心。

2. 营养支持　根据病人的营养状况指导并鼓励病人进食低钠、优质蛋白、高碳水化合物、高维生素饮食，必要时通过肠内或肠外的途径补充营养，提高手术耐受力。

3. 皮肤准备　保持皮肤清洁卫生，预防皮肤感染；皮肤准备范围为上起肋弓，下至大腿上 1/3，侧至腋后线。

（二）术后护理

1. 病情观察

（1）**监测生命体征**：如体温 >38℃，评估是否发生排斥反应或感染。

（2）**监测尿量**：保持尿管引流通畅、防止扭曲受压；监测并记录尿液的色、质、量；术后 3~4 日内，尿量维持在 200~500ml/h 为宜，当尿量 <100ml/h，应警惕移植肾发生急性肾小管坏死或急性排斥反应。

（3）**观察伤口及引流**：有无红、肿、热、痛及分泌物，视伤口情况及时换药；观察并记录髂窝引流液的色、质、量，引出血性液体 >100ml/h，提示有活动性出血，应立即报告医生。

2. 合理补液

（1）**血管通路选择**：原则上不在手术侧下肢和动静脉造瘘侧的肢体建立静脉通道；术后早期应建立两条静脉通道。

（2）**输液原则**：记录 24 小时出入量，遵循"量出为入"的原则。根据尿量和中心静脉压（CVP）及时调整补液速度与量，后 1 小时的补液量与速度依照前 1 小时排出的尿量而定。一般当尿量 <200ml/h、200~500ml/h、500~1 000ml/h 以及 >1 000ml/h 时，补液分别为等于尿量、尿量的 4/5、2/3 以及 1/2；24 小时出入量差额一般不能超过 1 500~2 000ml；当血容量不足时需加速扩容。

（3）**输液种类**：除治疗用药外，以糖和盐交替；当尿量 >300ml/h 时，应加强盐的补充，盐与糖的比例为 2：1；维持水、电解质及酸碱平衡。

3. 免疫抑制剂的应用与监测

（1）**三联免疫抑制治疗方案**：普遍采用钙调磷酸酶抑制剂联合一种抗增殖类药物加糖皮质激素的治疗方案。

（2）术前使用抗体诱导者，继续按疗程使用抗淋巴细胞球蛋白（ALG）等。

（3）**免疫抑制剂浓度监测**：定期测定血药浓度，以预防因血药浓度过低或过高而引起排斥反应或药物中毒；监测血药浓度谷值在服药前 30 分钟，监测血药浓度峰值在服药后 2 小时，抽血剂量要准确。

4. 饮食指导和营养支持　术后第 2 日，如病人胃肠功能恢复，待肛门排气后可先进食少量流质食物，如无不适可改为半流质食物，再逐渐加量并过渡到普食。给予高蛋白、高热量、高维生素、低脂、易消化的饮食，以保证营养，必要时可给予要素饮食或静脉高营养。

5. 并发症的护理

（1）**出血**：心率增快、血压下降、CVP 降低、血尿、伤口渗血；血常规示红细胞计数及血细胞比容明显下降；伤口引流管引流出血性液体 >100ml/h，提示有活动性出血的可能。护理：①观察病人神志、生命体征、外周循环、伤口和各引流管引流情况。②预防血管吻合口破裂，术后平卧 24 小时，与移植肾同侧的下肢髋膝关节水平屈曲 15°~25°，禁忌突然改变体位，术后可尽早进行床上活动，并根据病情逐步开始下床活动；保持大便通畅，避免腹压增高。③发现出血征象，遵医嘱加快补液速度、给予止血药、升压药或输血治疗，协助医生做好手术探查止血的术前准备。

（2）**感染**：好发部位为伤口、肺部、尿路、皮肤、口腔等。病人出现体温逐渐升高，尿量减少及血肌酐上升等改变。护理：①遵医嘱合理预防性使用抗生素，做好保护性隔离，密切观察生命体征及病情变化，及时发现感染先兆，术后在病情平稳时应尽早拔除各类留置管道；②严格执行无菌操作，做好病室消毒隔离工作，确保病室符合器官移植病房的感染控制要求；③做好各项基础护理，包括口腔、会阴部、皮肤、伤口和引流管护理，及时更换敷料；④预防交叉感染，医护人员进入病室前应洗手并穿戴隔离衣、口罩、帽和鞋套；⑤定期进行血、尿、痰、大便、咽拭子、引流液的细菌培养及药敏试验，以早期发现感染病灶；⑥一旦发现疑似感染症状，遵医嘱应用敏感抗生素，有效控制感染。

（3）**急性排斥反应**：体温突然升高且持续高热，伴有血压升高、尿量减少、血肌酐上升、移植肾区闷胀感、压痛等。护理：①观察病人生命体征、尿量、肾功能及肾移植区局部情况。②遵医嘱正确、及时执行抗排斥反应冲击治疗，及时观察用药效果。对排斥反应风险较高的肾移植受者，建议使用淋巴细胞清除性抗体进行诱导治疗。③抗排斥治疗后，如体温下降至正常，尿量增多，体重稳定，移植肾肿胀消退、质变软、无压痛，全身症状缓解或消失，血肌酐、尿素氮下降，提示排斥逆转。

（4）**泌尿系统并发症**：可出现尿量突然减少、无尿、血尿、移植肾区腹痛和压痛、移植肾质地改变、血尿素氮和肌酐增高。护理：密切观察并记录伤口引流液的色、质、量，如引流出尿液样液体并超过 100ml/d，引流液肌酐检测与尿肌酐水平相符，提示尿瘘；如引流出乳糜样液则提示淋巴漏。发现异常应及时报告医生，协助进行超声检查，并做好再次手术准备。

（三）健康指导

1. 用药指导　指导病人遵医嘱服药，不可自行增减或替换药物；不宜自行服用对免疫抑制剂有拮抗或增强作用的药物和食品；指导病人学会观察排斥反应的表现和药物的不良反应。

2. 预防感染　告知病人预防感染的重要性，勤洗手，保持口腔清洁和个人卫生；移植术后 3~6 个月内外出需戴口罩，尽量避免到人群密集地区，防止呼吸道感染；适当锻炼身体，增强抵抗力；户外运动时穿长袖衬衫和长裤，避免蚊虫叮咬。

3. 自我监测　指导病人每日定时测量体重、体温、血压，注意监测尿量变化。

4. 育龄期女病人管理　采取有效的避孕措施；延迟妊娠到移植术后至少 1 年，移植物的功能稳定、并发症控制良好后方可考虑怀孕；免疫抑制剂的用量维持在治疗作用较低水平；孕 32 周之前每 4 周检测移植肾的肾功能和血清钙调磷酸酶抑制剂（CNIs）浓度，32 周之后遵医嘱每 2 周或每周检测 1 次直到分娩结束。

5. 定期门诊随访　一般病人术后 3 个月内每周门诊随访 1 次，术后 4~6 个月每 2 周门诊随访 1 次，术后 6 个月至 1 年每月随访 1 次。之后根据病人的身体状况及医嘱安排随访时间，但每年至少要门诊随访 2 次，其间如有不适应及时就诊。

【护理评价】

通过治疗和护理，病人：①情绪平稳，焦虑与恐惧减轻；②术后营养状况得到改善，达到耐受肾移植手术的要求；③体液维持平衡；④术后未发生并发症，或发生时被及时发现和处理。

第三节　肝移植病人的护理

【适应证与禁忌证】

1. 适应证　适用于各种终末期肝病。肝实质疾病；先天性肝代谢障碍性疾病；终末期胆道疾病；肝脏肿瘤不能手术切除者；肝细胞癌、胆管细胞癌等恶性肿瘤或同时合并肝硬化。

2. 禁忌证　绝对禁忌证：HIV 阳性、恶性肿瘤有肝外转移或者侵犯；肝胆管以外的全身性感染；

器官功能衰竭（脑、心、肺、肾）；既往有严重精神病史者。相对禁忌证：门静脉血栓或栓塞；胆道感染所致的脓毒症；年龄大于 60 岁者。

【护理评估】

（一）健康史

1. **一般情况** 同肾移植。

2. **既往史** 评估病人肝病的病因、病程及诊疗情况，肝硬化发生的时间和治疗经过；心、肝、肺、脑等其他器官功能；有无手术史及药物过敏史等。

（二）身体状况

1. **全身情况** 病人的生命体征、营养状况，有无黄疸、水肿、高血压、贫血等；有无其他并发症或伴随症状。

2. **局部情况** 评估肝区有无疼痛、压痛、叩击痛；疼痛的性质、范围和程度。

（三）辅助检查

辅助检查同肾移植。

（四）心理－社会状况

评估病人的心理状态，对移植肝的认同程度；了解病人及家属对肝移植术后治疗、康复、护理知识的了解和掌握程度。

【常见护理诊断/问题】

1. **焦虑/恐惧** 与病人长期慢性肝病，担心手术及愈后有关。

2. **营养失调：低于机体需要量** 与慢性肝病消耗、禁食或摄入减少有关。

3. **潜在并发症：** 出血、感染、排斥反应、胆道系统并发症等。

4. **知识缺乏：** 缺乏肝移植手术、术后抗排斥药物治疗、预后等相关知识。

【护理目标】

1. 病人情绪稳定，焦虑减轻或缓解。

2. 病人营养状况得到改善，体重能得以维持或增加。

3. 病人术后未发生并发症，或并发症得到及时发现与处理。

4. 病人对肝移植手术、术后抗排斥药物和预后有所了解。

【护理措施】

（一）非手术治疗及术前护理

1. **合理补液** 包括输血浆、白蛋白、补充维生素 K_1 及凝血酶原复合物等，以纠正体液失衡、贫血、低蛋白血症、凝血异常等，维持血红蛋白 > 90g/L，白蛋白 > 30g/L。

2. **备血** 术前常规备同型浓缩红细胞 4 000ml 以上，血浆 3 000~4 000ml 以及一定数量的凝血因子、白蛋白、血小板等。

3. **肠道准备** 术前 2~3 日开始口服抗生素和肠道清洁剂，术前 1 日清洁灌肠。

4. **皮肤准备** 自锁骨水平至大腿上 1/3 前内侧及外阴部，两侧至腋后线。

5. **预防感染** 肝移植等待者，应限制外出，禁止与呼吸道感染及怀疑有细菌或病毒感染者接触。乙型肝炎病毒阳性者应用抗病毒药物；腹水继发感染时应积极抗感染治疗。

6. **营养支持** 提前 2 周（活体肝移植）或提前数月（心脏死亡器官捐献肝移植）经口或鼻饲肠内营养，不耐受者联合肠外营养。营养成分为富含支链氨基酸的营养混合物、富含谷氨酰胺的膳食纤维、寡糖和益生菌等。

（二）术后护理

1. **病情观察** 监测呼吸功能，血流动力学，水、电解质及酸碱平衡情况，肝功能，肾功能，神经系统功能等。

2. 用药护理 终身服用免疫抑制剂，定期监测血药浓度，观察免疫抑制剂的副作用。

3. 血糖管理 定时监测血糖，血糖高时遵医嘱静脉泵入胰岛素调节血糖；当病人恢复饮食后测量血糖时间改为三餐前后，可以通过改善饮食结构，结合皮下注射胰岛素来调控血糖，必要时使用皮下置入胰岛素泵控制血糖；餐后血糖控制在 6.1~8.3mmol/L，可获得较好的预后。

4. 饮食指导 同肾移植。

5. 活动指导 应鼓励病人从移植术后第 1 日开始，根据病情可床上适当活动；如病人体力可耐受，鼓励病人于术后第 2 日开始下床活动并完成每日制订的活动目标。

（三）健康指导

术后 3 个月内每周复查 1 次，术后 3~6 个月，每 2 周复查 1 次；术后 6~12 个月，每月复查 1 次。恢复良好、病情稳定者，可遵医嘱逐渐延长复查时间。

【护理评价】

通过治疗与护理，病人：①焦虑、恐惧减轻，以良好的心态积极配合手术；②营养状态达到耐受肝移植手术的要求；③未发生并发症，或发生时得到及时发现和处理；④疾病和治疗的知识增加。

（宁艳娇）

思考题

1. 崔先生，49 岁。肾移植术后第 6 日，主诉全身乏力、失眠、移植肾区闷胀感，压痛明显。体检：体温 39.0℃，脉搏 98 次/min，血压 155/95mmHg，尿量减少至 20ml/h，血肌酐 670μmol/L。

请问：

（1）该病人目前最主要的护理问题是什么？

（2）该病人可能出现了何种并发症？

（3）该病人目前最关键的护理措施是什么？

2. 张先生，53 岁，肝炎后肝硬化终末期，入院治疗，拟行肝移植手术，目前在等待肝脏供体。病人情绪紧张，担心病情预后。

请问：

（1）该病人目前最主要的护理诊断/问题是什么？

（2）为提高病人的手术耐受性，应采取哪些护理措施？

ER 10-3

练习题

第十一章 ┃ 颅脑疾病病人的护理

教学课件

思维导图

学习目标

1. 掌握：颅内压增高、脑疝、颅脑损伤、颅内肿瘤等病人的护理评估、护理措施及脑疝急救。
2. 熟悉：颅内压增高、颅脑损伤等疾病的病因及处理原则。
3. 了解：颅脑损伤、颅内肿瘤等疾病的分类。
4. 学会：对颅脑疾病病人进行护理评估，列出主要护理诊断/问题，实施整体护理；能熟练进行脑室外引流管护理，体现严格的无菌观念。
5. 具有理解、关心、尊重颅脑疾病病人心理变化和积极帮助病人康复的态度和行为。

第一节 颅内压增高病人的护理

导入情境

情境描述：

王女士，30 岁。1 小时前头部摔伤后伴意识不清，120 急诊送来院就诊。门诊以"颅脑外伤"收入院，现出现烦躁不安、头痛加剧、呕吐等症状。

工作任务：

1. 叙述王女士病情观察的重点。
2. 立即对王女士实施护理及观察疗效。

颅内压（intracranial pressure，ICP）是指颅内容物对颅腔壁所产生的压力。成人颅内压为 70~200mmH$_2$O（0.7~2.0kPa），儿童为 50~100mmH$_2$O（0.5~1.0kPa）。在正常情况下，颅腔所含内容物（脑组织、脑脊液和脑血液）相对稳定，三者与颅腔容积相适宜，维持正常的颅内压力。各种原因引起颅内压持续在 200mmH$_2$O 以上，称为颅内压增高。

颅内压增高机制

【病因】

1. 颅内容物体积或量的增加 ①脑体积增加：如脑组织损伤、炎症、缺血缺氧、中毒等导致脑水肿；②脑脊液过多：脑脊液分泌和吸收失调或脑脊液循环受阻导致脑积水；③脑血流增加：如颅内动静脉畸形、恶性高血压、高碳酸血症等；④颅内占位性病变：如肿瘤、血肿等。

2. 颅腔容量缩减 如狭颅畸形、颅底凹陷症、向内生长的颅骨肿瘤、大片凹陷性颅骨骨折等使颅腔狭小。

【护理评估】

（一）健康史

了解有无颅脑外伤、颅内感染、脑肿瘤、高血压、颅脑畸形等疾病史；有无呼吸道梗阻、咳嗽、癫痫、便秘等诱发颅内压增高的因素及了解有无合并其他系统疾病。

（二）身体状况

1. 头痛 为最早和最主要的症状，多位于前额和两颞，以清晨和夜间为重，程度与颅内压成正变关系，以胀痛和撕裂样痛为多见，咳嗽、打喷嚏、用力、弯腰和低头时加重。

2. 呕吐 常出现在剧烈头痛时，呈喷射状。

3. 视神经盘水肿 表现为视神经盘充血、水肿、边缘模糊不清、生理凹陷变浅或消失，视网膜静脉曲张等，严重者乳头周围可见火焰状出血。早期视力无明显障碍或仅有视野缩小，如不能及时解除颅内压增高，则可出现视力下降甚至失明。

视神经盘水肿

临床上通常将头痛、呕吐、视神经盘水肿三项合称为颅内压增高"三主征"。

4. 意识障碍 急性颅内压增高病人意识障碍呈进行性发展；慢性者表现为神志淡漠、反应迟钝和呆滞或症状时轻时重。

5. 生命体征紊乱 出现库欣反应，表现为血压增高、脉搏缓慢、呼吸变慢（即"二慢一高"）。

6. 其他 一侧或双侧展神经麻痹、复视、阵发性黑矇、头晕、猝倒、头皮静脉怒张、头颅增大、囟门饱满、颅缝增宽等。

7. 脑疝 脑疝是颅内压增高的严重并发症，当颅腔某分腔有占位性病变时，该分腔的压力大于邻近分腔的压力，脑组织从压力高处向压力低处移位，压迫脑干、血管和神经而产生的一系列严重临床症状和体征，称为脑疝。根据脑疝发生部位和脑组织移位的不同，可分为小脑幕裂孔疝（又称小脑幕切迹疝、颞叶钩回疝）、枕骨大孔疝（又称小脑扁桃体疝）、大脑镰下疝（图11-1）等。

（1）**小脑幕裂孔疝**：常由一侧颞叶或大脑外侧的占位性病变引起，因疝入的脑组织压迫中脑的大脑脚，引起锥体束征和瞳孔变化。①剧烈头痛和频繁呕吐；②意识障碍进行性加重；③瞳孔变化：患侧瞳孔短暂缩小后逐渐扩大，对光反射迟钝或消失，晚期双侧瞳孔明显散大，对光反射消失，眼球固定；④肢体活动：病变对侧肢体自主活动减少或消失；⑤生命体征变化：表现为呼吸深而慢，血压升高，脉搏变慢，晚期出现潮式或叹息样呼吸，脉搏快而弱，血压、体温下降，最后呼吸心跳停止。

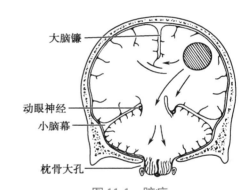

图 11-1 脑疝

大脑镰下疝（上）、小脑幕裂孔疝（中）、枕骨大孔疝（下）。

（2）**枕骨大孔疝**：常因幕下占位性病变，或行腰椎穿刺放出脑脊液过快过多引起。临床上缺乏特异性表现，病人可出现剧烈头痛，以枕后疼痛为甚，频繁呕吐，颈项强直。生命体征改变出现较早，可迅速发生呼吸、循环衰竭。

小脑幕裂孔疝与枕骨大孔疝不同之处，在于小脑幕裂孔疝发生意识障碍与瞳孔变化较早，生命体征变化较晚；枕骨大孔疝呼吸、循环障碍出现较早，意识障碍与瞳孔变化较晚。

（三）辅助检查

1. 影像学检查

（1）**头颅 X 线**：可显示为颅缝增宽、蝶鞍骨质稀疏、蝶鞍扩大、蛛网膜颗粒压迹增大加深、脑回压迹增多等。

（2）**CT、MRI**：CT 是诊断颅内占位性病变的首选检查，CT 和 MRI 检查均能较准确的定位诊断并可帮助定性诊断。

（3）**脑造影**：包括脑血管造影、脑室造影、数字减影血管造影（DSA）等，主要用于疑有脑血管畸形或动脉瘤等疾病，可提供定位和定性诊断。

2.腰椎穿刺 可测定颅内压力，并可取脑脊液做生化检查。但有引起脑疝的危险，对颅内压增高症状和体征明显者应禁用。

（四）心理－社会状况

了解病人对疾病的认知程度，了解家属对疾病的认知和心理反应及对病人的关心和支持程度。

（五）处理原则

1.病因治疗 是最理想有效的治疗方法，如手术清除颅内血肿、异物，切除颅内肿瘤等。

2.降低颅内压 对病因不明或暂时不能解除病因者，针对不同情况，采取不同降颅内压措施。

（1）**脱水治疗**：减少脑组织中的水分、缩小脑体积，达到降低颅内压的作用。常用的药物有20%甘露醇、呋塞米等。

（2）**糖皮质激素治疗**：可加速消退水肿和减少脑脊液生成，降低毛细血管通透性，稳定血脑屏障，预防和缓解脑水肿。

（3）**过度换气或给氧**：使脑血管收缩，减少脑血流量，降低颅内压。

（4）**冬眠低温治疗**：降低脑组织的新陈代谢率和脑组织的耗氧量，防止脑水肿的发生和发展。

（5）**手术**：紧急情况下行脑室穿刺外引流术、去骨瓣减压术等手术治疗，以降低增高的颅内压。

3.对症处理 疼痛者给予镇痛剂，但禁用吗啡和哌替啶；抽搐者给予抗癫痫药物；外伤和感染者给予抗生素；呕吐者应暂时禁食和维持水、电解质及酸碱平衡。

【 **常见护理诊断／问题** 】

1.疼痛 与颅内压增高有关。

2.有脑组织灌注无效的危险 与颅内压增高、脑疝有关。

3.营养失调：低于机体需要量 与呕吐、不能进食和脱水治疗等有关。

4.焦虑／恐惧 与颅脑疾病的诊断、手术与预后不佳等有关。

5.潜在的并发症：脑疝、窒息等。

【 **护理目标** 】

1.病人主诉头痛减轻，舒适感增强。

2.病人脑组织灌注正常，意识障碍得到改善，生命体征平稳。

3.病人营养状态得到改善，体液恢复平衡。

4.病人焦虑／恐惧程度减轻，情绪稳定。

5.病人未发生并发症，或发生并发症能及时发现和处理。

【 **护理措施** 】

（一）一般护理

1.休息与体位 绝对卧床休息，保持病室安静。抬高床头15°~30°，以利于头部静脉回流，减轻脑水肿，降低颅内压。昏迷者侧卧位，以免呕吐物误吸。

2.给氧 持续或间断吸氧。

3.饮食与补液 神志清醒者，给予低盐饮食；不能进食者，成人每日输液量控制在1 500~2 000ml，其中生理盐水不超过500ml，24小时尿量不少于600ml。输液速度不宜过快，防止加重脑水肿。

4.维持正常体温 中枢性高热以物理降温为主，药物为辅，必要时使用冬眠疗法。一般体温达到38℃可应用头部物理降温，达到38.5℃以上应全身降温。

5.加强基础护理 预防肺部、泌尿系感染、压力性损伤等并发症。当昏迷者眼部分泌物增多时，应定时清洗，必要时用抗生素眼药水或眼膏；眼睑不能闭合者涂以眼膏或用眼罩以防暴露性角膜炎。

（二）病情观察

密切观察病人意识、瞳孔变化，生命体征、肢体活动和癫痫发作情况，有条件者可行颅内压监测。

（三）防止颅内压骤升的护理

1. 安静休息　避免情绪激动，以免血压骤升，引起颅内压升高。

2. 保持呼吸道通畅　当呼吸道梗阻时，加重颅内高压，对意识不清或咳痰有困难者，应配合医生尽早行气管切开。

3. 避免剧烈咳嗽和便秘　剧烈咳嗽、用力排便均可使胸腹腔内压骤然升高而引起脑疝。应避免并及时治疗感冒、咳嗽。多吃蔬菜和水果或应用缓泻剂以防止便秘；对已有便秘者，给予开塞露或低压、小剂量灌肠，禁忌高压灌肠。

4. 处理躁动和控制癫痫发作　查找躁动原因并及时处理。慎用镇静剂，禁忌强制约束，加床挡，防止坠床等意外伤害。观察有无癫痫发作，按医嘱定时、定量给予抗癫痫药物。

（四）药物治疗护理

1. 脱水剂　脱水药物应按医嘱定时、反复使用，停药前逐渐减量或延长给药间隔。使用 20% 甘露醇 250ml，15~30 分钟内快速滴完；观察血压、脉搏、尿量变化，了解脱水效果及有无血容量不足、水电解质失衡等，记录 24 小时出入水量。

2. 类固醇皮质激素　常用药物有地塞米松、氢化可的松等，应警惕消化道应激性溃疡和感染的发生。

（五）脑疝的急救与护理

1. 快速静脉输注 20% 甘露醇，观察脱水效果。

2. 保持呼吸道通畅并给氧，必要时气管插管。

3. 密切观察病人意识、瞳孔、生命体征变化和肢体活动情况。

4. 配合医生完成必要的诊断性检查（如 CT 检查）等，并做好紧急手术的准备。

（六）脑室外引流的护理

1. 妥善固定　引流管开口高于侧脑室平面 10~15cm，当搬动病人时，将引流管暂时夹闭，以防止脑脊液逆流引起颅内感染。

2. 保持引流通畅　防止引流管打折、受压，活动、翻身时避免牵拉引流管。

3. 注意引流速度和量　禁忌流速过快，避免颅内压骤降，每日引流量不超过 500ml 为宜。

4. 严格执行无菌操作　每日定时更换引流袋，更换时先夹闭引流管，保持装置无菌状态。

5. 观察和记录　观察和记录脑脊液色、质、量，正常脑脊液无色透明、无沉淀。
若脑脊液中有大量鲜血提示脑室内出血，若脑脊液混浊则提示感染。

ER 11-5

脑室外引流
护理

6. 拔管　脑室外引流管放置一般不宜超过 5~7 日，开颅术后脑室引流管一般放置 3~4 日。拔管前行头颅 CT 检查，并夹闭引流管或抬高引流瓶 24 小时，观察有无颅内压增高征象。拔管时先夹闭引流管，以免管内液体逆流入脑室引起感染。拔管后如有脑脊液漏，应告知医生妥善处理，以免引起颅内感染。

（七）冬眠低温疗法的护理

冬眠低温疗法是应用药物和物理方法降低病人体温，以降低脑组织耗氧量和新陈代谢率，减少脑血流量，增加脑对缺血缺氧的耐受力，防止脑水肿的发生和发展，同时有一定的降低颅内压作用。其适用于各种原因引起的严重脑水肿、中枢性高热病人，但儿童和老年人慎用，休克、全身衰竭或有房室传导阻滞者禁用。

1. 安置病人　安置病人于单人房间，室内光线宜暗，室温 18~20℃。

2. 降温方法　遵医嘱给予冬眠药物，给药 30 分钟后，机体御寒反应消失，进入睡眠状态后，方可加用物理降温。可采用头部戴冰帽或在体表大血管处放置冰袋。降温速度以每小时下降 1℃ 为宜，体温降至肛温 33~35℃ 较为理想。

3. 密切观察病情变化　若收缩压 <100mmHg（13.3kPa），脉搏 >100 次 /min，呼吸次数减少或不规则时,应及时通知医生,遵医嘱停止冬眠疗法或更换冬眠药物。

4. 饮食护理 冬眠期间机体代谢率降低,对能量、水分的需求减少。因此,液体输入量每日不宜超过1 500ml;鼻饲者,鼻饲液温度应与当时体温相同。

5. 预防并发症 预防肺部、泌尿系感染,防止冻伤和压力性损伤等并发症。

6. 复温 冬眠低温治疗时间一般为3~5日,停止冬眠疗法时先停物理降温,然后逐渐减少冬眠药物剂量直至停用,注意保暖,让体温自然回升。

(八)心理护理

及时发现病人有无心理及行为异常,查找并去除原因;协助病人对人物、时间、地点、定向力的辨识。

(九)健康指导

1. 心理指导 对恢复过程中出现的头痛、耳鸣、记忆力下降等给予适当的解释,树立病人信心。

2. 康复训练 改善病人生活自理能力和社会适应能力。

【护理评价】

通过治疗和护理,病人:①头痛、呕吐得到有效控制;②脑组织灌注正常,意识障碍得以改善;③基本营养得到满足,体液平衡得到维持;④病人心理及社会反应减轻;⑤未发生并发症,或发生时被及时发现和处理。

第二节 颅脑损伤病人的护理

> **导入情境**
>
> **情境描述:**
> 黄先生,45岁。以"头部外伤5小时"收治入院。家属叙述病人伤后随即出现意识障碍,持续时间约2小时。入院后,病人再次出现意识不清,频繁呕吐。
>
> **工作任务:**
> 1. 叙述颅脑外伤的分类。
> 2. 请为黄先生实施正确的治疗和护理。

颅脑损伤(head injury)约占全身损伤的15%~20%,仅次于四肢损伤,常与其他部位损伤并存,伤残率和死亡率均居首位。颅脑损伤包括头皮损伤、颅骨骨折和脑损伤,三者可单独或合并存在。对预后起决定作用的是脑损伤的程度及处理效果。

一、头皮损伤病人的护理

头皮损伤(scalp injury)是因外力作用使头皮完整性或皮内发生改变,是最常见的颅脑损伤。它包括头皮血肿、头皮裂伤和头皮撕脱伤。

【病因和分类】

1. 头皮血肿 头皮血肿多因钝器伤所致。按血肿的部位分为皮下血肿、帽状腱膜下血肿和骨膜下血肿。

2. 头皮裂伤 多为锐器或钝器打击所致。锐器伤者,伤口整齐,污染轻。钝器伤者,裂伤创缘常不整齐,伴皮肤挫伤,可有明显污染。

3. 头皮撕脱伤 因头皮受到强力牵拉,大块头皮自帽状腱膜下层连同颅骨骨膜被撕脱或整个头皮甚至连额肌、颞肌及骨膜一并撕脱,使骨膜或颅骨外板暴露。

【护理评估】

（一）健康史

了解受伤的经过，评估病人有无暂时性意识障碍，有无其他部位损伤等，同时应了解现场急救情况。

（二）身体状况

1. 头皮血肿　①皮下血肿：位于皮肤层和帽状腱膜之间，因皮肤借纤维隔与帽状腱膜紧密连接，血肿不易扩散。因此，血肿范围较局限，张力高，边缘隆起，中央凹陷，压痛明显。②帽状腱膜下血肿：位于帽状腱膜和骨膜之间，常因倾斜暴力使头皮发生剧烈滑动，撕裂该层间的血管所致。头颅肿胀，波动感明显，失血量多。③骨膜下血肿：位于骨膜和颅骨外板之间，常由颅骨骨折引起，因骨膜在骨缝处紧密连接，血肿以骨缝为界，局限于某一颅骨范围内，张力较高。

2. 头皮裂伤　伤口大小、深度不一，创缘多不规则，可有组织缺损，出血量大，不易自行停止，严重者可伴有休克。

3. 头皮撕脱伤　头皮缺失，颅骨外露，剧烈疼痛及大量出血可导致休克。

（三）辅助检查

注意检查有无颅骨骨折和颅脑损伤及休克，必要时做 X 线、CT、MRI 等检查。

（四）心理 – 社会状况

了解病人情绪变化及对疾病的认知程度。

（五）处理原则

1. 头皮血肿　小血肿无需特殊处理，1~2 周可自行吸收，伤后给予冷敷以减少出血和疼痛，24 小时后改用热敷以促进血液吸收，忌用力揉搓；当血肿较大时在无菌操作下穿刺抽血后加压包扎。当处理头皮血肿同时，应警惕合并颅骨损伤及脑损伤的可能。

2. 头皮裂伤　现场急救可加压包扎止血，及早进行清创缝合，因头皮血供丰富，清创缝合时间可放宽至 24 小时。使用 TAT 及抗生素预防感染。注意观察有无合并颅骨损伤及脑损伤。

3. 头皮撕脱伤　用无菌敷料覆盖创面，加压包扎止血，应用 TAT、抗生素及止痛药。完全撕脱的头皮不做任何处理，用无菌敷料包裹，干燥冷藏法随病人一起送至医院。不完全撕脱者争取在伤后 6~8 小时内清创后行头皮再植，无法再植者，做全厚或中厚皮片植皮，术后加压包扎。

4. 防治休克　及时止血和补充血容量。

【常见护理诊断 / 问题】

1. 急性疼痛　与头皮损伤有关。

2. 焦虑 / 恐惧　与头皮损伤及出血有关。

3. 有感染的危险　与头皮损伤有关。

【护理措施】

1. 病情观察　密切监测血压、脉搏、呼吸、尿量和神志变化，注意有无休克和脑损伤的发生。

2. 伤口护理　注意创面有无渗血，有无皮瓣坏死和感染，保持敷料清洁和干燥。头皮撕脱伤者，为了保证植皮存活，植皮区不能受压，病人需日夜端坐。

3. 预防感染　严格无菌操作，观察有无全身和局部感染表现。

4. 心理护理　消除病人紧张、恐惧的心理，必要时给予镇静剂和镇痛剂，对合并脑损伤者禁用吗啡类药物。

二、颅骨骨折病人的护理

颅骨骨折（skull injury）是指颅骨受暴力作用致颅骨结构改变，常合并脑损伤。按骨折部位分为颅盖骨折和颅底骨折；按骨折与外界是否相通分为开放性骨折和闭合性骨折；按骨折形态分为线形骨折和凹陷型骨折。

【护理评估】

（一）健康史

了解受伤过程，如暴力的性质、大小、方向、着力点和身体状况等，当时有无意识障碍、口鼻流血流液等情况，有无其他合并伤及其他疾病。

（二）身体状况

1.颅盖骨折 ①线性骨折：局部压痛、肿胀，可伴有头皮血肿、骨膜下血肿和头皮裂伤等。应警惕合并脑损伤和颅内血肿。②凹陷性骨折：局部可扪及颅骨凹陷。若骨折位于脑重要功能区，可出现偏瘫、失语、癫痫等神经系统定位病症。

2.颅底骨折 常为线性骨折，多因间接暴力作用于颅底所致。依骨折部位分为颅前窝、颅中窝和颅后窝骨折。颅底部的硬脑膜与颅骨贴附紧密，故颅底骨折时易撕裂硬脑膜，导致脑脊液外漏而成为开放性骨折。颅前窝、颅中窝和颅后窝骨折，其临床表现各异（表11-1）。

表 11-1　颅底骨折的临床表现

骨折部位	脑脊液漏	瘀斑部位	可能损伤的脑神经
颅前窝	鼻漏	眼周、球结膜下（"熊猫眼"或"眼镜征"）	第Ⅰ对
颅中窝	鼻漏或耳漏	无	颞骨岩部骨折损伤第Ⅶ、Ⅷ对；骨折位于中线位，则累及第Ⅱ~Ⅵ对
颅后窝	无	乳突部、枕下部（耳后淤血斑）、咽后壁	第Ⅸ~Ⅻ对

（三）辅助检查

X线检查可帮助了解颅盖骨折片陷入的深度和有无合并脑损伤。CT检查可确定有无骨折，并有助于脑损伤的诊断。

（四）心理-社会状况

了解病人及家属的心理反应。评估家属对病人的支持能力，有无情绪紧张，是否为预后和经济负担而担忧。

（五）处理原则

1.颅盖骨折 ①单纯线性骨折：卧床休息，对症治疗如止痛、镇静，注意观察有无继发性损伤的发生。②凹陷性骨折：凹陷不深、范围不大者可等待观察。若凹陷骨折位于脑重要功能区表面，有脑受压症状或颅内压增高表现，凹陷直径>5cm或深度>1cm，开放性粉碎性凹陷骨折，应手术复位或摘除碎骨片。

2.颅底骨折 观察有无脑损伤和处理脑脊液漏、脑神经等合并伤。脑脊液漏多在1~2周内自行愈合，超过4周仍未停止漏液，可手术修补硬脑膜。若骨折片压迫视神经，应及早手术减压。使用TAT及抗生素预防感染。

【常见护理诊断/问题】

1.知识缺乏：缺乏脑脊液外漏的护理知识。

2.焦虑/恐惧 与颅脑损伤和担心治疗效果有关。

3.潜在并发症：颅内压增高、颅内出血、感染等。

【护理措施】

1.观察病情 出现头痛、呕吐、生命体征异常、意识障碍等颅内压增高症状常提示骨折线越过脑膜中动脉沟或静脉窦，引起硬膜外血肿。偏瘫、失语、视野缺损等局灶症状和体征，常提示凹陷性骨折压迫脑组织。存在脑脊液漏者，应注意有无颅内感染迹象。

2. 脑脊液外漏的护理　①体位：取头高位，床头抬高 15°~30°，至脑脊液漏停止后 3~5 日；②保持外耳道、鼻腔、口腔清洁：用盐水、酒精棉签清除外耳道、鼻前庭的血迹、污垢，防止脑脊液引流受阻、逆流导致颅内感染；③严禁从鼻腔吸痰和放置胃管，禁止耳鼻滴药、冲洗和堵塞，禁忌腰穿；④避免用力咳嗽、打喷嚏、擤鼻涕及用力排便，以免导致气颅或脑脊液逆流；⑤观察和记录脑脊液流出量：于鼻孔前或外耳道口放置干棉球，随湿随换，24 小时计算棉球数，估计脑脊液外漏量。

3. 心理护理　指导病人正确面对损伤，调整心态，配合治疗。

4. 健康指导　告知颅骨缺损病人如何保护头颅，伤后 3~6 个月做颅骨成形术。

三、脑损伤病人的护理

脑损伤（brain injury）是指脑膜、脑组织、脑血管及脑神经的损伤。

【病因、分类及发病机制】

1. 根据伤后脑组织是否与外界相通　分为开放性和闭合性脑损伤。开放性损伤多为锐器或火器伤，常伴头皮破裂、颅骨骨折和脑膜破裂；闭合性脑损伤多为钝器伤或间接暴力所致，脑膜完整。

2. 根据损伤病理改变　分为原发性和继发性脑损伤。原发性损伤是指暴力作用头部后立即发生的脑损伤，包括脑震荡（cerebral concussion）和脑挫裂伤（cerebral contusion and laceration）；继发性脑损伤是指头部受伤一段时间后出现的脑受损病变，包括脑水肿和颅内血肿等。

3. 根据暴力作用于头部的方式　分为直接损伤、间接损伤及旋转损伤。

（1）**直接损伤**：是外力导致颅骨变形，并使头颅产生加速或减速运动，亦可使头颅产生直线性或旋转性运动，使脑组织受到压迫、牵拉、滑动及负压吸附等产生的损伤。

（2）**间接损伤**：是暴力作用于身体其他部位，然后传导至头部造成的脑损伤。

（3）**旋转损伤**：是外力作用方向没有通过头部轴心，使头颅沿其他轴线做旋转运动，颅底蝶骨嵴、大脑镰、小脑幕的锐利边缘等导致脑损伤。通常将受力侧的脑损伤称为冲击伤，其对侧损伤称为对冲伤。

ER 11-6

颅脑损伤的方式

【护理评估】

（一）健康史

健康史参见本章第二节颅脑损伤病人的护理。

（二）身体状况

1. 脑震荡　表现为伤后立即出现的短暂意识障碍，一般不超过 30 分钟。同时出现皮肤苍白、出汗、血压下降、生理反射迟钝等。清醒后不能回忆伤前及当时情况（称逆行性遗忘），常伴有头痛、头晕、呕吐、恶心等症状，神经系统检查无阳性体征。

2. 脑挫裂伤　为脑实质性损伤，包括脑挫伤和脑裂伤，两者常并存，临床上又不易区分，常合称为脑挫裂伤。①意识障碍：伤后立即出现，昏迷时间常超过 30 分钟，昏迷持续时间越长，伤情越重。②局灶症状和体征：依损伤程度和部位而不同，如在功能区，立即出现相应症状和体征，如失语、失聪、锥体束征、偏瘫等。③颅内压增高与脑疝：因继发性脑水肿和颅内血肿所致，表现为颅内压增高三主征、意识障碍和瞳孔改变等。④生命体征紊乱：颅内压增高、脑疝或脑干损伤所致，表现为呼吸节律紊乱、心率及血压明显波动、中枢性高热等。

原发性脑干损伤是脑挫裂伤中最严重的特殊类型，脑干是呼吸循环中枢所在部位，伤后早期出现严重的生命体征紊乱，甚至出现去大脑强直。

3. 颅内血肿 按血肿部位分为硬脑膜外血肿、硬脑膜下血肿和脑内血肿。按发病时间分为急性血肿（3 日内）、亚急性血肿（3 日至 3 周）和慢性血肿（3 周以上）。因血肿压迫脑组织，引起占位性病灶症状和体征及颅内压增高等，可导致脑疝危及生命。

（三）辅助检查

1. 脑脊液检查 当脑挫裂伤时，脑脊液常有红细胞。

2. CT 检查 是首选项目，脑震荡一般无异常改变。

（四）心理-社会状况

了解病人及家属的心理反应，神志清醒者伤后有无"情绪休克"，即对周围事物反应平淡，对周围环境不能清晰感知；"情绪休克"期过后，病人有无烦躁、焦虑；恢复期病人有无悲观、自卑心理，能否顺利回归社会。评估家属对病人的支持能力，有无情绪紧张，是否对预后和经济负担而担忧。

（五）处理原则

1. 脑震荡 卧床休息 1~2 周，可适当给予止痛、镇静等药物对症处理。

2. 脑挫裂伤 局限性脑挫裂伤给予止血、脱水、补液及一些对症处理。重度脑挫裂伤病人治疗原则如下：

（1）**清创、减压**：对开放性脑损伤应及早进行清创；重度脑挫裂伤，出现脑疝迹象时，应做减压术或局部病灶清除术。

（2）**促进脑功能恢复**：应用神经营养药物和高压氧治疗等。

（3）**降低颅内压**：参见本章第一节颅内压增高病人的护理。

3. 颅内血肿 包括手术治疗和非手术治疗。

（1）**手术治疗**：硬脑膜外血肿有明显颅内压增高症状和体征；CT 检查提示明显脑受压的硬脑膜外血肿；小脑幕上血肿量 >30ml、颞区血肿量 >20ml、幕下血肿量 >10ml 及压迫大静脉窦引起颅内压增高的血肿，有以上情况者，应尽早手术治疗。急性和亚急性硬脑膜下血肿的治疗原则与硬脑膜外血肿相仿。慢性硬脑膜外血肿若已经形成完整包膜且有明显症状者，可采用颅骨钻孔引流术。脑内血肿手术治疗包括骨瓣或骨窗开颅、开颅血肿清除或钻孔引流术。

（2）**非手术治疗**：硬脑膜外血肿凡伤后无明显意识障碍，病情稳定，CT 检查显示幕上血肿量 <30ml，幕下血肿量 <10ml，中线结构移位 <1.0cm 者，可在密切观察病情的前提下，采用脱水降颅内压等非手术治疗。治疗期间一旦出现颅内压进行性升高、局灶性脑损伤、脑疝早期症状，应紧急手术。

【常见护理诊断/问题】

1. 意识障碍 与脑损伤、颅内压增高有关。

2. 清理呼吸道无效 与意识障碍有关。

3. 营养失调：低于机体需要量 与呕吐、长期不能进食有关。

4. 焦虑/恐惧 与脑损伤和担心治疗效果有关。

5. 潜在并发症：颅内压增高、脑疝、癫痫、应激性溃疡等。

【护理措施】

（一）现场急救

1. 保持呼吸道通畅 清除口咽部血块、呕吐物和分泌物；昏迷者置口咽通气道，必要时行气管切开或人工辅助呼吸。

2. 妥善处理伤口　开放性颅脑损伤应剪短伤口周围头发，并消毒。外露的脑组织周围用消毒纱布卷架空保护，外加干纱布适当包扎，避免局部受压。尽早应用 TAT 和抗生素。

3. 防治休克　有休克征象时，应平卧、保暖、补充血容量等，同时协助医生查明有无颅脑以外其他部位损伤。

4. 做好护理记录　准确记录受伤经过、急救处理经过及生命体征、意识、瞳孔、肢体活动等情况。

（二）病情观察

病情动态观察是鉴别原发性与继发性脑损伤的重要手段。

1. 意识状态　可反映大脑皮质和脑干结构的功能状态，意识障碍的程度可反映脑损伤的轻重。对意识障碍程度的分级有两种：①意识障碍分级法，分为清醒、模糊、浅昏迷、昏迷和深昏迷五级。②格拉斯哥（Glasgow）昏迷评分法（表 11-2），分别对病人的睁眼、语言、运动三方面的反应进行评分，再累计得分，最高分为 15 分，最低分为 3 分，8 分以下为昏迷，分数越低表明意识障碍越严重。

表 11-2　格拉斯哥昏迷评分法

睁眼反应	计分	语言反应	计分	运动反应	计分
自动睁眼	4	回答正确	5	按吩咐动作	6
呼之睁眼	3	回答错误	4	对刺痛能定位	5
刺激睁眼	2	吐字不清	3	对刺痛能躲避	4
不能睁眼	1	有音无语	2	刺痛时屈曲	3
		不能发音	1	刺痛时过伸	2
				无反应	1

2. 瞳孔　瞳孔变化可因动眼神经、视神经及脑损伤引起。密切观察瞳孔大小、形态、对光反射、眼裂大小、眼球位置及活动情况，注意两侧对比。正常瞳孔等大、等圆、直径 3~4mm、直接和间接对光反射灵敏。双侧瞳孔散大、对光反应消失、眼球固定伴深昏迷或去皮质强直，多为原发性脑干损伤或临终状态；双侧瞳孔大小形状多变，对光反射消失伴眼球分离，提示中脑损伤；眼球不能外展且有复视者，提示展神经受损；眼球震颤常见于小脑或脑干损伤。有无间接对光反射可鉴定视神经损伤与动眼神经损伤，伤后立即出现一侧瞳孔散大，无进行性加重表现，提示原发性动眼神经损伤；瞳孔散大，间接对光反应存在，提示视神经受损。

3. 生命体征　伤后可出现生命体征紊乱，为避免病人躁动影响结果的准确性，应先测呼吸，再测脉搏，最后测血压。因组织创伤反应可出现中度发热，若累及脑干，可出现体温不升或中枢性高热，伤后数日后体温升高，常提示有感染存在；注意呼吸、脉率、血压和脉搏压的变化，及时发现颅内血肿和脑疝。

4. 神经系统体征　原发性脑损伤引起的局灶症状，伤后立即出现，不再继续加重。继发性脑损伤的症状，在伤后逐渐出现，多呈进行性加重。

5. 其他　剧烈头痛、频繁呕吐，提示颅内压升高，可能是脑疝的先兆，尤其是躁动时血压升高，脉搏无相应增快，可能已有脑疝存在。

6. CT 检查和颅内压监测　①CT 检查监测：可早期发现脑水肿和迟发性颅内血肿。②颅内压监测：用颅内压监护仪连续观察和记录病人颅内压的动态变化。

（三）一般护理及对症护理

一般护理及对症护理参见本章第一节颅内压增高病人的护理。

（四）手术前后的护理

1. 手术前　术前剃净头发，洗净头皮。

2.手术后 ①体位：小脑幕上开颅术后，取健侧或仰卧位，避免切口受压；小脑幕下开颅术后，应取侧卧或侧俯卧位。②病情观察：严密观察意识、生命体征、瞳孔、肢体活动等情况，及时发现术后颅内出血、感染、癫痫以及应激性溃疡等并发症。③引流管护理：手术中常放置引流管，如脑室引流、创腔引流、硬脑膜下引流等，护理时严格注意无菌操作，预防颅内逆行感染，妥善固定，保持引流通畅，观察并记录引流液色、质和量。④搬运病人时动作轻稳，防止头部转动或受震荡，搬动病人前后应观察呼吸、脉搏和血压的变化。

（五）并发症护理

1.颅内压增高和脑疝 参见本章第一节颅内压增高病人的护理。

2.外伤性癫痫 应注意有无癫痫症状，并防止意外损伤；按医嘱给予抗癫痫药物，癫痫完全控制后，继续服药1~2年，逐渐减量后停药。

3.应激性溃疡 严重颅脑损伤及激素应用可诱发急性胃肠黏膜病变。以预防为主，观察有无呕血、便血，一旦出现立即报告医生，暂禁食、吸氧，按医嘱补充血容量，停用激素，积极使用质子泵抑制剂和H_2受体抑制剂。

（六）心理护理

心理护理参见本章第一节颅内压增高病人的护理。

（七）健康指导

1.康复训练 改善病人生活自理能力和社会适应能力。

2.控制癫痫 外伤性癫痫病人，应按时服药，不可单独外出、登高、游泳等，防止发生意外。

第三节 颅内和椎管内肿瘤病人的护理

一、颅内肿瘤病人的护理

颅内肿瘤（intracranial tumors）是指颅内占位性新生物。分原发性和继发性两类。原发性颅内肿瘤是指起源于脑组织、脑血管、脑垂体、松果体、脑神经和脑膜等组织肿瘤。继发性颅内肿瘤是指身体其他部位恶性肿瘤转移或侵入颅内的肿瘤。颅内肿瘤可发生于任何年龄，以20~50岁多见。

【**病因和分类**】

病因目前尚不清楚，包括遗传因素、物理因素和化学因素及生物因素等。颅内肿瘤的分类方法多样，目前国内多使用北京神经外科研究所的分类方法。①神经上皮组织肿瘤：包括星形细胞瘤、少突胶质细胞瘤、室管膜肿瘤、脉络丛肿瘤、松果体肿瘤、胶质母细胞瘤、髓母细胞瘤。②脑膜肿瘤：包括各类脑膜瘤、脑膜肉瘤。③神经鞘细胞肿瘤：包括良性、恶性神经鞘瘤，良性、恶性神经纤维瘤。④腺垂体肿瘤：包括嫌色性腺瘤、嗜酸性腺瘤、嗜碱性腺瘤、混合性腺瘤。⑤先天性肿瘤：包括颅咽管瘤、上皮样囊肿、畸胎瘤、神经错构瘤等。⑥血管性肿瘤：血管网状细胞瘤。⑦转移性肿瘤。⑧邻近组织侵入性肿瘤：如鼻咽癌、中耳癌、颈静脉球瘤等侵入颅内的肿瘤。⑨未分类肿瘤。

【**护理评估**】

（一）健康史

详细询问病史、有无脑肿瘤家族史、有无接触化学、物理和生物致癌因素等其他病史。

（二）身体状况

1.颅内压增高 90%的病人可出现颅内压增高症状和体征。其常呈慢性、进行性发展，还可出现视力减退、黑朦、复视、头晕、猝倒、意识障碍等，严重可出现脑疝。

2.局灶症状和体征 局灶症状是由于肿瘤刺激、压迫或破坏脑组织或脑神经，使其功能受到损害的结果。不同部位的肿瘤所产生的局灶症状和体征是不相同的，如额叶前部肿瘤出现精神障碍；

额叶后部肿瘤可有对侧颜面、上下肢的全瘫或轻瘫；顶叶肿瘤主要表现为感觉功能障碍；颞叶肿瘤出现某些幻觉；枕叶肿瘤可出现视物障碍；鞍区肿瘤出现垂体功能低下或亢进；小脑肿瘤可引起一系列共济失调性运动障碍等。首发症状和体征常提示脑组织最先受损的部位，有定位诊断意义。

（三）辅助检查

CT或MRI检查是诊断颅内肿瘤的首选方法。发现垂体腺瘤，还需做内分泌激素测定。

（四）心理－社会状况

心理-社会状况参见本章第二节颅脑损伤病人的护理。

（五）处理原则

1. 降低颅内压　参见本章第一节颅内压增高病人的护理。

2. 手术治疗　最直接、最有效的方法，包括肿瘤切除、内减压、外减压和脑脊液分流术等。

3. 放疗　适用于位于重要功能区或深部等不宜手术的肿瘤，全身情况差不宜手术者及对放疗较敏感的肿瘤。

4. 化疗　逐渐成为重要的综合治疗手段之一。注意预防颅内压增高、肿瘤坏死出血和骨髓抑制等不良反应。

5. 其他治疗　如免疫治疗、中医药治疗和基因药物治疗等。

【常见护理诊断/问题】

1. 自理缺陷　与肿瘤压迫及开颅手术有关。

2. 营养失调：低于机体需要量　与呕吐、食欲下降、放疗、化疗有关。

3. 焦虑/恐惧　与肿瘤诊断和担心疗效有关。

4. 潜在并发症：颅内压增高、脑疝、癫痫、感染等。

【护理措施】

（一）一般护理

一般护理参见本章第一节颅内压增高病人的护理。

（二）术前护理

除了常规准备外，术前应用阿托品，以减少呼吸道分泌和抑制迷走神经。

（三）术后护理

1. 一般护理

（1）**体位**：全麻未醒病人，取平卧位；意识清醒，血压平稳取头高足低位；幕上开颅术后取健侧卧位，幕下开颅术后早期取去枕侧卧或侧俯卧位；体积较大肿瘤切除术后24小时内术区应保持高位。

（2）**病情观察**：参见本章第一节颅内压增高病人的护理。

（3）**营养及输液**：颅后窝手术或听神经瘤手术后应评估病人吞咽功能，必要时鼻饲营养，待吞咽功能恢复后逐渐练习进食。控制输液量，每日以1 500~2 000ml为宜。记录24小时出入水量，维持水、电解质和酸碱平衡。

（4）**加强基础护理**：参见本章第一节颅内压增高病人的护理。

（5）**疼痛护理**：应了解头痛的原因、性质和程度。切口疼痛多发生于24小时内，一般止痛剂可缓解。颅内压增高性头痛遵医嘱给予脱水剂和激素等降低颅内压。

（6）**引流管的护理**：引流管固定可靠，观察引流液色、质、量，不可随意放低或抬高引流瓶，引流管放置3~4日，血性脑脊液转清后，可拔除引流管。

（7）遵医嘱给予抗癫痫药物和抗生素。

2. 并发症的预防和护理　①颅内出血：是脑手术后最危险的并发症，多发生在术后1~2日，常表现为意识障碍和颅内压增高或脑疝征象，及时报告医生并做好再次手术准备。②感染：切口感染常发生于术后 3~5 日，表现为伤口疼痛，红肿和压痛及皮下积液。肺部感染常发生于术后 1 周左右。防治措施包括严格无菌操作，加强营养和基础护理及使用抗生素等。③中枢性高热：多出现于术后 12~48 小时内，体温高达 40℃ 以上，一般物理降温效果较差，需采用冬眠疗法。④其他：包括尿崩症、胃出血、顽固性呃逆、癫痫发作等，应注意观察，及时发现和处理。

3. 放疗、化疗的护理　参见第九章肿瘤病人的护理。

4. 健康指导　指导病人尽早进行功能锻炼，提高生活质量。

二、椎管内肿瘤病人的护理

椎管内肿瘤（intraspinal tumor）又称脊髓肿瘤，指发生于脊髓本身和椎管内与脊髓邻近组织的原发性或转移性肿瘤。它可发生于任何年龄，以 20~50 岁多见，男性多于女性。其以胸段最多见，其次为颈段和腰段。

根据肿瘤与脊髓、脊膜的关系分为硬脊膜外肿瘤、硬脊膜下肿瘤和髓内肿瘤三大类。

【护理评估】

（一）健康史

健康史参见本章第三节颅内肿瘤病人的护理。

（二）身体状况

肿瘤进行性压迫而损害脊髓和神经根，临床分为三期：

1. 刺激期　瘤体较小，主要表现为神经根痛，疼痛部位固定且沿神经根分布区域扩散，咳嗽、用力、屏气、大便时加剧，部分病人可出现夜间痛和平卧痛，为椎管内肿瘤特征性表现之一。

2. 脊髓部分受压期　肿瘤增大直接压迫脊髓，出现传导束受压症状，表现为受压平面以下肢体运动和感觉障碍，典型体征是脊髓半切综合征。

3. 脊髓瘫痪期　脊髓功能因肿瘤长期压迫而完全丧失，表现为受压平面以下的运动、感觉和括约肌功能完全丧失，并可出现皮肤营养不良征象。

（三）辅助检查

脑脊液检查蛋白含量增高，细胞数正常，称为蛋白细胞分离现象，是重要诊断依据。MRI 检查是最有价值的检查方法。

（四）心理-社会状况

心理-社会状况参见本章第二节颅脑损伤病人的护理。

（五）处理原则

手术切除肿瘤是目前唯一有效的治疗手段。恶性者切除肿瘤并做充分减压，辅以放疗，能使病情得到一定程度的缓解。

【常见护理诊断/问题】

1. 有受伤危险　与感觉减退及运动功能障碍有关。

2. 潜在并发症：肺部感染、脊髓血肿、脊髓水肿、失用综合征等。

【护理措施】

（一）术前护理

1. 缓解疼痛　采取适当体位，以减少神经根刺激，减轻疼痛。遵医嘱适当应用镇痛药。

2. 病情观察　注意病人的肢体感觉、运动及括约肌功能状况。对于肢体功能障碍者应注意满足其日常生活需求。

（二）术后护理

1. 一般护理

（1）保持床单干燥、整洁、柔软，定时翻身，预防压力性损伤的发生。

（2）术后取俯卧位或侧卧位，轴式翻身。

2. 观察病情　及时发现术后脊髓血肿和水肿征象等。

3. 呼吸道护理　参见本章第一节颅内压增高病人的护理。

4. 排泄的护理　术后常出现迟缓性胃肠麻痹，腹胀严重者可用肛管排气；观察有无大小便失禁或便秘和尿潴留，出现时应及时处理。

5. 防止意外伤害　如病人对冷、热、疼痛感觉减退或消失及运动功能障碍，应防止烫伤和冻伤及坠床等意外伤害。

6. 尽早功能锻炼　防止失用综合征的发生。

第四节　脑血管病变病人的护理

脑血管疾病需要外科手术治疗的主要有颅内动脉瘤、脑血管畸形和脑卒中等。

一、颅内动脉瘤病人的护理

颅内动脉瘤（intracranial aneurysm）是颅内动脉壁的囊性膨出，是造成蛛网膜下腔出血的首位原因，在脑血管意外中，仅次于脑血栓和高血压，居第三位。其好发于 40~60 岁中年人；多位于大脑动脉环的前部及邻近的动脉主干上。

【**病因和病理**】

颅内动脉瘤的病因尚不十分清楚，先天性缺陷学说认为动脉壁先天性平滑肌缺乏；后天性退变学说认为，颅内动脉粥样硬化和高血压，使动脉内弹力板破坏，逐渐膨出形成。另外，体内感染病灶脱落的栓子，侵蚀脑动脉壁可形成感染性动脉瘤，头部外伤可导致动脉瘤的形成。动脉瘤 90% 发生于颈内动脉系统，10% 发生于椎 - 基底动脉系统。

【**护理评估**】

（一）健康史

详细询问病史、家族史，有无动脉粥样硬化、高血压、头部外伤等病史。

（二）身体状况

1. 局灶症状　小动脉瘤（直径＜0.5cm）未出血者可无症状，巨大动脉瘤（直径＞2.5cm）可压迫邻近组织出现局灶症状，如动眼神经麻痹、视物障碍等。

2. 动脉瘤破裂出血症状　多突然发生，部分病人可有运动、情绪波动、咳嗽等诱因，表现为严重的蛛网膜下腔出血症状，严重者因急性颅内压增高引发脑疝而危及生命。

多数动脉瘤破口会被凝血封闭而出血停止，病情趋于稳定。如未及时治疗，随着破口周围血块溶解，动脉瘤可能于 2 周内再次出血。

（三）辅助检查

数字减影脑血管造影（DSA）是确诊颅内动脉瘤的检查方法，CT 检查和 MRI 检查有助诊断，腰穿应慎用。

（四）心理 - 社会状况

心理 - 社会状况参见本章第二节颅脑损伤病人的护理。

（五）处理原则

应尽快对破裂动脉瘤进行开颅夹闭或介入栓塞，同时处理颅内压增高和脑血管痉挛等。

【**常见护理诊断 / 问题**】

1. 知识缺乏：缺乏预防动脉瘤破裂及治疗动脉瘤相关知识。

2. 潜在并发症：颅内动脉瘤破裂、颅内压增高、脑血管痉挛等。

【护理措施】

（一）术前护理

1. 预防出血或再次出血

（1）**卧床休息**：抬高床头 15°~30°，有利于静脉回流，减少不必要活动。保持情绪稳定，保证充足睡眠，预防再次出血。

（2）**保持适宜的颅内压**：维持颅内压在 100mmH$_2$O 左右；行脑脊液引流者，引流速度要慢；脑室引流者，引流瓶位置不能过低。同时避免颅内压增高的诱因，如便秘、咳嗽等。

（3）**维持血压稳定**：动脉瘤破裂可因血压波动而诱发，应注意血压的变化。

2. 术前准备 除常规准备外，大脑动脉环前部的颅内动脉瘤病人术前行颈动脉压迫试验及练习。

（二）术后护理

1. 一般护理 参见本章第三节颅内肿瘤病人的护理。

2. 并发症预防与护理

（1）**脑血管痉挛**：表现为一过性神经功能障碍，如头痛、短暂意识障碍、肢体麻木、失语等症状。术后常应用尼莫地平预防脑血管痉挛，给药期间观察有无胸闷、面色潮红、血压下降、心率减慢等不良反应。

（2）**脑梗死**：因术后血栓形成或血栓栓塞引起，可表现为一侧肢体无力、偏瘫、失语，甚至出现意识障碍等。绝对卧床休息，保持平卧位，遵医嘱给予扩血管、扩容、溶栓治疗。

（3）**穿刺部位局部血肿**：常发生于介入栓塞治疗术后 6 小时内。介入治疗后病人绝对卧床休息24 小时，穿刺侧下肢制动 8~12 小时，穿刺点加压包扎。

3. 健康指导 注意休息，避免情绪激动和剧烈运动；合理饮食，保持大便通畅；遵医嘱服用降压药；不要单独外出，以免发生意外；介入栓塞治疗后，定期复查脑血管造影；一旦发现异常应及时就诊。

二、颅内动静脉畸形病人的护理

颅内动静脉畸形（intracranial arteriovenous malformation，AVM）是先天性脑血管发育异常，由一支或数支弯曲扩张的动脉和静脉形成的血管团，其体积随人体发育而生长，常在 20~30 岁发病。

【护理评估】

（一）健康史

了解胎儿期其母有无特殊感染和放射线接触及服药情况，是否异常分娩等。

（二）身体状况

1. 出血 是最常见的首发症状，畸形血管破裂导致脑内、脑室内或蛛网膜下腔出血，表现为头痛、呕吐和意识障碍等。

2. 癫痫 常发生在颅内出血时，也可单独出现。

3. 头痛 单侧局部或全头痛，间断性或迁移性。

4. 神经功能障碍 因周围脑组织缺血萎缩、血肿压迫或合并脑水肿等，引起神经功能障碍，包括运动、感觉、视野及语言功能障碍，病变广泛者可出现智力障碍及精神症状。婴幼儿可因颅内血管短路引起心力衰竭。

（三）辅助检查

脑血管造影是确诊颅内动静脉畸形的必检方法，CT 检查和 MRI 检查有助于诊断，脑电图可帮助癫痫的诊断。

（四）心理 - 社会状况

心理 - 社会状况参见本章第二节颅脑损伤病人的护理。

（五）处理原则

手术切除是最根本的治疗方法，对位于脑深部位或主要功能区的直径＜3cm的畸形，可考虑放射治疗，对血流丰富和体积较大者行血管栓塞术。治疗后应复查脑血管造影，对残存的畸形血管继续治疗。

【常见护理诊断/问题】

1. **知识缺乏**：缺乏防止颅内动静脉畸形破裂的防治知识。

2. **潜在并发症**：颅内动静脉畸形破裂、颅内压增高、术后出血等。

【护理措施】

护理措施参见本章第四节颅内动脉瘤病人的护理。

三、脑卒中病人的护理

脑卒中（stroke）是各种原因引起的脑血管疾病的急性发作，造成脑的供血动脉狭窄或闭塞及非外伤性的脑实质出血，引起的相应症状和体征，称为脑卒中。脑卒中包括缺血性脑卒中和出血性脑卒中，以前者多见。

【病因】

1. **缺血性脑卒中**　多见于60岁以上，主要原因是动脉硬化基础上血栓形成，脑组织发生缺血性坏死，常在睡眠中发生。

2. **出血性脑卒中**　50岁以上男性多见，是高血压病人的主要死因，常因剧烈活动或情绪激动而诱发。

【护理评估】

（一）健康史

评估病人年龄、性格、职业。了解有无高血压、动脉硬化、颅内动静脉畸形等病史。

（二）身体状况

1. **缺血性脑卒中**　分为短暂性脑缺血发作、可逆性缺血性神经功能障碍及完全性脑卒中三种类型。

（1）**短暂性脑缺血发作**：神经功能障碍持续时间在24小时内，表现为突发单侧肢体无力，感觉麻木，一时性黑矇及失语等大脑半球供血不足表现，或表现为眩晕、复视、步态不稳、耳鸣及猝倒等椎基底动脉供血不足的表现。其常反复发作，自行缓解，多不留后遗症。

（2）**可逆性缺血性神经功能障碍**：发病类似短暂性脑缺血发作，但持续时间长，可达数日，可完全恢复。

（3）**完全性脑卒中**：脑部有明显梗死病灶，症状更严重，常有意识障碍，神经功能障碍长期不能恢复。

2. **出血性脑卒中**　表现为突然意识障碍、呼吸急促、脉搏缓慢、血压升高，随后出现偏瘫、大小便失禁，严重者出现昏迷、完全性瘫痪及去皮质强直等。

（三）辅助检查

CT检查和MRI检查可确定缺血和出血部位，磁共振血管造影（MRA）可显示动脉狭窄或闭塞，颈动脉B超和经颅多普勒有助于诊断。

（四）心理-社会状况

心理-社会状况参见本章第二节颅脑损伤病人的护理。

（五）处理原则

对缺血性脑卒中，应扩张血管、抗凝或血液稀释治疗。脑动脉完全闭塞者可考虑手术治疗。对出血性脑卒中，应止血、脱水和降低颅内压，病情严重者可手术清除血肿和解除脑疝。

【常见护理诊断/问题】

1. **知识缺乏**：缺乏防治脑卒中的相关知识。

2. **躯体移动障碍**　与脑组织缺血或脑出血等有关。

3. **潜在并发症**：颅内压增高、脑疝、颅内出血、感染等。

【护理措施】

1. **术前护理**　除了常规护理外，在溶栓、抗凝治疗期间，注意观察药物疗效及副作用。

2. **术后护理**　一般护理、并发症预防与护理等内容，参见本章第三节颅内肿瘤病人的护理。

3. **健康指导**　参见本章第四节颅内动脉瘤病人的护理。

（刘　卫）

思考题

1. 刘先生，30岁。一年前开始头痛，为搏动样疼痛，休息后可好转。半年前出现恶心呕吐，头痛逐渐加重，反应迟缓，精神淡漠。头颅 CT 检查发现颅内占位性病变，为进一步治疗收入院。医生初步诊断为颅内肿瘤、颅内压增高。

请问：

（1）颅内压增高的原因有哪些？

（2）预防颅内压骤升的护理措施有哪些？

2. 王先生，30岁。因"车祸伴意识障碍2小时"入院。入院后头痛加剧，烦躁不安，喷射性呕吐，为胃内容物。右侧瞳孔直径 4mm，对光反射消失，左侧瞳孔直径 2mm，对光反射灵敏，左侧肢体肌张力增高。CT 示：右额颞叶急性硬膜下血肿，中线移位。医生初步诊断为右额颞叶急性硬膜下血肿。

ER 11-7

练习题

请问：

（1）颅内血肿如何分类？

（2）颅脑损伤病人病情观察的要点有哪些？

第十二章 | 颈部疾病病人的护理

教学课件

思维导图

ER 12-1   ER 12-2

学习目标

1. 掌握：单纯性甲状腺肿、甲状腺功能亢进、甲状腺肿瘤的症状、体征和护理措施。
2. 熟悉：单纯性甲状腺肿、甲状腺功能亢进、甲状腺肿瘤的辅助检查和处理原则。
3. 了解：单纯性甲状腺肿的病因及发病机制、甲状腺功能亢进的分类、甲状腺肿瘤的病理。
4. 学会：运用护理程序对甲状腺疾病外科治疗病人实施整体护理。
5. 同情、关心甲状腺癌病人，尊重、理解甲状腺功能亢进病人的情绪变化。

第一节　甲状腺功能亢进外科治疗病人的护理

导入情境

情境描述：

何女士，42 岁。因"甲状腺功能亢进"入院，2 日前在颈丛神经麻醉下行双侧甲状腺大部切除术，今日上午巡视病房时，何女士向你反映从早上起开始出现面肌和手足持续性痉挛的现象。

工作任务：

1. 准确判断何女士出现的并发症并报告医生。
2. 立即正确对何女士实施治疗护理并观察疗效。

甲状腺功能亢进（hyperthyroidism）简称甲亢，是由于各种原因导致甲状腺素分泌过多而引起以全身代谢亢进为主要特征的疾病总称。

【分类】

1. 原发性甲亢　指在甲状腺肿大的同时，出现功能亢进症状。最常见，好发年龄在 20~40 岁，女性多见。腺体肿大呈弥漫性，两侧对称，常伴有眼球突出，故又称"突眼性甲状腺肿"。

2. 继发性甲亢　指在结节性甲状腺肿基础上发生甲亢，病人先有结节性甲状腺肿多年，以后逐渐出现功能亢进症状。较少见，好发年龄在 40 岁以上。腺体呈结节状肿大，两侧多不对称，无眼球突出，容易发生心肌损害。

3. 高功能腺瘤　即腺体内有单个或多个自主性高功能结节，结节周围的甲状腺组织呈萎缩改变。临床少见，病人无眼球突出。

【病因及发病机制】

原发性甲亢的病因迄今尚未完全明确。近年研究证实原发性甲亢是一种自身免疫性疾病，其病人血中有两类刺激甲状腺的自身抗体：一类抗体能刺激甲状腺功能活动，作用与促甲状腺激素（TSH）相似，但作用时间较 TSH 持久的物质，称为"长效甲状腺激素"；另一类为"甲状腺刺激免疫球蛋白"，两类物质均属 G 类免疫球蛋白，来源于淋巴细胞，都能抑制垂体前叶分泌 TSH，且与甲状腺滤泡壁细胞膜上的 TSH 受体结合，而增强甲状腺细胞功能，使 T_3 和 T_4 大量分泌。

继发性甲亢和高功能腺瘤的病因尚未完全清楚。病人血中的长效甲状腺激素等的浓度也不高，可能与结节本身自主性分泌紊乱有关。

【护理评估】

(一) 健康史

了解发病的过程及治疗经过；是否有家族史；了解既往史，如有无其他自身免疫性疾病；有无手术史等。了解麻醉方式，手术方法；术中出血量、补液量和性质，放置引流管情况；麻醉及手术经过是否顺利。了解术后恢复情况：生命体征、切口及引流等情况；是否出现并发症。

(二) 身体状况

1. 甲状腺肿大 一般无局部压迫症状。因腺体内血管扩张、血流加速，故扪诊有震颤感，听诊可闻及杂音，尤其在甲状腺上动脉进入上极处。

2. 交感神经功能亢进 病人常表现为多语、急躁、易激动，失眠，怕热、多汗，皮肤常较温暖及双手常有细速颤动等交感神经功能亢进的症状。

3. 突眼征 典型病例常有双侧眼球突出、眼裂增宽。严重者，上下眼睑难以闭合，甚至不能盖住角膜；凝视时瞬目减少，眼向下看时上眼睑不随眼球下闭，两眼内聚能力差等。

4. 心血管功能改变 病人出现心悸、胸部不适；脉快有力，脉率常在 100 次 /min 以上，休息和睡眠时仍快；收缩压升高、舒张压降低，脉搏压增大。脉率增快及脉搏压增大常是判断病情程度和治疗效果的重要标志。合并甲状腺功能亢进性心脏病时，出现心律失常、心脏增大和心力衰竭。

5. 基础代谢率增高 病人食欲亢进但消瘦，体重减轻，易疲乏，工作效率降低。

有些病人出现停经、阳痿等内分泌功能紊乱或肠蠕动亢进、腹泻等症状。极个别病人伴有局限性胫前黏液性水肿，常与严重突眼同时或先后发生。

(三) 辅助检查

1. 基础代谢率测定 可根据脉搏压和脉率计算，或用基础代谢率测定器测定。前者较简便，后者较可靠。常用计算公式：

$$基础代谢率（\%）＝（脉率＋脉搏压）－111$$

测定基础代谢率应在清晨空腹、完全安静时进行。正常值为 ±10%，轻度甲亢为 +20%~+30%，中度甲亢为 +30%~+60%，重度甲亢为 +60% 以上。

2. 甲状腺摄 ^{131}I 率测定 正常甲状腺 24 小时内摄取的 ^{131}I 量为人体总量的 30%~40%。若 2 小时内甲状腺摄取 ^{131}I 量超过人体总量的 25%，或 24 小时内超过 50%，且吸 ^{131}I 高峰提前出现，均可诊断为甲亢。

3. 血清中 T_3 和 T_4 含量测定 甲亢时血清 T_3 可高于正常 4 倍左右，而 T_4 仅为正常的 2.5 倍，故 T_3 测定对甲亢的诊断具有较高的敏感性。

(四) 心理–社会状况

病人常处于精神紧张、急躁易怒状态，易与他人发生争执，易造成人际关系紧张。病人也可能因为甲状腺肿大、突眼等外形改变，造成自我形象紊乱，影响人际交往。

(五) 处理原则

甲状腺大部切除术是治疗中度以上甲亢的最常用而有效的方法。通常切除腺体的 80%~90%，同时切除峡部，保留两侧腺体背面部分有助于保护喉返神经和甲状旁腺。

手术适应证：①中度以上的原发性甲亢；②继发性甲亢或高功能腺瘤；③腺体较大，伴有压迫症状，或胸骨后甲状腺肿等类型的甲亢；④抗甲状腺药物或 ^{131}I 治疗后复发者或坚持长期用药有困难者。另外，甲亢影响妊娠（流产、早产等），而妊娠又加重甲亢，故妊娠早、中期的甲亢病人凡具有上述指征者,应考虑手术治疗。

手术禁忌证:①青少年病人;②症状较轻者;③年老体弱或有严重器质性疾病无法耐受手术治疗者。

【常见护理诊断/问题】

1. 焦虑 与交感神经功能亢进、环境改变、担心手术及预后有关。

2. 营养失调:低于机体需要量 与基础代谢率增高有关。

3. 清理呼吸道无效 与咽喉部及气管受刺激、分泌物增多以及切口疼痛有关。

4. 潜在并发症: 呼吸困难和窒息、甲状腺危象、喉返神经损伤、喉上神经损伤和手足抽搐等。

【护理目标】

1. 病人情绪稳定,焦虑缓解或减轻。

2. 病人营养状况改善,体重能得以维持或增加。

3. 病人能有效清除呼吸道分泌物,呼吸道保持通畅。

4. 病人术后生命体征平稳,未发生并发症或出现并发症能被及时发现和处理。

【护理措施】

(一)术前护理

1. 完善术前检查 完善手术前常规检查和必要的化验检查。对于甲亢或甲状腺巨大肿块病人,还应包括:①颈部透视或摄片,了解气管受压或移位情况;②心脏的检查,了解有无扩大、杂音或心律不齐等情况;③喉镜检查,确定声带功能;④基础代谢率的测定;⑤神经肌肉应激性的检查,了解是否增高,测定血钙、血磷含量,了解甲状旁腺功能状态。

2. 一般护理 ①饮食护理:病人可进高热量、高蛋白质、富含维生素的食物;病人需给予足够的液体摄入以补充出汗等丢失的水分,但合并心脏病病人应避免摄入过多液体,以防水肿和心力衰竭。忌含碘丰富的食物;禁用对中枢神经有兴奋作用的浓茶、咖啡等刺激性饮料;②体位训练:术前教会病人头低肩高体位。每日练习用软枕垫高肩部数次,以适应术中颈过伸的体位。

3. 用药护理 药物降低基础代谢率是术前准备的重要环节。①单用碘剂:开始即可服用,2~3周后甲亢症状得到基本控制,即可手术。甲亢症状控制标准:病人情绪稳定,睡眠好转,体重增加,脉率稳定在 90 次/min 以下,脉搏压恢复正常,基础代谢率 +20% 以下。常用的碘剂是复方碘化钾溶液(鲁氏碘液),3 次/d,口服,第 1 日每次 3 滴,第 2 日每次 4 滴,以后逐日每次增加 1 滴至每次16 滴止,然后维持此剂量。②硫脲类药物加用碘剂:先服用硫脲类药物,待甲亢症状基本控制后停药,再单独服用碘剂 1~2 周,再行手术。③碘剂加用硫脲类药物后再单用碘剂:少数病人服碘剂 2周后症状改善不明显,可同服硫脲类药物,待甲亢症状基本控制后停服硫脲类药物,再继续单独服用碘剂 1~2 周后手术。服药期间密切观察药物的效果与不良反应。

碘剂作用是抑制蛋白水解酶,减少甲状腺球蛋白的分解,从而抑制甲状腺素的释放,预防术后甲状腺危象的发生。碘剂还能减少甲状腺的血流量,减少腺体充血,使腺体缩小变硬,有利于手术。但碘剂抑制甲状腺素的释放是暂时的,如服用过久或突然停药,原贮存于甲状腺滤泡内的甲状腺球蛋白大量分解,甲亢症状可重新出现,甚至比原来更为严重。因此,不准备手术的病人,一律不服用碘剂。

对于常规应用碘剂或合并应用硫脲类药物不能耐受或无反应的病人,可遵医嘱应用普萘洛尔(心得安)或与碘剂联合应用。普萘洛尔 60mg/d 开始,每日 3 次,剂量逐日增加,一般至 160mg/d,服 4~7 日即可达到要求手术;由于普萘洛尔在体内的半衰期不到 8 小时,故在术前 1~2 小时再口服1 次;术后继续口服 4~7 日。此外,术前不可用阿托品,以免引起心动过速。

4. 眼睛护理 突眼者注意保护眼睛,常滴眼药水,外出时可戴墨镜或眼罩,睡前用抗生素眼膏敷眼或用油纱布遮盖,以避免角膜过度暴露后干燥受损而发生溃疡。减少食盐摄入量,使用利尿剂减轻眶周水肿等。

5. 术前准备 教会病人正确深呼吸、有效咳嗽及咳痰的方法。术前 12 小时禁食，4 小时禁水。术日晨准备麻醉床，床旁备引流装置、无菌手套、拆线包及气管切开包等急救物品。

6. 心理护理 了解病人的心理状态，有针对性地与病人沟通，消除病人的顾虑和恐惧心理，避免情绪激动；尽量限制访客，避免过多外来刺激；病人应减少活动，适当卧床，保证睡眠充分。对于精神过度紧张或失眠者，遵医嘱应用镇静剂或安眠药物。

（二）术后护理

1. 一般护理 ①饮食与营养：病人全麻清醒后，即可饮用少量温水或凉水，观察有无呛咳、误咽等现象。若无不适，逐渐给予微温流质饮食，注意过热可使手术部位血管扩张，加重切口渗血。以后逐步过渡到普食。病人只要吞咽时无疼痛不适的感觉，应鼓励病人少量多餐。②体位和活动：病人全麻清醒后，血压平稳取半坐卧位，以利于呼吸和引流。在床上变换体位或起身时用手支撑头部，以防气管压迫或牵拉伤口引起疼痛。避免激烈咳嗽、过多说话等，消除出血诱因。

2. 病情观察 ①监测生命体征：若病人出现脉率过快，体温升高，应警惕甲状腺危象的发生。②观察切口渗血情况，更换污染敷料，并记录出血量。③观察并记录引流液量、颜色和性状，一般术后常规放置橡皮引流管引流 24~48 小时。④观察病人有无发生并发症。

3. 保持呼吸道通畅 指导病人深呼吸，协助病人有效咳嗽。必要时行超声雾化吸入，帮助其及时排出痰液，预防肺部并发症。

4. 用药护理 甲亢病人术后遵医嘱继续服用复方碘化钾溶液，3 次 /d，每次 10 滴，共 1 周左右；或由 3 次 /d，每次 16 滴开始，逐日每次减少 1 滴，至病情平稳。年轻病人术后常口服甲状腺素，30~60mg/d，连服 6~12 个月，预防复发。

5. 并发症的观察与护理

（1）呼吸困难和窒息：术后最危急的并发症，常发生于术后 48 小时内。常见原因：①切口内出血压迫气管：常因术中止血不完善，或因血管结扎线滑脱而致。②喉头水肿：常因手术创伤或气管插管而致。③气管塌陷：由于气管壁长期受肿大的甲状腺压迫而软化，若切除大部分甲状腺体后，软化的气管壁因失去支撑而发生塌陷。④双侧喉返神经损伤：导致双侧声带麻痹。表现为进行性呼吸困难、烦躁、发绀，甚至窒息；可有颈部肿胀，切口渗出鲜血等。甲状腺大部切除术后常规是在病人床旁备无菌气管切开包和手套，若出现上述情况，应立即行床旁抢救，及时剪开缝线，敞开切口，迅速除去血肿。若呼吸困难仍无改善，应立即行气管切开；情况好转后，再送手术室进一步检查、止血及其他处理。

（2）喉返神经损伤：大多数是由于术中不慎造成喉返神经切断、缝扎、钳夹或牵拉而致损伤；少数由于血肿或瘢痕组织压迫或牵拉而致。单侧喉返神经损伤，大多引起声音嘶哑，可经健侧声带向患侧过度内收而代偿；双侧喉返神经损伤导致双侧声带麻痹，引起失声、呼吸困难，甚至窒息，应立即行气管切开。因术中切断、缝扎、钳夹、牵拉等直接损伤喉返神经者，术中即刻出现症状，但因血肿压迫、瘢痕组织牵拉而致者，常于术后数日出现症状。切断、缝扎引起永久性损伤。钳夹、牵拉、血肿压迫而致者多为暂时性，经理疗等处理后，一般在 3~6 个月内可逐渐恢复。

（3）喉上神经损伤：多发生于术中结扎、切断甲状腺上动、静脉而致。喉上神经分内（感觉）、外（运动）两支。如外支损伤可使环甲肌瘫痪，引起声带松弛、音调降低。如内支损伤可使喉部黏膜感觉丧失，病人进食特别是饮水时，容易发生误咽、呛咳。一般经理疗后可自行恢复。

（4）甲状旁腺损伤：术中甲状旁腺被误切、挫伤或其血液供应受累而引起甲状旁腺功能低下、血钙浓度下降、神经肌肉的应激性显著提高，引起手足抽搐。其多于术后 1~3 日出现手足抽搐。多数病人只有面部、唇部或手足部的针刺样麻木感或强直感，经过 2~3 周后，未受损伤的甲状旁腺增生、代偿，症状即可消失。严重者可出现面肌和手足伴有疼痛的持续性痉挛，每日发作多次，每次持续 10~20 分钟或更长,甚至可发生喉和膈肌痉挛,引起窒息死亡。因此在甲状腺切除时,应注意保留腺体背面部分的完整。

处理方法:限制肉类、乳品和蛋类等食品的摄入。若抽搐发作,应立即遵医嘱静脉注射 10% 葡萄糖酸钙或 5% 氯化钙 10~20ml。轻者可口服葡萄糖酸钙或乳酸钙 2~4g,3 次 /d;症状重或长期不恢复者,可加服维生素 D_3,5 万 ~10 万 U/d,以促进钙在肠道内的吸收。

(5) **甲状腺危象**:是甲亢术后的严重并发症。原因可能与术前准备不充分、甲亢症状未得到控制及手术应激有关。主要表现为术后 12~36 小时内高热(> 39.0℃)、脉快而弱(> 120 次 /min)、大汗、烦躁不安、谵妄,甚至昏迷,常伴有呕吐、腹泻。甲状腺危象是因甲状腺素过量释放引起的暴发性肾上腺素能兴奋现象,如处理不及时或不当而迅速发展为昏迷、虚脱、休克甚至死亡,死亡率约 20%~30%。

术后加强巡视和病情观察,一旦病人出现症状,立即通知医生予以处理。①碘剂:口服复方碘化钾溶液 3~5ml,紧急时将 10% 碘化钠 5~10ml 加入 10% 葡萄糖 500ml 中静脉滴注,以降低血液中甲状腺素水平。②氢化可的松:200~400mg/d,分次静脉滴注,以拮抗过量的甲状腺素反应。③肾上腺素能阻滞剂:可选用利血平 1~2mg 肌内注射或胍乙啶 10~20mg 口服。还可用普萘洛尔 5mg 加入 5%~10% 葡萄糖溶液 100ml 中静脉滴注,以降低周围组织对肾上腺素的反应。④镇静剂:常用苯巴比妥钠 100mg 或冬眠合剂 II 号半量肌内注射,1 次 /6~8h。⑤降温:采用退热、冬眠药物或物理降温等综合措施,维持病人体温在 37.0℃左右。⑥静脉给予大量葡萄糖溶液,以补充能量。⑦吸氧:以改善组织缺氧。⑧心力衰竭者,可应用洋地黄制剂。

(三)健康指导

1. 康复与自我护理指导 教会病人术后功能锻炼的方法,促进功能恢复,并向病人讲解术后并发症的相关知识;指导病人正确面对疾病,自我控制情绪,保持心情愉快;合理安排休息与饮食,维持机体代谢需求;鼓励病人尽可能生活自理,促进康复。

2. 用药指导 讲解甲亢术后继续服药的重要性并督促执行。

3. 指导复诊 病人出院后应定期至门诊复查,以了解甲状腺的功能。若出现心悸、手足震颤、抽搐等情况时及时就诊。

【护理评价】

通过治疗和护理,病人:①情绪平稳,能安静地休息和睡眠;②术后营养状况得到改善,体重增加;③术后呼吸道保持通畅;④未发生窒息、呼吸困难、甲状腺危象、喉返神经损伤、喉上神经损伤或手足抽搐等并发症,或发生时被及时发现和处理。

第二节　单纯性甲状腺肿病人的护理

单纯性甲状腺肿(simple goiter)是指由多种原因引起的非炎症性或非肿瘤性甲状腺肿大,一般不伴有甲状腺功能异常的临床表现。

【病因及发病机制】

(一)病因

1. 碘缺乏 是引起单纯性甲状腺肿的主要因素。碘是甲状腺激素(TH)的重要原料之一,高原、山区土壤中的碘盐被冲洗流失,以致饮水和食物中含碘量不足,导致无法合成足够的 TH,从而反馈性地引起垂体 TSH 分泌增高并刺激甲状腺增生和代偿性肿大。

2. TH 需要量增加 在青春发育期、妊娠、哺乳期,机体对 TH 需要量增加,可出现相对性缺碘而致生理性甲状腺肿。

3. TH 合成或分泌障碍。

（二）发病机制

发病机制尚未明确。一般认为，由于上述一种或多种因素阻碍 TH 合成，导致 TSH 分泌增加，从而引起甲状腺代偿性增生肥大。

【护理评估】

（一）健康史

了解发病的过程及治疗经过；有无家族史、有无高原山区长期居住史；有无致甲状腺肿药物长期使用史；是否处于青春期、妊娠、哺乳期；是否有既往史及有无手术史等。

（二）身体状况

早期，甲状腺呈对称弥漫性肿大，表面光滑、无压痛，随吞咽上下移动。甲状腺显著肿大时可引起压迫症状，如压迫气管出现呼吸困难，压迫食管引起吞咽困难，压迫喉返神经引起声音嘶哑。病程较长、体积巨大的甲状腺肿可延伸形成胸骨后甲状腺肿，引起上腔静脉回流受阻，出现面部青紫、肿胀及颈胸部表浅静脉扩张。

（三）辅助检查

1. 甲状腺功能检查　血清 T_4 正常或偏低，T_3、TSH 正常或偏高。

2. 甲状腺摄 ^{131}I 率及 T_3 抑制试验　摄 ^{131}I 率增高但无高峰前移，可被 T_3 所抑制。当甲状腺结节有自主功能时，可不被 T_3 抑制。

3. 甲状腺扫描　可见弥漫性甲状腺肿，常呈均匀分布。

（四）心理 - 社会状况

评估病人对其身体外形变化的感受及认知，病人是否了解甲状腺疾病相关知识，是否接受手术治疗，能否掌握康复知识。

（五）处理原则

1. 生理性甲状腺肿，宜多食含碘丰富的食物如海带、紫菜。

2. 对 20 岁以下的弥漫性单纯甲状腺肿病人可给予小量甲状腺素，以抑制腺垂体 TSH 分泌，缓解甲状腺的增生和肿大。

3. 手术治疗　手术方式多采用甲状腺大部切除术。当有以下情况时，应及时施行手术：因气管、食管或喉返神经受压引起临床症状者；胸骨后甲状腺肿；巨大甲状腺肿影响生活和工作者；结节性甲状腺肿继发功能亢进者；结节性甲状腺肿疑有恶变者。

【常见护理诊断 / 问题】

1. 体象紊乱　与甲状腺肿大致颈部增粗有关。

2. 知识缺乏：缺乏对疾病知识、饮食方法、药物使用方法及康复知识了解。

3. 潜在并发症：呼吸困难、声音嘶哑、吞咽困难等。

【护理措施】

（一）非手术治疗的护理

1. 病情观察　观察病人甲状腺肿大的程度、质地，有无结节及压痛，颈部增粗的进展情况。结节在短期内迅速增大应警惕癌变。

2. 用药护理　碘缺乏者，嘱病人遵医嘱准确、长期补充碘剂，并注意观察药物疗效和不良反应。

3. 心理护理　及时向病人解释及宣教病因及防治知识，告知病人补碘等治疗后甲状腺肿可逐渐缩小或消失，通过心理支持帮助病人缓解精神压力，树立信心。

（二）手术治疗的护理

手术治疗的护理见本章第一节甲状腺功能亢进外科治疗病人的护理。

（三）健康指导

1. 饮食指导　应在甲状腺肿流行地区推广加碘食盐；指导病人多进食含碘丰富的食物如海带、

紫菜等海产类食品,并食用碘盐,避免大量摄入阻碍 TH 合成的食物如卷心菜、菠菜、萝卜等。

2. 用药指导 应坚持长期服药,以免停药后复发。学会观察药物疗效及不良反应。避免服用硫氰酸盐、保泰松、碳酸锂等阻碍 TH 合成的药物。

3. 预防 在妊娠、哺乳、青春发育期应增加碘的摄入。

第三节　甲状腺肿瘤病人的护理

【病理】

1. 甲状腺腺瘤(thyroid adenoma)　最常见的甲状腺良性肿瘤。按形态学可分为滤泡状和乳头状囊性腺瘤两种,腺瘤具有完整的包膜。临床上以滤泡状腺瘤常见。其多见于 40 岁以下女性。

2. 甲状腺癌(thyroid carcinoma)　最常见的甲状腺恶性肿瘤,约占全身恶性肿瘤的 1%,女性发病率高于男性。除髓样癌外,绝大多数甲状腺癌源于滤泡上皮细胞。按肿瘤的病理类型可分为:

(1)**乳头状癌**:约占成人甲状腺癌的 60% 和儿童甲状腺癌的全部。其常见于 30~45 岁女性,恶性程度较低,较早出现颈部淋巴结转移,但预后较好。

(2)**滤泡状腺癌**:约占甲状腺癌的 20%。其常见于中年人,肿瘤为中度恶性,且有侵犯血管倾向,可经血运转移到肺、肝和骨及中枢神经系统,因此预后不如乳头状癌。

(3)**未分化癌**:约占甲状腺癌的 15%,常见于老年人。肿瘤发展迅速,高度恶性,约 50% 肿瘤早期发生颈部淋巴结转移,或侵犯喉返神经、气管或食管。此外,其常经血运转移至肺、骨等处,预后很差。

(4)**髓样癌**:约占甲状腺癌的 7%,常有家族史。其来源于滤泡旁降钙素分泌细胞。中度恶性,预后不如乳头状癌,但较未分化癌好。

【护理评估】

(一)健康史

了解发病过程及治疗经过,了解颈部结节的性质、大小、活动度,是否有压迫症状,是否有既往史及有无手术史。

(二)身体状况

1. 甲状腺腺瘤　颈部出现圆形或椭圆形结节,多为单发。结节质地稍硬,表面光滑,边界清楚,无压痛,随吞咽上下移动。多数病人无任何症状。腺瘤生长缓慢。若乳头状囊性腺瘤因囊壁血管破裂而致囊内出血时,肿瘤可在短期内迅速增大,且局部出现胀痛。

2. 甲状腺癌　腺体内肿块质硬而固定、表面不平是各种病理类型甲状腺癌的共同表现。发病初期多无明显症状,甲状腺内仅有单个、固定、质硬、表面不光滑的肿块。肿块逐渐增大,吞咽时上下移动度降低。晚期常因压迫喉返神经、气管或食管而引起声音嘶哑、呼吸困难或吞咽困难。肿瘤压迫颈部交感神经节引起霍纳(Horner)综合征及侵犯颈丛出现耳、枕、肩等处的疼痛和局部淋巴结及远处器官转移等表现。未分化癌较早出现颈部淋巴结转移。髓样癌组织可产生激素样活性物质,如 5- 羟色胺和降钙素,病人可出现腹泻、心悸、脸面潮红和血钙降低等症状,还伴有其他内分泌腺体的增生。

(三)辅助检查

1. 放射性 ^{131}I 或 ^{99m}Tc 扫描　甲状腺腺瘤多呈温结节,如有囊内出血时则为冷结节或凉结节,一般边缘较清晰。甲状腺癌呈冷结节,边缘一般较模糊。

2. 细胞学检查　结节用细针穿刺、抽吸、涂片,进行病理学检查。

3. 影像学检查　① B 超检查:能发现甲状腺肿块;若有囊内出血,提示囊性变。能确定甲状腺大小,测定结节的位置、大小、数目及与邻近组织的关系。若结节呈实质性,并不规则反射,则恶性可能较大。②X线检查：颈部正侧位片，以了解有无气管移位、狭窄、肿块钙化及上纵隔增宽等。若甲状腺部位有细小的絮状钙化影，恶性可能较大。胸部及骨骼摄片以了解有无肺及骨转移。

4.血清降钙素测定 放射免疫法测定血清降钙素对诊断髓样癌有帮助。

（四）心理–社会状况

了解病人对身体外形改变的认知，病人是否了解甲状腺肿瘤的相关知识和康复知识，是否接受手术，了解病人对甲状腺肿瘤的心理反应，了解社会家庭支持因素。

（五）处理原则

1.甲状腺腺瘤 由于20%甲状腺腺瘤能引起甲亢和10%病例有恶变的可能，故应早期行包括腺瘤的患侧甲状腺大部或部分（腺瘤小）切除术。切除标本必须立即行冷冻切片检查，以判定有无恶变。

2.甲状腺癌 手术治疗是除未分化癌以外各型甲状腺癌的基本治疗方法，并辅以放射性核素、TSH抑制和放射外照射等治疗。手术治疗包括甲状腺本身的手术，以及颈部淋巴结清扫。

知识链接

甲状腺癌的手术治疗

甲状腺癌的手术治疗包括甲状腺本身的手术，以及颈淋巴结的清扫。有以下任何一条指征者建议行甲状腺全切或近全切：①颈部有放射史；②已有远处转移；③双侧癌结节；④甲状腺外侵犯；⑤肿块直径大于4cm；⑥不良病理类型：高细胞型、柱状细胞型、弥漫硬化型、岛状细胞或分化程度低的变型；⑦双侧颈部多发淋巴结转移。仅对满足以下所有条件者建议行腺叶切除：①无颈部放射史；②无远处转移；③无甲状腺外侵犯；④无其他不良病理类型；⑤肿块直径小于1cm。因良性病变行腺叶切除术后病理证实为分化型甲状腺癌者若切缘阴性、对侧正常、肿块直径小于1cm，可观察；否则，须再手术。手术是治疗髓样癌最有效的手段，多主张甲状腺全切或近全切。

【常见护理诊断/问题】

1. **焦虑** 与环境改变，担心肿瘤的性质、手术及预后有关。
2. **清理呼吸道无效** 与手术刺激、分泌物增多及切口疼痛有关。
3. **疼痛** 与肿块压迫和手术创伤有关。
4. **潜在并发症**：窒息、呼吸困难、神经损伤及手足抽搐等。

【护理措施】

（一）术前护理

1.一般护理 术前指导并督促病人练习颈过伸位体位。

2.心理护理 针对病人及其家属对所患甲状腺肿瘤性质的了解程度，有针对性地讲解有关知识，说明手术的必要性、手术方法、术后恢复过程及预后情况。

3.术前准备 保证病人术前晚充分休息和睡眠，术前晚给予镇静安眠类药物，保证病人身心处于最佳状态。若病人行颈部淋巴结清扫术，术前1日帮助病人剃除耳后毛发，并清洗干净。

（二）术后护理

术后护理见本章第一节甲状腺功能亢进外科治疗病人的护理。

（三）健康指导

1. 指导病人头颈部制动一段时间后，开始逐步练习活动，促进颈部的功能恢复。颈淋巴结清扫术者，斜方肌不同程度受损，切口愈合后开始进行肩关节和颈部的功能锻炼，持续至出院后3个月。

2. 指导病人出院后定期复诊,教会病人自行检查颈部的方法。若出现颈部肿块或淋巴结肿大等,及时就诊。

(俞宝明)

思考题

1. 周女士,38 岁,已婚,会计。半年前无明显诱因出现心悸、乏力、食欲亢进、消瘦、腹胀、失眠等症状,性情变得易急躁。入院后查体:体温 36.0℃,脉搏 112 次/min,呼吸 19 次/min,血压 150/90mmHg。查体:双眼突出,眼睑水肿,颈静脉怒张,甲状腺Ⅰ度肿大,质软,血管杂音(+),双手平伸震颤(+)。实验室检查:血清 T_3 高于正常值 4 倍,血清 T_4、AST 均升高,TSH 下降,白细胞 3.8×10^9/L。诊断为甲状腺功能亢进,拟行甲状腺大部切除术。

请问:

(1)如何指导病人手术前服用复方碘化钾?

(2)手术后常见的并发症有哪些?应该如何预防?

2. 王先生,45 岁。甲亢手术后 15 小时,出现寒战、高热、脉快而弱、大汗、烦躁不安、谵妄等症状,并伴有呕吐和水样泻,测得生命体征:体温 39.5℃,脉搏 127 次/min,呼吸 19 次/min,血压 141/90mmHg。

ER 12-3

练习题

请问:

(1)该病人出现了哪种术后并发症?

(2)发生该并发症最可能的原因是什么?应对该病人采取哪些护理措施?

第十三章 │ 胸部疾病病人的护理

教学课件

思维导图

学习目标

1. 掌握：胸部损伤、肺癌、食管癌、二尖瓣狭窄和冠心病病人的身体状况、护理诊断/问题和护理措施。
2. 熟悉：胸部损伤、肺癌、食管癌、二尖瓣狭窄和冠心病病人的辅助检查和处理原则。
3. 了解：胸部损伤、肺癌、食管癌、二尖瓣狭窄和冠心病的病因、病理生理。
4. 学会：运用护理程序对胸部损伤、肺癌、食管癌、二尖瓣狭窄和冠心病病人实施整体护理。
5. 具有关心胸部疾病病人心理和积极帮助病人康复的态度和行为。

第一节 胸部损伤病人的护理

导入情境

情境描述：

陈先生,22 岁。1 小时前被汽车撞伤,伤及右胸部,呼吸急促,口唇发绀,辗转不安,急诊入院。检查:体温 37.5℃,脉搏 110 次/min,呼吸 32 次/min,血压 80/50mmHg,右侧肋间隙饱满,气管明显向左侧移位,右侧胸部叩诊呈鼓音,听诊呼吸音减弱。

工作任务：

1. 及时正确配合医生进行紧急处理。
2. 准确判断陈先生目前最主要的护理问题,正确实施治疗护理并观察疗效。

胸部损伤(chest trauma or thoracic trauma)易造成胸腔内重要脏器心、肺等功能受损,甚至危及生命。

根据暴力性质不同和是否造成胸膜腔与外界相通,胸部损伤可分为钝性伤(blunt injury)和穿透伤(penetrating injury)。胸部损伤同时可造成腹腔内组织或脏器同时损伤,称为胸腹联合伤。

一、肋骨骨折病人的护理

肋骨骨折(rib fracture)是指肋骨的完整性和连续性中断,是最常见的胸部损伤。第 1~3 肋骨粗短,且有锁骨、肩胛骨保护,不易发生骨折。第 4~7 肋骨长而薄,最易折断。第 8~10 肋前端肋软骨形成肋弓与胸骨相连,第 11~12 肋前端游离,弹性较大,均不易发生骨折。

【病因】

1. 外来暴力 外来暴力又分为直接暴力和间接暴力。直接暴力作用于胸部,使受伤部位的肋骨向内弯曲折断;胸部挤压的间接暴力,使肋骨向外过度弯曲折断(图 13-1)。

2. 病理因素　少数肋骨骨折见于恶性肿瘤发生肋骨转移者或严重骨质疏松者,病人可因咳嗽、打喷嚏或肋骨病灶处轻度受力而发生骨折。

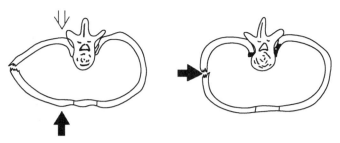

图 13-1　挤压伤肋骨骨折发生机制

【分类】

根据骨折断端是否与外界相通,分为开放性肋骨骨折和闭合性肋骨骨折。根据损伤程度,肋骨骨折可分为单根单处肋骨骨折、单根多处肋骨骨折、多根单处肋骨骨折和多根多处肋骨骨折。

【病理生理】

当肋骨骨折时,尖锐的肋骨断端向内移位,可刺破胸膜、肋间血管或胸腔内组织与器官。当相邻多根多处肋骨骨折时,使局部胸壁失去完整肋骨支撑而软化,可出现反常呼吸运动,即吸气时软化区胸壁内陷,呼气时外突,称为连枷胸(图 13-2)。若软化区范围较大,可引起呼吸时两侧胸膜腔压力不平衡,出现纵隔左右扑动,影响肺通气和静脉血回流,导致体内缺氧和二氧化碳滞留,严重者发生呼吸和循环衰竭。

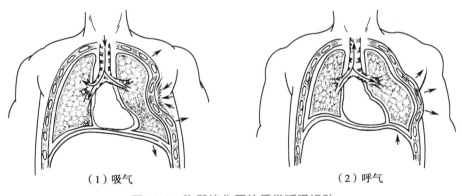

(1)吸气　　　　　　　　　　　(2)呼气

图 13-2　胸壁软化区的反常呼吸运动

ER 13-3

胸壁软化区的
反常呼吸运动

【护理评估】

(一)健康史

了解病人受伤经过与时间、受伤部位、伤后病情变化,有无昏迷、恶心、呕吐等。

(二)身体状况

1. 症状　①胸痛:是主要症状,深呼吸、咳嗽或体位改变时加剧;②呼吸困难:咳嗽无力,呼吸道分泌物增多、潴留,易致肺不张和肺部感染,若存在多根多处肋骨骨折,呼吸困难加重;③咯血:骨折断端可刺破肺组织,出现咯血。

2. 体征　受伤胸壁肿胀,可有畸形,局部明显压痛;可触及骨折断端和产生骨摩擦音;当多根多处肋骨骨折时,伤处可见胸壁反常呼吸运动。

(三)辅助检查

1. 实验室检查　血常规可有血红蛋白和血细胞比容下降。

2. 影像学检查 胸部 X 线和 CT 检查可显示肋骨骨折线、断端错位及血气胸等，肋骨三维重建 CT 可以更好地显示肋骨、肋软骨骨折情况。

（四）心理－社会状况

评估病人有无焦虑和恐惧及程度，了解病人和家属对本次损伤相关知识的了解程度、心理承受能力、对预后的认知，以及对治疗所需费用的承受能力。

（五）处理原则

肋骨骨折的处理原则为处理肋骨骨折、有效镇痛、肺部物理治疗、早期活动。

1. 处理肋骨骨折

（1）**闭合性单处肋骨骨折**：用多头胸带或弹性胸带固定胸廓，目的是限制骨折断端的活动，减轻疼痛。

胸带包扎技术

（2）**闭合性多根多处肋骨骨折**：胸壁软化范围大、反常呼吸运动明显者，可用厚棉垫加压包扎；呼吸机正压通气对浮动胸壁可起到"内固定"作用；常规或胸腔镜手术固定肋骨。

（3）**开放性肋骨骨折**：胸壁伤口需彻底清创，对肋骨断端行内固定术。

2. 有效镇痛 口服或肌内注射镇痛剂、硬膜外镇痛、静脉镇痛、肋间神经阻滞和胸膜腔内镇痛等。

3. 肺部物理治疗 可保持气道通畅，预防肺不张、肺部感染，促进肺功能恢复。

4. 早期活动 在做好有效镇痛和物理治疗的基础上，指导病人床上肢体功能锻炼，促进早日下床活动。

二、气胸与血胸病人的护理

胸膜腔内积气称为气胸（pneumothorax）。根据致病原因，可分为自发性气胸、外伤性气胸和医源性气胸。根据胸膜腔内压力情况，可分为闭合性气胸、开放性气胸和张力性气胸。

胸膜腔内积血，称为血胸（hemothorax）。根据胸膜腔内积血的量，可分为小量血胸（成人 <500ml）、中量血胸（500~1 000ml）和大量血胸（>1 000ml）。根据病理生理特点，可分为进行性血胸、凝固性血胸、迟发性血胸和感染性血胸。

血胸与气胸可同时存在，称为血气胸（hemopneumothorax）。

【病因病理】

1. 气胸 气胸的形成多由于肺组织、气管、支气管、食管破裂，空气进入胸膜腔，或因胸壁伤口穿破胸膜，外界空气进入胸膜腔所致。

（1）**闭合性气胸**：胸膜腔内负压被部分抵消，但胸膜腔内压仍低于大气压，使患侧肺部分萎陷、有效气体交换面积减少，肺通气和换气功能受损。

（2）**开放性气胸**：气体经体表伤口自由进出胸膜腔，患侧肺萎陷，纵隔向健侧移位。随着呼吸时两侧胸膜腔压力差的变化，纵隔位置出现左右摆动，当吸气时，纵隔移向健侧，当呼气时，纵隔又移向患侧，称为纵隔扑动（图 13-3）。纵隔扑动影响腔静脉回心血流，导致循环功能障碍。

（3）**张力性气胸**：损伤后气管、支气管或肺损伤裂口与胸膜腔相通，且形成活瓣，气体只进不出，使胸膜腔内积气不断增多，压力不断增大，使患侧肺严重萎陷，纵隔明显向健侧移位，健侧肺受压，腔静脉回流受阻，导致呼吸、循环功能严重障碍。高压气体进入纵隔或颈胸部软组织，形成纵隔气肿或皮下气肿。

2. 血胸 胸膜腔内积血主要来源于心脏、胸内大血管及其分支、胸壁、肺组织、膈肌和心包血管出血。血胸使血容量减少，影响循环功能；胸膜腔内血液积聚，压迫患侧肺，使其萎陷，纵隔移向健侧，导致呼吸功能降低。

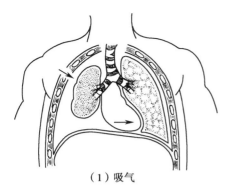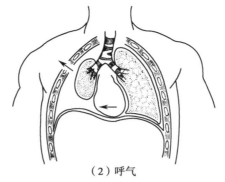

（1）吸气　　　　　　　　　　　　（2）呼气

图13-3　开放性气胸的纵隔扑动

开放性气胸的
纵隔扑动

（1）**进行性血胸**：大量持续出血所致的胸腔内积血。

（2）**凝固性血胸**：当胸腔内迅速积聚大量血液超过肺、心包及膈肌运动所起的去纤维蛋白作用时，胸腔内积血发生凝固，称为凝固性血胸。

（3）**迟发性血胸**：受伤一段时间后，因活动致肋骨骨折断端刺破肋间血管或血管破裂处血凝块脱落，发生延迟出现的胸腔内积血。

（4）**感染性血胸**：细菌经伤口或肺裂口侵入后，会在积血中迅速滋生繁殖，形成感染性血胸。

【护理评估】

（一）健康史

健康史参见本节肋骨骨折病人的护理。

（二）身体状况

1. 气胸

（1）**闭合性气胸**：胸膜腔少量积气，肺萎陷30%以下，一般无明显症状；肺萎陷30%~50%为中量气胸，肺萎陷在50%以上为大量气胸，常有明显的呼吸困难；患侧胸廓饱满，呼吸活动度降低，气管向健侧移位，叩诊呈鼓音，听诊呼吸音减弱。

（2）**开放性气胸**：明显呼吸困难、鼻翼扇动、口唇发绀，甚至休克；胸壁可见伤口，呼吸时可闻及气体进出的声音，气管向健侧移位，叩诊呈鼓音，听诊呼吸音减弱或消失。

（3）**张力性气胸**：进行性极度呼吸困难、发绀、休克等；患侧胸廓饱满，颈静脉怒张，常触及皮下气肿，气管向健侧明显移位，叩诊呈鼓音，听诊呼吸音消失。

2. 血胸　　小量血胸，可无明显症状；中量血胸和大量血胸，可出现面色苍白、脉搏细速、血压下降、四肢湿冷等低血容量性休克表现；伤侧胸部肋间隙饱满，气管向健侧移位，叩诊呈浊音，呼吸音减弱或消失等。

（三）辅助检查

1. 实验室检查　　中、大量血胸者，血常规显示血红蛋白、红细胞、血细胞比容下降。继发感染者，白细胞和中性粒细胞比例增高。

2. 影像学检查　　①胸部X线检查：当气胸时，显示不同程度的胸膜腔积气和肺萎陷；血胸时显示不同程度密度增高影；血气胸时可见气液平面。②胸部超声：可明确胸水的位置和量。

3. 胸腔穿刺　　抽出气体或血性液体可明确诊断。

（四）心理－社会状况

心理-社会状况参见本节肋骨骨折病人的护理。

（五）处理原则

以抢救生命为首要原则。处理措施包括封闭胸壁开放性伤口，通过胸腔穿刺或胸腔闭式引流排出胸膜腔内的积气、积液，防治感染。

1. 不同类型气胸的处理原则

（1）**闭合性气胸**：少量气胸者，积气一般在 1~2 周内自行吸收，无需特殊处理；中量或大量气胸者，行胸腔穿刺或胸腔闭式引流。

（2）**开放性气胸**：急救要点为将开放性气胸变为闭合性气胸，给予吸氧、补充血容量、清创缝合、胸腔闭式引流、应用抗生素等对症处理。

（3）**张力性气胸**：迅速在患侧锁骨中线第 2 肋间，用粗针头穿刺胸膜腔排气减压，并外接单向活瓣装置；给予吸氧、胸腔闭式引流、应用抗生素等对症处理，必要时行开胸或胸腔镜探查手术。

2. 不同类型血胸的处理原则

（1）**非进行性血胸**：小量积血可自行吸收，必要时行胸腔穿刺及时排出积血；中、大量血胸，积极行胸腔闭式引流。

（2）**进行性血胸**：及时补充血容量，防治低血容量性休克；立即开胸探查、止血。

（3）**凝固性血胸**：病情稳定后尽早手术。

（4）**感染性血胸**：改善胸腔引流，排尽积血、积脓；若效果不佳或肺复张不良，尽早手术。

3. 胸腔闭式引流　胸腔闭式引流（图 13-4）又称水封闭式引流，胸腔内插入引流管，管的下方置于引流瓶的水中，利用水的作用，维持引流单一方向，避免逆流，以排出气体或液体，重建胸膜腔负压，使肺复张。

（1）**目的**：①引流胸膜腔内积气、积液；②重建胸膜腔内负压，保持纵隔正常位置；③促进肺复张。

（2）**适应证**：①中量气胸、大量气胸、开放性气胸、张力性气胸、血胸、脓胸等病人；②经胸腔穿刺术治疗，肺无法复张者；③需使用机械通气或人工通气的气胸或血气胸者；④剖胸手术者。

（3）**置管位置**：根据临床诊断、胸部 X 线检查或超声检查结果决定置管位置。①气胸：因积气多向上积聚，一般在锁骨中线第 2 肋间隙进行引流；②血胸：一般在腋中线与腋后线间第 6 或第 7 肋间隙进行引流。

（4）**胸腔闭式引流装置**：传统的胸腔闭式引流装置有单瓶、双瓶和三瓶 3 种（图 13-5），目前临床上广泛使用的是各种一次性胸腔闭式引流装置。①单瓶水封闭式引流：水封瓶内装无菌生理盐

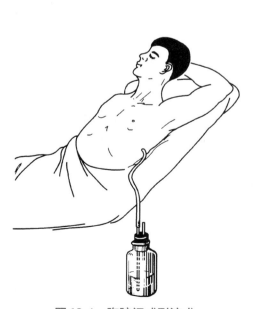

图 13-4　胸腔闭式引流术

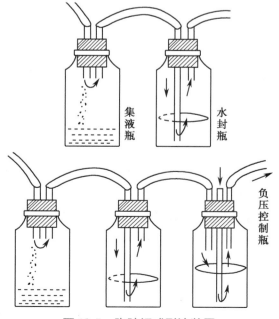

图 13-5　胸腔闭式引流装置

水，其橡胶塞上有两个孔，分别插入长管和短管，长管浸没液面下，另一端与病人的胸腔引流管相连，短管下口远离液面，使瓶内空气与外界大气相通；②双瓶水封闭式引流：分为集液瓶和水封瓶，集液瓶介于病人和水封瓶之间，用于收集胸腔引流液，水封瓶内的密闭系统不会受到引流量影响；③三瓶水封闭式引流，分为集液瓶、水封瓶和负压控制瓶，负压控制瓶位于水封瓶后，用于调节控制水封瓶内压力，提高引流效果。

【常见护理诊断/问题】

1. 气体交换受损 与胸部损伤、疼痛、胸廓活动受限、反常呼吸运动、肺萎陷等有关。

2. 体液不足 与失血引起的血容量不足有关。

3. 急性疼痛 与胸部组织损伤有关。

4. 潜在并发症：肺部和/或胸腔感染。

【护理目标】

1. 病人能维持正常的呼吸功能，呼吸平稳。

2. 病人有效循环血量维持正常，心率、血压平稳。

3. 病人自诉疼痛减轻，舒适感增强。

4. 病人未出现并发症，或并发症得到及时发现和处理。

【护理措施】

（一）非手术治疗及术前护理

1. 现场急救

（1）**多根多处肋骨骨折**：采取厚棉垫加压包扎，消除胸壁的反常呼吸运动。

（2）**开放性气胸**：立即封闭胸壁伤口，阻止气体继续进入胸膜腔。

（3）**张力性气胸**：立即协助医生行胸腔穿刺进行排气或行胸腔闭式引流。

（4）对胸部有较大异物者，不宜立即取出，以免出血不止。

2. 维持有效气体交换

（1）**呼吸道护理**：保持呼吸道通畅，及时清理口腔、呼吸道内的呕吐物、分泌物、血液及痰液等。协助和鼓励病人有效咳嗽、排痰，应用祛痰药物、超声雾化吸入、振动排痰等，必要时气管插管或切开、吸痰。

（2）**吸氧**：呼吸困难及发绀者，及时给予吸氧。

（3）**体位**：病情稳定者可取半卧位，以使膈肌下降，有利于呼吸。

3. 补充血容量 迅速建立静脉通路，积极补充血容量和抗休克治疗，合理输注晶体液和胶体液，并根据血压和心肺功能等调整补液的量及速度。

4. 病情观察 密切观察生命体征、神志、瞳孔、尿量等变化；观察胸腔引流液的色、质、量。如有以下征象提示有进行性血胸的可能：①持续脉搏加快，血压降低，或补充血容量后血压仍不稳定；②胸腔闭式引流量每小时超过200ml，持续3小时以上；③血红蛋白、红细胞计数和红细胞比容进行性降低；④引流出的血液很快凝固，胸部X线检查示胸腔大片阴影。进行性血胸在补液、输血的同时，应积极做好手术准备。

5. 减轻疼痛 ①妥善固定胸部；②遵医嘱给予镇痛药物；③病人咳嗽、咳痰时，用双手按压患侧胸壁，以减轻伤口震动引起的疼痛。

6. 防治感染 ①监测体温变化，若体温超过38.5℃，及时通知医生并配合处理；②及时更换创面敷料，保持敷料清洁干燥；③对开放性损伤者，遵医嘱使用破伤风抗毒素及抗生素。

7. 心理护理 ①使病人尽快熟悉和适应环境，尽可能地满足其合理需求；②安慰和鼓励病人，使其积极配合治疗；③耐心倾听病人主诉，对不良心理加以疏导；④家庭和社会支持。

（二）术后护理

1. 一般护理　①密切观察病人生命体征、神志、瞳孔、尿量等变化，并记录；②妥善固定各种引流管并保持通畅。

2. 呼吸道护理　参见本节非手术治疗及术前护理。

3. 胸腔闭式引流的护理

（1）**保持胸腔闭式引流系统的密闭**：①引流管周围用凡士林纱布严密覆盖；②水封瓶保持直立，长管没入水中 3~4cm；③更换引流瓶或搬动病人时，先用止血钳双向夹闭引流管，防止空气进入，放松止血钳前，先将引流瓶放于低于引流口平面的位置；④随时检查整个引流装置是否密闭，防止引流管脱落。若引流管从胸腔滑脱，紧急压住引流管周围的敷料或捏闭伤口处皮肤，消毒后用凡士林纱布封闭伤口，并协助医生进一步处理；若引流管连接处脱落或引流瓶破损，立即双重夹闭胸腔引流管，消毒并更换引流装置。

（2）**严格无菌操作，防止逆行感染**：①保持引流装置无菌，定时更换胸腔闭式引流瓶，并严格遵守无菌技术操作原则；②保持胸壁引流口处敷料清洁、干燥，一旦渗湿或污染，及时更换；③引流瓶位置应低于胸壁引流口平面 60~100cm，依靠重力引流，防止瓶内液体逆流入胸腔，造成逆行感染。

（3）**保持引流通畅**：通畅时有气体或液体排出，或长管中的水柱随呼吸上下波动。①最常用的体位是半坐卧位，术后病人血压平稳，应抬高床头 30°~60°，以利于引流；②定时挤压引流管，防止引流管受压、扭曲、阻塞；③鼓励病人咳嗽、深呼吸和变换体位，以利于胸腔内气体和液体排出，促进肺复张。

（4）**观察和记录引流**：①观察引流液的色、质、量，并准确记录；②密切观察水封瓶长管内水柱波动情况，一般水柱上下波动范围约为 4~6cm。若水柱波动幅度过大，提示可能存在肺不张；深呼吸或咳嗽时水封瓶内出现气泡，提示胸腔内有积气；若水柱无波动，提示引流管不通畅或肺已复张。

（5）**妥善固定**：妥善固定引流管，将引流瓶置于安全处，并妥善安置，以免意外踢倒。

（6）**拔管**：①拔管指征为留置引流管 48~72 小时后，如引流瓶中无气体逸出且引流液颜色变浅，24 小时引流液量少于 300ml，或脓液少于 10ml，同时病人无呼吸困难，听诊呼吸音恢复，胸部 X 线检查显示肺复张良好，可考虑拔管；②护士协助医生拔管，嘱病人先深吸一口气，在深吸气末屏气，迅速拔管，并立即用凡士林纱布和厚敷料封闭胸壁伤口，包扎固定；③拔管后 24 小时内，注意观察病人是否有胸闷、呼吸困难、切口漏气、渗血、渗液和皮下气肿等，发现异常及时通知医生。

4. 并发症的观察与护理

（1）**切口感染**：保持切口敷料清洁、干燥，渗湿或污染时及时更换。观察切口有无红、肿、热、痛等表现，如有异常，及时通知医生处理。

（2）**肺部和/或胸腔感染**：密切观察体温变化及痰液性质，如病人出现畏寒、高热或咳脓痰等感染征象，及时通知医生并配合处理。

（三）健康指导

1. 有效咳嗽、咳痰　向病人说明深呼吸、有效咳嗽、咳痰的意义并给予指导，鼓励病人在胸痛的情况下积极配合治疗。

2. 活动指导　鼓励病人尽早进行患侧肩关节功能锻炼，循序渐进。气胸痊愈的 1 个月内，不宜参加剧烈的运动，如打球、跑步、举重物等。

3. 定期复诊　定期来院复诊，发现异常及时治疗。肋骨骨折后 3 个月复查胸部 X 线，以了解骨折愈合情况。

【护理评价】

通过治疗和护理，病人：①呼吸功能恢复正常，无呼吸困难、气促、发绀等；②有效循环血量正常，心率、血压平稳；③疼痛减轻或消失；④未发生并发症，或并发症得到及时发现和处理。

三、心脏损伤病人的护理

心脏损伤（cardiac injury）分为钝性心脏损伤（blunt cardiac injury）和穿透性心脏损伤（penetrating cardiac injury）。钝性心脏损伤多发生于右心室；穿透性心脏损伤好发的部位依次是右心室、左心室、右心房和左心房。

【病因病理】

钝性心脏损伤多由胸部撞击、挤压、减速、冲击等暴力所致。临床上最常见的是心肌挫伤，轻者仅引起心肌出血、少量心肌纤维断裂；重者可发生心肌广泛挫伤、大面积心肌出血坏死，甚至瓣膜、腱索和室间隔等损伤，导致严重心律失常或心力衰竭。

穿透性心脏损伤多由火器、锐器所致。心包与心脏裂口较小，心包裂口易被血凝块阻塞而引流不畅，导致心脏压塞；心包与心脏裂口较大，出血可从胸壁伤口涌出或流入胸腔，病人迅速发生低血容量性休克。

【护理评估】

（一）健康史

健康史参见本节肋骨骨折病人的护理。

（二）身体状况

1.钝性心脏损伤　轻度心肌挫伤可无明显症状；中、重度挫伤可出现胸痛、心悸、气促，甚至心绞痛症状；可有胸壁软组织损伤和骨折，可闻及心包摩擦音。

2.穿透性心脏损伤　心包裂口较小，可导致心脏压塞，表现为贝克（Beck）三联征：①静脉压升高（大于 $15cmH_2O$），颈静脉怒张；②心搏微弱，心音遥远；③脉搏压小，动脉压降低，甚至难以测出。心前区闷胀疼痛、呼吸困难、烦躁不安、有时可扪及奇脉。心包裂口较大，可见伤口不断涌出鲜血，出现低血容量性休克，甚至死亡。

（三）辅助检查

1.钝性心脏损伤　①心电图检查：了解有无期前收缩或心动过速等心律失常；②超声心动图：可显示心脏结构、功能的变化；③实验室检查：心肌损伤时磷酸肌酸激酶、同工酶、乳酸脱氢酶和心肌肌钙蛋白等升高。

2.穿透性心脏损伤　①影像学检查：胸部 X 线有助于诊断，超声心动图可明确有无心包积血；②心包穿刺：抽出血液可确诊；③手术探查。

（四）心理－社会状况

心理-社会状况参见本节肋骨骨折病人的护理。

（五）处理原则

1.非手术治疗　①卧床休息；②严密观察病情，持续心电监护，出现心律失常对症处理；③吸氧，纠正低氧血症；④补充血容量；⑤有效镇痛。

2.手术治疗　根据病人心脏受损情况，在全麻体外循环下实施不同的手术。当穿透性心脏损伤时，病情进展迅速，抢救成功的关键是尽早开胸手术，同时补充血容量。

【护理措施】

（一）非手术治疗及术前护理

1.急救　有心脏压塞者，立即配合医生行心包腔穿刺术，并做好手术准备。

2.补充血容量　迅速建立至少2条静脉通路，维持有效循环血量。

3.病情观察　严密观察病人生命体征、末梢血氧饱和度、神志、瞳孔、中心静脉压、尿量及有无心脏压塞等表现。

4.减轻疼痛　参见本节气胸和血胸病人的护理。

5. 预防感染 ①遵医嘱合理、足量、有效应用抗生素；②监测体温变化，出现畏寒、发热等及时通知医生并配合处理。

6. 心理护理 参见本节气胸和血胸病人的护理。

（二）术后护理

术后护理参见本节气胸和血胸病人的护理相关内容。

（三）健康指导

1. 需要做心包腔穿刺者，操作前向病人和家属说明治疗目的，以取得配合。

2. 卧床休息可减轻心脏负荷，减少心肌耗氧量，有助于心脏损伤的修复。

3. 心脏损伤严重者须定期来院复诊。

第二节　肺癌病人的护理

导入情境

情境描述：

刘先生，65 岁。2 个月前无明显诱因出现刺激性咳嗽，痰少、白色，偶有血丝，近 1 周咳嗽加重、痰量增多，应用抗生素后效果不佳。胸部 X 线检查：右肺上叶团块状阴影。自发病以来体重下降 5kg。

工作任务：

1. 准确判断目前刘先生最主要的护理问题。

2. 护士正确实施治疗护理并观察疗效。

肺癌（lung cancer）是指源于支气管黏膜上皮或肺泡上皮的恶性肿瘤，也称支气管肺癌。近年来，肺癌的发病率明显增高，40 岁以上男性多见。

【病因及发病机制】

肺癌的病因至今尚未完全明确，吸烟是肺癌的最重要危险因素，吸烟量越大、开始年龄越早、吸烟年限越长，肺癌患病风险越高。其他危险因素包括大气污染、职业接触（石棉、砷、镉、铬、镍、氡、煤烟焦油、电离辐射等）、饮食因素、遗传易感性、基因突变等。

【病理与分类】

癌肿可沿支气管壁向支气管腔内和/或邻近的肺组织生长，并可通过淋巴、血行转移。

肺癌的分布：右肺多于左肺，上叶多于下叶。

1. 根据癌肿发生的部位分类 可分为中心型肺癌和周围型肺癌。起源于主支气管、肺叶支气管，靠近肺门者称为中心型肺癌；起源于肺段支气管以下，分布在肺的周围部分者称为周围型肺癌。

2. 根据细胞分化程度和形态特征分类 肺癌可分为非小细胞肺癌（non-small cell lung cancer，NSCLC）和小细胞肺癌（small cell lung cancer，SCLC）。非小细胞癌主要包括腺癌、鳞状细胞癌（鳞癌）、大细胞癌。

【护理评估】

（一）健康史

了解病人的年龄、吸烟史、职业性危险因素、呼吸系统疾病史以及家族中是否有肺癌病人等。

（二）身体状况

1. 早期肺癌 特别是周围型肺癌一般无明显症状，随着肿瘤的进展，可出现不同的症状。

（1）咳嗽、咳痰：最常见，早期为刺激性干咳或少量黏液痰，当癌肿增大阻塞支气管时，可继发肺部感染,痰量增多,可能有脓性痰。

（2）**血痰**：以中心型肺癌多见,常为痰中带血丝或少量咯血。

（3）**胸痛、胸闷、气促和发热**：胸部不规则隐痛或钝痛,可随呼吸、咳嗽加重；当较大支气管不同程度阻塞时,可出现胸闷、气促和发热等症状。

2. 晚期肺癌　除了食欲减退、体重减轻、倦怠等全身症状外,还可出现癌肿压迫、侵犯邻近器官、组织或发生远处转移的症状。

（三）辅助检查

1. 痰细胞学检查　痰中找到癌细胞,可明确诊断。

2. 影像学检查　①胸部 X 线：肺部可见块状阴影,边缘不清或呈分叶状,周围有毛刺；②胸部 CT：是目前肺癌筛查最有效的手段,可以评估肿瘤与邻近器官关系、淋巴结转移情况等；③ PET-CT：能对病灶进行精准定位和分期,可提高诊断的准确性；④其他：超声常用于检查腹部实质器官有无转移,骨扫描主要用于骨转移筛查。

3. 支气管镜检查　可取活组织做病理学检查,以明确诊断,中心型肺癌阳性率较高。

4. 其他检查　如胸腔镜、纵隔镜、经胸壁穿刺活组织检查、转移病灶活组织检查、胸水检查、肿瘤标志物检查等。

（四）心理－社会状况

了解病人对疾病的认知程度、有无焦虑和恐惧,家属对病人的关心、支持程度,家庭对治疗所需费用的承受能力等。

（五）处理原则

非小细胞肺癌以手术治疗为主,辅以化学治疗、放射治疗、靶向治疗、免疫治疗等；小细胞肺癌除早期（$T_{1-2}N_0M_0$）病人适合手术治疗,其他以非手术治疗为主。手术治疗首选肺叶切除和淋巴结清扫；扩大切除包括双肺叶切除、支气管袖状肺叶切除术、肺动脉袖状肺叶切除术、一侧全肺切除等；局部切除包括肺段切除术、楔形切除术等。胸腔镜手术创伤小,恢复快,且效果好,已为我国肺癌外科治疗的主要手术方法。放射治疗、化学治疗对小细胞癌特别敏感,鳞癌次之。

【 **常见护理诊断 / 问题** 】

1. 气体交换受损　与肺通气、换气功能障碍、手术、麻醉等有关。

2. 营养失调：低于机体需要量　与肿瘤引起的机体代谢增加、手术创伤等有关。

3. 疼痛　与手术、肿瘤侵犯胸膜、胸壁、神经肌肉等有关。

4. 焦虑／恐惧　与久咳不愈、咯血及担心手术和预后有关。

5. 潜在并发症：出血、肺不张、肺感染、急性肺水肿、心律失常、支气管胸膜瘘等。

【 **护理措施** 】

（一）非手术治疗及术前护理

1. 改善呼吸功能,预防术后感染

（1）**戒烟**：指导病人术前戒烟 2 周以上。

（2）**保持呼吸道通畅**：①当支气管分泌物较多、病情允许时,可行体位引流；②痰液黏稠不易咳出者,应用祛痰药物、超声雾化吸入,以稀释痰液利于排出,必要时支气管镜吸痰；③大量咯血者,应绝对卧床休息,头偏向一侧,以免发生窒息。

（3）**预防和控制感染**：注意口腔卫生,如有龋齿等口腔疾病或上呼吸道感染者应先治疗,遵医嘱应用抗生素、支气管扩张剂及祛痰剂等。

（4）腹式呼吸与有效咳嗽训练。

2. 营养支持　指导病人进食高热量、高蛋白、丰富维生素饮食；遵医嘱给予肠内或肠外营养,改善其营养状况,增强机体抵抗力。

3. 心理护理　指导病人正确认识和接受疾病；耐心倾听病人主诉，满足其合理需求；介绍各种治疗护理的意义、方法及配合要点，并介绍手术成功的实例，增强病人的信心；动员家属给病人以心理和经济方面的全力支持。

（二）术后护理

1. 采取合适体位

（1）**一般体位**：病人未清醒前取平卧位，头偏向一侧，以免呕吐物、分泌物吸入而窒息或造成吸入性肺炎。麻醉清醒、血压平稳后改为半坐卧位，以利于呼吸和引流。

（2）**特殊情况下病人体位**：①楔形切除术或肺段切除术者，尽量选择健侧卧位，以促进患侧肺扩张。②一侧肺叶切除术者，如呼吸功能尚可，可取健侧卧位，以利于患侧肺扩张；如呼吸功能较差，为避免健侧肺受压而限制肺的通气功能，可取半坐卧位。③全肺切除者，避免过度侧卧，可取 1/4 患侧卧位，预防纵隔移位和压迫健侧肺而致呼吸和循环功能障碍。④咯血或支气管瘘者，取患侧卧位。

2. 病情观察　严密观察病人生命体征及外周血液循环情况，注意有无血容量不足和心功能不全的发生。

3. 呼吸道护理

（1）**吸氧**：常规给予鼻导管或面罩吸氧，监测血氧饱和度和血氧分压。

（2）**观察**：注意观察有无呼吸窘迫，如有异常立即通知医生。

（3）**清理呼吸道**：病人清醒后鼓励并协助其进行深呼吸和有效咳嗽。当咳嗽时，先给病人叩背或体外振动，协助固定伤口（图 13-6），减轻疼痛。呼吸道分泌物黏稠者，可用祛痰剂、支气管扩张剂等药物行氧气雾化或超声雾化，以达到稀释痰液、解痉、抗感染的目的。对于咳痰无力者，给予吸痰。

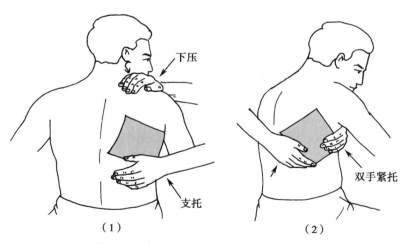

图 13-6　协助排痰固定病人的正确姿势

4. 全肺切除术后胸腔闭式引流的护理　全肺切除术后病人的胸腔引流管一般呈钳闭状态，以保证术后患侧胸腔有一定的渗液，维持两侧胸腔内压力平衡，防止纵隔过度摆动。若气管明显向健侧移位，病人出现呼吸困难、烦躁不安、出冷汗等情况，要立即通知医生，在排除肺不张后，可酌情放出适量的气体或引流液，每次放液不宜超过 100ml，速度宜慢，避免快速多量放液引起纵隔突然移位，导致心律失常，甚至心搏骤停。其余护理措施参见本章第一节气胸和血胸病人的护理。

5. 维持液体平衡和补充营养

（1）**严格控制输液的量和速度**：防止心脏前负荷过重导致肺水肿。全肺切除术后应控制钠盐摄入量，24 小时补液量不超过 2 000ml，速度以 20~30 滴 /min 为宜，严格记录出入量，维持液体平衡。

（2）**补充营养**：肠蠕动恢复后，可开始进食清淡流质、半流质饮食，若病人进食后无不适可改为普食。饮食宜为高蛋白、高热量、丰富维生素、易消化，以保证营养，提高机体抵抗力，促进伤口愈合。

6. 减轻疼痛　参见本章第一节气胸与血胸病人的护理。

7. 活动与休息

（1）**早期活动**：目的是预防肺不张、改善呼吸和循环功能，鼓励病人术后早期活动。

（2）**手臂和肩关节运动**：当病人清醒后，可协助其进行术侧肩关节及手臂的抬举运动，如术侧手臂上举、爬墙及肩关节的内旋外展运动（图13-7），逐渐增加活动量，使肩关节活动范围逐渐恢复至术前水平，防止术侧肩关节下垂。

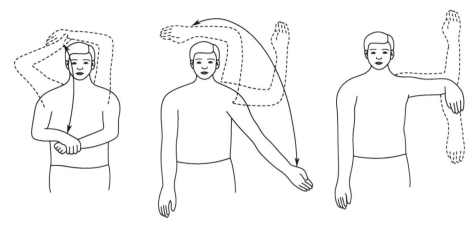

图13-7　开胸术后手臂与肩关节的运动训练

8. 并发症的观察与护理

（1）**出血**：密切观察病人生命体征、伤口敷料渗血情况以及胸腔引流液的色、质、量。如有进行性出血，立即通知医生，加快输血、补液速度，遵医嘱给予止血药，做好开胸探查止血的准备。

（2）**肺部并发症**：常见有肺不张、肺感染、急性肺水肿、呼吸衰竭等。表现为发热、气促、呼吸困难、泡沫样血痰、呼吸道分泌物增多、发绀、脉速等。预防的主要措施是鼓励病人深呼吸、有效咳嗽排痰，控制输液的量和速度。

（3）**心律失常**：多发生于术后4日内，与缺氧、出血、水电解质酸碱失衡有关。护理措施：①术后应严密心电监测，如有异常，立即通知医生；②遵医嘱应用抗心律失常药，观察药物疗效及不良反应；③控制静脉输液量和速度。

（4）**支气管胸膜瘘**：肺切除术后严重的并发症之一，多发生于术后1~2周。表现为胸腔引流管大量气体引出、持续高热、胸痛、呼吸困难、呼吸音减弱等。可用亚甲蓝注入胸膜腔，病人咳出带有亚甲蓝的痰液可确诊。一旦发生，立即通知医生，病人取患侧卧位，遵医嘱应用抗生素，继续行胸腔闭式引流。

9. 心理护理　术后给予病人心理上的支持，解释术后恢复过程，讲解有效咳嗽排痰和早期活动的重要性，放置各种引流管的目的，鼓励其积极配合治疗。

（三）健康指导

1. 早期诊断　40岁以上人群应定期体检，反复呼吸道感染、久咳不愈或痰中带血者，做进一步检查。

2. 休息和营养　适当休息与活动，术后半年内不得从事重体力活动，加强营养。

3. 康复锻炼　指导病人出院后进行手臂和肩关节运动，预防术侧肩关节僵直。

4. 预防感染　保持良好的口腔卫生，避免出入公共场所或与上呼吸道感染者接触；避免与烟雾、化学刺激物接触。

5. 复诊指导　定期返院复查；指导其按时接受化学治疗、放射治疗或靶向治疗，并告知注意事项；若有异常，及时返院复查。

第三节　食管癌病人的护理

导入情境

情境描述：

赵先生，60岁。2个月前在进食粗硬食物时出现哽噎感，喝水后能缓解，未予特别注意，近日来吃面条也有哽噎感，无恶心、呕吐，自发病以来体重下降6kg。食管镜检查发现"距门齿28cm处可见不规则隆起，表面糜烂，触之质脆，易出血，长约5cm"，活检病理结果显示为"高分化鳞癌"。收入院待手术治疗。

工作任务：

1. 准确判断赵先生目前最主要的护理问题。

2. 护士正确实施术前护理，做好手术准备。

食管癌（esophageal carcinoma）是一种常见的上消化道恶性肿瘤，发病年龄多在40岁以上，男性多于女性。

【病因及发病机制】

病因至今尚未完全明确，可能与下列因素有关：

1. 饮食习惯　吸烟和重度饮酒是食管癌重要致病原因。进食过热、过硬、进食过快者易发。

2. 亚硝胺及真菌　亚硝胺是公认的致癌物，各种霉变的食物能产生致癌物质，有些真菌促进亚硝胺的形成。

3. 缺乏某些微量元素及维生素　饮食缺乏动物蛋白、新鲜蔬菜和水果，造成维生素 A、维生素 B_2、维生素 C 等缺乏；饮水、食物和土壤中的微量元素如钼、铜、锰、铁、锌等含量低。

4. 遗传因素　食管癌的发病常呈家族聚集性。

5. 其他因素　食管慢性炎症、黏膜损伤、慢性刺激及贲门失弛缓症等，亦与食管癌的发病有关。

【病理生理】

临床上将食管分为颈、胸、腹三段。胸中段食管癌较多见，下段次之，上段较少。鳞癌在食管癌中最常见，其次是腺癌。

食管癌起源于食管黏膜上皮，癌肿逐渐增大侵及肌层，并沿食管上下、全周及管腔内外方向发展，出现不同程度的食管阻塞，晚期癌肿穿透食管壁、侵入纵隔或心包。食管癌主要经淋巴转移，血行转移发生较晚。

【护理评估】

（一）健康史

了解病人的家族史、饮食习惯、有无吸烟、饮酒及食管疾病等。

（二）身体状况

1. 早期　常无明显症状，在进粗硬食物时有不同程度的不适感，包括哽噎感、胸骨后烧灼样、针刺样或牵拉摩擦样疼痛。

2. 中晚期　典型症状是进行性吞咽困难，首先是难咽下干硬食物，继而半流质、流质饮食，最后水和唾液也难以咽下。病人逐渐消瘦、贫血、乏力及营养不良。持续胸背部疼痛多表示癌肿已侵犯食管外组织。如侵犯喉返神经，可出现声音嘶哑；压迫颈交感神经节可产生霍纳综合征等。

（三）辅助检查

1. 纤维食管镜　纤维食管镜检查可钳取活组织进行病理学检查。

2. 食管吞钡造影　早期可见食管黏膜皱襞紊乱、粗糙或中断、小的充盈缺损、局限性管壁僵硬、小的龛影等；中晚期出现明显的不规则狭窄、充盈缺损和管壁僵硬等。

3. 放射性核素检查　对早期食管癌病变的发现有帮助。

4. 其他　胸部和腹部 CT、头颅核磁、骨扫描等可帮助确定食管癌外侵及远处转移，对决定手术有参考价值。

（四）心理 - 社会状况

心理 - 社会状况参见本章第二节肺癌病人的护理。

（五）处理原则

以手术为主，辅以放射治疗、化学治疗、中医中药、靶向治疗及免疫治疗等。

食管癌首选手术治疗，手术方式包括食管癌根治术、姑息性手术。最常见手术是胃代食管术，其次为结肠和空肠代食管术（图 13-8、图 13-9）。

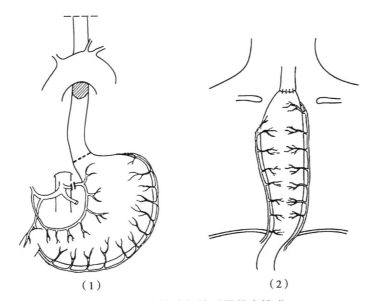

（1）　　　　　　　　　　　（2）

图 13-8　食管癌切除后胃代食管术

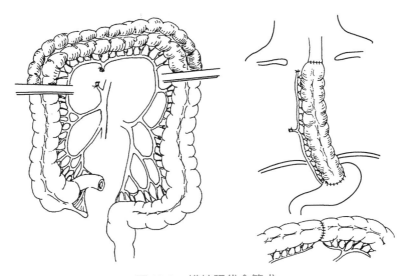

图 13-9　横结肠代食管术

【常见护理诊断/问题】

1. **营养失调: 低于机体需要量** 与进食减少或不能进食、消耗增加等有关。

2. **清理呼吸道无效** 与手术、麻醉有关。

3. **疼痛** 与手术有关。

4. **焦虑/恐惧** 与对癌症和手术的恐惧,担心预后有关。

5. **潜在并发症**: 肺炎、肺不张、出血、吻合口瘘、乳糜胸等。

【护理措施】

（一）非手术治疗及术前护理

1. **营养支持** 术前应积极改善病人的营养状况,指导病人进食高热量、高蛋白、丰富维生素、易消化的流质或半流质饮食,可遵医嘱补充水、电解质或提供肠内、肠外营养。

2. **术前准备**

（1）**呼吸道准备**: 对吸烟者,戒烟2周;指导病人进行腹式深呼吸和有效咳嗽训练;必要时使用抗生素控制呼吸道感染。

（2）**胃肠道准备**: ①无胃肠道动力障碍者,术前禁食6小时,禁饮2小时,有吞咽困难或梗阻的病人遵医嘱延长禁食禁饮时间。②食管癌炎症者,遵医嘱口服抗生素。③拟行结肠代食管手术者,术前3日进少渣饮食,遵医嘱口服抗生素;术前2日进无渣流食;术前晚行清洁灌肠或全肠道灌洗后禁饮禁食。④对进食后有滞留或反流者,3日前开始温生理盐水冲洗食管,1次/d,防止吻合口瘘。⑤术日晨常规留置胃管,行胃肠减压,当通过梗阻部位困难时,不能强行置入,以免戳穿食管,可将胃管置于梗阻食管上方,待手术中调整。

胃肠减压

3. **心理护理** 指导病人正确认识疾病,通过手术能改善进食,改善病人的营养状况。其余参见本章第二节肺癌病人的护理。

（二）术后护理

1. **病情观察** 参见本章第二节肺癌病人的护理。

2. **呼吸道护理** 参见本章第二节肺癌病人的护理。

3. **胃肠道护理**

（1）**术后胃肠减压的护理**: ①术后3~4日内持续胃肠减压,妥善固定胃管,防止脱出。②严密观察引流液的色、质、量、气味并准确记录。若引流出大量鲜血或血性液,病人出现烦躁、血压下降、脉搏增快、尿量减少等,考虑吻合口出血,通知医生并配合处理。③经常挤压胃管,防止堵塞,若胃管不通畅,可用少量生理盐水冲洗并及时回抽。④胃管脱出后立即通知医生,密切观察病情,不应盲目插入,以免戳穿吻合口部位,造成吻合口瘘。

（2）**结肠代食管术后护理**: ①保持结肠袢内的减压管通畅;若从减压管内吸出大量血性液或呕吐大量咖啡色液,并伴有全身中毒症状,考虑代食管的结肠袢坏死,立即通知医生并配合抢救。②结肠代食管后,因结肠逆蠕动,病人常嗅到大便气味,需向病人解释原因,指导其注意口腔卫生,一般半年后会逐步缓解。

4. **胸腔闭式引流护理** 参见本章第一节气胸和血胸病人的护理。

5. **饮食护理** 饮食原则是循序渐进,由稀到干,少食多餐。①术后早期吻合口处于充血水肿期,一般需禁饮、禁食3~4日,持续胃肠减压,遵医嘱予肠内、肠外营养支持;②停止胃肠减压后,病人无呼吸困难、胸内剧痛、患侧呼吸音减弱及高热等吻合口瘘的症状,可开始经口进食,先试饮少量水,逐渐加入半流质饮食、软食、普食;③避免进食生、冷、硬、刺激性食物;④嘱病人餐后2小时内勿平卧,以防食物反流。

6. **减轻疼痛** 参见本章第一节肋骨骨折病人的护理。

7. 并发症的观察与护理

（1）**出血、肺不张、肺感染**：参见本章第二节肺癌病人的护理。

（2）**吻合口瘘**：胸内吻合口瘘是食管癌术后极为严重的并发症，多发生于术后 5~10 日，死亡率高达 50%。表现：剧烈胸痛、高热、寒战；呼吸困难、胸闷、咳嗽、咳痰等症状，严重者可出现发绀和休克；胸腔引流液有食物残渣。护理措施：①立即禁饮食；②协助医生行胸腔闭式引流并常规护理；③遵医嘱给予抗感染治疗，提供肠外营养支持；④严密观察生命体征，若出现休克，应积极抗休克治疗；⑤需再次手术的，积极配合医生完善术前准备。

（3）**乳糜胸**：多因手术伤及胸导管或其小的分支，多发生于术后 2~10 日。早期因禁食为淡黄色或浅血性，进食后呈乳白色，量较多。护理措施：①加强观察；②留置胸腔闭式引流；③嘱病人禁饮食，并给予肠外营养支持；④保守治疗无效者，手术结扎胸导管。

8. 心理护理　参见本章第二节肺癌病人的护理。

（三）健康指导

1. 饮食指导　解释术前术后禁食目的，取得病人的配合。避免进食刺激性食物与碳酸饮料，避免进食过快、过热、过硬、过量，质硬的药片碾碎后服用，避免进食花生、豆类等，以免导致吻合口瘘。

2. 活动指导　指导病人术后早期活动。

3. 加强自我观察　告知病人术后进干、硬食物时可能会出现轻微哽噎症状，与吻合口扩张程度差有关，若术后 3~4 周再次出现吞咽困难，进半流食仍有咽下困难可能为吻合口狭窄，来院复诊。

4. 定期复查　坚持后续治疗。

第四节　心脏疾病病人的护理

导入情境

情境描述：

李女士，45 岁。近 1 个月觉全身乏力，轻体力劳动后出现心慌、气短，并出现双下肢水肿，面颊和口唇轻度发绀。超声心动图检查：二尖瓣狭窄（中）并关闭不全，右房扩大；既往有风湿性关节炎病史，以"风湿性心脏瓣膜病，二尖瓣狭窄"收入院，待手术治疗。

工作任务：

1. 准确判断李女士目前主要的护理问题。

2. 护士正确实施术前护理，做好手术准备。

一、二尖瓣狭窄病人的护理

二尖瓣狭窄（mitral stenosis，MS）指二尖瓣瓣膜受损、瓣膜结构和功能异常所导致的瓣口狭窄，导致左心房血流受阻。发病率女性高于男性，在儿童和青年期发作风湿热后，往往在 20~30 岁以后才出现临床症状。

【病因和病理】

二尖瓣狭窄主要由风湿热所致。正常成人二尖瓣口的横截面积为 4~5cm^2，当瓣口面积小于 1.5cm^2 时，即可产生血流障碍，当瓣口面积减少到 1.0cm^2 以下时，血流障碍更加严重，左心房压力升高，导致肺静脉压和肺毛细血管压升高，造成肺部慢性梗阻性淤血、肺水肿，影响肺泡换气功能。晚期右心室排血负担加重，逐渐肥厚、扩大，最终引起右心衰竭。

【护理评估】

1. 健康史 了解病人青少年时期是否出现过关节炎、关节痛、皮下结节等风湿热的主要症状，居住地是否潮湿等。

2. 身体状况 可出现气促、咳嗽、咯血、发绀等症状，在剧烈体力活动、情绪激动、呼吸道感染、妊娠、心房颤动等情况下，可诱发端坐呼吸或急性肺水肿，急性肺水肿表现为血性泡沫样痰。心衰可出现心悸、心前区闷痛、乏力等症状。

常见二尖瓣面容，即面颊和口唇轻度发绀；在心尖部可扪及舒张期震颤，右心室肥大者，心前区可扪及收缩期抬举样搏动；听诊心尖部第一心音亢进和舒张期隆隆样杂音，胸骨左缘可闻及二尖瓣开瓣音；右心衰竭者可见颈静脉怒张、肝大、腹水和双下肢水肿。

3. 辅助检查

(1) **心电图检查**：轻度狭窄者心电图可正常；中度以上狭窄者可呈现电轴右偏、P波增宽等；肺动脉高压者可出现右束支传导阻滞或右心室肥大。

(2) **X线检查**：轻度狭窄者无明显异常；中、重度狭窄者可见左心房和右心室扩大，心影呈梨形。

(3) **超声心动图**：可显示二尖瓣狭窄的程度。

4. 心理－社会状况 了解病人对疾病的认知程度、有无焦虑和恐惧、家属对病人的关心支持程度以及家庭对治疗所需费用的承受能力。

5. 处理原则

(1) **非手术治疗**：适用于无症状或心功能Ⅰ级的病人。

(2) **手术治疗**：适用于有症状且心功能Ⅱ级以上的病人。常用手术方式：①目前多采用经皮穿刺球囊导管二尖瓣交界扩张分离术；②体外循环直视下人工瓣膜二尖瓣替换术。临床上使用的人工瓣膜有机械瓣膜和生物瓣膜两种。

【护理措施】

（一）非手术治疗及术前护理

1. 休息与活动 注意休息，限制活动量，避免情绪激动。

2. 改善循环功能 注意观察心率和血压的变化；吸氧，改善缺氧情况；限制液体摄入；遵医嘱应用强心、利尿、补钾药物。

3. 加强营养 指导病人进食高热量、高蛋白、丰富维生素饮食，以增加机体抵抗力，增加对手术的耐受力，限制钠盐摄入。低蛋白血症和贫血者，遵嘱给予白蛋白、新鲜血的输入。

4. 预防和控制感染 参见本章第二节肺癌病人的护理。

（二）术后护理

1. 呼吸道护理 对带有气管插管的病人，要注意观察气管插管的位置，防止脱出，及时湿化气道、吸痰。其余参见本章第二节肺癌病人的护理。

2. 改善心功能和维持有效循环血量 ①遵医嘱补充血容量；②遵医嘱应用强心、利尿、补钾和血管活性药物，观察药物疗效及副作用；③严格记录每小时尿量和24小时出入量；④观察心率和心律的变化，警惕出现心律失常；⑤观察体温、皮温和色泽，注意保暖。

3. 抗凝治疗 施行瓣膜置换术的病人，术后24~48小时，遵医嘱口服华法林抗凝治疗，定期复查凝血酶原时间（PT）和国际标准比值（INR），调整华法林用量。置换机械瓣者，须终身抗凝治疗；置换生物瓣者，一般抗凝治疗3~6个月。

4. 并发症的观察与护理

(1) **出血**：①观察生命体征，胸腔闭式引流液，如有进行性出血，及时通知医生，在输血、补液的同时做好开胸止血的准备；②当服用华法林时，注意有无牙龈出血、鼻出血、血尿等征象，发现异常及时通知医生。

（2）**动脉栓塞**：警惕病人有无突发晕厥、偏瘫或下肢厥冷、皮肤苍白、疼痛等血栓形成或肢体栓塞的表现，及时通知医生。

（三）健康指导

1. **饮食指导**　进食高蛋白、丰富维生素、低脂肪的均衡饮食，少食多餐。

2. **防治感染**　注意保暖，预防呼吸道感染，避免引起感染性心内膜炎。

3. **休息与活动**　一般术后休息 3~6 个月，避免劳累，保持良好的生活习惯；根据心功能情况，逐渐增加活动量，避免重体力劳动和剧烈运动。

4. **月经与妊娠**　月经期若出血量多，及时就诊；如需妊娠，应详细咨询医生。

5. **用药指导**　①遵医嘱服用强心、利尿、补钾及抗凝药物，不得擅自停药或改变剂量；②服药期间，如发现出血征象或动脉栓塞等表现应及时就诊。

6. **复诊指导**　定期复诊，术后半年内，每个月定期复查 PT 和 INR，根据检查结果遵医嘱调整用药，半年后，置入机械瓣膜病人至少 3 个月复查 1 次。

二、冠状动脉粥样硬化性心脏病病人的护理

冠状动脉粥样硬化性心脏病（atherosclerotic coronary artery disease）简称冠心病，是由于冠状动脉粥样硬化使管腔狭窄或阻塞，引起冠状动脉供血不足，导致心肌缺血、缺氧或坏死的一种心脏病。冠心病是成人因心脏病死亡的主要原因。发病率和死亡率男性明显高于女性。

【病因病理】

发病机制尚未完全明确，公认的主要危险因素有高脂血症、高血压、吸烟、肥胖与糖尿病等。冠状动脉粥样硬化造成管壁增厚、管腔狭窄或阻塞，冠状动脉血流量减少，造成心肌缺血、缺氧。长时间心肌严重缺血会导致心肌细胞坏死。急性心肌梗死可引起严重心律失常、心源性休克、心力衰竭甚至猝死。

【护理评估】

（一）健康史

了解病人有无高脂血症、高血压、吸烟、糖尿病、肥胖等危险因素，有无心绞痛发作、心肌梗死等，了解用药史、手术史等。

（二）身体状况

主要症状为心绞痛，在体力劳动、情绪激动或饱餐时可诱发，典型表现为心前区疼痛、胸闷、胸骨后压榨样疼痛，向上、向左放射至左肩、左臂、左肘甚至小指和无名指，休息或含服硝酸甘油可缓解。

心肌梗死时心绞痛剧烈，有濒死感，休息和含服硝酸甘油不能缓解，可伴有恶心呕吐、发热、心律失常、发绀、血压下降、心力衰竭等，甚至猝死。

（三）辅助检查

1. **心电图检查**　心绞痛时可见 ST 段压低、T 波低平或倒置、室性心律失常或传导阻滞；当心肌梗死时，表现为坏死性 Q 波、损伤性 ST 段和缺血性 T 波改变。

2. **实验室检查**　急性心肌梗死早期，磷酸肌酸激酶及其同工酶升高，肌红蛋白和肌钙蛋白增高。

3. **超声心动图**　可对冠状动脉、心肌、心脏结构以及血管、心脏的血流动力学状态提供定性、半定量或定量的评价。

4. **冠状动脉造影术**　可准确了解冠状动脉粥样硬化的病变部位、血管狭窄程度和狭窄远端冠状动脉血流通畅情况。

（四）心理－社会状况

心理 - 社会状况参见本节二尖瓣狭窄病人的护理。

（五）处理原则

冠心病的治疗分为内科药物治疗、介入治疗和外科手术治疗。冠状动脉旁路移植术（简称"冠脉搭桥"）是常用的手术方式，是将游离的自体动脉或静脉血管移植到冠状动脉主要分支狭窄的远端，恢复病变冠状动脉远端的血流量，改善心肌功能。

【护理措施】

（一）非手术治疗及术前护理

1. 减轻心脏负担 ①休息与活动：注意休息，保证睡眠充足，避免劳累和情绪激动；②合理膳食：进食高维生素、粗纤维素和低脂食物，防止便秘发生；③吸氧；④镇静：术日可遵医嘱应用少量镇静药物，减少由于紧张引起的心肌耗氧增加。

2. 用药护理 术前3~5日停服抗凝剂；应用药物改善心功能。

3. 术前指导 指导病人深呼吸、有效咳嗽，床上肢体功能锻炼等。

（二）术后护理

1. 病情观察 ①密切监测生命体征；②监测血氧饱和度和动脉氧分压；③观察体温变化和末梢循环。

2. 呼吸道护理 参见本章第二节肺癌病人的护理。

3. 取静脉的手术肢体护理 术后局部加压包扎，注意观察手术切口渗血情况；观察术侧肢体远端的动脉搏动情况和末梢温度、颜色、水肿、感觉及运动情况；观察周围血管充盈情况。

4. 术后功能锻炼 术后2小时，可进行术侧下肢、脚掌和趾的被动锻炼，以促进侧支循环的建立；休息时，注意抬高患肢，以减轻肿胀，避免足下垂；根据病情鼓励其早期活动；逐渐进行肌肉被动和主动训练。

5. 并发症的观察与护理

（1）**出血**：在抗凝治疗时，密切观察病人有无局部和全身出血的症状，如有异常报告医生。

（2）**肾功能不全**：密切观察尿量、尿比重、血钾、尿素氮和血清肌酐等指标的变化。疑为肾衰竭者，限制水和钠的摄入，控制高钾食物摄入。若证实为急性肾衰竭，遵医嘱给予透析治疗。

（三）健康指导

1. 生活指导 ①合理均衡饮食，进食低热量、低盐、低脂和优质蛋白饮食，少食多餐；②根据个体耐受和心功能恢复情况逐渐增加活动量；③养成良好的生活习惯，保证充分的睡眠与休息；④学会放松的技巧，保持心情平静、愉悦，避免情绪激动。

2. 用药指导 术后病人终身服用抗凝药，指导病人坚持用药，了解用药注意事项，学会观察药物常见副作用，出现异常及时就诊。指导病人外出时务必随身携带硝酸甘油类药物，以防心绞痛发生。

3. 活动指导 术后胸骨愈合大概需要3个月时间，在恢复期内，避免胸骨受到较大的牵张；保持正确的姿势，直立或坐位时，尽量保持上半身挺直，两肩向后展；每日做上肢水平上抬练习，避免肩部僵硬；为促进下肢血液循环，恢复期间可穿弹力护袜，床上休息时，应脱去护袜，抬高下肢。

4. 复诊指导 出院后3~6个月复查一次，出现不适及时就诊。

（王建荣）

思考题

1. 王先生，23岁。胸部刀刺伤后1小时，出现呼吸困难、烦躁、出冷汗。查体：体温37.8℃，脉搏110次/min，呼吸32次/min，血压80/55mmHg，口唇发绀，气管向左侧移位，右侧胸部有一伤口，呼吸时可闻及气体进出伤口的声音，右胸叩诊鼓音，呼吸音减弱。

请问：

（1）该病人最主要的护理问题是什么？

（2）护士应立即配合医生采取哪些急救措施？

2. 刘先生，64 岁。因胸闷气短，咳嗽、咳痰，痰中带血 20 日入院，胸部 CT 示"左肺占位性病变"，纤维支气管镜检查示"左肺下叶支气管可见新生物突入管腔，呈菜花状"，病理回报为"高分化鳞癌"，入院诊断"左肺中心型肺癌"，预行手术治疗。

请问：

（1）应如何准确判断目前刘先生最主要的护理问题？

（2）针对该护理问题，护士应正确实施哪些术前护理？

3. 林先生，67 岁。因进食哽噎感 2 个月，入院诊断"中段食管癌"，完善相关检查后，行手术治疗，术后第 7 日，病人出现呼吸困难、剧烈胸痛、高热、寒战，白细胞计数明显升高，体温 39.1℃，脉搏 120 次 /min，呼吸 32 次 /min，血压 90/58mmHg。

请问：

（1）该病人可能出现的术后并发症是什么？

（2）针对该并发症，护士应采取哪些护理措施？

4. 李先生，46 岁。主诉活动后心悸、气短 3 年，加重伴双下肢水肿 1 个月入院，面颊和口唇轻度发绀，既往有风湿性关节炎病史，入院诊断"风湿性心脏瓣膜病，二尖瓣狭窄"，拟行手术治疗。

ER 13-7

练习题

请问：

（1）护士应如何对该病人进行术前护理？

（2）术后，护士应如何对该病人进行用药指导？

第十四章 | 乳房疾病病人的护理

教学课件

思维导图

学习目标

1. 掌握：急性乳腺炎的病因及预防措施；乳腺癌的症状、体征及护理措施。

2. 熟悉：急性乳腺炎的症状、体征、治疗要点及护理诊断/问题；乳腺癌的病因、治疗要点、健康指导。

3. 了解：急性乳腺炎的病理生理；乳腺癌的病理分型、转移途径；乳腺囊性增生病、乳房良性肿瘤的症状、体征。

4. 学会：正确的乳房自查方法，能正确指导病人进行自我检查；能运用乳房疾病的护理知识和技能对乳房疾病病人实施整体护理。

5. 理解、关心乳房疾病病人的心理，保护病人的隐私和积极帮助病人康复。

第一节　急性乳腺炎病人的护理

导入情境

情境描述：

张女士，30 岁，产后 20 日，母乳喂养，4 日前右侧乳房胀痛并渐加重，伴寒战、发热。检查：体温 39.5℃，右侧乳房肿胀，皮肤发红，局部触痛明显，波动感试验阳性，同侧腋窝淋巴结肿大有触痛。血常规检查：白细胞 $11.0×10^9$/L，中性粒细胞比例 90%。

工作任务：

1. 请判断张女士存在的主要护理问题。

2. 立即正确对张女士实施治疗护理并观察疗效。

急性乳腺炎（acute mastitis）是乳腺的急性化脓性感染，常发生在产后 3~4 周的哺乳期妇女，尤以缺乏哺乳经验的初产妇多见。

【病因及发病机制】

1. 乳汁淤积　是主要原因。淤积的乳汁是入侵细菌的理想培养基，有利于细菌的生长繁殖。积乳的常见原因有：①乳头发育不良（过小、内陷）、乳管不通畅影响排乳；②授乳经验不足，未能充分排空乳汁，导致淤积；③乳管炎症、肿瘤等疾病致乳管不通，影响排乳。

2. 细菌入侵　细菌主要是经破损或皲裂的乳头入侵乳房；也可直接经乳头开口侵入乳管，继而扩散至乳腺间质导致感染。金黄色葡萄球菌或链球菌是主要致病菌。

3. 产妇产后抵抗力下降。

【病理生理】

乳腺炎初期，乳房内出现一个或多个的炎性病灶，数日后可形成脓肿。浅部脓肿可自行向外破溃;深部脓肿可至乳房与胸肌间的疏松结缔组织中,形成乳房后脓肿。感染严重者可并发脓毒症。

【护理评估】

(一) 健康史

了解病人是否为初产妇;有无乳腺炎及其他乳房疾病病史,乳房发育情况;乳头有无皲裂或破损;婴儿有无口腔炎;等等。

(二) 身体状况

1. 症状 ①局部症状:初期表现为患侧乳房胀痛,乳房浅部脓肿局部表面皮肤可有红肿、发热,数日后如未及时切开引流,脓肿可自行破溃;部位较深的脓肿,皮肤表面红肿不明显,但乳房肿胀明显,脓肿可位于乳晕区、乳房后(图14-1)。②全身中毒症状:早期可有寒战、高热、脉搏加快、食欲减退等全身表现。严重者可并发脓毒症。

2. 体征 ①局部改变:浅部炎症初期患乳可触及压痛明显的炎性肿块;局部波动感试验阳性提示乳房浅部脓肿形成;深部炎症有深压痛,深部脓肿形成后波动感不明显。②淋巴结肿大:同侧腋窝淋巴结肿大、压痛。

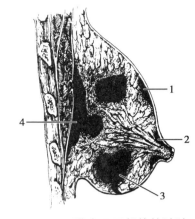

图 14-1 乳房不同部位的脓肿

1. 表浅脓肿;2. 乳晕下脓肿;3. 深部脓肿;4. 乳房后脓肿。

(三) 辅助检查

1. 实验室检查 血常规白细胞计数及中性粒细胞比例增高。

2. 影像学检查 B超检查可明确脓肿的部位、大小、深浅,利于切开引流前定位。

3. 脓肿穿刺 深部脓肿不能确诊时可进行穿刺,抽出脓液表示脓肿已形成,脓液可做细菌培养及药物敏感试验。

(四) 心理 - 社会状况

观察病人情绪变化,有无担忧乳腺炎影响婴儿的喂养与发育,担心乳腺炎对乳房的功能及形态的影响。家庭其他成员对病人生活和情绪的影响。

(五) 处理原则

急性乳腺炎的治疗原则是排空乳汁,控制感染。

1. 非手术治疗 适用于尚未形成脓肿的病人。①患乳停止哺乳,用吸乳器排空乳汁;②抗生素控制感染;③局部热敷或理疗,促进炎症消散。

2. 手术治疗 适用于已形成脓肿者。脓肿形成应及时切开引流(图14-2)。①放射状切口引流:乳房脓肿应做放射状切口引流,可避免乳管损伤。②弧形切口:乳晕部脓肿行乳晕边缘弧形切口引流;乳房深部脓肿或乳房后脓肿行乳房下皱襞弧形切口引流。

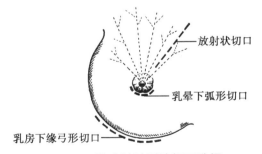

图 14-2 乳房脓肿引流切口选择

（放射状切口；乳晕下弧形切口；乳房下缘弓形切口）

3. 终止乳汁分泌(断乳) 感染严重、脓肿引流术后并发乳瘘者应终止乳汁分泌。常用方法:①口服溴隐亭1.25mg,2次/d,服用7~14日;或己烯雌酚1~2mg,3次/d,用2~3日;②肌内注射苯甲酸雌二醇2mg,1次/d,至乳汁分泌停止;③水煎中药炒麦芽,60mg/d,分2次服用,用2~3日。

【常见护理诊断/问题】

1. 体温过高 与细菌或细菌毒素入血有关。

2. 急性疼痛 与乳汁淤积、炎症肿胀及切开引流有关。

3. 焦虑/恐惧 与担心婴儿喂养及乳房形态改变有关。

4. 知识缺乏:缺乏正确哺乳方法和预防乳腺炎的知识。

【护理目标】

1. 病人体温恢复正常。

2. 病人疼痛减轻。

3. 病人焦虑/恐惧程度减轻或消失,情绪稳定。

4. 病人掌握哺乳期卫生及乳腺炎预防知识。

【护理措施】

(一)非手术治疗及术前护理

1. 产妇生活护理 产妇产后体质较弱,抵抗力下降,应保持室内清洁,注意空气流通,关注个人卫生,让病人充分休息。鼓励病人进食高热量、高蛋白、高维生素、易消化饮食。观察病人产后恢复情况。

2. 病情观察 监测生命体征,检查血常规了解白细胞计数及中性粒细胞比例的变化,必要时做乳汁细菌培养及药敏试验。

3. 缓解疼痛 ①疏通积乳:疏通积乳缓解患乳胀痛,以利于改善患乳血液循环。应指导病人患乳暂停哺乳,吸乳器排空乳汁。②托起患乳:用宽松胸罩托起患乳,可减轻疼痛与肿胀。③炎症早期热敷、理疗,避免患乳被触碰。

4. 控制感染和高热 ①遵医嘱应用抗生素。②高热时行物理或药物降温。

5. 健侧乳房允许哺乳 保持乳头清洁,必要时检测乳汁内是否存在细菌,以避免婴儿患胃肠炎。

(二)术后护理

脓肿切开引流后,注意保持引流通畅,观察引流液的量、色、质及气味变化,有无乳瘘形成,敷料浸湿及时更换。

(三)心理护理

宣传指导正确哺乳及婴幼儿喂养的方法,告知病人炎症治愈后乳房的形态和功能均不会受到明显影响,消除担忧。鼓励病人,尽可能满足生活上的需求。

(四)健康指导

1. 正确哺乳 宣传婴儿喂养知识,指导产妇养成良好的哺乳习惯,按需哺乳。乳头、乳晕破损或皲裂者,应暂停哺乳,用吸乳器吸出乳汁喂养婴儿,局部清洗后涂抹抗生素软膏,愈合后再哺乳。

2. 排空乳汁 每次哺乳时尽量让婴儿吸净乳汁,如有淤积可用吸乳器或采取按摩方法帮助排空乳汁。

3. 注意卫生 哺乳前后清洗乳头,勿让婴儿含乳头睡觉,注意婴儿口腔卫生。

4. 积极预防 从妊娠期开始,经常用温水清洗两侧乳头。如乳头内陷,可于分娩前3~4个月开始每日挤捏、提拉乳头或用吸乳器吸引,使乳头外突。

【护理评价】

通过治疗和护理,病人:①体温正常。②疼痛减轻。③焦虑/恐惧减轻或消失。④掌握乳腺炎预防知识。

第二节　乳腺癌病人的护理

> **导入情境**
>
> **情境描述:**
>
> 马女士,45岁。因"右侧乳房肿块待查"入院,经一系列检查,初步诊断为"右乳腺癌"。待手术治疗,今日查房时,发现马女士情绪极度低落。

工作任务：

1. 准确判断马女士此时存在的护理问题。

2. 术后正确对马女士进行病情观察和护理。

乳腺癌（breast cancer）是女性最常见的恶性肿瘤之一，占全身各种恶性肿瘤的 7%~10%，发病率呈逐年上升趋势。其好发于绝经期前后的女性，男性偶发。

知识链接

粉红丝带运动

粉红丝带是全球乳腺癌防治运动的标志，"及早预防、及早发现、及早治疗"是粉红丝带乳癌防治运动的宗旨。每年十月为世界乳腺癌防治月或警示月，每年 10 月 18 日为防乳癌宣传日，十月的第三个星期五定为粉红丝带关爱日。

【**病因及发病机制**】

乳腺癌病因尚不完全清楚。乳腺是多种内分泌激素的靶器官，如雌激素、孕激素及催乳素等，其中雌二醇和雌酮与乳腺癌的发生有直接关系。具备以下因素者为乳腺癌的高危女性群体：

1. **年龄**　45~50 岁发病率较高，绝经后发病率继续上升，可能与年老者雌酮含量增高有关。

2. **月经、生育史**　月经初潮早于 12 岁，绝经晚于 52 岁者；未生育、晚生育或分娩后未哺乳者。

3. **乳腺良性疾病**　与乳腺癌的关系尚有争论，但多认为乳腺小叶上皮高度增生或不典型增生者可能与乳腺癌发病有关。

4. **饮食与营养**　高脂肪饮食、营养过剩、肥胖可加强或延长雌激素对乳腺上皮细胞的刺激，增加患病机会。

5. **家族史**　一级亲属中有乳腺癌病史者，其发病危险性是普通人群的 2~3 倍。

6. **其他**　环境因素及生活方式与乳腺癌发病有一定关系。

【**病理生理**】

1. **病理分型**　乳腺癌多数起源于乳腺管上皮，少数发生于腺泡，国内目前多采用以下几种分型：

(1) **非浸润性癌**：指癌细胞生长局限于末梢乳管或腺泡的基底膜内，无间质浸润的癌，又称原位癌；包括导管内癌和小叶原位癌及乳头湿疹样乳腺癌（不伴发浸润生长者）。属早期乳腺癌，预后较好。

(2) **早期浸润性癌**：是指癌细胞穿破基底膜开始向间质浸润的癌，包括早期浸润性导管癌、早期浸润性小叶癌。它们仍属于早期癌，预后较好。

(3) **浸润性特殊癌**：包括乳头状癌、髓样癌（伴大量淋巴细胞浸润）、黏液腺癌、小管癌、腺样囊性癌、大汗腺癌、鳞状细胞癌等。此型分化一般较高，预后尚好。

(4) **浸润性非特殊癌**：包括浸润性小叶癌、浸润性导管癌、硬癌、髓样癌（无大量淋巴细胞浸润）、单纯癌、腺癌等。此型是乳腺癌中最常见的类型，约占 80%，分化低，预后较差。

(5) 其他罕见癌如炎性乳癌。

2. **转移途径**

(1) **局部浸润**：癌细胞沿导管或筋膜间隙蔓延，继而侵及乳房悬韧带和皮肤。

(2) **淋巴转移**：最常见，常经胸外侧淋巴管转移至同侧腋窝、锁骨下淋巴结；位于乳房内侧和中央区的乳腺癌常首先转移到胸骨旁淋巴结。

(3) **血行转移**：癌细胞可经淋巴途径进入静脉或直接侵入血循环向远处转移。最常见远处转移依次为肺、骨、肝。有些早期乳腺癌已有血行转移。

3.临床分期 临床目前多采用国际抗癌协会(UICC)建议的 T(原发癌瘤)、N(区域淋巴结)、M(远处转移)分期法。将乳腺癌分为 0~Ⅳ期,有助于进一步评估病变的发展程度、选择合理的治疗方案和判断预后。

【护理评估】

(一)健康史

询问月经婚育史、家族史、既往乳腺疾病史、长期应用雌激素史、生活环境及生活史。

(二)身体状况

1.症状 无痛性单发乳房肿块是最常见的症状;少数病人出现乳头溢液,液体以血性分泌物多见。

2.体征

(1)**乳房肿块**:是乳腺癌最重要的早期表现。多位于乳房外上象限,其次是乳晕区或内上象限。早期表现为无痛、单发、质硬、表面不光滑,与周围组织分界不清楚,活动度差的小肿块。常是病人无意发现而就医。

(2)**乳房外形改变**:癌肿较大时局部隆起。癌细胞侵及乳房不同组织,出现相应特征性表现:①若癌肿侵及乳房悬韧带,表面皮肤凹陷,呈"酒窝征"(图 14-3);②癌肿表面皮肤因皮内和皮下淋巴管被癌细胞阻塞,引起淋巴回流受阻,出现真皮水肿,皮肤呈"橘皮样"改变(图 14-4);③邻近乳头或乳晕的癌肿因侵及乳管使之缩短,可将乳头牵向癌肿一侧,使乳头扁平、内陷、偏移;④晚期癌肿可侵犯胸筋膜、胸肌,致癌肿固定于胸壁不易推动。如癌细胞侵及大片皮肤,可出现多个坚硬小结节,呈卫星样围绕原发灶,甚至彼此融合,使胸壁紧缩呈盔甲样改变,导致呼吸受限。皮肤可破溃呈菜花状,有恶臭,易出血。

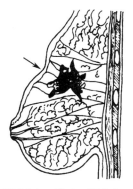

图 14-3 乳房"酒窝征"

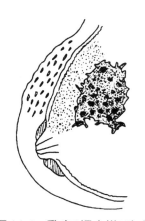

图 14-4 乳房"橘皮样"改变

(3)**淋巴结肿大**:乳腺癌淋巴结转移最初多见于同侧腋窝,早期为散在、质硬、无痛、活动的结节,后期相互粘连、融合成团。晚期锁骨上及对侧腋窝淋巴结均可肿大。

(4)**特殊类型乳腺癌**:少见。①炎性乳癌(inflammatory breast carcinoma):特征为乳房明显增大,类似急性炎症改变,但无明显肿块;开始比较局限,不久即扩展到乳房大部分皮肤,皮肤发红、水肿、增厚、粗糙、表面温度升高。发展迅速,预后差,多于病后数月内死亡。其多见于妊娠期或哺乳期的年轻妇女。②乳头湿疹样乳腺癌(Paget's carcinoma of the breast):乳头和乳晕区呈现湿疹样改变,恶性程度低,发展慢,多见于非哺乳期妇女。乳头有瘙痒、烧灼感,后出现乳头和乳晕区的皮肤变粗糙、糜烂如湿疹样,进而形成溃疡,有时覆盖黄褐色鳞屑样痂皮。

（三）辅助检查

1. 钼靶 X 线摄片　可显示乳房软组织结构，是早期发现乳腺癌的最有效方法。乳腺癌肿块呈密度增高阴影，边缘呈毛刺状，肿块内或旁出现微小钙化灶，局部皮肤增厚。

2. B 超检查　可区别囊性或实性病灶，结合彩色超声多普勒检查观察肿块血流供应情况，可提高判断的敏感性。高频 B 超可显示肿瘤边缘不光滑，凹凸不平，无明显包膜，周围组织或皮肤呈蟹足样浸润等。

3. 活组织病理学检查　疑为乳腺癌者，可将肿块连同周围少许正常组织整块切除，做快速病理学检查，同时做好进一步手术的准备。

4. 细胞学检查　采用肿块穿刺针吸细胞学检查，多数病例可获得较肯定诊断，但有一定局限性。

（四）心理 - 社会状况

病人有无对乳腺癌的治疗和预后产生担忧和恐惧；有无对手术导致形体改变的担忧等。家属对乳腺癌治疗及预后的认知程度和心理承受能力等。

（五）处理原则

乳腺癌治疗以手术为主，辅以化疗、内分泌疗法、放疗、生物疗法等。

1. 手术治疗　手术治疗是病灶局限于局部及区域淋巴结病人的首选方法。有远处转移、全身情况差、脏器有严重疾病、年老体弱不能耐受手术者为手术禁忌。

（1）**乳腺癌根治术**：切除患侧全部乳房、胸大肌、胸小肌、腋窝及锁骨下淋巴结。

（2）**乳腺癌改良根治术**：是临床常用的术式。切除患侧全部乳房、腋窝及锁骨下淋巴结，保留胸大肌及胸小肌，或保留胸大肌切除胸小肌。

（3）**全乳房切除术**：切除患侧全部乳腺组织，包括腋尾部及胸大肌筋膜。

（4）**保留乳房的乳腺癌切除术**：完整切除肿块及其周围 1cm 的组织，清扫腋窝淋巴结。

（5）**其他**：前哨淋巴结活检术、腋窝淋巴结清扫术、乳腺癌根治术后乳房重建术。

2. 化疗　乳腺癌是实体瘤中应用化疗最有效的肿瘤之一。术后化疗可提高生存率，一般认为术后早期联合化疗效果优于单药化疗。术前化疗又称新辅助化学治疗，目的包括将不可手术乳腺癌降期为可手术乳腺癌；将不可保乳的乳腺癌降期为可保乳的乳腺癌；探测肿瘤对药物的敏感性。化学治疗常选择联合化疗方案，应注意药物的给药顺序、输注时间和剂量强度，注意药物配伍禁忌。

3. 内分泌治疗　雌激素受体（ER）、孕激素受体（PgR）检测阳性的病人应用雌激素拮抗剂他莫昔芬（tamoxifen）可降低乳腺癌术后复发及转移。用量为 20mg/d，一般服用 5 年，至少服用 3 年。

4. 放疗　通常作为 Ⅱ 期以上的病例手术后的辅助治疗，以减少局部复发。

5. 生物治疗　又称分子靶向治疗。临床推广使用曲妥珠单抗注射液，通过转基因技术制备，对 HER-2 有过度表达的乳腺癌病人起到降低其复发风险和死亡风险的效果。

【常见护理诊断 / 问题】

1. 焦虑 / 恐惧　与担心手术造成身体外观改变和预后有关。

2. 体象紊乱　与乳腺癌切除造成乳房缺如和术后瘢痕形成有关。

3. 有组织完整性受损的危险　与留置引流管、患侧上肢淋巴引流不畅、头静脉被结扎和腋静脉栓塞或感染有关。

4. 潜在并发症：气胸、皮下积液、皮瓣坏死和上肢水肿等。

【护理目标】

1. 病人焦虑 / 恐惧减轻，情绪稳定。

2. 病人能够正确面对自我形象的变化。

3. 病人手术创面愈合良好，患侧上肢肿胀减轻或消失。

4. 病人未发生并发症，或并发症发生时得到及时发现和处理。

【护理措施】

（一）非手术治疗及术前护理

1. 妊娠与哺乳 激素作用活跃可加速乳腺癌生长,应立即终止妊娠或停止哺乳。

2. 控制感染 术前注意保持皮肤破溃病灶局部清洁,应用抗生素控制感染。

3. 心理护理 癌症的威胁、乳房缺如,都对病人的个人形象、自信心、生活、家庭、婚姻、人际交往等带来影响,应多给予理解与关心,缓解病人忧虑,告知病人术后可以乳房重建,以增强信心。

4. 皮肤准备 做好备皮,对切除范围大、考虑植皮者,需做好供皮区的准备。

（二）术后护理

1. 体位 术后麻醉清醒、生命体征平稳后取半卧位,以利于呼吸和引流。

2. 病情观察 注意观察血压、心率,防止休克。胸骨旁淋巴结清除的病人,观察呼吸变化,病人有胸闷、呼吸困难等,考虑气胸可能,应及时报告医生并配合处理。

3. 伤口护理

（1）**妥善包扎**:术后伤口包扎用弹力绷带或胸带,使皮瓣紧贴胸壁,防止皮下积液积气。松紧度适宜,以能容纳一手指,呼吸无压迫感为宜。压迫过紧可引起皮瓣、术侧上肢的血运障碍,过松则易出现皮瓣下积液,致使皮瓣或植皮片与胸壁分离不利于愈合。

（2）**观察皮瓣情况**:注意观察皮瓣是否红润、是否紧贴胸壁,皮瓣下有无积液积气,发现异常应及时报告医生处理。

（3）**观察术侧上肢远端血液循环**:若出现皮肤青紫、皮温降低、脉搏不能扪及,提示腋部血管受压,应及时调整胸带或绷带的松紧度。

（4）**保护伤口**:创面愈合后,可用柔软毛巾轻柔清洗局部,用护肤软膏轻轻涂于皮肤表面,促进血液循环,防止干燥脱屑。

4. 引流管护理

（1）**妥善固定**:皮瓣下引流管妥善固定于床旁,若需起床可固定于上衣,告知病人及家属勿牵拉引流管,以免脱落。

（2）**通畅引流**:持续负压吸引,防止引流管受压扭曲堵塞。

（3）**观察记录**:术后 1~2 日引流血性液体约 50~200ml/d,以后引流液颜色逐渐变淡、量减少。应注意观察记录引流情况,发现异常应及时报告医生。

（4）**适时拔管**:术后 4~5 日,引流液量少于 10~15ml/d,无感染征象,无皮下积液,皮瓣生长良好,可考虑拔管。

5. 术侧上肢功能锻炼

（1）**目的**:松解和预防肩关节粘连、增强肌肉力量、最大限度地恢复肩关节活动范围。

（2）**锻炼时间及内容**:①术后 24 小时内,鼓励病人做手指和腕部的屈曲和伸展运动。②术后 1~3 日,进行上肢肌肉等长收缩训练,可用健侧上肢或他人协助患侧上肢进行屈肘、伸臂等锻炼,逐渐扩大到肩关节小范围前屈（小于 30°）、后伸（小于 15°）的活动。③术后 4~7 日,鼓励病人用患侧上肢进行自我照顾,如刷牙、洗脸等,并做以患侧手触摸对侧肩部及同侧耳朵的锻炼。④术后 1~2 周,术后 1 周皮瓣基本愈合后可开始活动肩关节,以肩部为中心,前后摆臂;术后 10 日左右,皮瓣与胸壁黏附已较牢固,可循序渐进地进行上臂各关节的活动锻炼,如手指爬墙、梳头、转绳运动或滑绳运动等。

（3）**锻炼次数**:3~4 次 /d、20~30min/ 次为宜,循序渐进地增加锻炼范围。

（4）**注意事项**:术侧肩关节术后 7 日内不上举、10 日内不外展;不得以术侧上肢支撑身体,他人扶持时不要扶持术侧,以防皮瓣移位影响愈合。

6. 并发症防治与护理

（1）**皮下积液**：乳腺癌术后皮下积液较为常见，发生率在 10%~20%，要特别注意保持引流通畅，胸带包扎松紧度适宜，避免过早外展术侧上肢。发现积液要及时引流。

（2）**皮瓣坏死**：乳腺癌术后皮瓣坏死率约 10%~30%。皮瓣缝合张力大是坏死的主要原因。术后注意观察胸部勿加压包扎过紧，及时处理皮瓣下积液。

（3）**上肢水肿**：是患侧腋窝淋巴结清除、腋部感染或积液等导致上肢淋巴回流不畅或静脉回流障碍所致。护理：①避免损伤，禁止在术侧上肢静脉穿刺、测量血压；②及时处理皮瓣下积液；③保护术侧上肢，平卧时将术侧上肢抬高 10°~15°，肘关节轻度屈曲，半卧位时屈肘 90° 置于胸腹部；④促进肿胀消退，可按摩术侧上肢、进行握拳及屈伸肘运动促进淋巴回流，肿胀严重者可借助弹力绷带或戴弹力袖促进回流，可局部热敷等。

7. 乳房外观矫正与护理　选择与健侧乳房大小相似的义乳，固定在内衣上。可实施乳房重建术，重建的方法有义乳植入术、背阔肌皮瓣转位术等。

8. 综合治疗与护理　①放射治疗的护理：照射野保持清洁干燥，局部忌用肥皂擦洗和粗毛巾搓擦；穿着柔软的内衣，不要戴胸罩，忌摩擦、搔抓。②化疗的护理：应预防及对症处理化疗药物的副作用。

（三）健康指导

1. 乳房自我检查　普及乳房自查方法，及早发现乳房病变。

（1）**自查对象**：乳腺癌术后的病人、20 岁以上妇女、高危女性群体。

（2）**自查时间**：最好在月经周期的第 7~10 日或月经结束后 2~3 日进行检查，每月自我检查乳房 1 次；绝经期妇女每月固定时间检查。

（3）**自查方法**（图 14-5）：①视诊，脱去上衣，充分暴露胸部，站在镜前（两臂放松垂于体侧、向前弯腰或双手高举抱于头后），仔细观察双侧乳房大小和外形是否对称一致，有无块状突起、凹陷、皮肤异常改变；乳头有无回缩、抬高、偏移。②触诊，平卧，被查侧手臂弯曲枕于头下，肩下放一小枕头，另一侧手示指、中指、无名指并拢，用指腹在对侧乳房进行环形触摸（不可抓捏），依次检查外上、外下、内下、内上象限，最后扣及乳晕区；再用拇指及示指轻轻挤捏乳头是否有分泌物流出；最后检查腋窝有无淋巴结肿大；同法检查对侧。有异常应及时就医。

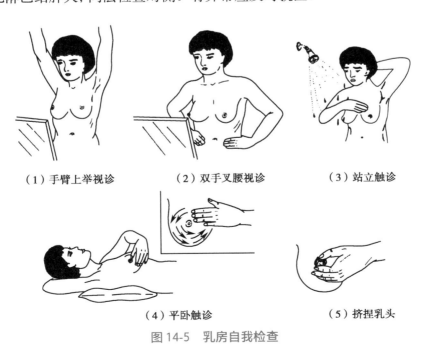

（1）手臂上举视诊　　　（2）双手叉腰视诊　　　（3）站立触诊

（4）平卧触诊　　　（5）挤捏乳头

图 14-5　乳房自我检查

2. **钼靶 X 线摄片**　乳腺癌术后病人（或 40 岁以上女性），应每年定期行钼靶 X 线摄片。

3. **鼓励坚持放疗或化疗**　坚持放疗或化疗，是有效控制远处转移影响远期疗效的关键。定期检查肝肾功能和白细胞计数，发现异常及时就医。

4. **康复训练**　坚持术侧上肢的康复训练。

5. **自我防护**　嘱出院后做好自我防护，术侧上肢仍不宜搬动、提拉重物，避免测血压、静脉穿刺，避免感染。加强营养，增强机体抵抗力。

6. **避孕**　术后 5 年内避免妊娠，以防乳腺癌复发。

7. **心理指导**　鼓励病人正视现实，乐观开朗地面对生活，多参加抗癌明星俱乐部或粉红丝带等组织的活动，提升生活质量，增强康复的信心。

【护理评价】

通过治疗和护理，病人：①焦虑 / 恐惧减轻，情绪稳定。②能正确面对自我形象的变化。③手术创面愈合良好，肿胀减轻或消失。④未发生并发症，或发生时得到及时发现和处理。

第三节　乳房良性肿瘤与乳腺囊性增生病病人的护理

导入情境

情境描述：

曹女士，25 岁。洗澡时偶然发现左侧乳房有一小包块，无不适。B 超检查提示左乳外上象限有一约 0.8cm×0.6cm 实质性包块。病人要求手术治疗。查体：左乳包块质稍硬，无压痛，表面光滑，与周围组织分界清楚，活动度可，患侧腋窝淋巴结无肿大。初步诊断：左侧乳腺纤维腺瘤。

工作任务：

1. 准确对曹女士实施手术后的观察和护理。

2. 请对曹女士进行正确健康指导。

一、乳房良性肿瘤病人的护理

乳腺纤维腺瘤（breast fibroadenoma），女性乳房良性肿瘤中最多见，高发年龄为 20~25 岁，好发于乳房外上象限。乳管内乳头状瘤（intraductal papilloma），多见于 40~50 岁的经产妇，75% 病例发生在大乳管近乳头的壶腹部。

【病因和病理】

1. **乳腺纤维腺瘤**　发病原因是小叶内纤维细胞对雌激素的敏感性异常增高。雌激素是本病的刺激因子，所以纤维腺瘤发生于卵巢功能期。

2. **乳管内乳头状瘤**　瘤体细小，带蒂而有绒毛，有较多壁薄的血管，故易出血。

【护理评估】

（一）健康史

健康史参见本章第二节乳腺癌病人的护理。

（二）身体状况

1. **乳腺纤维腺瘤**

（1）症状：病人常无自觉症状，多为偶然发现乳房无痛性肿块，增长缓慢。

（2）体征：多数病人可在乳房外上象限触及单发圆形或卵圆形肿块，少数为多发；肿块表面光滑、质地较硬，与周围组织无粘连，易于推动。

2. 乳管内乳头状瘤

（1）**症状**：主要是乳头溢液，溢液多为血性，也可为暗棕色或黄色。

（2）**体征**：小的肿瘤难以触及；较大的可在乳晕区扪及圆形、质软、可推动的小肿块；挤压肿块时乳头可有血性溢液。

（三）辅助检查

1. 乳腺纤维腺瘤　乳腺钼靶X线摄片、活组织病理检查等进行诊断与鉴别。

2. 乳管内乳头状瘤　①乳管内镜检查：可插入溢液乳管，直接观察乳腺导管内情况。②乳腺导管造影：明确乳管内肿瘤的大小和部位。

（四）处理原则

乳腺纤维腺瘤癌变可能性很小，但有肉瘤变可能，应尽早手术切除。手术后常规做病理学检查。乳管内乳头状瘤恶变率为6%~8%，明确诊断者应手术治疗。

二、乳腺囊性增生病病人的护理

乳腺囊性增生病（breast cystic hyperplasia）是乳腺组织的良性增生（简称乳腺病），常见于中年妇女。

【病因和病理】

乳腺囊性增生病与内分泌失调有关。孕酮分泌减少，雌激素量增多时，乳腺实质过度增生和复旧不全；部分乳腺组织中女性激素受体异常，可使乳腺各部增生程度不一。增生可发生于腺管周围，出现大小不等的囊肿或腺管囊性扩张等。

【护理评估】

（一）健康史

健康史参见本章第二节乳腺癌病人的护理。

（二）身体状况

1. 症状　乳房疼痛表现为周期性胀痛。疼痛与月经周期有关，经期前疼痛加重，经期后减轻或消失。

2. 体征　一侧或双侧乳腺弥漫性增厚，可局限于乳腺的一部分，也可分散于整个乳腺，肿块呈颗粒状、结节或片状，大小不一，质韧而不硬，与周围乳腺组织界限不清。本病病程较长，发展缓慢。

（三）辅助检查

乳腺钼靶X线摄片、B超、红外线热成像、活组织病理学检查等有助于诊断与鉴别。

（四）心理–社会状况

病人及家属因担心肿块恶变而焦虑和恐惧。

（五）处理原则

1. 非手术治疗　主要是观察和对症治疗。逍遥散、小金丹等中草药可缓解症状。乳腺囊性增生有无恶变的可能尚有争议，应每隔2~3个月到医院复查。

2. 手术治疗　对疑有恶变者，应取病变活组织进行病理学检查，证实有不典型上皮增生者，应采取手术治疗。

【常见护理诊断／问题】

常见护理诊断／问题参见本章第二节乳腺癌病人的护理。

【护理措施】

1. 减轻疼痛。

2. 手术者做好伤口的护理。

3. 健康指导,定期复查。

(徐 琳)

思考题

1. 肖女士,29 岁。初次怀孕正常顺产,母乳喂养。产后 16 日出现右侧乳房胀痛,全身寒战发热。查体:体温 39.3℃,脉搏 108 次/min;右侧乳房肿胀、皮肤发红,可扪及一痛性包块,同侧腋窝淋巴结肿大并有触痛。血常规检查:白细胞 12×10^9/L,中性粒细胞 90%。

请问:

(1) 此时应采取的护理措施有哪些?

(2) 若局部有脓肿形成应如何处理?

2. 刘女士,57 岁。2 个月前洗澡时发现左侧乳房有一无痛肿块,皮肤不红,后肿块迅速长大,来院就诊。查体:右侧乳房外上象限有一约 3cm×3cm 肿块,质硬,边界不清楚,表面不平,活动度尚可;右侧乳房乳头向外上方移位;右侧腋窝扪及两个无痛可推动的淋巴结。初步诊断为乳腺癌。

请问:

(1) 刘女士乳头移位的原因是什么?

(2) 行乳癌根治术后,请指导病人进行左上肢功能锻炼。

ER 14-3

练习题

第十五章 | 腹外疝病人的护理

教学课件

思维导图

学习目标

1. 掌握：腹股沟疝、股疝的症状、体征、处理原则、手术前后护理措施。
2. 熟悉：腹外疝的病因、病理解剖、临床分类。
3. 了解：脐疝、切口疝的病因。
4. 学会：运用护理程序对腹外疝治疗病人实施整体护理。
5. 同情、关心腹外疝病人心理和尊重、理解、保护腹外疝病人隐私。

第一节 概 述

导入情境

情境描述：

覃先生，27 岁。1 周前健身后右侧腹股沟处出现肿块，约 3cm×2cm，伴有肿胀不适，局部有压痛，行走后加重，休息后缓解，平卧后肿块大小无变化。收治入院。体格检查：体温 37.1℃，脉搏 92 次/min，呼吸 20 次/min，血压 110/89mmHg，神志清醒，精神状况可。

工作任务：

1. 准确判断覃先生目前最主要的护理问题。
2. 立即正确对覃先生实施治疗护理并观察疗效。

体内某个脏器或组织离开其正常解剖部位，通过先天或后天形成的薄弱点、缺损或孔隙进入另一部位，称疝（hernia）。疝多发生于腹部，以腹外疝（abdominal external hernia）多见。腹外疝是由腹腔内的脏器或组织连同腹膜壁层，经腹壁薄弱点或孔隙，向体表突出所形成。常见的有腹股沟疝、股疝、脐疝、切口疝等。

【病因及发病机制】

腹壁强度降低和腹内压力增高是腹外疝发病的两个主要原因。

1. **腹壁强度降低** 最常见的因素有：①某些组织穿过腹壁的部位为先天形成的腹壁薄弱点，如精索或子宫圆韧带穿过腹股沟管、股动静脉穿过股管、脐血管穿过脐环等处；②腹白线发育不全；③手术切口愈合不良、外伤、感染、腹壁神经损伤、年老、久病、肥胖所致肌萎缩等；④胶原代谢紊乱、成纤维细胞增生异常、血浆中促弹性组织离解活性增高等异常改变也会影响筋膜、韧带和肌腱的韧性和弹性。

2. **腹内压力增高** 常见原因有慢性咳嗽、慢性便秘、排尿困难（如良性前列腺增生、膀胱结石）、腹水、妊娠、举重、婴儿啼哭等。

疝的病因及发病机制

第十五章 | 腹外疝病人的护理 185

【病理解剖】

典型的腹外疝由疝环、疝囊、疝内容物和疝外被盖等组成。疝囊是壁腹膜的憩室样突出部，由疝囊颈、疝囊体组成。疝囊颈是疝囊比较狭窄的部分，是疝环所在部位，也是疝突向体表的门户，故称疝门。腹壁薄弱区或缺损就在此处，各种疝通常以疝门部位作为命名依据，如腹股沟疝、股疝、脐疝、切口疝等。疝内容物是进入疝囊的腹内脏器或组织，以小肠最多见，大网膜次之。疝外被盖指疝囊以外的各层组织，如皮下脂肪和皮肤。

【临床分型】

按疝内容物进入疝囊的状况，腹外疝分为易复性、难复性、嵌顿性、绞窄性等四种类型。

1. 易复性疝（reducible hernia）　疝内容物在病人站立、行走或腹内压增高时突出，于平卧、休息或用手向腹腔推送时容易回纳入腹腔的，称为易复性疝。

2. 难复性疝（irreducible hernia）　疝内容物不能回纳或不能完全回纳入腹腔内，但并不引起严重症状者，称难复性疝。盲肠（包括阑尾）、乙状结肠或膀胱随之下移而成为疝囊壁的一部分，称为滑动性疝（sliding hernia），也属难复性疝。

3. 嵌顿性疝（incarcerated hernia）　疝囊颈较小而腹内压突然增高时，疝内容物可强行扩张囊颈而进入疝囊，内容物卡住，使其不能回纳，这种情况称为嵌顿性疝。当疝发生嵌顿后，如其内容物为肠管，肠壁及其系膜可在疝囊颈处受压，使静脉回流受阻，导致肠壁淤血和水肿，发生疼痛和急性肠梗阻。

4. 绞窄性疝（strangulated hernia）　嵌顿疝如不能及时解除，疝内容物出现血运障碍，发生坏死，引起急性腹膜炎，即为绞窄性疝。

嵌顿性疝

嵌顿性疝和绞窄性疝实际上是一个病理过程的两个阶段，临床上很难截然区分。当肠管嵌顿或绞窄时，可导致急性机械性肠梗阻。儿童发生疝嵌顿后，因疝环组织比较柔软，很少发生绞窄。

第二节　腹股沟疝病人的护理

腹股沟疝（inguinal hernia）是指发生在腹股沟区域的腹外疝，通常分为斜疝和直疝两种。疝囊经过腹壁下动脉外侧的腹股沟管深环（内环）突出，向内、向下、向前斜行经过腹股沟管，再穿出腹股沟管浅环（皮下环），并可进入阴囊，称为腹股沟斜疝（indirect inguinal hernia）。疝囊经腹壁下动脉内侧的直疝三角区直接由后向前突出，不经过内环，也不进入阴囊，为腹股沟直疝（direct inguinal hernia）。

腹股沟疝

斜疝是最多见的腹外疝，发病率约占全部腹外疝的75%~90%，或占腹股沟疝的85%~95%。斜疝可见于儿童及成人，直疝多见于老年人。腹股沟疝发生率男性高于女性，约为15∶1。右侧比左侧多见。

【病因及发病机制】

产生腹股沟疝的病因尚未完全清楚，但与病人的性别、年龄、家族史有关，有先天性和后天性之分。

1. 腹股沟斜疝

（1）先天性解剖异常：婴儿出生后，若鞘突不闭锁或闭锁不完全，就成为先天性腹股沟斜疝的疝囊，当小儿啼哭、排便等引起腹内压力增高时，可使未闭合的鞘突扩大，肠管、大网膜等即可进入鞘突形成疝（图15-1）。胚胎发育中右侧睾丸下降比左侧略晚，鞘突闭锁也较迟，故右侧腹股沟疝较多。

（2）后天性腹壁薄弱或缺损：任何腹外疝都存在腹横筋膜不同程度的薄弱或缺损。此外，腹横肌和腹内斜肌发育不全或萎缩对发病也起着重要作用。腹横筋膜和腹横肌的收缩可把凹间韧带牵向上外方，而在腹内斜肌深面关闭了腹股沟深环。如腹横筋膜和腹横肌发育不全，这一保护作用就不能发挥而容易发生疝（图15-2）。

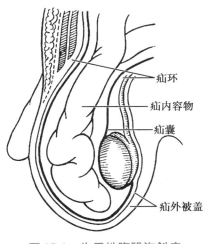

图 15-1　先天性腹股沟斜疝

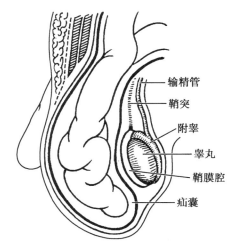

图 15-2　后天性腹股沟斜疝

2.腹股沟直疝　直疝三角的外侧边是腹壁下动脉，内侧边为腹直肌外侧缘，底边为腹股沟韧带。此处腹壁缺乏完整的腹肌覆盖，且腹横筋膜较周围部分薄，故易发生疝。

ER 15-6

腹股沟斜疝与直疝的鉴别要点

【护理评估】

（一）健康史

了解病人的年龄、性别、职业及是否长期负重，病人有无慢性咳嗽、便秘、排尿困难、腹水等病史，营养发育及平时身体素质情况。

（二）身体状况

腹外疝病人在腹股沟区触及肿块，可回纳伴有程度不同的胀痛。若为嵌顿性斜疝或绞窄性疝则触痛明显，伴有痛苦面容。

1.腹股沟斜疝　主要的临床表现是腹股沟区有一突出的肿块。

（1）**易复性斜疝**：除腹股沟区有肿块和偶有胀痛外，并无其他症状。肿块常在站立、行走、咳嗽或劳动时出现，多呈带蒂柄的梨形，并可降至阴囊或大阴唇。用手按肿块同时嘱病人咳嗽，可有冲击感。若病人平卧休息或用手将肿块向腹腔推送，肿块可向腹腔回纳而消失。疝内容物如为肠袢，可闻及肠鸣音。内容物如为大网膜，肿块坚韧，叩诊呈浊音。

（2）**难复性斜疝**：除胀痛稍重外，主要特点是疝块不能完全回纳，但疝内容物未发生器质性病理改变。

（3）**嵌顿性斜疝**：强体力劳动或用力排便等腹内压骤增是其主要原因。表现为疝块突然增大，并伴有明显疼痛。如为肠袢，可有恶心、呕吐、停止排便排气、腹胀等机械性肠梗阻的表现。如不及时处理，将成为绞窄性疝。

（4）**绞窄性斜疝**：临床症状多较严重，但在肠袢坏死穿孔时，疼痛可因疝块压力骤降而暂时有所缓解。故疼痛减轻而肿块仍存在者，不可认为是病情好转。绞窄时间较长者，由于疝内容物发生感染，侵及周围组织，引起疝外被盖组织的急性炎症。严重者可发生脓毒症而危及生命。

2.腹股沟直疝　临床特点有别于腹股沟斜疝（表15-1）。腹股沟直疝常见于年老体弱者，主要表现为病人直立时，在腹股沟内侧端、耻骨结节上外方出现一半球形肿块，并不伴疼痛或其他症状。平卧后疝块多能自行消失，不需用手推送复位。直疝很少进入阴囊，极少发生嵌顿。疝内容物常为小肠或大网膜。

表 15-1　斜疝和直疝的临床特点区别

鉴别要点	斜疝	直疝
发病年龄	多见于儿童及青壮年	多见于老年
突出途径	经腹股沟管突出，可进阴囊	由直疝三角突出，很少进阴囊
疝块外形	椭圆或梨形，上部呈蒂柄状	半球形，基底较宽
回纳疝块压住深环	疝块不再突出	疝块仍可突出
精索与疝囊的关系	精索在疝囊后方	精索在疝囊前外方
疝囊颈与腹壁下动脉的关系	疝囊颈在腹壁下动脉外侧	疝囊颈在腹壁下动脉内侧
嵌顿机会	较多	极少

（三）辅助检查

1. 透光试验　疝块不透光，腹股沟斜疝透光试验呈阴性；鞘膜积液多为透光，呈阳性，可以此鉴别。

2. 实验室检查　当疝内容物继发感染时，血常规示白细胞计数和中性粒细胞计数比例升高；粪便检查显示隐血试验阳性或见白细胞。

3. X 线检查　疝嵌顿或绞窄时 X 线检查可见肠梗阻征象。

（四）心理-社会状况

评估病人有无因疝块长期反复突出影响工作、生活而感到焦虑不安，对手术治疗有无思想顾虑。了解病人及家属对预防腹内压升高等相关知识的掌握程度。

（五）处理原则

除少数特殊情况外，腹股沟疝一般均应尽早施行手术治疗。

1. 非手术治疗　1 岁以下婴幼儿可暂不手术。可采用棉线束带或绷带压住腹股沟管深环，防止疝块突出。年老体弱或伴有其他严重疾病而禁忌手术者，白天可在回纳疝内容物后，将医用疝带一端的软压垫对着疝环顶住，阻止疝块突出。

2. 手术治疗　最有效的治疗方法是手术修补。但如有慢性咳嗽、排尿困难、便秘、腹水、妊娠等腹内压力增高或糖尿病存在时，手术前应先予以处理；否则术后易复发。手术方法可归纳为下述三种：传统的疝修补术、无张力疝修补术（tension-free hernioplasty）、经腹腔镜疝修补术（laparoscopic inguinal herniorrhaphy, LIHR）等。

嵌顿性疝和绞窄性疝的处理原则如下：

（1）**嵌顿性疝在下列情况下可先试行手法复位**：①嵌顿时间在 3~4 小时内，局部压痛不明显，也无腹部压痛或腹肌紧张等腹膜刺激征者；②年老体弱或伴有其他较严重疾病而估计肠袢尚未绞窄坏死者。复位方法是让病人取头低足高卧位，注射吗啡或哌替啶，以止痛和镇静，并松弛腹肌。然后托起阴囊，持续缓慢地将疝块推向腹腔，同时用左手轻轻按摩浅环和深环以协助疝内容物回纳。复位时手法须轻柔，切忌粗暴；复位后还需严密观察腹部情况，注意有无腹膜炎或肠梗阻的表现。如有应尽早手术探查。

（2）嵌顿性疝原则上需紧急手术治疗，以防止疝内容物坏死，同时解除伴发的肠梗阻。绞窄性疝的内容物已坏死，更需手术。术前应做好必要的准备，如有脱水和电解质紊乱，应迅速补液或输血。

腹壁疝手术改进与修复材料学研究进展

疝修补手术通过修复腹壁缺损和恢复腹壁功能，最终提高病人的生命质量。20世纪80年代美国著名外科医生李奇登斯坦（Lichtenstein）提出腹股沟疝手术"无张力修补"概念，使疝外科进入了里程碑式时代。修复材料学在现代疝和腹壁外科领域非常重要。目前，还没有一种修补材料能够符合"理想补片"的要求。需要根据病人腹壁缺损情况、修复材料特性、修复材料的可获得性进行个体化选择并进行修补手术。从技术层面已经达到近乎完美的程度，而更多的问题集中在减少并发症（如补片感染、与补片相关的慢性疼痛和异物感等）和提高病人生命质量方面。

【**常见护理诊断/问题**】

1. **急性疼痛**　与疝块嵌顿或绞窄、手术创伤有关。

2. **焦虑/恐惧**　与疝块突出影响日常生活有关。

3. **知识缺乏**：缺乏腹外疝成因、预防腹内压增高及术后康复知识。

4. **潜在并发症**：术后阴囊水肿、切口感染。

【**护理目标**】

1. 病人疼痛减轻。

2. 病人焦虑/恐惧程度减轻，配合治疗。

3. 病人能表述预防腹内压增高、促进术后康复的相关知识。

4. 病人并发症得到有效预防，或得到及时发现和处理。

【**护理措施**】

（一）非手术治疗及术前护理

1. **休息与活动**　疝块较大者减少活动，多卧床休息；建议病人离床活动时使用疝带压住疝环口，避免腹腔内容物脱出而造成疝嵌顿。

2. **病情观察**　病人若出现明显腹痛，伴疝块突然增大、紧张发硬且触痛明显、不能回纳腹腔，高度警惕嵌顿疝，立即报告医生，并配合紧急处理。

3. **消除引起腹内压增高的因素**　有慢性咳嗽、便秘、排尿困难等腹内压增高的因素而暂不行手术者，给予相应处理，症状控制后再手术。指导病人注意保暖，预防呼吸道感染；多饮水、多吃蔬菜等粗纤维食物，保持排便通畅。

4. **术前训练**　对年老、腹壁肌肉薄弱、复发性疝的病人，术前应加强腹壁肌肉锻炼，并训练卧床排便、使用便器等。

5. **术前准备**　①手术区域常规皮肤准备，重点检查有无毛囊炎等炎症表现，若手术区域炎症明显，应暂停手术；②吸烟者应在术前2周戒烟；③便秘者，术前晚应灌肠，清除肠内积粪，防止术后腹胀及排便困难；④服用阿司匹林者术前1周停药，抗凝治疗者术前遵医嘱停药，或选用合适的拮抗药；⑤病人进手术室前，嘱其排尿，以防术中误伤膀胱；⑥免疫功能低下者，遵医嘱预防性使用抗生素。

（二）术后护理

1. **休息与活动**　病人术后取平卧位，膝下垫一软枕，使髋关节微屈，以降低腹股沟区切口的张力和减少腹腔内压力，以利于切口愈合和减轻切口疼痛。次日可改为半卧位，术后3~5日可离床活动。采用无张力疝修补术的病人可早期离床活动。年老体弱、复发性疝、绞窄性疝、巨大疝等病人可适当延迟下床活动。

2. **饮食护理**　根据麻醉方式及病人情况给予饮食指导。在局部麻醉下行无张力疝修补术后即可进软食或普食；经腹腔镜疝修补术者术后 6~12 小时，若无恶心、呕吐，可根据病人食欲进流质，之后逐渐恢复软食或普食。行肠切除吻合术者，术后禁食，待肠功能恢复后方可进食。

3. 病情观察 注意生命体征的变化，观察切口有无红、肿、疼痛，阴囊部有无出血、血肿。

4. 预防切口感染 切口感染是引起疝复发的主要原因之一。术后切口一般不需加沙袋压迫，如有切口血肿，给予适当加压。及时更换污染或脱落的敷料，保持切口敷料清洁、干燥，不被大小便污染。绞窄性疝行肠切除、肠吻合术后，易发生切口感染，须应用抗生素。一旦发现切口感染征象，尽早处理。

5. 预防腹内压增高 术后仍需注意保暖，防止受凉引起咳嗽；指导病人在咳嗽时用手掌扶持，稍稍加压于手术切口。保持排便通畅，便秘者给予通便药物，避免用力排便。因麻醉或手术刺激引起尿潴留者，可肌内注射卡巴胆碱或针灸，促进膀胱平滑肌的收缩，必要时导尿。

6. 预防并发症 为避免阴囊内积血、积液和促进淋巴回流，术后可用丁字带托起阴囊，并密切观察阴囊肿胀情况，预防阴囊水肿。

（三）健康指导
1. 活动指导 病人出院后应逐渐增加活动量，3 个月内应避免重体力劳动或提举重物等。

2. 预防复发 减少和消除引起腹外疝复发的因素，并注意避免增加腹内压的动作，如剧烈咳嗽、用力排便等。调整饮食习惯，保持排便通畅。

3. 出院指导 定期随访，若疝复发，应及早诊治。

【护理评价】
通过治疗和护理，病人：①焦虑 / 恐惧减轻，情绪稳定；②疼痛减轻；③能正确描述预防腹内压增高及促进术后康复的有关知识；④阴囊水肿、切口感染得以预防，或得到及时发现和处理。

第三节 其他腹外疝病人的护理

其他腹外疝常见的有股疝、切口疝和脐疝。股疝（femoral hernia）是指腹腔器官或组织通过股环、经股管向卵圆窝突出形成的疝，发病率约占腹外疝的 3%~5%，多见于 40 岁以上妇女。切口疝（incisional hernia）是发生于腹壁手术切口处的疝。脐疝（umbilical hernia）是指腹腔内器官或组织通过脐环突出形成的疝。

【病因和病理】
1. 股疝 女性骨盆较宽广、联合肌腱和腔隙韧带较薄弱，以致股管上口宽大松弛故而易发病。妊娠是腹内压增高的主要原因。在腹内压增高的情况下，朝向股管上口的腹膜被下坠的腹内脏器推向下方，经股环向股管突出而形成股疝。疝内容物常为大网膜或小肠。由于股管几乎是垂直的，疝块在卵圆窝处向前转折形成一个锐角，容易嵌顿、绞窄。

2. 切口疝 切口疝是发生于手术切口处的疝，易经腹直肌切口高发，尤其是下腹部纵向切口。手术操作不当是引起切口疝的一个重要原因，尤其是切口感染，将会导致腹壁组织破坏，从而出现切口疝；腹壁切口缝合不严密、麻醉效果不佳、术后并发症、切口愈合不良等亦可导致切口疝的发生；切口发生感染、发病率可达 10%；伤口裂开者甚至可高至 30%。

3. 脐疝 临床上可分为小儿脐疝和成人脐疝，以前者多见。两者发病原因及治疗原则不尽相同。小儿脐疝发病多因脐环闭锁不全或脐部组织不坚固，在患儿啼哭等腹内压增高的情况下发生。成人脐疝为后天性，较少见，多数发生于经产妇，也见于肝硬化腹水、肥胖等病人。

【护理评估】
（一）健康史
健康史见本章第二节腹股沟疝病人的护理。

（二）身体状况

1. 症状

（1）**股疝**：疝块往往不大，位于腹股沟韧带下方卵圆窝处，呈半球形突起。易复性股疝的症状较轻，常不为病人所注意，尤其肥胖者更易疏忽。因疝囊外有很多脂肪的缘故，疝块有时不能自行消失。部分病人可在久站或咳嗽后出现患处胀痛，并有可复性肿块。股疝嵌顿后，除局部明显的胀痛外，可有急性机械性肠梗阻的表现，严重时可掩盖股疝的局部表现。

（2）**切口疝**：腹壁切口瘢痕处逐渐膨隆，有肿块出现。通常在站立或用力时明显，平卧休息可缩小或消失。疝块较大者，可有腹胀、消化不良、牵拉感等症状。

（3）**脐疝**：成人脐疝多为后天性，脐环处有脐血管穿过，是腹壁的薄弱点，由于疝环狭小，发生嵌顿或绞窄者较多。小儿脐疝表现为啼哭时疝块突出，安静时消失，极少发生嵌顿。

2. 体征

股疝的病人可在腹股沟处触及肿块。切口疝的病人可在切口处触及肿块。

（三）心理-社会状况

心理-社会状况见本章第二节腹股沟疝病人的护理。

（四）辅助检查

辅助检查见本章第二节腹股沟疝病人的护理。

（五）处理原则

1. 股疝

容易嵌顿，一旦发现，均需尽早手术。

2. 切口疝

原则上手术治疗。较大的切口疝，可采用人工高分子体筋膜组织进行修补。

3. 脐疝

2岁前可采取非手术治疗，如绷带压迫法。2岁以上，若脐环直径仍大于1.5cm，则可手术治疗。原则上，5岁以上儿童的脐疝采取手术治疗。成人脐疝发生嵌顿或绞窄者较多，采取手术疗法。

【常见护理诊断/问题】

常见护理诊断/问题见本章第二节腹股沟疝病人的护理。

【护理措施】

护理措施见本章第二节腹股沟疝病人的护理。

（王秋月）

思考题

1. 吴先生，81岁。病人半年前无明显诱因下出现右腹股沟肿物，伴下坠感，约鸡蛋大小，质软，无胀痛，以站立位时明显，平卧时肿物自行消失。因近期便秘严重，3小时前用力排便后肿块再次突出不能还纳，疼痛明显，伴有腹痛、恶心、呕吐等表现，初步诊断"右侧腹股沟斜疝嵌顿"。在征得病人同意后，决定采取手术治疗。

请问：

（1）病人本次发病的病因是什么？

（2）手术前护士需做好哪些护理工作？

2. 李先生，58岁。35年前因阑尾炎行阑尾切除术，3年前行胰体尾切除术。于6个月前发现前腹壁可复性肿物，直径约2cm大小，活动后及咳嗽时明显，平卧可还纳，无局部疼痛、恶心、呕吐等不适。为进一步治疗拟以"腹壁切口疝"收治入院。

请问：若病人采取手术治疗，手术后护士应采取哪些护理措施？

ER 15-7

练习题

第十六章 | 急性化脓性腹膜炎与腹部损伤病人的护理

教学课件　　　　　　思维导图

学习目标

1. 掌握：急性腹膜炎和腹部损伤的症状、体征和护理措施。
2. 熟悉：急性腹膜炎、腹腔脓肿和腹部损伤的病因、分类和处理原则。
3. 了解：急性腹膜炎和腹部损伤的护理目标、护理评价。
4. 学会：运用护理程序对急性腹膜炎和腹部损伤病人的护理知识和技能实施整体护理。
5. 为急性化脓性腹膜炎及腹部损伤的病人提供人文关怀。

第一节　急性化脓性腹膜炎病人的护理

导入情境

情境描述：

黄先生，40 岁。近 1 个月来无明显诱因反复腹泻与便秘交替出现，未规律治疗。近 5 小时突发腹痛，无恶心、呕吐、腹胀。被家人急送入院。体格检查：体温 37.8℃，脉搏 106 次 /min，呼吸 14 次 /min，血压 93/59mmHg。神志清，痛苦面容，全腹压痛、反跳痛、肌紧张、板状腹。直肠指检：距肛缘 4cm 处可触及质硬粪便。腹穿：黄色混浊腹水。腹部 CT 检查：腹盆腔积液，下腹部分肠管积液扩张，盆腔可疑游离气体。

工作任务：

1. 准确判断黄先生目前首要的护理问题。
2. 正确对黄先生实施治疗护理并观察疗效。

急性化脓性腹膜炎（acute pyogenic peritonitis）是由细菌感染、化学性刺激或物理性损伤等因素引起的腹膜和腹膜腔炎症，是外科较为常见的急腹症之一。

按发病机制可分为原发性腹膜炎（primary peritonitis）与继发性腹膜炎（secondary peritonitis）。腹腔内或邻近组织没有原发病灶，细菌经血行、泌尿道、女性生殖道等途径播散至腹膜腔引起腹膜炎，称为原发性腹膜炎。原发性腹膜炎占 2%，病原菌多为溶血性链球菌、肺炎双球菌或大肠埃希菌，婴儿和儿童的原发性腹膜炎大多属此类。继发性化脓性腹膜炎，临床多称急性腹膜炎（acute peritonitis），是急性化脓性腹膜炎中最常见的一种，占 98%，也是一种常见的外科急腹症。

腹膜形成的　　腹膜与脏器的
结构　　　　关系示意图
　　　　　　（水平切面）

【病因及发病机制】

继发性化脓性腹膜炎病因很多，主要有以下几种（图 16-1）：

1.腹内脏器穿孔或破裂　腹腔空腔脏器穿孔、外伤引起的腹壁或内脏破裂，是急性继发性化脓性腹膜炎最常见的原因。

2. 腹内脏器炎症扩散　是引起继发性腹膜炎的常见原因。如急性阑尾炎、胆囊炎、胰腺炎、坏死性肠炎、急性输卵管炎等可蔓延至腹膜引起炎症。

3. 急性肠梗阻　肠扭转、肠套叠、嵌顿性疝、肠系膜血管栓塞等原因引起的绞窄性肠梗阻后，可引起腹膜炎。

4. 其他　如腹腔内出血、腹腔内脓肿破裂、腹壁严重感染、医源性感染等。

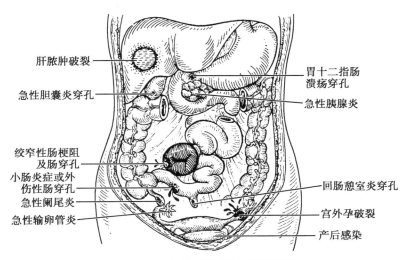

图 16-1　急性腹膜炎的常见原因

引起腹膜炎的细菌主要是胃肠道内的常驻菌群，其中以大肠埃希菌最多见，其次为厌氧杆菌、链球菌、变形杆菌等。一般都是混合性感染，故毒性较强。

【病理生理】

胃肠内容物和细菌进入腹腔后，引起腹膜充血、水肿并失去光泽，产生大量浆液性渗出液，稀释腹膜腔内的毒素，出现大量吞噬细胞、中性粒细胞，坏死组织、细菌和凝固的纤维蛋白，使渗出液变混浊成为脓液。

腹膜腔内大量渗出液以及肠麻痹导致的肠道内积液，引起水电解质紊乱，血浆蛋白减少，血容量锐减，导致低血容量性休克，同时，细菌毒素入血引起感染性休克。肠管因麻痹而扩张、胀气，使膈肌抬高影响心肺功能，使血液循环和气体交换受到影响，加重休克导致死亡。病变损害轻的可与邻近肠管、其他脏器及大网膜形成粘连，将病灶包围，使病变局限于腹腔内的一个部位，形成局限性腹膜炎或脓肿。

腹膜炎治愈后，腹腔内多有不同程度的粘连，大多数无不良后果；一部分肠管的粘连可造成扭曲或形成锐角，发生机械性肠梗阻，即粘连性肠梗阻。

【护理评估】

（一）健康史

了解既往有无胃、十二指肠溃疡病史，慢性阑尾炎发作史，其他腹内脏器疾病和手术史，近期有无腹部外伤史。对于儿童，注意近期有无呼吸道、泌尿道感染病史，有无营养不良或其他导致抵抗力下降的情况。

（二）身体状况

1. 腹痛　是最主要的症状。一般呈持续性剧烈腹痛，常难以忍受。当深呼吸、咳嗽、转动身体时加剧。病人多呈强迫体位。腹痛多自原发病部位开始，随炎症扩散而波及全腹。

2. 恶心、呕吐　腹膜受到刺激引起的反射性恶心、呕吐，呕吐物为胃内容物；当发生麻痹性肠梗阻时可出现持续性呕吐,呕出黄绿色胆汁,甚至棕褐色粪样肠内容物。

3. 体温、脉搏 与炎症轻重有关。体温开始正常,后逐渐升高,脉搏逐渐加快。年老体弱者体温可不升高,脉搏加快;若脉搏快而体温下降,是病情恶化的征象。

4. 感染中毒症状 病人可出现高热、脉速、呼吸浅快、大汗、口干。病情进一步发展,可有重度脱水、代谢性酸中毒及休克。

5. 腹部体征 ①视:腹胀,腹式呼吸运动减弱或消失。腹胀加重是病情恶化的重要指标。②触:腹部压痛、反跳痛、腹肌紧张是腹膜炎的标志性体征,称为腹膜刺激征(signs of peritoneal irritation),以原发病灶处最明显。幼儿、老人或极度衰弱者腹肌紧张不明显,易被忽视。③叩:胃肠胀气呈鼓音;胃肠穿孔时膈下有游离气体,使肝浊音界缩小或消失;腹腔内积液较多时移动性浊音呈阳性。④听:肠鸣音减弱或消失。⑤直肠指检:直肠前壁饱满、触痛,提示盆腔已有感染或脓肿形成。

(三)辅助检查

1. 实验室检查 ①血常规检查:WBC 和中性粒细胞计数(NEUT)比例增高。②诊断性腹腔穿刺抽液术或腹腔灌洗术:根据抽出液性状、气味、混浊度,做细菌培养、涂片,以及淀粉酶测定等帮助判断病因。

2. 影像学检查 ①腹部立位平片:有多个气液平面是肠麻痹征象;胃肠穿孔时可见膈下游离气体。②腹部超声:可显示腹腔内积液。③腹部 CT:对腹腔内实质性脏器的病变(如急性胰腺炎)的诊断帮助较大。

(四)心理-社会状况

了解病人有无焦虑等心理表现,对本病的认知程度,对医院环境的适应情况,以及家属、亲友的态度,经济承受能力等。

(五)处理原则

救治原则:控制感染,清除脓液,防止腹腔粘连,加强支持,促进康复。

分为非手术和手术治疗两种方法。

1. 非手术治疗 主要措施包括半卧位,禁食,胃肠减压,静脉输液,纠正水、电解质紊乱,合理应用抗生素,补充热量和营养支持,以及镇静、止痛、吸氧等对症处理。

2. 手术治疗 多数继发性腹膜炎病人需手术治疗。手术类型视病情而定。近年来,腹腔镜手术在弥漫性腹膜炎诊治方面的应用更加广泛。

【常见护理诊断/问题】

1. 急性疼痛 与腹膜受炎症刺激、手术创伤有关。

2. 体温过高 与腹膜炎毒素吸收有关。

3. 体液不足 与大量腹腔渗出、高热、体液丢失过多有关。

4. 焦虑/恐惧 与病情严重、躯体不适、担心术后康复及预后等有关。

5. 潜在并发症:腹腔脓肿、切口感染等。

【护理目标】

1. 病人腹痛减轻。

2. 病人体温得到控制,逐渐降至正常范围。

3. 病人水、电解质维持平衡,未发生酸碱平衡失调。

4. 病人焦虑、恐惧程度减轻,情绪稳定,配合治疗和护理。

5. 病人未发生并发症,或发生时得到及时发现和处理。

【护理措施】

(一)非手术治疗及术前护理

1. 病情观察 定时测量生命体征,必要时监测尿量、中心静脉压、血清电解质以及血气分析等指标，记录 24 小时液体出入量。观察病人腹部症状和体征的变化。

2. 体位与活动 急性期一般取半卧位，休克病人采取抗休克位。尽量减少搬动和按压腹部。病情稳定后，鼓励病人适当活动。

3. 禁食、胃肠减压 是治疗急性腹膜炎重要措施。减压期间做好口腔护理和鼻腔清洁，妥善固定胃管，注意观察引流液的质和量。

4. 营养支持 急性腹膜炎的代谢率约为正常人的 140%，需给予高能量、高蛋白、富含维生素、易消化易吸收饮食。禁食者给予肠外途径营养支持。

5. 维持体液平衡和有效循环血量 迅速建立静脉输液通道，遵医嘱补液，纠正水、电解质及酸碱平衡失调。有休克时，给予抗休克治疗，如扩容、输血、血浆，维持有效的循环血量。

6. 控制感染 继发性腹膜炎多为混合性感染，根据细菌培养及药敏结果选用有效抗生素，注意观察疗效及抗生素的不良反应。

7. 对症护理 高热病人，给予物理降温。已确诊者，可用哌替啶类止痛剂，减轻病人的痛苦与恐惧。诊断不明或病情观察期间，暂不用止痛药物，以免掩盖病情。

8. 心理护理 做好病人、家属的解释安慰工作，稳定病人情绪；介绍有关腹膜炎的疾病知识，使其积极配合治疗和护理。

（二）术后护理

1. 病情观察 术后密切观察生命体征、意识状态、腹部体征的变化，若发现异常，及时通知医生，配合治疗处理。

2. 体位与活动 术后全麻清醒前，采取去枕平卧位，头偏向一侧至完全清醒；硬膜外阻滞麻醉病人平卧 6 小时；生命体征平稳后取半卧位。半卧位，便于引流，以利于局限感染、减轻中毒症状，避免膈下脓肿形成。病人平卧时，左膈下间隙处于较低位，腹腔内的脓液易积聚于此，形成膈下脓肿（subphrenic abscess）。盆腔处于腹腔最低位置，腹腔内炎性渗出及脓液易积聚于此形成盆腔脓肿（pelvic abscess）。病情允许的情况下，鼓励病人下床活动，预防肠粘连。

3. 饮食护理 术后继续禁食、胃肠减压，待肠蠕动恢复，拔除胃管后，逐步经口饮食。禁食期间口腔护理 2 次 /d，给予肠外营养支持，提高防御能力。

4. 维持体液平衡 合理补充液体、电解质和维生素，必要时输新鲜血、血浆，维持水、电解质、酸碱平衡。

5. 控制感染 术后继续使用抗生素，控制腹腔内感染。

6. 切口护理 观察切口敷料是否干燥，有渗血、渗液时及时更换敷料；观察切口愈合情况，及早发现切口感染征象。

7. 引流管护理 正确连接各引流装置，当有多根腹腔引流管时，贴上标签标明各管位置，以免混淆。①引流管：妥善固定腹腔引流管，防止脱出或受压。②引流袋：须低于腹部引流口，以防逆行性感染；普通引流袋每日更换，抗反流型引流袋可 2~3 日更换 1 次，更换时严格遵守无菌操作原则。③观察记录引流情况：观察记录引流液的量、色、质。④保持引流通畅：对负压引流者及时调整负压，维持有效引流，经常挤捏引流管以防血块或脓痂堵塞，保持腹腔引流通畅，预防腹腔内残余感染。⑤适时拔管：当引流液清亮且量小于 10ml/d、无发热、无腹胀、病人体温及白细胞计数恢复正常，可考虑拔管。

腹腔引流管
标记

腹腔引流袋

腹腔引流液
含胆汁

（三）健康教育

1. 知识宣教 向病人说明非手术治疗期间禁食、胃肠减压、半卧位的重要性。

2. 饮食指导 讲解术后饮食恢复的知识，指导其从流质—半流质—软食—普食，循序渐进、少量多餐，促进手术创伤的修复和切口愈合。

3. 康复指导 解释术后早期活动对于促进肠功能恢复，防止术后肠粘连的重要性，鼓励病人尽早下床活动。做好出院病人的健康指导，定期门诊随访。

【护理评价】

通过治疗和护理，病人：①腹痛减轻或消失；②体温恢复正常，腹腔内感染得到控制；③体液维持平衡；④焦虑、恐惧减轻，情绪稳定，能配合治疗和护理；⑤未发生腹腔脓肿或切口感染等并发症，或发生时得到及时发现和积极处理。

第二节　腹部损伤病人的护理

> **导入情境**
>
> **情境描述：**
>
> 龙先生，29 岁。于 2 小时前因骑摩托车时不慎摔伤，诉腹痛，被同事急送入院。体格检查：体温 36.5℃，脉搏 130 次/min，呼吸 24 次/min，血压 100/50mmHg。神志淡漠，面色苍白，全腹轻压痛，腹部略膨隆。腹部 CT 检查提示：脾脏破裂、胃挫伤、肠系膜挫伤、腹盆腔积液、右耻骨下骨折。
>
> **工作任务：**
>
> 1. 请协助医生对病人采取正确检查项目。
> 2. 立即正确对龙先生实施治疗护理并观察疗效。

腹部损伤（abdominal injury）是指各种物理、化学和生物的外源性致伤因素作用于机体，导致腹部和/或腹腔内部组织器官结构完整性受损，同时或相继出现一系列功能障碍。根据腹壁有无伤口可分为开放性损伤和闭合性损伤两大类。其中，开放性损伤根据腹壁伤口是否穿破腹膜分为穿透伤（多伴内脏损伤）和非穿透伤（偶伴内脏损伤）。穿透伤又可分为致伤物既有入口又有出口的贯通伤和仅有入口无出口的非贯通伤（盲管伤）。

【病因和病理】

开放性损伤的致伤物常为各种锐器，如刀、枪弹或弹片等，常见受损内脏依次以肝脏、小肠、胃、结肠、大血管等。闭合性损伤的致伤因素常为钝性暴力所致，如撞击、挤压、坠落、冲击、拳打脚踢或突然减速等，常见受损内脏依次为脾脏、肾脏、小肠、肝脏、肠系膜等。

【护理评估】

（一）健康史

了解受伤史，包括受伤的时间、部位、原因、受伤时的姿势和体位；暴力的性质、强度、方向；伤前有否饮酒、进食；受伤后的神志变化，有无腹痛、腹胀、恶心、呕吐，有无排尿；受伤到就诊时的病情变化及采取的救治措施，效果如何等。

（二）身体状况

1. 单纯腹壁损伤 一般症状和体征较轻，可表现为受伤部位疼痛，局限性腹壁肿胀和压痛，有时可见皮下瘀斑。

2. 实质性脏器损伤 当肝、脾、胰、肾等实质性脏器或大血管损伤时，主要以腹腔内或腹膜后出血为临床表现。

（1）**症状**：①病人表现为面色苍白、脉搏细速、脉搏压变小、尿量减少等休克表现；②腹痛多呈持续性,一般不剧烈。

(2)**体征**:①有不同程度的腹膜刺激征;②移动性浊音阳性;③腹部肿块多为脏器破裂出血;④肾脏损伤时可出现血尿。

3. 空腔脏器损伤 胃肠道、胆道、膀胱等破裂以腹膜炎为主要临床表现。

(1)**症状**:①持续性剧烈的全腹痛;②有恶心、呕吐、呕血、便血、腹胀等胃肠道症状;③可出现体温升高、脉率增快、呼吸急促等全身感染症状,严重者可发生感染性休克。

(2)**体征**:①腹膜刺激征的程度,因空腔器官内容物不同而异,通常胃液、胆汁、胰液的刺激最强,肠液次之,血液最轻;②因肠麻痹出现腹胀,严重时可发生感染性休克。

(三)辅助检查

1. 实验室检查

(1)**实质脏器损伤**:大量失血时 RBC、Hb 及 HCT 明显下降;胰腺损伤时可有血、尿淀粉酶值升高。

(2)**空腔脏器损伤**:血常规检查有 WBC 及 NEUT 升高;十二指肠损伤时可有血淀粉酶值升高。

2. 诊断性腹腔穿刺术和腹腔灌洗术 诊断阳性率可达 90% 以上,对判断有无腹腔脏器损伤和脏器损伤的类型有重要意义。

(1)**诊断性腹腔穿刺术**:穿刺点选择脐和髂前上棘连线的中外1/3 交界处或经脐水平线与腋前线相交处(图 16-2)。仔细观察穿刺抽的液体性状判断哪类脏器受损。

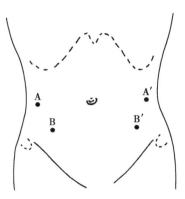

图 16-2　腹腔穿刺术的进针点

(2)**诊断性腹腔灌洗术**:经腹腔穿刺置入有多个侧孔的细塑料管,向腹腔内缓慢注入 500~1 000ml 无菌生理盐水,虹吸液体,进行实验室检查,根据检查结果,判断病情。

3. 影像学检查

(1)**X 线检查**:详见本章第一节急性化脓性腹膜炎病人的护理。

(2)**超声检查**:主要用于诊断实质性脏器损伤。

(3)**CT 检查**:对实质性脏器损伤和腹膜后血肿有重要的诊断意义。

(4)**诊断性腹腔镜检查**:可直接窥视而明确损伤,同时在腹腔镜下进行治疗。

(四)心理–社会状况

心理-社会状况见本章第一节急性化脓性腹膜炎病人的护理。

(五)处理原则

1. 急救 全面权衡轻重缓急,首先处理对生命威胁最大的损伤。

2. 非手术治疗 ①防止休克:积极扩容,力争收缩压回升至 90mmHg 以上。②抗感染:空腔脏器破裂者使用足量抗生素。③禁饮、禁食、胃肠减压。④镇静、镇痛:诊断明确者可给予镇静或镇痛药。

3. 手术治疗 对已确诊或高度怀疑腹内脏器损伤者,应做好紧急术前准备,力争早期手术。

【常见护理诊断/问题】

1. **体液不足** 与损伤致腹腔内出血、渗出及呕吐致体液丢失过多有关。

2. **急性疼痛** 与腹部损伤、消化液刺激腹膜及手术有关。

3. **营养失调:低于机体需要量** 与禁食、胃肠减压、高分解代谢状态有关。

4. **潜在并发症**:损伤器官再出血、腹腔脓肿、休克。

5. **焦虑/恐惧** 与意外创伤的刺激、出血、内脏脱出、担心术后康复及预后等有关。

【护理目标】

1. 病人体液平衡能得到维持。

2. 病人疼痛缓解。

3. 病人营养状况得到改善。

4. 病人未发生损伤器官再出血、腹腔脓肿、休克等并发症，或发生时得到及时发现和处理。

5. 病人焦虑/恐惧程度缓解或减轻。

【护理措施】

（一）现场急救

腹部损伤常合并多发性损伤，急救时应分清轻重缓急。首先检查呼吸情况，保持呼吸道通畅；包扎伤口，控制外出血，将伤肢妥善外固定；有休克表现者应尽快建立静脉通路，快速输液。开放性腹部损伤者，妥善处理，伴有肠管脱出者，可用消毒碗覆盖保护，勿予强行回纳。

（二）非手术治疗及术前护理

1. 严密观察病情　每 15~30 分钟监测生命体征 1 次。有下列情况之一者，考虑有腹内脏器损伤：①受伤后短时间内即出现明显的失血性休克表现者；②腹部持续性剧痛且进行性加重伴恶心、呕吐者；③腹部压痛、反跳痛、肌紧张明显且有加重的趋势者；④肝浊音界缩小或消失，有气腹表现者；⑤腹部出现移动性浊音者；⑥有便血、呕血或尿血者；⑦直肠指检盆腔触痛明显、波动感阳性，或指套染血者。注意事项：①尽量减少搬动，以免加重伤情；②诊断不明者不予注射止痛剂，以免掩盖伤情；③怀疑结肠破裂者严禁灌肠。

2. 一般护理　①病人绝对卧床休息，给予吸氧，床上使用便盆；若病情稳定，可取半卧位。②禁食、胃肠减压。禁食期间补充足量的平衡盐溶液、电解质等，必要时输血，积极补充血容量，防止水、电解质及酸碱平衡失调。待肠蠕动功能恢复后，开始进流质饮食。

3. 用药护理　遵医嘱应用广谱抗生素防治腹腔感染，注射破伤风抗毒素。必要时，进行肠外营养支持。

4. 术前准备　除常规准备外，还包括交叉配血；留置胃管；补充血容量。

5. 心理护理　给予病人及家属安慰、解释和帮助，消除不良心理因素，树立战胜疾病的信心。

（三）术后护理

1. 病情观察　①严密监测意识状态、生命体征以及 24 小时出入量。②观察腹部伤口和手术切口情况，及早发现腹腔脓肿等并发症。③危重病人加强呼吸、循环功能和肝、肾功能的检测。

2. 体位与活动　待全麻清醒或硬膜外阻滞麻醉平卧 6 小时后，血压平稳者改为半卧位，以利于腹腔引流、减轻腹痛、改善呼吸循环功能。鼓励病人早期下床活动，以预防肠粘连。

3. 禁食、胃肠减压　术后待肠蠕动恢复、肛门排气后停止胃肠减压，拔除胃管，根据病情从流质饮食开始，逐渐过渡到普食。

4. 维持呼吸功能　持续给氧，检测血氧饱和度。做好口腔护理，加强呼吸训练，协助病人排痰，防止坠积性肺炎的发生。

5. 静脉补液　遵医嘱给予静脉补液，在输注平衡盐溶液的基础上，适当补充血浆、白蛋白等胶体液体，必要时输注全血。

6. 抗感染　遵医嘱给予抗生素，控制腹腔内感染。

7. 腹腔引流护理　见本章第一节急性化脓性腹膜炎病人的护理。

8. 并发症的护理　①受损器官再出血病人腹痛会表现为缓解后又突然加剧，同时出现休克等表现。一旦出现以上情况，立即通知医生，并协助处理，做好紧急手术准备。②腹腔脓肿病人术后数日体温持续不退或下降后又升高，伴有腹胀、腹痛、呃逆、直肠或膀胱刺激症状；伴有腹腔感染者，腹腔引流管引流出较多混浊或有异味液体，遵医嘱给予抗生素，做好脓肿切开引流或物理疗法的护理配合，给予病人高蛋白、高热量、高维生素饮食或肠内外营养支持。

9. 心理护理　消除病人不良心理因素，帮助其树立战胜疾病的信心。

（四）健康指导

对病人进行指导：①加强安全教育，宣传劳动保护、安全行车的知识，避免意外损伤的发生；②普及急救知识，在意外事故现场，能进行简单的急救或自救；③出院指导，适当休息，加强锻炼，增加营养，促进康复。若有腹痛、腹胀、肛门停止排气排便等不适，应及时到医院就医。

【护理评价】

通过治疗和护理，病人：①体液维持平衡，生命体征稳定；②腹痛缓解或减轻；③体温维持正常；④焦虑/恐惧缓解或减轻，情绪稳定，能配合各项治疗和护理；⑤未发生损伤器官再出血、腹腔脓肿、休克等并发症，或发生时得到了及时发现和处理。

（王秋月）

思考题

1. 马先生，37岁。因车祸导致腹部损伤，伴腹部剧烈疼痛2小时急诊入院。查体：体温37.8℃，脉搏115次/min，呼吸26次/min，血压90/60mmHg，痛苦面容，全腹肌紧张、压痛、反跳痛，肠鸣音消失。初步诊断：急性腹膜炎（消化道穿孔）。

请问：针对此病人情况，应采取哪些辅助检查？

2. 胡先生，80岁。于昨日8点无明显诱因出现腹痛，开始为脐周疼痛，于昨日下午转移至右下腹，性质钝痛。无恶心呕吐，于社区门诊输液治疗，效果欠佳。今日症状加重后急诊入院。完善相关检查后，诊断为"急性腹膜炎"。

请问：该病人目前应采取哪种治疗方法？

3. 刘先生，63岁。于28小时前提重物时不慎撞伤左下腹，当时即有明显左下腹痛，无恶心、呕吐、腹胀、头晕、头痛等不适，休息后自觉腹痛稍好转。今凌晨开始腹痛症状加剧，急诊入院。完善相关检查后拟以"急性消化道穿孔、急性腹膜炎"收入院，行手术治疗。

ER 16-8

练习题

请问：该病人术前应采取怎样的护理措施？

第十七章 │ 胃十二指肠疾病病人的护理

ER 17-1
教学课件

ER 17-2
思维导图

学习目标

1. 掌握：胃十二指肠溃疡、胃癌的症状和体征及手术前后护理措施。
2. 熟悉：胃十二指肠溃疡的外科治疗适应证、并发症和胃癌的病因、分类及处理原则。
3. 了解：胃十二指肠的解剖生理特点。
4. 学会：用胃十二指肠疾病病人的护理知识和技能对病人实施整体护理。
5. 具有对胃十二指肠疾病病人高度负责的态度和责任心，关心、爱护病人。

第一节 胃十二指肠溃疡外科治疗病人的护理

导入情境

情境描述：

王先生，57 岁。因反复上腹部烧灼痛 8 年，再发并加重 8 小时入院。该病人主诉 8 年来常有空腹或夜间上腹部烧灼痛，进食后疼痛减轻，近来自觉症状加重。8 小时前于晚餐后突发上腹部剧痛，迅速波及全腹，伴恶心、呕吐。体格检查：体温 38.8℃，脉搏 79 次 /min，呼吸 18 次 /min，血压 92/61mmHg，神志清醒，面色苍白。腹式呼吸消失，全腹有肌紧张、压痛和反跳痛，以上腹部明显。叩诊肝浊音界消失，移动性浊音（+），听诊肠鸣音消失。经检查诊断为十二指肠溃疡穿孔。

工作任务：

1. 立即为该病人进行护理评估。
2. 准确判断该病人最主要的护理问题。
3. 立即正确对王先生实施治疗护理并观察疗效。

胃十二指肠溃疡（gastroduodenal ulcer）是指胃、十二指肠局限性圆形或椭圆形的全层黏膜缺损，又称消化性溃疡（peptic ulcer）。外科治疗的主要指征包括急性穿孔、大出血、瘢痕性幽门梗阻、药物治疗无效的溃疡以及恶性变等情况。

【病因和病理】

（一）急性胃十二指肠溃疡穿孔

活动期胃十二指肠溃疡向深部侵蚀、穿破浆膜的结果。十二指肠溃疡穿孔多发生在球部前壁，胃溃疡穿孔多见于胃小弯。溃疡穿孔后酸性的胃内容物流入腹腔，引起化学性腹膜炎。穿孔 6~8 小时后细菌开始繁殖，逐渐形成化脓性腹膜炎。常见病菌为大肠埃希菌、链球菌。大量液体丢失、剧烈的腹痛、强烈的化学刺激加上细菌毒素吸收造成休克。

（二）胃十二指肠溃疡大出血

病人多有溃疡史，溃疡基底部因炎症腐蚀到血管，导致破裂出血。通常多为动脉性出血。十二指肠溃疡出血多位于球部后壁，胃溃疡出血多位于胃小弯。

（三）胃十二指肠溃疡瘢痕性幽门梗阻

胃十二指肠溃疡性幽门梗阻见于胃幽门、幽门管或十二指肠球部溃疡反复发作，形成瘢痕狭窄。溃疡病引起幽门梗阻的原因有痉挛性、水肿性和瘢痕性三种。早期部分梗阻，胃排空受阻，胃蠕动增强而使胃壁肌肉代偿性肥厚，胃轻度扩大。后期，胃代偿功能减退，失去张力，胃高度扩大，蠕动消失。胃内容物滞留，促使胃酸分泌增加而致胃黏膜糜烂、充血、水肿和溃疡。

【护理评估】

（一）健康史

了解病人的年龄、性别、职业及饮食习惯等；了解病人发病过程、治疗及用药情况，特别是非甾体抗炎药如阿司匹林、吲哚美辛，以及肾上腺皮质激素、胆汁酸盐等。了解病人既往是否有溃疡病史及胃手术病史等。

（二）身体状况

1. 急性胃十二指肠溃疡穿孔

（1）**症状**：多数突然发生于夜间空腹或饱食后，穿孔前常有溃疡症状加重或有过度疲劳、精神紧张等诱发因素。表现为骤起上腹部"刀割样"剧痛，突然减轻，迅速扩散至全腹，仍以上腹部为重。其常伴有恶心、呕吐。

（2）**体征**：病人为急性痛苦面容，仰卧微屈膝、不愿移动，腹式呼吸减弱或消失；全腹有明显的压痛、反跳痛，腹肌紧张呈"板样"强直，以穿孔处最重；叩诊肝浊音界缩小或消失，可有移动性浊音；听诊肠鸣音减弱或消失。

2. 胃十二指肠溃疡大出血　临床表现与出血量及速度相关。主要表现为黑便和呕血。便血前有心悸、头晕、目眩、乏力。大出血可出现晕厥和休克症状。肠蠕动增加，肠鸣音亢进。

3. 胃十二指肠溃疡瘢痕性幽门梗阻　主要表现为腹痛和反复呕吐。病人初期症状表现为上腹部饱胀和不适，阵发性胃痉挛性疼痛，伴嗳气、恶心。呕吐物为宿食，有腐败酸臭味，不含胆汁。呕吐后腹胀缓解，大量呕吐易引起脱水。上腹部隆起可见胃型和蠕动波，上腹部可闻及振水音。

（三）辅助检查

1. 实验室检查　①急性胃十二指肠溃疡穿孔病人可出现 WBC 及 NEUT 比例增加；②胃十二指肠溃疡大出血病人可出现 RBC、Hb、HCT 进行性下降。

2. 影像学检查　① X 线检查：约 80% 急性胃十二指肠溃疡穿孔病人见膈下新月形游离气体；X线钡餐检查可诊断瘢痕性幽门梗阻。②血管造影：可明确病因与出血部位。

3. 内镜检查　胃镜检查是确诊胃十二指肠溃疡的首选检查方法，可明确溃疡部位，并可在直视下取活组织做幽门螺杆菌检测及病理学检查。

4. 诊断性腹腔穿刺　针对急性胃十二指肠溃疡穿孔有诊断价值。

（四）心理 - 社会状况

了解病人对疾病的态度；情绪是否稳定；对疾病检查、治疗及护理是否配合；对医院环境是否适应；对手术是否接受；是否了解康复知识及掌握程度。了解家属及亲友的心理状态；家庭经济承受能力等。

（五）处理原则

无严重并发症的胃十二指肠溃疡一般采取药物治疗，外科手术仅适用于胃十二指肠溃疡保守治疗无效或并发穿孔、出血、幽门梗阻或癌变者。

1. 非手术治疗　主要措施有禁食、持续胃肠减压，输液以维持水、电解质平衡并给予营养支持，全身应用抗生素控制感染,经静脉给予 H_2 受体阻断剂或质子拮抗剂等制酸药物。若治疗 6~8 小时后病情仍继续加重,立即行手术治疗。

2. 手术治疗　是急性胃十二指肠溃疡穿孔的主要治疗方法,根据病人情况结合手术条件选择手术方式。方法包括单纯穿孔缝合、胃大部切除术(图 17-1)、穿孔缝合术加高选择性迷走神经切断或选择性迷走神经切断术加胃窦切除术。胃大部切除术的方式包括毕 I 式(Billroth I 式)(图 17-2)、毕 II 式(Billroth II 式)(图 17-3)。

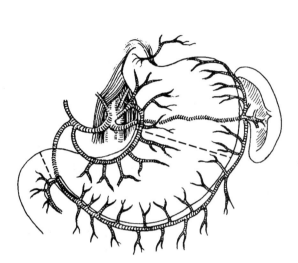

图 17-1　胃大部切除范围

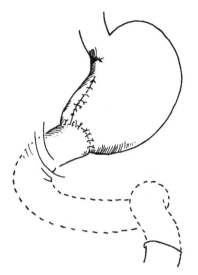

图 17-2　毕 I 式胃大部切除术示意图

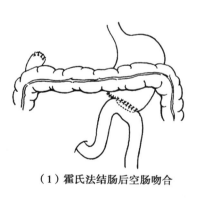

(1)霍氏法结肠后空肠吻合

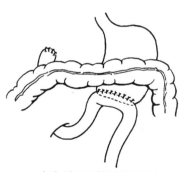

(2)波氏法结肠后空肠吻合

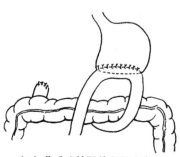

(3)莫氏法结肠前空肠吻合

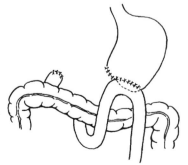

(4)艾氏法结肠前空肠吻合

图 17-3　国内几种常用的毕 II 式胃大部切除

【常见护理诊断/问题】

1. **急性疼痛** 与胃十二指肠黏膜受侵蚀或胃肠内容物对腹膜的刺激及手术创伤有关。

2. **体液不足** 与溃疡大出血、禁食、穿孔后大量腹腔渗出液、幽门梗阻病人呕吐而致水、电解质丢失等有关。

3. **营养失调：低于机体需要量** 与摄入不足及消耗增加有关。

4. **焦虑/恐惧** 与疾病知识缺乏、环境改变及担心手术有关。

5. **潜在并发症**：出血、感染、吻合口破裂或瘘、术后梗阻、倾倒综合征等。

【护理目标】

1. 病人疼痛减轻或缓解。

2. 病人水、电解质维持平衡，未发生酸碱平衡失调。

3. 病人营养状况得到改善。

4. 病人焦虑/恐惧减轻或缓解。

5. 病人并发症得到有效预防，或得到及时发现和处理。

【护理措施】

（一）非手术治疗及术前护理

1. **饮食护理** 出现并发症者，暂禁食，出血停止或非完全性幽门梗阻者，可进流质或无渣半流质饮食。对无进食禁忌证者，术前1日流质饮食，术前12小时禁食、禁饮。近年来，胃肠加速康复外科方案中建议病人可在术前6小时口服固体食物，术前2小时口服含碳水化合物饮品。

2. **用药护理** 督促病人按时服用减少胃酸分泌、解痉及抗酸的药物，并观察药物疗效。

3. **急性穿孔病人的护理** 病人立即禁饮食，胃肠减压，减少胃肠内容物继续流入腹腔；及时补充液体和应用抗生素，维持水、电解质平衡和抗感染治疗；做好急症手术前的准备工作。

4. **溃疡大出血病人的护理** 严密观察呕血、便血情况，并判断、记录出血量；监测生命体征；病人取平卧位；禁饮食；若病人过度紧张，给予镇静剂；及时输血、补液、应用止血药物，以纠正贫血和休克；做好急症手术前的准备工作。

5. **幽门梗阻病人的护理** 输血补液，改善营养状况，纠正低氯、低钾性碱中毒。做好术前准备，术前3日，每晚用300~500ml温生理盐水洗胃，以减轻胃壁水肿和炎症，以利于术后吻合口愈合。

6. **对拟行迷走神经切除术病人的护理** 术前测定病人的胃酸，包括夜间12小时分泌量、最大分泌量及胰岛素试验分泌量，为选择手术方法提供参考。

7. **心理护理** 对于急性穿孔和大出血的病人，及时安慰病人，缓解紧张、恐惧情绪，解释相关疾病和手术知识。

（二）术后护理

1. **休息与活动** 生命体征平稳后取半卧位。卧床期间，协助病人翻身。若病人病情允许，鼓励病人早期活动，活动量因人而异。

2. **维持体液平衡** 病人禁食期间，维持水、电解质平衡；及时应用抗生素；准确记录24小时出入量，以便保证合理补液。

3. **饮食护理** 病人拔除胃管当日可饮少量水或米汤；第2日进半量流质饮食，每次50~80ml；若病人无腹痛、腹胀等不适，第3日进全量流质，每次100~150ml；第4日可进半流质饮食。少进食牛奶、豆类等产气食物，忌生、冷、硬及刺激性食物。进食应少量多餐，循序渐进，每日5~6餐，逐渐减少进餐次数并增加每次进餐量，逐渐过渡为正常饮食。

4. **病情观察** 监测生命体征，1次/min，病情平稳后延长间隔时间。

5. **引流管的护理** 妥善固定胃肠减压管和引流管，保持通畅。观察并记录胃管和引流管引流液体的质和量。

6. 早期并发症的观察和护理

（1）**术后胃出血**：术后胃管不断吸出新鲜血液，24小时后仍不停止，则为术后出血。多行非手术疗法止血，包括禁食、应用止血药物和输新鲜血。当非手术疗法不能止血或出血量大时，应行手术止血。

（2）**胃排空障碍**：胃切除术后，病人出现上腹持续性饱胀、钝痛、伴呕吐含有食物和胆汁的胃液。多数病人经禁食、胃肠减压、肠外营养、应用促胃动力药物等保守治疗后好转。

（3）**吻合口破裂或瘘**：术后早期并发症，常发生于术后1周左右。贫血、水肿、低蛋白血症的病人更易发生。如病人出现高热、脉速、腹痛及弥漫性腹膜炎的表现，及时通知医生。

（4）**十二指肠残端破裂**：是毕Ⅱ式胃切除术后早期最严重的并发症。临床表现为突发上腹部剧痛，发热、腹膜刺激征及血白细胞计数增加，腹腔穿刺可有胆汁样液体。一旦诊断，立即手术治疗。

（5）**术后梗阻**：包括吻合口梗阻和输入袢梗阻、输出袢梗阻，后两者见于毕Ⅱ式胃切除术后。①输入袢梗阻：表现为上腹部剧烈疼痛、呕吐伴上腹部压痛，呕吐物不含胆汁，呕吐后症状不缓解。治疗包括禁食、胃肠减压、营养支持等方法，若无缓解，可行手术治疗。②输出袢梗阻：表现为上腹部饱胀、呕吐含胆汁的胃内容物；钡餐检查可明确梗阻部位；若保守治疗无效，应行手术治疗。③吻合口梗阻：吻合口过小或吻合口的胃壁或肠壁内翻太多，或因术后吻合口炎症水肿出现暂时性梗阻，若非手术治疗无效，行手术解除梗阻。

7. 远期并发症的观察和护理

（1）**倾倒综合征**（dumping syndrome）：①早期倾倒综合征，多于进食后30分钟内，病人出现心悸、心动过速、出汗、无力、面色苍白等表现，伴有恶心、呕吐、腹部绞痛、腹泻等消化道症状；多数病人经调整饮食后，症状能减轻或消失；处理方法：少量多餐，避免过甜、过咸、过浓的流质食物，进餐后平卧10~20分钟。②晚期倾倒综合征，又称低血糖综合征，病人表现为餐后2~4小时出现头晕、心慌、无力、出冷汗、脉细弱甚至晕厥，也可导致虚脱；处理方法：出现症状时稍进饮食，尤其是糖类，即可缓解。

（2）**碱性反流性胃炎**：病人表现为上腹或胸骨后烧灼痛、呕吐胆汁样液体及体重减轻。抑酸剂治疗无效，较顽固。一般应用胃黏膜保护剂、胃动力药及胆汁酸结合药物。症状严重者，考虑手术治疗。

（3）**溃疡复发**：病人再次出现溃疡病症状、腹痛、出血等症状。可采取保守治疗，无效者可再次手术。

（4）**营养性并发症**：病人表现为体重减轻、营养不良、贫血等症状。病人应调节饮食，给予高蛋白、低脂饮食，补充铁剂和丰富的维生素。饮食调整结合药物治疗，营养状况可改善。

（三）健康教育

1. 用药指导 指导病人服用药物时间、方法、剂量及药物副作用。避免服用对胃黏膜有损害性的药物，如阿司匹林、吲哚美辛、皮质类固醇等。

2. 饮食指导 告诉病人术后一年内胃容量受限，饮食应定时、定量，少量多餐，营养丰富，逐步过渡为正常饮食。少食腌制、熏制食品，避免进食过冷、过硬、过烫、过辣及油煎炸的食物。

3. 出院指导 告知病人出院后注意休息、避免过劳，保持乐观的情绪，同时劝告病人戒烟限酒。告知病人及家属有关手术后期可能出现的并发症及相关知识。

【护理评价】

通过治疗和护理，病人：①疼痛减轻或缓解；②体液维持平衡，生命体征平稳；③营养状况得以改善；④焦虑/恐惧减轻或缓解，情绪稳定；⑤未发生并发症，或发生时被及时发现和处理。

第二节 胃癌病人的护理

导入情境

情境描述：

郭先生，65 岁。1 年前开始自觉体力下降，做家务时耐力降低，近半年自感有所消瘦，体重下降了 3kg 左右。体格检查：体温 36.7℃，脉搏 68 次/min，呼吸 17 次/min，血压 92/64mmHg，神志清醒。胃镜示胃窦可见一不规则溃疡型病灶，病理示低分化腺癌。

工作任务：

1. 准确判断该病人最主要的护理问题。

2. 立即为病人做术前准备。

胃癌（gastric carcinoma）是我国最常见的恶性肿瘤之一。死亡率在恶性肿瘤中居第二位。胃癌多见于男性，男女发病率之比为 2:1，好发年龄在 50 岁以上。

【 病因和病理 】

（一）病因

胃癌的确切病因尚未完全清楚，目前认为与下列因素有关：

1. 地域环境 我国西北与东部沿海地区胃癌的发病率明显高于南方地区。

2. 饮食因素 ①含有致癌物：如亚硝胺类化合物、真菌毒素、多环烃类等；②含有促癌物：如长期高盐饮食破坏了胃黏膜的保护层，使致癌物直接与胃黏膜接触。

3. 幽门螺杆菌感染 幽门螺杆菌（Helicobacter pylori，HP）感染是引发胃癌的主要因素之一。

4. 癌前疾病和癌前病变 胃的癌前疾病（precancerous diseases）指的是一些发生胃癌危险性明显增加的临床情况，如慢性萎缩性胃炎、胃溃疡、胃息肉、残胃等。

5. 遗传和基因 遗传与分子生物学研究显示，有血缘关系的胃癌病人亲属其胃癌发病率比对照组高 4 倍。

（二）病理

1. 大体类型

（1）早期胃癌（early gastric cancer）：指病变仅限于黏膜和黏膜下层。病灶直径在 10mm 以下称小胃癌，5mm 以下为微小胃癌。

（2）进展期胃癌（advanced gastric cancer）：指病变深度已超过黏膜下层的胃癌。按博尔曼（Borrmann）分型分为四型：Ⅰ型（息肉型）为边界清楚且突入胃腔的块状癌灶；Ⅱ型（溃疡局限型）为边界清楚、略隆起的溃疡状癌灶；Ⅲ型（溃疡浸润型）为边缘模糊不清楚的浸润性溃疡状癌灶；Ⅳ型（弥漫浸润型）为癌肿沿胃壁各层全周性浸润生长，边界不清。若全胃受累胃腔缩窄、胃壁僵硬如革囊状，称为皮革胃，此型恶性程度最高，转移较早。

胃癌好发部位以胃窦部为主，约占一半，其次是胃底贲门部约占 1/3，胃体较少。

2. 组织类型 世界卫生组织（WHO）2000 年将胃癌分为：①腺癌（肠型和弥漫型）；②乳头状腺癌；③管状腺癌；④黏液腺癌；⑤印戒细胞癌；⑥腺鳞癌；⑦鳞状细胞癌；⑧小细胞癌；⑨未分化癌；⑩其他。胃癌绝大部分为腺癌。

3. 转移扩散途径 ①直接浸润：浸润性生长的胃癌突破浆膜后，易扩散至网膜、结肠、肝、脾、胰腺等邻近器官；②淋巴转移：是胃癌的主要转移途径；③血行转移：常发生于晚期胃癌，常见转移的器官有肝、肺、胰、骨骼等处，以肝转移最常见；④种植转移。

【护理评估】

（一）健康史

了解病人的年龄、性别、职业及饮食习惯等；了解病人发病过程、治疗及用药等情况。了解病人既往是否有溃疡病史及胃手术病史等。

（二）身体状况

1. **症状**　早期胃癌多无明显症状，部分病人有消化不良症状，无特异性。随着病情进展，出现上腹部疼痛，食欲减退、乏力、消瘦，体重减轻。贲门胃底部癌可有胸骨后疼痛和进行性吞咽困难；幽门附近的胃癌有幽门梗阻表现；肿瘤破坏血管后可有呕血、黑便。

2. **体征**　早期病人多无明显体征。晚期病人可触及上腹部肿块、左锁骨上淋巴结肿大，直肠前凹扪及肿块，贫血、腹水、黄疸、营养不良甚至恶病质等表现。

（三）辅助检查

1. **电子胃镜**　是诊断胃癌最有效的方法。能够直接观察胃黏膜病变的部位和范围，并可获取病变组织做病理学检查，还可以进行内镜下切除。

2. **X 线钡餐**　筛选胃癌的常用方法，主要有龛影、充盈缺损、胃壁僵硬、胃腔狭窄、黏膜皱裂改变等。

3. **螺旋增强 CT**　在评价胃癌病变范围、局部淋巴结转移和远处转移（如肝、卵巢等）方面具有较高的价值。

4. **其他**　血常规可有贫血表现，大便隐血试验可呈持续性阳性。

（四）心理－社会状况

病人面对胃癌对生命的威胁、不确定的疾病预后、各种复杂而痛苦的治疗等问题所产生的心理反应；家庭经济与社会支持情况；病人对疾病及拟采取的治疗方式及术后康复锻炼知识的了解和掌握程度；亲属尤其是配偶对本病及其治疗、疾病预后的认知程度及心理承受能力。

（五）处理原则

早发现、早诊断和早治疗是提高胃癌疗效的关键。以外科手术为主要方式的综合治疗是胃癌的治疗策略。化学治疗适用于不可切除或术后复发的病人，也可用于胃癌根治术后的辅助治疗。

【常见护理诊断/问题】

1. **疼痛**　与癌症及手术创伤有关。

2. **营养失调：低于机体需要量**　与摄入不足及消耗增加有关。

3. **焦虑/恐惧**　与环境改变、担心手术及胃癌预后有关。

4. **潜在并发症**：出血、感染、吻合口破裂或瘘、术后梗阻、倾倒综合征等。

【护理目标】

1. 病人自述疼痛缓解或消失。

2. 病人营养状况改善。

3. 病人自述焦虑减轻或消失。

4. 病人未发生并发症，或并发症得到及时发现和处理。

【护理措施】

（一）非手术治疗及术前护理

1. **改善营养**　病人应少量多餐，进食高蛋白、高热量、富含维生素、低脂肪、易消化和少渣的食物。对于不能进食者，应以静脉输液，必要时静脉补充血浆或全血，以提高手术的耐受力。

2. **心理护理**　根据病人情况做好安慰工作，鼓励病人表达真实感受，解释胃癌手术治疗的必要性，帮助消除负面情绪，增强对治疗的信心。还应鼓励家属和朋友给予病人支持。

3. **术前准备**　协助病人做好术前各种检查及手术前常规准备。

（二）术后护理

1. 体位与活动　病人全麻清醒后，血压平稳后取半卧位。病人卧床期间，协助病人翻身。病情允许者，术后第 1 日开始下床活动，建立每日活动目标，逐日增加活动量。

2. 饮食护理　术后胃肠减压期间，静脉补充液体，维持水、电解质平衡并提高必要营养素；准确记录 24 小时出入水量，以便保证合理补液；若病人营养状况差或贫血，应补充血浆或全血。拔除胃管后由试验饮水或米汤，逐渐过渡到半量流质饮食、全量流质饮食、半流质饮食、软食至正常饮食。

3. 病情观察　监测生命体征，1 次 /30min，病情平稳后延长间隔时间。

4. 胃管与引流管的护理　参见十六章第一节急性化脓性腹膜炎病人的护理。

5. 疼痛护理　评估病人疼痛程度，适当应用止痛药物。

6. 并发症的观察和护理　胃手术后主要并发症有出血、胃排空障碍、吻合口破裂或瘘、十二指肠残端破裂和术后梗阻。

（三）健康指导

1. 胃癌的预防　积极治疗 HP 感染和胃癌的癌前疾病，如慢性萎缩性胃炎、胃息肉及胃溃疡。少食腌制、熏、烤食品，戒烟、酒。

2. 出院指导　告知病人注意休息、避免过劳。向病人及家属讲解化疗的必要性和副作用。定期门诊随访，检查肝功能、血常规等，注意预防感染。若有不适及时就诊。

【护理评价】

通过治疗与护理，病人：①疼痛缓解或消失；②营养状况改善；③焦虑程度减轻；④并发症得以预防，或得到及时发现和处理。

（王秋月）

思考题

1. 何女士，31 岁。自述 1 年前出现胃部间断不适（约 1 个月一次），嗳气并伴有饥饿感，进食后缓解。间断自服奥美拉唑，服后症状缓解，1 个月前至医院行胃镜示胃窦黏膜不规则隆起新生物，表面白苔附着，病理显示低分化腺癌。拟"胃癌"收治入院。建议手术治疗。

请问：病人术前护理应包括哪些？

2. 蓝女士，31 岁。有胃十二指肠溃疡病史。昨夜晚餐后感到上腹不适，今晨 2 点起中上腹绞痛，不伴恶心、呕血、黑便、少尿等症状，今日 14 点感觉疼痛加重，伴腹胀。行相关检查后，拟"消化道穿孔"收治入院，行手术治疗。

请问：术后应如何对病人进行饮食指导？

3. 莫先生，60 岁。5 个月前无明显诱因出现餐后中上腹饱胀不适，伴有嗳气，无腹痛、反酸、恶心等不适。未进行规律治疗。1 个月前，病人体检发现癌胚抗原明显升高，行胃镜提示：胃恶性肿瘤。病理提示（胃角）腺癌。为行手术治疗，以"胃恶性肿瘤"收治入院。

ER 17-3

练习题

请问：如何对病人进行术后胃出血的观察和护理？

第十八章 | 肠疾病病人的护理

教学课件

思维导图

学习目标

1. 掌握：急性阑尾炎、肠梗阻、结直肠癌的症状、体征和护理措施。
2. 熟悉：急性阑尾炎、肠梗阻、结直肠癌的辅助检查和处理原则。
3. 了解：急性阑尾炎、肠梗阻、结直肠癌的病因及发病机制。
4. 学会：运用护理程序对肠疾病病人实施整体护理；能熟练进行肠造口护理。
5. 具有敏锐的观察能力，能及时发现阑尾炎、肠梗阻病人的病情变化，同情、关心结直肠癌病人、肠造口病人。

第一节　急性阑尾炎病人的护理

导入情境

情境描述：

李先生，男，21 岁。10 小时前出现脐周疼痛，现疼痛发展到右下腹，伴发热，恶心、呕吐 1 次。查体：体温 38.7℃，右下腹麦氏点压痛明显，肌紧张，有明显压痛及反跳痛。初步诊断为急性阑尾炎，准备行手术治疗。

工作任务：

1. 术前对该病人实施的护理措施。
2. 病情观察并判断病人是否出现术后并发症。

急性阑尾炎（acute appendicitis）是外科常见病，是最多见的急腹症之一，多发生于青壮年，男性发病率高于女性。

知识链接

阑尾的解剖特点

阑尾位于右髂窝部，起于盲肠根部，长 6~8cm，是一条细长的盲管状器官，阑尾系膜短，使阑尾卷曲。当各种原因造成阑尾管腔阻塞后，内容物排出受阻。阑尾黏膜继续分泌黏液，导致腔内压力进一步上升，血运发生障碍，使阑尾炎症加剧。另外，阑尾动脉为一终末动脉，无侧支循环，当血运受阻时易导致阑尾缺血坏死。阑尾静脉与阑尾动脉伴行，最终回流入门静脉。当阑尾炎症时，菌栓脱落可引起门静脉炎和细菌性肝脓肿。

【病因】

1. 阑尾管腔阻塞　是急性阑尾炎最常见的病因。引起阻塞的最常见原因是淋巴滤泡的明显增生，约占 60%，多见于年轻人。其次是粪石阻塞，约占 35%。较少见的是由异物、炎性狭窄、食物残渣、蛔虫、肿瘤等引起。

2. 细菌入侵　由于阑尾管腔阻塞，细菌繁殖，分泌内毒素和外毒素，黏膜上皮受损并形成溃疡，细菌穿透溃疡进入肌层。阑尾壁间质压力升高，动脉血流受阻，导致阑尾缺血，最终造成梗死和坏疽。致病菌多为肠道内的革兰氏阴性杆菌和厌氧菌。

【病理生理】

1. 急性单纯性阑尾炎　属于轻型阑尾炎或病变早期。病变多局限于黏膜和黏膜下层，阑尾轻度肿胀，浆膜充血并失去正常光泽，表面有少量纤维素性渗出物。临床症状和体征均较轻。

2. 急性化脓性阑尾炎　由单纯性阑尾炎发展而来。阑尾肿胀明显，浆膜高度充血，表面覆以纤维素性（脓性）渗出物。阑尾周围的腹腔内有稀薄脓液，形成局限性腹膜炎，临床症状和体征较重。

3. 坏疽性及穿孔性阑尾炎　阑尾管壁坏死或部分坏死，呈暗紫色或黑色。阑尾腔内积脓，压力升高，阑尾壁血液循环障碍，穿孔部位多在阑尾根部和尖端。如未被大网膜包裹，感染继续扩散，可引起急性弥漫性腹膜炎。

4. 阑尾周围脓肿　如果急性阑尾炎化脓、坏疽或穿孔的过程进展较慢，大网膜可移至右下腹部，将阑尾包裹、粘连，形成炎性肿块或阑尾周围脓肿。

急性阑尾炎的转归有：①炎症消退；②炎症局限化；③炎症扩散。

【护理评估】

（一）健康史

了解病人既往病史，有无急性阑尾炎发作史；了解有无其他脏器病变如胃十二指肠溃疡穿孔、右侧输尿管结石、胆石症、急性胰腺炎及妇产科等疾病引起的急性腹痛。了解病人发病前是否有剧烈活动、不洁饮食等诱因。

（二）身体状况

1. 症状

（1）**腹痛**：腹痛常始于上腹，逐渐移向脐部，数小时（6~8小时）后转移并局限于右下腹。70%~80%的病人表现出典型的转移性右下腹痛。部分病人发病开始即出现右下腹痛。阑尾炎的不同类型导致腹痛的性质和程度有差异：单纯性阑尾炎表现为轻度隐痛；化脓性阑尾炎呈阵发性胀痛和剧痛；坏疽性阑尾炎则表现为持续性剧烈腹痛；穿孔性阑尾炎因阑尾腔内压力骤减，腹痛可暂时减轻，但出现腹膜炎后，腹痛又会持续加剧。不同位置的阑尾炎，其腹痛部位也有区别。

（2）**胃肠道症状**：发病早期可有厌食、恶心、呕吐。有的病人可发生腹泻。病情发展致弥漫性腹膜炎时可引起麻痹性肠梗阻。

（3）**全身表现**：病变早期病人常乏力，炎症重时出现中毒症状，表现为心率加快，体温达 38℃ 左右。阑尾穿孔时体温可达 39~40℃。若发生门静脉炎可出现寒战、高热和轻度黄疸。

2. 体征

（1）**右下腹压痛**：是急性阑尾炎最常见的重要体征。压痛点常位于脐与右髂前上棘连线中外 1/3 交界处，即麦氏点（McBurney point），也可随阑尾位置的变异而改变，但压痛点始终在一个固定位置上。

（2）**腹膜刺激征**：包括腹部压痛、反跳痛和腹肌紧张，是壁腹膜受炎症刺激出现的防御性反应，提示阑尾炎症加重，有化脓、坏疽或穿孔等病理改变。

（3）**右下腹包块**：如右下腹扪及压痛性包块，边界不清、固定，应考虑有阑尾周围脓肿形成。

（4）**其他**：结肠充气试验、腰大肌试验、闭孔内肌试验及直肠指检等可作为辅助诊断依据。①结肠充气试验，病人仰卧位，检查者一手压迫左下腹，另一手挤压近侧结肠，结肠内气体可传至盲肠和阑尾，引起右下腹疼痛者为阳性。②腰大肌试验，病人左侧卧位使右大腿向后过伸，引起右下腹疼痛者为阳性。说明阑尾位置靠后，位于腰大肌前方。③闭孔内肌试验，病人仰卧位使右髋和右大腿均屈曲90°，然后被动向内旋转，引起右下腹疼痛者为阳性，提示阑尾靠近闭孔内肌。④直肠指检，盆腔位阑尾炎时直肠右前方可有压痛。

3. 几种特殊类型阑尾炎

（1）**小儿急性阑尾炎**：小儿阑尾壁薄，管腔细，一旦梗阻，易发生血运障碍，引起坏疽和穿孔；小儿大网膜发育不全，不能起到保护作用，穿孔后炎症不容易局限，容易形成弥漫性腹膜炎。临床特点有：①病情发展快且较重，表现为全腹疼痛，早期即出现高热、呕吐等症状；②右下腹体征不明显，不典型，但有局部压痛和肌紧张；③极易穿孔继发腹膜炎。

（2）**老年人急性阑尾炎**：老年人对疼痛感觉迟钝，大网膜萎缩。临床特点有：①腹痛不强烈，体征不典型，体温和血白细胞升高不明显，即临床表现轻而病理改变重，容易延误诊断和治疗；②由于老年人动脉硬化，阑尾动脉也会发生改变，易导致阑尾缺血坏死；③老年人常伴有心血管疾病等各种器质性疾病，病情复杂。

（3）**妊娠期急性阑尾炎**：较常见，中期妊娠的发病率略高，可能与胎儿生长速度快有关。临床特点有：①在妊娠期间中，子宫逐渐增大，盲肠和阑尾的位置也随着向右上腹移位，阑尾炎的压痛部位也随着上移；②妊娠后期子宫增大，阻碍大网膜趋近发炎的阑尾，所以阑尾穿孔后感染不易局限，常引起弥漫性腹膜炎；③炎症发展易致流产或早产，威胁胎儿和孕妇的安全。

（4）**慢性阑尾炎**：多由急性阑尾炎迁延形成。主要病理改变为阑尾壁不同程度的纤维化和慢性炎性细胞浸润。临床特点有：①既往有急性阑尾炎发作史；②经常有右下腹疼痛和局限性固定压痛；③X线钡灌肠检查，可见阑尾变形、边缘毛糙及分节状改变、充盈缺损等征象。

（三）辅助检查

1. 实验室检查　大多数急性阑尾炎病人有血白细胞计数和中性粒细胞比例的增高。白细胞计数可高达（10~20）×10^9/L，发生核左移。尿检查一般无阳性发现，可作为与输尿管结石的鉴别依据。

2. 影像学检查　腹部X线片可见盲肠扩张和液气平面。B超检查有时可发现肿大的阑尾或脓肿。CT检查可获得与B超检查相似的效果，可靠性更高，尤其有助于阑尾周围脓肿的诊断。

（四）心理-社会状况

本病发病急，腹痛明显，需急诊手术治疗，病人常感突然而焦虑、不安。应了解病人的心理状态，病人和家属对疾病及治疗的认知和心理承受能力。

（五）处理原则

1. 手术治疗　绝大多数急性阑尾炎一经确诊，应早期手术治疗。根据急性阑尾炎的病理类型，选择不同手术方法。现临床已广泛开展腹腔镜阑尾切除术。

如阑尾穿孔已被包裹，阑尾周围脓肿形成，病情较稳定者，应用抗生素治疗或联合中药治疗，促进脓肿吸收消退，也可在超声引导下穿刺抽脓或置管引流。如脓肿扩大，无局限趋势，定位后行手术切开引流，如阑尾暴露方便，也应切除阑尾，否则待3个月后再行阑尾切除术。

2. 非手术治疗　部分急性单纯性阑尾炎，可经非手术治疗而获痊愈。措施包括禁食、补液、有效抗生素治疗。若病情有发展趋势，应改为手术治疗。

【常见护理诊断/问题】

1. 急性疼痛　与阑尾炎症刺激、手术创伤等有关。

2. 体温过高　与感染有关。

3. 潜在并发症：腹腔脓肿、内外瘘形成、门静脉炎，术后出血、切口感染、粘连性肠梗阻等。

【护理目标】

1. 病人疼痛减轻或缓解。

2.病人体温恢复正常。

3.病人未发生并发症,或并发症被及时发现并有效处理。

【护理措施】

(一)非手术治疗及术前护理

1.病情观察 加强巡视、观察病人精神状态,定时测量生命体征;观察病人的腹部症状和体征。若病人体温升高,脉搏、呼吸增快,炎症加重;如腹痛加剧,范围扩大,腹膜刺激征更明显,提示病情加重,做好急诊手术准备。

2.对症处理 病情观察期间病人禁食;按医嘱静脉输液、保持水电解质平衡,应用抗生素控制感染。为减轻疼痛,病人可取半卧位,使腹肌松弛减轻腹壁张力。诊断未明确之前禁用止痛剂如吗啡等,以免掩盖病情。禁服泻药及灌肠,以免肠蠕动加快,增加肠内压力导致阑尾穿孔或炎症扩散。

3.心理护理 在与病人、家属建立良好沟通的基础上,向他们介绍有关急性阑尾炎的知识,减轻对手术不必要的紧张和担忧,使之积极配合治疗和护理。

4.术前准备 急诊手术者应立即嘱病人禁食,做好备皮、药物过敏试验、输液等准备。

(二)术后护理

1.一般护理

(1)体位与活动:病人回病房后,根据不同麻醉,选择适当卧位。6小时后血压、脉搏平稳者,改为半卧位,以利于呼吸和引流。鼓励病人术后早期活动,促进肠蠕动恢复,防止肠粘连。

(2)饮食护理:病人手术当日禁食,经静脉补液。待肠蠕动恢复后,逐步恢复经口饮食。通常情况下,若进食后无不适,第3~4日可进易消化的普食。少数病情重的坏疽、穿孔性阑尾炎病人,术后饮食恢复较缓慢。

(3)病情观察:密切监测生命体征及病情变化,遵医嘱定时测量体温、脉搏、血压及呼吸,并准确记录;加强巡视,倾听病人的主诉,观察病人腹部体征的变化,尤其注意观察有无粘连性肠梗阻、腹腔感染或脓肿等术后并发症的表现。发现异常及时通知医生,并积极配合治疗。

2.切口和引流管的护理 保持切口敷料清洁、干燥,及时更换被渗血、渗液污染的敷料;观察切口愈合情况,及时发现出血及切口感染的征象。对于放置腹腔引流的病人,妥善固定引流管,防止扭曲、受压,经常从近端至远端方向挤压引流管,防止因血块或脓液而造成引流管的堵塞;观察并记录引流液的颜色、性状、量等。当引流液量逐渐减少、颜色逐渐变淡至浆液性,病人体温及血常规正常,可考虑拔管。

3.用药护理 遵医嘱应用抗生素,控制感染。

4.并发症的预防和护理

(1)切口感染:是阑尾术后最常见的并发症。其多见于化脓性或穿孔性急性阑尾炎,表现为术后2~3日体温升高,切口胀痛或跳痛,局部红肿、压痛等,遵医嘱予以使用抗生素。形成脓肿时,先行穿刺抽出脓液,或在波动处拆除缝线敞开引流,排出脓液,定期换药。手术中加强切口保护、彻底止血,消灭无效腔等措施可预防切口感染。

(2)粘连性肠梗阻:较常见的并发症,病情重者需手术治疗。术后病人早期离床活动可适当预防此并发症。

(3)出血:多因阑尾系膜的结扎线松脱,引起系膜血管出血。其主要表现为腹痛、腹胀、失血性休克等;一旦发生,立即遵医嘱输血、补液,并做好紧急手术止血的准备。

(三)健康指导

1.知识宣教 对于非手术治疗的病人,向其解释禁食的目的和重要性,教会病人自我观察腹部症状和体征变化的方法。

2.饮食与活动指导 对于手术治疗的病人,指导病人术后饮食的种类及量,鼓励病人循序渐进，避免暴饮暴食；向病人介绍术后早期离床活动的意义，鼓励病人尽早下床活动，促进肠蠕动恢复，防止术后肠粘连。

3. 出院指导 若出现腹痛、腹胀等不适，应及时就诊。

【护理评价】

通过治疗和护理，病人：①疼痛减轻或消失，腹壁切口愈合良好；②体温恢复到正常范围；③未发生并发症，或发生并发症时及时发现并有效处理。

第二节 肠梗阻病人的护理

导入情境

情境描述：

杨先生，30岁，因胃溃疡穿孔行"毕 I 式胃大部切除术"，术后4日病人出现腹部胀痛，恶心，肛门停止排气、排便。查体：全腹膨隆，未见肠型，全腹压痛，以中上腹最为显著，轻度肌紧张，肠鸣音消失。体温37.8℃，脉搏90次/min，血压102/68mmHg，血常规：白细胞$12×10^9$/L，中性粒细胞比例86%。

工作任务：

1. 判断杨先生出现的首优护理问题。

2. 对杨先生实施护理并观察治疗效果。

肠内容物不能正常运行、顺利通过肠道，称为肠梗阻（intestinal obstruction），是外科常见的急腹症之一。

【病因及分类】

（一）根据肠梗阻发生的基本原因分类

1. 机械性肠梗阻（mechanical intestinal obstruction） 最常见，是由于各种原因导致的肠腔狭窄和肠内容物通过障碍。主要原因有：①肠腔内堵塞，如寄生虫、粪石、异物、结石等；②肠管外受压，如粘连带压迫、肠管扭转、嵌顿疝或受肿瘤压迫等；③肠壁病变，如肿瘤、炎症性狭窄、先天性肠道闭锁等。

2. 动力性肠梗阻（dynamic intestinal obstruction） 是由于神经反射或毒素刺激引起肠壁肌肉功能紊乱，使肠蠕动丧失或肠管痉挛，以致肠内容物无法正常通行，但无器质性肠腔狭窄。可分为麻痹性肠梗阻（paralytic ileus）和痉挛性肠梗阻（spastic ileus）两种类型。麻痹性肠梗阻较常见，见于急性弥漫性腹膜炎、腹部大手术、腹膜后血肿或感染等。痉挛性肠梗阻较少见，可见于肠道功能紊乱、慢性铅中毒或尿毒症。

3. 血运性肠梗阻（vascular intestinal obstruction） 由于肠系膜血管栓塞或血栓形成，使肠管血运障碍，继而发生肠麻痹，使肠内容物不能运行。随着人口老龄化，动脉硬化等疾病增多，此类肠梗阻亦比较常见。

（二）根据肠壁有无血运障碍分类

1. 单纯性肠梗阻（simple intestinal obstruction） 只有肠内容物通过受阻，而无肠管血运障碍。

2. 绞窄性肠梗阻（strangulated intestinal obstruction） 伴有肠壁血运障碍，可因肠系膜血管受压、血栓形成或栓塞等引起。

（三）其他分类

按梗阻的部位，肠梗阻可分为高位（如空肠）和低位（如回肠和结肠）两种。按梗阻的程度，可分为完全性和不完全性肠梗阻。按梗阻的发展快慢,分为急性和慢性肠梗阻。

随着病情的发展,某些类型的肠梗阻在一定条件下是可以互相转化的。

【病理生理】

各种类型肠梗阻的病理变化不完全一致。

（一）肠管局部的变化

1. 肠蠕动增强　单纯性机械性肠梗阻一旦发生,梗阻以上部位肠蠕动增强,以克服肠内容物通过障碍。

2. 肠腔积气、积液、扩张　液体主要来自胃肠道分泌液;气体大部分是咽下的空气,部分由血液弥散至肠腔内和肠道内容物经细菌分解或发酵产生。梗阻以上肠腔因气体和液体的积聚而扩张、膨胀。梗阻部位愈低,时间愈长,肠膨胀愈明显。梗阻以下肠管瘪陷、空虚或仅存积少量粪便。

3. 肠壁充血水肿、血运障碍　肠管膨胀,肠壁变薄,肠腔压力升高到一定程度时可使肠壁血运障碍。最初为静脉回流受阻,肠壁的毛细血管及小静脉淤血,肠壁充血、水肿、增厚、呈暗红色。由于组织缺氧,毛细血管通透性增加,肠壁上有出血点,并有血性渗出液渗入肠腔和腹腔。继而出现动脉血运受阻,血栓形成,肠壁失去活力,肠管呈紫黑色,腹腔内出现带有粪臭的渗出物。肠管最终可因缺血坏死而破溃、穿孔。

（二）全身性改变

1. 水、电解质、酸碱失衡　正常情况下胃肠道每日约有 8 000ml 的分泌液,分泌液绝大部分被再吸收。当高位肠梗阻时,由于不能进食及频繁呕吐,丢失大量胃肠道液;当低位肠梗阻时,胃肠道液体不能被吸收而潴留在肠腔内。此外,肠管过度膨胀,影响肠壁静脉回流,使肠壁水肿和血浆向肠腔和腹腔渗出。从而造成严重的脱水,血容量减少和血液浓缩,以及酸碱平衡失调。高位肠梗阻,可因丢失大量氯离子和酸性胃液而引起代谢性碱中毒。低位小肠梗阻,丧失的体液多为碱性或中性,丢失的钠、钾离子多于氯离子,及酸性代谢物增加,可引起严重的代谢性酸中毒。

2. 感染和中毒　梗阻以上的肠腔内细菌大量繁殖,产生大量毒素。由于肠壁血运障碍、通透性增加,细菌和毒素渗入腹腔,可引起严重的腹膜炎和脓毒症。

3. 休克和多器官功能障碍　严重水、电解质紊乱,酸碱平衡失调,细菌感染,中毒等,可引起休克。肠腔高度膨胀,腹压增高,膈肌上升,影响肺内气体交换;腹痛和腹胀可使腹式呼吸减弱;同时阻碍下腔静脉血液回流,而致呼吸、循环功能障碍,最终可因多器官功能障碍、衰竭而死亡。

【护理评估】

（一）健康史

询问病史,注意病人的年龄,有无感染、饮食不当、过度劳累等诱因,尤其注意腹部疾病史、手术史、外伤史。

（二）身体状况

1. 症状

（1）腹痛:阵发性腹部绞痛是机械性肠梗阻的特征,由梗阻部位以上强烈肠蠕动导致,疼痛多在腹中部,也可位于梗阻所在的部位。绞窄性肠梗阻表现为腹痛间歇期不断缩短,呈持续性剧烈腹痛;肠扭转多表现为突发腹部持续性伴阵发性加剧;麻痹性肠梗阻表现为持续性全腹胀痛或不适。

（2）呕吐:在梗阻早期,呕吐呈反射性,吐出物为食物或胃液。此后,呕吐随梗阻部位高低而有所不同,高位梗阻呕吐早、频繁,呕吐物主要为胃及十二指肠内容物。低位梗阻呕吐迟而少,可吐出粪样物。绞窄性肠梗阻时呕吐物呈血性或棕褐色液体。

（3）腹胀:高位梗阻呕吐频繁,腹胀不明显,有时可见胃型。低位梗阻及麻痹性肠梗阻腹胀显著,遍及全腹。绞窄性肠梗阻表现为腹胀多不对称。

（4）**停止排便排气**：见于急性完全性肠梗阻。但梗阻早期、高位梗阻、不完全性梗阻可有肛门排便、排气。血便或果酱样便见于绞窄性肠梗阻、肠套叠、肠系膜血管栓塞等。

2. 体征

（1）**全身表现**：单纯性肠梗阻早期，病人全身情况多无明显改变。梗阻晚期或绞窄性肠梗阻病人，可有口唇干燥、眼窝内陷、皮肤弹性消失，尿少或无尿等明显脱水征，以及脉搏细速、血压下降、面色苍白、四肢发冷等全身中毒和休克征象。

（2）**腹部情况**：机械性肠梗阻，腹部膨隆，可见肠型和蠕动波；麻痹性肠梗阻，呈均匀性腹胀；肠扭转有不均匀腹胀。单纯性肠梗阻有轻度压痛；绞窄性肠梗阻有固定压痛和腹膜刺激征，可扪及痛性包块，腹腔内有渗液，移动性浊音阳性。机械性肠梗阻，肠鸣音亢进，有气过水声或金属音；麻痹性肠梗阻，肠鸣音减弱或消失。直肠指检：触及肿块提示肿瘤或肠套叠，指套染血提示肠套叠或绞窄。

3. 几种常见肠梗阻

（1）**粘连性肠梗阻**：最为常见，其发生率占肠梗阻的 40%~60%，因肠管粘连成角或腹腔内粘连带压迫肠管所致。其多由于腹部手术、炎症、创伤、出血、异物等引起。临床上以腹部手术后所致的粘连性肠梗阻为最多（图 18-1）。

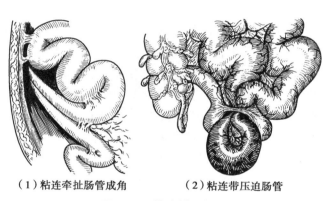

（1）粘连牵扯肠管成角　　（2）粘连带压迫肠管

图 18-1　粘连性肠梗阻

（2）**肠扭转**：一段肠袢沿其系膜长轴旋转所形成的闭袢型肠梗阻，称为肠扭转。肠扭转常见小肠扭转（图 18-2）和乙状结肠扭转（图 18-3）。前者多见于青壮年，常有饱食后剧烈活动等诱因；后者多与老年人便秘有关，X 线钡灌肠呈"鸟嘴样"改变。

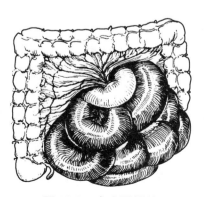

图 18-2　全小肠扭转

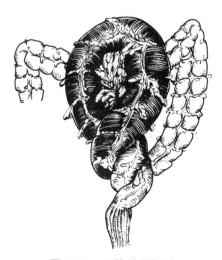

图 18-3　乙状结肠扭转

（3）**肠套叠**：一段肠管套入其相连的肠腔内，称为肠套叠。它是小儿肠梗阻的常见病因，80%发生于2岁以下的儿童，以回盲部回肠套入结肠最为常见（图18-4），临床表现为阵发性哭闹、呕吐、果酱样黏液血便、腹痛、腹部腊肠样包块等。X线钡灌肠呈"杯口状"改变。起病急，病情发展快，如不及时处理可逐渐发展为绞窄性肠梗阻、肠坏死，甚至肠穿孔，危及患儿生命。早期灌肠复位，疗效可达90%以上。

（4）**蛔虫性肠梗阻**：指蛔虫聚集成团引起的肠道阻塞，多见于儿童，农村的发病率较高。其诱因常为发热或驱虫不当，多为单纯性不完全性肠梗阻。表现为脐周阵发性腹痛，伴呕吐，腹胀较轻，腹部柔软，扪及变形、变位的条索状包块，无明显压痛。腹部X线检查可见成团的蛔虫阴影（图18-5）。

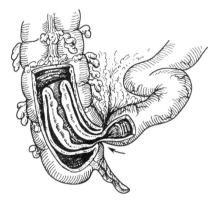

图18-4　回盲部肠套叠

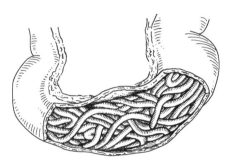

图18-5　蛔虫性肠梗阻

（三）辅助检查

1.**实验室检查**　肠梗阻病人出现脱水、血液浓缩后，红细胞计数、血细胞比容、尿比重均增高。绞窄性肠梗阻早期即有白细胞计数和中性粒细胞比例显著升高。水、电解质紊乱及酸碱失衡时，可伴 K^+、Na^+、Cl^- 及血气分析等改变。

2.**影像学检查**　在梗阻4~6小时后，腹部X线立位平片可见到梗阻近段多个气液平面及胀气肠袢，梗阻远段肠内无气体。当空肠梗阻时显示"鱼肋骨刺"征；结肠梗阻显示结肠袋形。当麻痹性肠梗阻时显示小肠、结肠均胀气。疑有结肠梗阻和肠套叠时，行钡剂灌肠或CT检查，可明确梗阻的部位和性质。

（四）心理-社会状况

了解病人和家属有无因肠梗阻的急性发生而引起的焦虑，对疾病的了解程度，治疗费用的承受能力等。

（五）处理原则

纠正梗阻引起全身水、电解质紊乱和酸碱平衡紊乱，解除梗阻。

1.**基础治疗**　包括禁食、胃肠减压，营养支持，纠正水、电解质紊乱和酸碱失衡，防治感染和中毒，给予生长抑素减少胃肠液的分泌。酌情使用解痉、镇痛、镇静药物。

2.**解除梗阻**

（1）**非手术治疗**：适用于不完全性肠梗阻，采用中医中药治疗、口服或胃肠道灌注植物油、针刺疗法等。

（2）**手术治疗**：对于绞窄性肠梗阻、由肿瘤或先天性肠道畸形引起的肠梗阻以及非手术治疗无效者，可采用手术治疗。①单纯解除梗阻，如松解粘连、解除疝环压迫、扭转复位、切除病变肠管等。排尽梗阻近侧肠道内的积气积液，减少毒物吸收。②肠段切除术，如肠肿瘤、炎症性狭窄或局部肠袢已坏死，则行肠切除肠吻合术。③肠短路吻合术，如晚期肿瘤已浸润固定，或肠粘连成团与周围组织粘连，可做梗阻近端与远端肠袢的短路吻合术。④肠造口或肠外置术：如病人情况极严重,或局部病变所限,不能耐受和进行复杂手术者,可行此术式解除梗阻。

短肠综合征

短肠综合征(short bowel syndrome,SBS)是指成人小肠长度小于正常长度的一半以下,小肠吸收面积不足导致的消化、吸收功能不良的临床综合征。最常见的原因是肠系膜梗死、慢性肠疾病、手术并发症、肠扭转等行肠切除所致。主要表现为早期的腹泻和后期的严重营养障碍。由于对短肠综合征代谢变化的充分认识,以及日趋成熟的营养支持和对小肠功能的代偿具有显著促进药物联合应用,可以使短肠综合征病人的代偿过程缩短。但如果残留小肠太短,仅为0~30cm,则最终难以代偿。小肠移植术被认为是短肠综合征最彻底的治疗方法,但移植术后严重的排斥反应至今尚难克服,目前还无法广泛用于临床。

【常见护理诊断/问题】

1. **急性疼痛**　与肠蠕动增强或手术创伤有关。
2. **体液不足**　与呕吐、禁食、肠腔积液及腹水、胃肠减压致体液丢失过多有关。
3. **知识缺乏**:缺乏术前、术后护理的相关知识。
4. **潜在并发症**:肠坏死、腹腔感染、感染性休克、肠瘘等。

【护理目标】

1. 病人腹痛程度减轻或消失。
2. 病人体液平衡得以维持。
3. 病人能说出相关手术配合知识和术后康复知识。
4. 病人的并发症得到有效预防,或并发症得到及时发现和处理。

【护理措施】

(一)非手术治疗及术前护理

1. **一般护理**　①休息和体位:病人卧床休息,生命体征稳定者给予半卧位,以减轻腹胀对呼吸循环系统的影响;②禁食、胃肠减压:胃肠减压期间,观察记录胃液的性质和量。若梗阻解除,肠功能恢复,可逐步进流质饮食,忌食产气的甜食和牛奶等。

2. **病情观察**　注意观察病人意识状态、生命体征、呕吐、排气、排便、腹痛、腹胀、腹膜刺激征及肠蠕动情况,观察期间慎用或禁用止痛药,以免掩盖病情。出现下列情况应考虑绞窄性梗阻,及时报告医生:①病情发展迅速,早期出现休克,抗休克治疗后改善不显著;②腹痛发作急骤,起始即为持续性剧烈疼痛,或在阵发性加重之间仍有持续性疼痛,肠鸣音可不亢进,呕吐出现早、剧烈而频繁;③有明显腹膜刺激征,体温上升、脉率增快、白细胞计数增高;④腹胀不均匀,腹部局部隆起或触及有压痛的肿块(胀大的肠襻);⑤呕吐物、胃肠减压抽出液、肛门排出物为血性,或腹腔穿刺抽出血性液体;⑥经积极的非手术治疗而症状体征无明显改善;⑦腹部X线见孤立、突出胀大的肠襻,不因时间而改变位置,或有假肿瘤状阴影,或肠间隙增宽,提示有腹水。

3. **维持体液平衡**　遵医嘱静脉输液,准确记录液体出入量,结合血清电解质和血气分析结果,合理安排输液种类和调节输液量,维持水、电解质、酸碱平衡。

4. **呕吐的护理**　呕吐时嘱病人坐起或头侧向一边,以免误吸引起吸入性肺炎或窒息;及时清除口腔内呕吐物,给予漱口,保持口腔清洁,并观察记录呕吐物的颜色、性状和量。

5. **用药护理**　遵医嘱应用抗生素,防治感染,减少毒素产生。注意观察用药效果和副作用。给予解痉剂等药物治疗,解除胃肠道平滑肌痉挛,还可热敷腹部,针灸双侧足三里,缓解腹痛和腹胀。

6.心理护理 在与病人和家属建立良好沟通的基础上,做好解释安慰工作,稳定病人的情绪,减轻其焦虑;向病人和家属介绍有关肠梗阻的知识,如需手术治疗,讲解手术的必要性和重要性,消除不必要的紧张和担忧,使之积极配合治疗和护理。

7.术前准备 除常规术前准备外,酌情备血。

(二)术后护理

1.一般护理

(1)**体位**:全麻术后病人未清醒时,取平卧位头偏向一侧,保持呼吸道通畅;麻醉清醒生命体征平稳后取半卧位。

(2)**胃肠减压**:保持胃肠减压通畅,观察和记录引流液的颜色、性状及量。

(3)**饮食护理**:胃管拔除、肠蠕动恢复后逐步进食。先少量饮水,无不适可进食流质,逐渐改为半流质、软食。原则是少量多餐,逐渐过渡。

(4)**活动**:鼓励病人早期下床活动,促进肠蠕动恢复,防止肠粘连发生。

2.病情观察 注意观察神志,加强生命体征监测,准确记录24小时出入量。观察有无腹痛及腹胀,肛门排气、排便、粪便性质等情况。有腹腔引流管者,妥善固定、保持引流通畅,观察并记录腹腔引流液的颜色、性状、量,发现异常,及时报告。

3.用药护理 禁食期间给予静脉补液,营养支持,遵医嘱应用抗生素。

4.并发症的观察与护理 绞窄性肠梗阻术后,若出现腹部胀痛、持续发热、白细胞计数增高、腹壁切口处红肿或腹腔引流管周围流出较多带有粪臭味的液体时,警惕腹腔内感染、切口感染及肠瘘的可能,及时报告医生,并协助处理。

5.心理护理 解释术后恢复过程,安放各种引流管的意义,以及积极配合治疗和护理对康复的意义。

(三)健康指导

1.饮食与活动指导 少食辛辣刺激性食物,宜进食高蛋白、高维生素、易消化食物,注意饮食卫生,忌暴饮暴食,忌饭后剧烈运动。

2.保持大便通畅 便秘者应多吃富含膳食纤维食物,腹部按摩等方法保持大便通畅。

3.出院指导 出院后若有腹胀、腹痛、呕吐、停止排便等不适,应及时到医院检查。

【护理评价】

通过治疗和护理,病人:①疼痛减轻或消失;②体液维持平衡,生命体征稳定;③能说出相关疾病和康复知识;④未发生并发症,或发生并发症时得到及时发现和处理。

第三节 结直肠癌病人的护理

导入情境

情境描述:

胡女士,50岁。6个月前开始无明显诱因下不时出现粪便表面带血及黏液的现象,伴大便次数增多,每日3~4次,时有排便不尽感,无腹痛。曾于当地医院按"慢性细菌性痢疾"治疗无效。发病以来体重下降3kg。结合检查诊断为结肠癌,拟行手术治疗。

工作任务:

1.给胡女士进行术前肠道准备。

2.出院前给胡女士进行健康指导。

结肠癌（carcinoma of colon）和直肠癌（carcinoma of rectum）总称结直肠癌，是消化道常见的恶性肿瘤之一。结直肠癌在我国以 41~65 岁人群发病率高，且城市发病率远高于农村。

【病因】

结直肠癌的病因尚不明确，可能与下列因素有关：

1. 癌前病变　结直肠癌发病与以下疾病相关，如溃疡性结肠炎、结直肠息肉、结直肠腺瘤、克罗恩病、血吸虫病等。

2. 遗传易感性　如林奇综合征、家族性腺瘤性息肉病等。

3. 生活方式　高脂肪、低膳食纤维饮食，红肉和加工肉类、腌制和油煎炸食品，可能会增加结直肠癌的发病危险。糖尿病、肥胖、吸烟和大量饮酒者结直肠癌发病风险增高。

【病理和分型】

（一）肿瘤的大体分型

1. 隆起型　肿瘤向肠腔内突出，预后较好。其好发于右侧结肠，尤其是盲肠。

2. 浸润型　肿瘤向肠壁各层弥漫浸润，易致肠腔狭窄和梗阻，转移较早。其好发生于左侧结肠，特别是乙状结肠。

3. 溃疡型　最常见，肿瘤形成深达或贯穿基层的溃疡。转移较早，恶性程度高。

结直肠癌的病理分期

（二）扩散和转移方式

1. 直接浸润　癌细胞可向肠壁深层、环状及沿纵轴 3 个方向浸润扩散，并可侵犯邻近器官。

2. 淋巴转移　结直肠癌最常见的转移途径。

结肠癌淋巴转移：沿结肠壁淋巴结、结肠旁淋巴结、肠系膜血管周围和肠系膜血管根部淋巴结顺次转移；晚期病人可出现左锁骨上淋巴结转移。

直肠癌淋巴转移：向上、向侧方、向下等 3 个方向沿淋巴结转移。

3. 血行转移　转移至肝、肺、脑或骨骼等。

4. 种植转移　结肠癌穿透肠壁后，脱落的癌细胞可种植在腹膜或其他器官表面。

【护理评估】

（一）健康史

了解病人年龄、性别、生活方式；既往是否患过大肠腺瘤、溃疡性结肠炎、结直肠息肉等；手术治疗史；家族中有无家族性腺瘤性息肉病、患结直肠癌或其他恶性肿瘤者。有无黏液血便、慢性腹泻、慢性便秘及慢性阑尾炎史等情况。

（二）身体状况

1. 结肠癌　早期多无明显症状，随着病程的发展可出现一系列症状。①排便习惯与粪便性状的改变：常是最早出现的症状，多表现为排便次数增多、腹泻、便秘、便中带血、脓或黏液。②腹痛：也是早期症状之一，疼痛部位不明确，常为持续性的隐痛，或为腹部不适或腹胀感，出现肠梗阻时则腹痛加重或为阵发性绞痛。③腹部肿块：多为肿瘤本身，也可能为梗阻近侧肠腔内的积粪。肿块大多坚硬，呈结节状，横结肠癌和乙状结肠癌的肿块可有一定活动度；若癌肿穿透肠壁并发感染，表现为固定压痛的肿块。④肠梗阻：多为中晚期症状，呈慢性低位不完全性肠梗阻，表现为便秘、腹胀，伴腹部胀痛或阵发性绞痛；若发生完全性梗阻，症状加剧。⑤全身症状：因慢性失血、癌肿溃烂、感染、毒素吸收等，病人可出现贫血、消瘦、乏力、低热等表现。晚期可出现恶病质。

由于癌肿病理类型和部位不同，临床表现也各异。一般右侧结肠癌以全身症状、贫血、腹部肿块为主要表现；左侧结肠癌则以肠梗阻、便秘、便血等症状为多见。

2. 直肠癌　早期多无明显症状，随着病程的发展，肿瘤增大，发生溃疡或感染，才出现明显症状。①直肠刺激症状：频繁便意，排便习惯改变；便前有肛门下坠感、里急后重、排便不尽感；晚期有下腹痛。②肠腔狭窄症状：癌肿侵犯致肠腔狭窄，大便变形、变细。若肠管发生部分梗阻，可表现为腹痛、腹胀、肠鸣音亢进等不完全性肠梗阻症状。③黏液血便：为癌肿破溃感染症状。表现为大便表面带血及黏液，甚至脓血便，血便是直肠癌最常见的症状。④转移症状：癌肿侵犯前列腺、膀胱，可出现尿道刺激征、血尿、排尿困难等；侵及骶前神经，可发生骶尾部持续性剧烈疼痛；晚期出现肝转移，可出现腹水、肝大、黄疸、消瘦、水肿等。

（三）辅助检查

1. 直肠指检 是诊断直肠癌最重要的方法。直肠指检可了解直肠肿瘤的部位、距肛缘的距离及癌肿的大小、形状、质地、基底部活动度、与周围组织的关系等。

2. 实验室检查 ①大便隐血试验：作为高危人群的普查、初筛方法，阳性者再做进一步检查；②血清癌胚抗原（CEA）、CA19-9 测定：诊断特异性不高，但对判断病人预后、疗效和复发有一定作用。

3. 内镜检查 全结肠镜检查，对可疑病变取活组织做病理学检查，是诊断结肠癌、直肠癌的最有效、可靠的方法。

4. 影像学检查 ①CT：判断结肠癌临床分期和直肠癌远处转移，结直肠癌的治疗效果，随访筛查局部复发和远处转移；②MRI：评估直肠癌原发灶及肝脏转移瘤的治疗效果，随访筛查；③超声：判断直肠癌肿瘤分期；④PET-CT：对于病情复杂无法明确诊断的病人可作为有效的辅助检查手段。

5. 其他检查 当低位直肠癌伴腹股沟淋巴结肿大时，应行淋巴结活检。对于女性直肠癌病人，怀疑肿瘤侵犯阴道壁者，行三合诊了解肿块与阴道后壁的关系。当男性病人有泌尿系统症状时，应做膀胱镜检查。

（四）心理－社会状况

评估病人和家属是否了解所患疾病和手术治疗的相关知识；病人和家属是否接受制订的治疗护理方案，对即将进行的手术及可能出现的手术并发症、排便方式的改变等；了解病人和家属的焦虑和恐惧程度。家庭的经济承受能力和对病人的支持程度。

（五）处理原则

手术切除，同时辅以化疗、放疗等综合治疗。

1. 手术治疗

（1）**结肠癌根治性手术**：手术方式是相应结肠切除、清扫区域淋巴结（图 18-6）。

（2）**直肠癌根治性手术**：根据癌肿所在部位、大小、活动度等综合判断选择手术方式。①局部切除术：适用于早期瘤体小、局限于黏膜或黏膜下层、分化程度高的直肠癌；②腹会阴联合直肠癌根治术（迈尔斯手术）：适用于腹膜返折以下的直肠癌；③经腹直肠癌切除术（或称直肠低位前切除术，狄克逊手术）：适用于腹膜返折以上的直肠癌；④经腹直肠癌切除、近端造口、远端封闭手术（哈特曼手术）：适用于身体状况差，不能耐受迈尔斯手术或因急性肠梗阻不宜行狄克逊手术的病人。

（3）**姑息性手术**：若右半结肠癌并发梗阻，可行右半结肠切除、一期回肠结肠吻合术；若病人全身情况差，可先行盲肠造口解除梗阻，待病情稳定后，再行二期手术。若左半结肠癌并发梗阻，亦可做手术切除、一期吻合；若肠管扩张、水肿明显，多先行癌肿切除，近端造口，远端封闭，待肠道充分准备后期再行二期根治术；对肿瘤不能切除者，则行姑息性结肠造口。

2. 非手术治疗

（1）**化疗**：术前辅助化疗有助于缩小原发灶，使肿瘤降期，提高手术切除率及降低术后复发率；术后化疗，可以杀灭残余肿瘤细胞。给药途径包括静脉给药、区域动脉灌注、温热灌注及腹腔留置管灌注给药等。

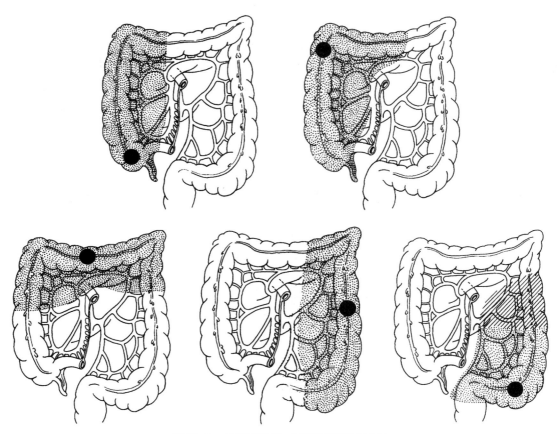

图 18-6　结肠癌根治术切除范围示意图

（2）**放疗**：对结直肠癌病人可先放疗，如果肿瘤对放疗敏感，达到临床完全缓解，可考虑等待观察的治疗策略；未达临床完全缓解，再行根治性手术。对于复发/转移但具有根治机会的结直肠癌病人，可考虑局部放疗使之转化为可切除病灶再行手术切除；对肿瘤局部区域复发和/或远处转移灶，或某些不能耐受手术者，可行姑息性放疗。

（3）**其他治疗**：晚期病人可以选择局部治疗，如中医中药治疗、介入治疗、物理治疗、瘤体内注射等。

【**常见护理诊断/问题**】

1.**焦虑**　与癌症、手术及担心造口影响生活、工作等有关。

2.**知识缺乏**：缺乏有关手术前准备、术后自我护理知识。

3.**营养失调：低于机体需要量**　与肿瘤慢性消耗、手术创伤、食欲下降有关。

4.**体象紊乱**　与肠造口术后排便方式改变有关。

5.**潜在并发症**：出血、感染、吻合口瘘、造口缺血坏死、造口狭窄及造口周围皮炎等并发症。

【**护理目标**】

1.病人焦虑缓解或减轻。

2.病人了解术前准备、术后自我护理及康复的相关知识。

3.病人营养状况得到改善。

4.病人能接受造口并适应新的排便方式。

5.病人术后未发生并发症，或并发症能得到预防或及时发现和处理。

【护理措施】

（一）非手术治疗及术前护理

1. 心理护理 了解关心病人的心理状况，介绍疾病诊治相关的新进展，对需行肠造口的病人给予的健康指导。同时，帮助病人寻求可能的社会支持，以帮助其树立与疾病做斗争的勇气和信心。

2. 营养支持 病人术前应补充高蛋白、高热量、丰富维生素、易消化的少渣饮食。对于贫血、低蛋白血症的病人，给予少量多次输血、输白蛋白。对于脱水明显的病人，注意纠正水、电解质及酸碱平衡的紊乱，以提高病人对手术的耐受力。

3. 肠道准备

（1）饮食准备：①传统饮食准备，术前3日进少渣半流质饮食，术前1~2日进无渣流质饮食；②新型饮食准备，术前3日起口服全营养制剂，每日4~6次，至术前12小时。

（2）肠道清洁：一般于术前1日进行。①等渗性导泻：目前临床应用较广，病人手术前12~24小时口服复方聚乙二醇电解质散2 000~3 000ml，开始口服速度宜快，有排便后可适当减慢速度，直至排出的粪便呈无渣、清水样为止，全过程需3~4小时。②高渗性导泻：是传统的导泻方法，常用甘露醇、硫酸镁等。病人术前1日午餐后0.5~2小时内口服5%~10%的甘露醇1 500ml左右，高渗性甘露醇可吸收肠壁水分，促进肠蠕动引起腹泻，达到清洁肠道的效果。由于甘露醇在肠道内被细菌酵解产生气体，若术中使用电刀易引起爆炸。对于年老体弱、心、肾功能不全者和肠梗阻者不宜选用导泻法。③中药导泄：术前3日番泻叶泡茶饮用及口服蓖麻油。④灌肠法：临床多采用全肠道灌洗。若病人年老体弱，心、肾功能不全，无法耐受全肠道灌洗或灌洗不充分时，可采用清洁灌肠。直肠癌肠腔狭窄者，选用适宜管径的肛管，轻柔通过肠腔狭窄部位，切忌动作粗暴。避免高压灌肠，以防癌细胞扩散。

（3）药物使用：口服肠道不吸收的抗生素，抑制肠道细菌，如新霉素、甲硝唑等。因控制饮食及服用肠道杀菌剂，使维生素K的合成及吸收减少，故病人术前应补充维生素K。

4. 留置胃管和导尿管 若病人有肠梗阻症状，应尽早放置胃管以减轻腹胀。术晨留置导尿管，可预防术中损伤膀胱，避免因直肠切除后膀胱后倾或骶神经损伤所致的尿潴留。

5. 阴道冲洗 如癌肿已侵及病人的阴道后壁，病人术前3日每晚应行阴道冲洗。

知识拓展

肠造口定位

术前选定造口位置，做好标记。定位要求：①肠造口宜位于腹直肌上，避开瘢痕、皱褶、骨隆突或腰带等部位。②回肠造口宜在右下腹脐与髂前上棘连线中上1/3处或脐、髂前上棘、耻骨联合三点形成的三角形的三条中线相交点；乙状结肠造口用前述方法定位在左下腹。③横结肠造口宜在上腹部以脐和肋缘分别做一水平线，两线之间，且旁开腹中线5~7cm。④体重指数（BMI）≥30kg/m^{2}者，造口位置宜定在腹部隆起的最高处。⑤计划行两个以上造口手术者，定位不宜在同一条水平线上，造口之间相距5~7cm。⑥造口定位以病人取半坐卧位、坐位、弯腰、站立等不同体位时能看到造口为宜。

（二）术后护理

1. 一般护理 ①体位：病情平稳者取半卧位，以利于呼吸和腹腔引流。②饮食：病人术后禁食、胃肠减压，由静脉补充水、电解质和营养物质；术后2~3日肛门排气或造口开放后即可拔除胃管，饮水无不良反应后进流质饮食，1周后改进少渣半流质饮食，2周左右可进普食。食物应以高热量、高蛋白、丰富维生素、低渣为主。

2. 病情观察　持续监测病人的生命体征,每半小时监测血压、脉搏、呼吸 1 次,平稳后可延长间隔时间;观察腹部及会阴部切口敷料,若渗血较多,应估计量,做好记录,并通知医生给予处理。

3. 引流管的护理　妥善固定,保持腹腔/盆腔引流管通畅;观察记录引流液的颜色、性状、量;及时更换引流管周围渗湿和污染的敷料。引流管一般保留 5~7 日,待引流液量减少、色变淡,可考虑拔除。保持导尿管通畅,观察尿液的颜色、性状和量,拔管前先试行夹管以训练膀胱舒缩功能,防止排尿功能障碍。

4. 并发症的预防和护理

(1)**切口感染**:①监测体温变化及局部切口情况;②遵医嘱应用抗生素;③有肠造口者,术后 2~3 日取造口侧卧位,保护腹壁切口,保持切口周围清洁、干燥;④会阴部切口可于术后 4~7 日用 1:5 000 高锰酸钾温水坐浴,2 次/d。

(2)**吻合口瘘**:①观察有无吻合口瘘的表现,突发腹痛或腹痛加重,可有腹膜刺激征;②术后 7~10 日内不能灌肠,以免影响吻合口的愈合;③一旦发生吻合口瘘,应行盆腔持续灌洗、负压吸引,同时病人禁食、胃肠减压,给予肠外营养支持,必要时行急诊手术。

5. 肠造口的护理　肠造口是出于治疗目的将一段肠管拉出腹壁外所做的人工回/结肠开口,粪便由此排出体外。

(1)**造口评估**:术后每日进行造口评估,观察造口位置、类型、颜色、高度、形状、大小及排泄物等,及时发现造口及周围有无异常情况。

(2)**造口袋使用**:①佩戴造口袋,于手术当日或术后 2~3 日开放造口后即佩戴造口袋,选择一件式或两件式造口袋。造口袋内 1/3~1/2 满时,宜排放造口袋内排泄物。②更换造口袋,取下造口袋,清洁造口,测量造口大小,裁剪底盘开口,粘贴底盘,戴好造口袋。

(3)**饮食指导**:注意饮食卫生,防止腹泻;少食辛辣刺激食物、高膳食纤维食物;避免进食胀气、有刺激性气味的食物。

(4)**造口及造口周围皮肤并发症的观察与护理**:①造口出血,多为肠造口黏膜与皮肤连接处的毛细血管及小静脉出血、肠系膜小动脉未结扎或结扎线脱落所致。少量出血用棉球或纱布压迫止血;出血较多时,用 0.1% 肾上腺素溶液浸湿纱布压迫;大量出血时,需缝扎止血。②造口缺血/坏死,多为造口血运不良、张力过大引起。术后密切观察造口的颜色,若出现暗红色、紫色、黑色,失去应有的光泽,均应及时告知医生予以处理。③造口狭窄,造口处瘢痕收缩造成,观察病人有无恶心、呕吐、腹痛、腹胀、停止排气排便等症状。若造口狭窄,应在造口处拆线愈合后,每日扩肛 1 次:示指、中指戴指套涂液状石蜡,沿肠腔方向缓慢逐渐深入并停留 5~10 分钟,动作轻柔,避免暴力,以免损伤造口或肠管。

> **知识拓展**
>
> ### 造口治疗师
>
> 　　造口治疗师(enterostomal therapist, ET)是我国国内最早培养的专科护士之一,其职责包括所有造口(肠造口、胃造口、尿路造口、气管造口等)、伤口、瘘管、血管性溃疡、压迫性溃疡、神经源性创面、大小便失禁、肠道与膀胱的功能性疾病等护理。护理工作内容:严格遵守药物和手术治疗方案;造口手术前、后的宣教和咨询;术前造口部位的选择;提供使用特殊种类造口器具的推荐意见,并教会病人掌握使用方法;造口器材的使用与维护;出院后的护理、咨询;向病人提供可促进伤口愈合、具有皮肤保护作用的皮肤护理产品的使用建议和使用方法;复杂伤口的处理、大小便失禁的护理等。

6. 心理护理　术后病人的心理问题主要源自肠造口，帮助病人逐渐适应造口，理解肠造口的治疗价值，指导其正确进行肠造口的自我护理，重塑自我形象，回归正常生活，参加适量的运动和社交活动，增强生活的信心与勇气，促进身心康复。

（三）健康指导

1. 知识宣教　建议一般人群每年进行一次大便隐血试验，每 5 年进行一次乙状结肠镜检，每 10 年进行一次纤维结肠镜检。了解结直肠癌相关疾病，对有结直肠癌家族史，癌前病变者如结直肠息肉、腺瘤、溃疡性结肠炎等做好积极预防和治疗。注意生活方式，预防和治疗血吸虫病。

2. 结肠灌洗　通过结肠灌洗可以训练有规律的肠蠕动，养成定时排便的习惯。恢复期结肠造口病人，可每日 1 次或每 2 日 1 次进行。将粗导尿管从造口插入灌肠，一般深度不超过 10cm，常用液状石蜡或肥皂水，注意压力不能过大，以防肠道穿孔。

3. 饮食指导　病人出院后维持均衡的饮食，宜进食新鲜蔬菜、水果，多饮水，避免高脂肪及辛辣、刺激性食物；肠造口病人还需避免进食富含膳食纤维的食物（如芹菜、玉米等），避免进食易致胀气的食物（如洋葱、豆类、啤酒等）。

4. 活动指导　鼓励病人参加适量活动和一定社交活动，保持心情舒畅。

5. 复查指导　出院后，每 3~6 个月复查 1 次。行化疗、放疗者，定期检查血常规。若出现造口狭窄，排便困难，及时就诊。

【护理评价】

通过治疗和护理，病人：①焦虑缓解或减轻，情绪稳定，食欲、睡眠状况良好；②熟悉与疾病有关的知识，能主动配合治疗和护理工作；③营养状况得到改善；④能接受造口，无不良情绪反应；⑤未发生并发症，或发生时被及时发现和处理。

（钱立晶）

思考题

1. 李先生，30 岁，因转移性右下腹疼痛 1 日入院。体温 37.3℃，脉搏 90 次 /min，呼吸 20 次 /min，血压 120/76mmHg。心肺无异常，右下腹压痛、反跳痛，轻度肌紧张。血常规白细胞计数 15.0×10^9/L，血红蛋白 125g/L。

请问：

（1）评估该病人时应收集哪些资料？

（2）对该病人实施哪些护理措施？

2. 黄先生，29 岁，因腹痛 2 日急诊入院。病人 2 日前无明显诱因突然出现全腹疼痛，呈阵发性绞痛，尤以下腹最重，伴肠鸣音亢进，呕吐多次，最初为胃内容物，现呕吐物有粪臭味。发病后未进食，肛门未排气排便，尿量少。1 年前曾行"阑尾切除术"。查体：急性病容，神志清楚，体温 37.5℃，脉搏 108 次 /min，血压 100/66mmHg。腹部膨隆，偶见肠型和蠕动波，全腹压痛，以右下腹最明显，无反跳痛、肌紧张，肠鸣音亢进，可闻及气过水声。辅助检查：腹部 X 线检查可见广泛小肠胀气及多个液气平面。

请问：

（1）此病人有哪些主要的护理问题？当前应采取哪些护理措施？

（2）对该病人应如何进行健康指导？

3. 黄女士，56 岁，因黏液血便 3 个月入院。自诉 3 个月前开始出现黏液血便，每日排便 3~5 次，伴肛门坠胀，偶感下腹胀痛，排气或排便后可缓解，体重减轻约 4kg。查体：消瘦、贫血外貌，腹稍胀、无明显压痛、未扪及包块。肛门指检：肛门口较松弛，距肛缘 3cm 处触及高低不平之硬块，肠腔狭窄，指套染有血迹。

请问:

（1）引起该病人不完全性肠梗阻的原因是什么？有何依据？

（2）尚需进行哪些检查以明确诊断？若需手术治疗，何种手术方式最适宜，术前肠道准备措施有哪些？

（3）如何对病人进行出院指导？

ER 18-4

练习题

第十九章 | 直肠肛管良性疾病病人的护理

教学课件　　思维导图

导入情境

情境描述：

张先生，35 岁。4 年多前出现鲜血便，常见便纸上有血迹，时有鲜血覆盖于大便表面，并伴肛门肿块脱出，平卧时可自行回纳。1 个月前出现排便时及便后肛门剧痛，便后鲜血滴出，疼痛可持续数小时。

工作任务：

1. 向张先生解释肛门剧痛的原因。
2. 对该病人实施护理措施。

第一节　痔病人的护理

痔（hemorrhoids）是直肠下段黏膜下和 / 或肛管皮肤下静脉丛淤血、扩张和迂曲所形成的静脉团。在肛肠疾病中发生率最高，可发生在任何年龄，但随年龄增长发病率增高。

【病因和病理】

病因尚未完全明确，有以下两种学说：

1. 肛垫下移学说　肛垫位于直肠末端，由平滑肌、弹性组织、结缔组织和静脉构成，起调节肛管括约肌、完善肛门闭合作用。正常情况下，排便时肛垫被推向下，排便后可自行回缩至原位。弹性回缩作用减弱后，肛垫则充血、下移形成痔。

直肠肛管的
解剖特点

2. 静脉曲张学说　直肠静脉与肛管静脉为门静脉和下腔静脉吻合交通支；直肠上下静脉无静脉瓣，静脉丛管壁薄、位置浅，末端直肠黏膜下组织松弛。长期站立或久坐、便秘、妊娠等腹内压增高因素可致直肠静脉回流受阻、淤血、扩张而形成痔。

【分类】

按痔发生部位分内痔、外痔和混合痔（图 19-1）。

1. 内痔　最多见，位于齿状线以上，是直肠末端黏膜下的痔内静脉丛扩张、迂曲和充血形成的柔软静脉团。内痔分4度：

Ⅰ度：便时出血，便后可自行停止。痔不脱出。

Ⅱ度：常有便血，排便时痔脱出，便后可自行还纳。

Ⅲ度：偶有便血，排便、久站等使痔脱出，需用手还纳。

Ⅳ度：偶有便血，痔脱出不能还纳或还纳后又脱出。

2. 外痔　位于齿状线以下，由痔外静脉丛扩张或破裂或反复发炎、血流淤滞、血栓形成或组织增生而成，表面为皮肤覆盖。

3. 混合痔　位于齿状线上、下，是内痔通过丰富的静脉丛吻合支和相应部位的外痔相互融合为混合痔。内痔发展到Ⅲ度以上时多形成混合痔。

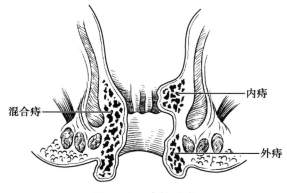

图 19-1　痔的分类

【护理评估】

（一）健康史

1. 病人是否有肛窦炎、肛腺炎等病史，炎症易导致直肠下部黏膜下静脉丛周围炎，静脉失去弹性而扩张。病人是否有长期饮酒、好食辛辣等刺激性食物，导致直肠下部黏膜下静脉丛扩张。

2. 病人是否有长期导致腹内压增高的情况，如长期的站立、久坐或便秘、前列腺增生、腹水、妊娠和盆腔肿瘤等，导致直肠静脉丛血流障碍。

（二）身体状况

1. 便血　无痛性间歇性便血，是内痔或混合痔早期常见的症状；多因粪块擦破痔表面黏膜引起。轻者大便带血或便后滴血，出血量少；严重者呈喷射状出血，可自行停止。长期出血可导致贫血。

2. 痔脱出　Ⅱ、Ⅲ、Ⅳ度内痔和混合痔可出现痔脱出。较大痔不能还纳时可发生嵌顿，引起水肿、淤血，甚至坏死。

3. 疼痛　单纯性内痔无疼痛；当内痔或混合痔合并血栓形成、嵌顿、感染时可出现疼痛；血栓性外痔表现为肛周暗红色硬结，疼痛剧烈，压痛明显。

4. 瘙痒　当外痔或内痔脱出时常有黏液分泌物溢出，刺激肛门周围皮肤引起瘙痒或湿疹。

（三）辅助检查

肛门镜检查可了解内痔、混合痔情况。对有痔脱出者，蹲位或排便后可观察到痔大小、数目及部位。

（四）心理－社会状况

便血和痔脱出，加上肛门瘙痒，病情反复发作，给病人生活和工作带来痛苦和不适而产生焦虑的心理。

（五）处理原则

无症状痔无需治疗；有症状的痔重在减轻及消除症状，而非根治；以非手术治疗为主。

1. 非手术治疗　①一般治疗：在痔的初期和无症状痔，保持大便通畅，热水坐浴，肛管内用药。②注射疗法：治疗Ⅰ、Ⅱ度出血性内痔效果较好。将硬化剂注射于痔基底部的黏膜下层，产生无菌性炎症反应，组织纤维化使痔萎缩。③胶圈套扎疗法：用于治疗Ⅰ~Ⅲ度内痔。将特制的胶圈套入在痔块根部，利用胶圈的弹性阻断痔的血运，使其缺血坏死、脱落而愈合。④多普勒超声引导下痔动脉结扎术，适用于Ⅱ~Ⅳ度的内痔。

2. 手术疗法　①痔单纯切除术：主要适用于Ⅱ、Ⅲ度内痔和混合痔；②吻合器痔上黏膜环切术（PPH手术）：适应于Ⅲ、Ⅳ度内痔和环形痔；③血栓性外痔剥离术。

【常见护理诊断/问题】

1. **急性疼痛** 与血栓性外痔、痔嵌顿、坏死有关。
2. **便秘** 与排便出血、不良排便习惯有关。
3. **知识缺乏**：缺少痔的治疗护理和术后预防复发的康复知识。
4. **潜在并发症**：贫血、尿潴留、术后出血、切口感染、肛门狭窄等。

【护理措施】

（一）直肠肛管检查配合与护理

1. **直肠肛管检查** 包括直肠指检和内镜检查。肛门狭窄、肛周急性感染、肛裂及妇女月经期禁忌内镜检查。

2. **直肠肛管检查的体位** ①左侧卧位：系肛肠科检查及手术治疗时最常用的体位；②膝胸位：适用于较短时间的检查；③截石位：肛门直肠手术的常用体位；④蹲位：病人下蹲，用力增强腹压，适用于检查内痔脱出或直肠脱垂；⑤弯腰前俯位：肛门视诊的最常用体位（图 19-2）。

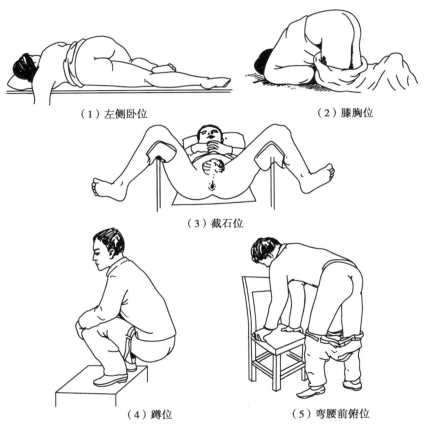

（1）左侧卧位　　　　　　　　（2）膝胸位

（3）截石位

（4）蹲位　　　　　　　　（5）弯腰前俯位

图 19-2　直肠肛管检查体位

3. **直肠肛管检查的记录** 当发现直肠肛管内的病变时，应先写明何种体位，再用钟表定位法记录病变的部位（图 19-3）。如内痔好发部位是截石位 3、7、11 点。

（二）非手术治疗及术前护理

1. **饮食与活动** 调整饮食结构，摄入足量水分和膳食纤维的食物，忌食辛辣刺激性食物，忌酒。养成定时排便习惯。保持适量的运动量，忌久站、久坐、久蹲。

2. **热水坐浴** 便后及时清洗，可采用 1 : 5 000 高锰酸

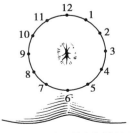

图 19-3　肛门检查的时钟定位法（截石位）

钾溶液或中药制剂坐浴,改善局部血液循环,保持局部清洁舒适,预防病情发展和并发症的发生。

3. 痔块还纳 痔块脱出、嵌顿性痔初期及时用手轻轻将其还纳入肛内,阻止其再脱出。

4. 缓解疼痛 肛管内纳入抗生素油膏或栓剂,促进炎症吸收,减轻疼痛;血栓性外痔局部热敷,再外敷消炎止痛剂,若疼痛缓解可不手术。

5. 术前准备 指导病人进少渣食物。术前排空粪便,可给予缓泻剂,必要时清洁灌肠。做好会阴部皮肤准备及药敏试验,及时纠正贫血。

(三)术后护理

1. 饮食与活动 术后 1~2 日以无渣或少渣流质、半流质饮食为主。术后 24 小时可下床活动。伤口愈合后可恢复正常工作、学习和劳动,避免久站、久坐、久蹲。

2. 排便护理 术后 2~3 日内服阿片酊减少肠蠕动,术后 3 日内尽量不排大便,以保持手术切口清洁并良好愈合。之后保持大便通畅,若有便秘,可口服液状石蜡助通便。

3. 疼痛护理 手术后常因括约肌痉挛、肛管内填塞过多敷料、排便时粪便对伤口的刺激而引起剧烈疼痛,适当给予止痛剂,必要时可减少敷料填塞等。

4. 并发症的观察和护理

(1)**尿潴留**:因术后肛门疼痛,反射性引起膀胱括约肌痉挛;麻醉抑制作用使膀胱逼尿肌松弛,易发生急性尿潴留。通过诱导、针灸等促进排尿,必要时行导尿。

(2)**术后出血**:由于术中止血不彻底、用力排便等导致伤口出血,通常术后 7 日内粪便表面会有少量鲜血。如病人出现恶心、呕吐、心慌、出冷汗、面色苍白等,肛门坠胀感和急迫排便感进行性加重,敷料渗血较多时,报告医生及时处理。

(3)**切口感染**:直肠肛管部位易受粪便、尿液等污染,术后易发生切口感染。保持肛门周围皮肤清洁,每次排便后应先清洗、坐浴,再换药。

(4)**肛门狭窄**:多为术后瘢痕挛缩所致,若出现排便困难、大便变细者,手术 5~10 日后可行扩肛。

(四)健康指导

指导病人:①多饮水,多食蔬菜水果,少吃辛辣食物,不饮酒;②养成良好排便习惯,保持大便通畅,保持肛门卫生,但避免使用肥皂或用毛巾在肛门周围用力擦洗。

第二节　肛裂病人的护理

肛裂(anal fissure)是齿状线以下肛管皮肤层裂开后形成的小溃疡。其多见于青中年人,好发于肛管后正中线。

【病因和病理】

肛裂的病因尚未清楚,可能与多种因素有关。长期便秘,粪便干结,排便时机械性创伤是肛裂形成的直接原因。肛管外括约肌浅部在肛管后方形成的肛尾韧带伸缩性差、较为坚硬;肛管与直肠成角相接,用力排便时,肛管后壁承受压力最大,故后正中线易被撕裂。

急性肛裂边缘整齐,底浅,呈红色有弹性。

慢性肛裂因反复创伤、感染,基底深边缘不整齐,呈灰白色,质硬,纤维化。裂口上端的肛门瓣和肛乳头水肿,形成肥大乳头;下端肛门缘皮肤炎性反应、水肿,形成袋状皮垂突出于肛门外,形似外痔,称"前哨痔"(图 19-4)。肛裂、前哨痔、肛乳头肥大常同时存在,称肛裂"三联症"。

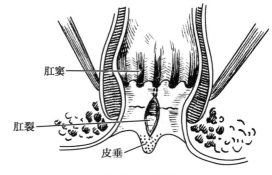

图 19-4　肛裂

【护理评估】

（一）健康史

询问病人是否有长期便秘史；排便时疼痛、便血的病史；询问病人的饮食习惯：是否酗酒，喜食辛辣的食物。

（二）身体状况

典型临床表现为疼痛、便秘和出血。

1. 疼痛 排便时肛管裂伤或溃疡面被撑开、粪块刺激神经末梢，立刻感肛管烧灼样或刀割样疼痛，称为排便时疼痛；便后数分钟可缓解，称为间歇期；随后因肛门括约肌痉挛再次出现剧痛，可持续半小时至数小时，称为括约肌挛缩痛；直至括约肌疲劳、松弛，疼痛缓解，以上称为肛裂疼痛周期。当再次排便时又发生疼痛。

2. 便秘 肛裂形成后病人因惧怕疼痛不愿排便引起或加重便秘；便秘又加重肛裂，形成恶性循环。

3. 出血 排便时肛管裂伤，创面出血，可见粪便表面带有鲜血或滴血，但大量出血少见。

（三）心理－社会状况

由于疼痛、便血，给病人带来痛苦和不适，而产生焦虑和恐惧心理。

（四）处理原则

直肠指诊或肛门镜检查常引起疼痛，应慎用或在局麻下进行。

1. 非手术治疗 保持大便通畅；便后坐浴。扩肛疗法：局部麻醉下，先用示指缓慢、均衡地扩张肛门括约肌，逐渐伸入中指，持续扩张5分钟，可解除括约肌痉挛，促进溃疡愈合。

2. 手术疗法 适用于非手术治疗无效，经久不愈的陈旧性肛裂，治愈率高，但有导致肛门失禁的可能。手术方式有肛裂切除术和肛管内括约肌切断术。

【常见护理诊断／问题】

1. 疼痛 与肛管裂伤及感染有关。

2. 便秘 与肛门疼痛惧怕排便有关。

3. 潜在并发症：出血、感染、肛门失禁等。

【护理措施】

（一）非手术治疗及术前护理

1. 保持大便通畅、坐浴 同痔病人的护理。

2. 疼痛护理 遵医嘱适当应用止痛剂，如肌内注射吗啡、吲哚美辛（消炎痛）栓剂纳肛等。

3. 术前肠道准备 同痔病人的护理。

（二）术后护理

1. 术后病情观察 有无出血、血肿、脓肿、尿潴留和肛门失禁等并发症发生，如有及时报告医生，并协助处理。

2. 饮食与活动、排便护理、疼痛护理及并发症的观察及护理 同痔病人的护理。

（三）健康指导

保持大便通畅，鼓励病人有便意时及时排便。肛门括约肌松弛者，手术3日后做肛门收缩舒张运动。肛门失禁者早期行物理治疗，严重者需再次手术治疗。出院后发现异常应及时就诊检查。

第三节　直肠肛管周围脓肿病人的护理

直肠肛管周围脓肿（perianorectal abscess）是指直肠肛管周围软组织或其周围间隙发生的急性化脓性感染，并形成脓肿。其多见于青壮年。

【病因和病理】

直肠肛管周围脓肿主要由肛窦、肛腺感染引起,也可由肛周皮肤感染、损伤等引起。肛腺开口于肛窦,肛窦开口向上,腹泻、便秘时易引起肛窦炎,感染沿肛腺体的管状分支或联合纵肌纤维向上、下、外三处扩散到周围间隙引起感染。由于直肠肛管周围间隙为疏松的脂肪结缔组织,感染极易蔓延、扩散,形成不同部位的脓肿(图19-5)。

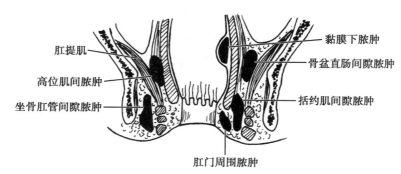

图 19-5　直肠肛管周围脓肿的位置

【护理评估】

(一)健康史

询问病人有无肛门瘙痒、刺痛、分泌物等肛窦炎、肛腺炎的临床表现,了解病人有无肛周软组织感染、损伤、内痔、肛裂、药物注射等病史。

(二)身体状况

不同部位的脓肿,症状和体征各具有不同特点。

1. 肛门周围脓肿　最常见,主要症状为肛周持续性跳痛,排便、咳嗽、受压时加重;行动不便,坐卧不安;全身感染症状不明显。初起时肛周皮肤红肿、发硬,压痛明显,边界不清;脓肿形成后出现波动感,穿刺可抽出脓液。

2. 坐骨肛管间隙脓肿(坐骨肛门窝脓肿)　较常见,多由肛腺感染经外括约肌向外扩散形成。由于其间隙较大,形成的脓肿亦较大而深,量可达 60~90ml。早期局部症状不明显,后期出现患侧肛周红肿,双臀部不对称,可有排尿困难和里急后重,全身感染中毒症状明显;局部触诊或肛门指诊患侧有深压痛,局限性隆起;脓肿形成后有波动感,并向下穿出形成肛瘘。

3. 骨盆直肠间隙脓肿(骨盆直肠窝脓肿)　较少见,因其位置较深,间隙较大,引起全身感染症状较重,早期即有明显全身中毒症状,如发热、寒战等;局部症状不明显,可表现为直肠坠胀感,便意不尽,排便不适,常伴排尿困难。会阴部检查:肛周多无异常,直肠指诊可在直肠上部触及隆起肿块,明显压痛。脓肿形成后有波动感,穿刺可抽出脓液。

(三)心理-社会状况

肛周疼痛使病人产生焦虑的心理,甚至精神萎靡。

(四)处理原则

1. 非手术治疗　①抗感染治疗;②温水坐浴;③局部理疗;④保持大便通畅,减轻排便时疼痛。

2. 手术治疗　脓肿形成后及早切开引流。

【常见护理诊断/问题】

1. 急性疼痛　与肛周炎症及手术有关。

2. 体温过高　与感染毒素吸收有关。

3. 潜在并发症:肛门狭窄、肛瘘。

【护理措施】

1. **体位** 协助病人采取舒适体位,急性炎症期应卧床休息。

2. **控制感染** 应用抗生素控制感染。

3. **保持大便通畅** 同痔病人的护理。

4. **高热护理** 高热病人给予物理降温处理,嘱病人增加饮水。

5. **肛周护理** 肛周疼痛、红肿进行性加重,表明感染未能得到有效控制,应调整抗生素。当有脓肿形成时,及时切开引流。切开引流早期分泌物较多,应定时观察敷料有无渗湿,一旦渗湿及时更换敷料。放置引流管者观察引流液颜色、性质、量,可予以甲硝唑或中成药定时冲洗脓腔。后期创面表浅可定时坐浴使其自然愈合,排便后先坐浴再换药。创面愈合由内向外,避免皮肤过早愈合形成肛瘘。

6. **健康指导** 保持大便通畅,防止便秘;出现肛门不适、疼痛及时就诊。

第四节 肛瘘病人的护理

肛瘘(anal fistula)是肛管或直肠下部与肛周皮肤相通的肉芽肿性管道,由内口、瘘管、外口三部分组成。其内口常位于肛窦,多为一个;外口在肛周皮肤上,可有一个或多个,经久不愈或间歇性反复发作。肛瘘多见于青壮年男性。

【病因和病理】

肛瘘多为直肠肛管周围脓肿的后遗症。脓肿自行溃破或经切开引流后形成外口,位于肛周皮肤上。由于外口皮肤生长较快,脓肿常假性愈合。原发灶为内口,脓腔逐渐缩小,脓腔周围肉芽组织和纤维组织增生形成管道,粪便经内口进入。由于瘘管迂曲、引流不畅,导致脓肿反复发作,脓肿自行溃破或切开引流形成多个瘘管和外口,成为复杂性肛瘘。瘘管由反应性致密纤维组织包绕,近管腔处为炎性肉芽组织,后期腔内可上皮化。

【分类】

1. **按瘘管位置高低分** 低位肛瘘:瘘管位于外括约肌深部以下;高位肛瘘:瘘管位于外括约肌深部以上。

2. **按瘘管多少分** 单纯性瘘:仅有一个内口、一个外口和一个瘘管;复杂性瘘:一个内口,多个外口和瘘管。

3. **按瘘管与括约肌的关系分** 肛管括约肌间型、经肛管括约肌型、肛管括约肌上型、肛管括约肌外型(图19-6)。

【护理评估】

(一)健康史

了解病人有无肛周组织损伤及感染情况。

(二)身体状况

1. **症状** 反复自外口溢出少量脓性、血性、黏液性分泌物,污染内裤;分泌物刺激肛周皮肤引起潮湿、瘙痒,有时形成湿疹。高位肛瘘可有粪便或气体从外口溢出。当外口阻塞或假性愈合时,瘘管中脓肿形成,有明显疼痛,或可伴有发热、寒战、乏力等全身感染症状,脓肿自行溃破或切开引流后症状缓解。

2. **体征** 肛周皮肤可见单个或多个外口,呈红色乳头状或肉芽组织突起,压之有少量脓液或脓血性分泌物排出。若瘘管位置较浅,可在皮下触及自外口通向肛管的条索状瘘管。直肠指检时内口处轻压痛,可触及硬结样内口及条索状瘘管。

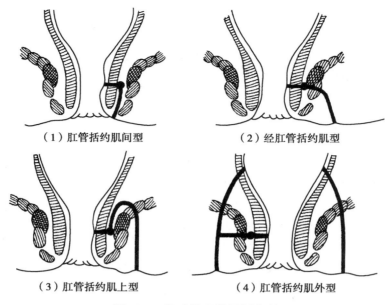

（1）肛管括约肌间型　　　　　　　　（2）经肛管括约肌型

（3）肛管括约肌上型　　　　　　　　（4）肛管括约肌外型

图 19-6　肛瘘的四种解剖类型

（三）辅助检查

1.肛门镜检查　自外口注入亚甲蓝溶液，肛门镜下可见蓝色液溢入；观察填入肛管及直肠下段的白色纱布条蓝染部位可判断内口位置。

2.X线检查　经外口注入碘油行瘘管造影，可以明确瘘管走向。

（四）心理-社会状况

因瘘口排出脓液、粪水和气体，加上肛周瘙痒，病人不愿与他人相处，担心个人形象受到破坏。病情反复，使病人灰心失望。

（五）处理原则

肛瘘极少自愈。

1.堵塞法　0.5%甲硝唑、生理盐水冲洗瘘管后，用生物蛋白胶自外口注入。其用于单纯性肛瘘，但治愈率较低。

2.手术治疗　原则上将瘘管切开或切除，形成敞开的创面，促使愈合。①肛瘘切开术；②肛瘘切除术；③挂线疗法（图 19-7）。

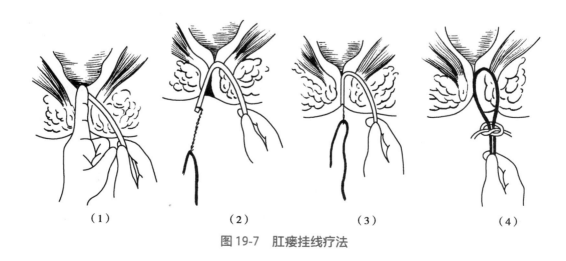

（1）　　　　　　　　（2）　　　　　　　　（3）　　　　　　　　（4）

图 19-7　肛瘘挂线疗法

【常见护理诊断/问题】

1. 疼痛 与感染有关。

2. 皮肤完整性受损 与肛周皮肤瘙痒、破溃有关。

3. 潜在并发症：伤口感染、肛门失禁、肛门狭窄等。

【护理措施】

1. 保持大便通畅并做好术前肠道准备 同痔病人的护理。

2. 防治感染 急性炎症期、术后早期应用抗生素。

3. 温水坐浴 术后第2日起，每日早晚及便后用1:5 000高锰酸钾温水坐浴，既可缓解局部疼痛，又有利于局部炎症消散、吸收。

4. 病情观察 术后由于创面容易渗血或结扎线脱落造成出血，注意观察敷料渗湿及出血情况。每5~7日检查1次挂线的松紧度，如有松弛时应进行收紧，直至挂线脱落。观察创面肉芽生长是否健康，伤口能否如期愈合。术后疼痛者适当应用止痛剂。

5. 尿潴留、肛门狭窄的处理 同痔病人的护理。

6. 肛门失禁的观察和护理 手术中如切断肛管直肠环，将造成肛门失禁，肛门失禁后粪便自行外溢，粪便及分泌物刺激肛周引起局部皮肤潮湿、糜烂。一旦发生，应保持肛周皮肤清洁、干燥，局部涂氧化锌软膏保护，勤换内裤。轻度失禁者，手术3日后作肛门收缩舒张运动；严重失禁者，行肛门成形术。

7. 健康指导 保持会阴部清洁，经常更换内裤。术后观察排便有无变细、肛门失禁，发现异常及时就诊。

（钱立晶）

思考题

1. 程先生，60岁。平时有便秘习惯，喜吃辛辣食物，近3个月自感肛门部坠胀不适伴疼痛，大便表面带血。行内痔切除术后6小时出现肛门疼痛、大汗、尿潴留。

请问：

（1）病人出现肛门疼痛、尿潴留的原因是什么？如何处理？

（2）对该病人的出院健康指导应包括哪些内容？

2. 刘先生，39岁。病人5日前开始肛门右侧部疼痛，排便时明显；近2日来加重，为持续性跳痛，行动不便，坐卧不安。查体：体温37.2℃，发育、营养良好，心肺腹未见异常。肛门直肠检查：肛门右侧边缘皮肤红肿，范围约6cm，触之稍热，可触及硬结和压痛，中心部位似有波动感。

ER 19-5

练习题

请问：

（1）该病人有哪些主要的护理问题？

（2）当前的主要护理措施有哪些？

第二十章 | 肝胆胰疾病病人的护理

教学课件　　　思维导图

学习目标

1. 掌握：原发性肝癌、门静脉高压、肝脓肿、胆道疾病、胰腺癌病人的症状、体征和护理措施。

2. 熟悉：原发性肝癌、门静脉高压、肝脓肿、胆道疾病、胰腺癌的辅助检查和处理原则。

3. 了解：原发性肝癌、门静脉高压、肝脓肿、胆道疾病、胰腺癌的病因和病理生理。

4. 学会：运用护理程序对原发性肝癌、门静脉高压、肝脓肿、胆道疾病、胰腺癌病人实施整体护理。

5. 具有关心原发性肝癌、胰腺癌病人的心理和为肝胆胰疾病病人提供人文关怀、帮助病人康复的态度和行为。

第一节　原发性肝癌病人的护理

导入情境

情境描述：

石先生，60 岁。原有肝炎病史 15 年，近半个月来时常感觉肝区胀痛，以"腹痛待查"收住院治疗，住院治疗期间突然出现腹部剧痛，查体：腹肌紧张，腹部有压痛及反跳痛。

工作任务：

1. 准确判断石先生出现的情况并报告医生。

2. 立即正确对石先生实施治疗护理并观察疗效。

原发性肝癌（primary liver cancer）是目前我国第四位常见恶性肿瘤及第二位的肿瘤致死病因。高发于东南沿海地区，40~50 岁男性较为多见。

【分类】

1. 大体病理类型　可分为三类：结节型、巨块型和弥漫型。根据肿瘤大小可分为微小肝癌（直径≤2cm），小肝癌（>2cm、≤5cm），大肝癌（>5cm、≤10cm），巨大肝癌（>10cm）。

2. 组织学类型　可分为肝细胞型、肝内胆管细胞型和两者同时出现的混合型，我国以肝细胞肝癌（hepatocellular carcinoma，HCC）为主，约占91.5%。

3. 转移途径　①直接蔓延；②血行转移：门静脉系统内转移是最常见的途径，多为肝内转移，肝外血行转移常见于肺，其次为骨、脑等；③淋巴转移；④种植转移。

【病因及发病机制】

原发性肝癌的病因和发病机制尚未阐明。一般认为病毒性肝炎、肝硬化是其主要原因，临床上肝癌病人常有急性肝炎→慢性肝炎→肝硬化→肝癌的病史。此外，也与黄曲霉素、亚硝胺类化学致癌物质、水土、遗传等因素有关。

【护理评估】

（一）健康史

了解有无肝炎、肝硬化、其他部位肿瘤病史，有无长期进食被黄曲霉素污染或亚硝胺类食物史，是否居住于肝癌高发区，饮食、水和生活习惯等。

（二）身体状况

1. 症状

（1）**肝区疼痛**：为最常见的主要症状，半数以上病人以此为首发症状。多呈持续性钝痛、刺痛或胀痛，夜间或劳累后加重。疼痛部位常与肿瘤部位密切相关，位于肝右叶顶部的肿瘤累及膈肌，疼痛可牵涉至右肩背部。当癌结节发生坏死、破裂时，可引起腹腔内出血，表现为突发的右上腹剧痛，有腹膜刺激征等急腹症表现。

（2）**消化道症状**：主要表现为食欲减退、腹胀等，部分病人还可伴有恶心、呕吐、腹泻等症状。

（3）**全身症状**：①可有不明原因的持续性低热或不规则发热，抗生素治疗无效。②早期病人消瘦、乏力不明显；晚期体重呈进行性下降，可出现贫血、黄疸、腹水及恶病质等。

（4）**伴癌综合征**：因肿瘤自身代谢异常或对机体产生各种影响引起的非肿瘤直接相关的内分泌或代谢方面的一组综合征，如低血糖、红细胞增多症、高胆固醇血症及高钙血症等。

2. 体征

（1）**肝大与肿块**：为中、晚期肝癌常见临床体征。肝脏呈进行性增大，质地坚硬，表面高低不平，有大小不等的结节或肿块。

（2）**黄疸与腹水**：晚期肝癌病人均可出现。

此外，合并肝硬化者常有肝掌、蜘蛛痣、门静脉高压症等表现；晚期肝癌还可出现肝性脑病、上消化道出血、癌肿破裂出血及继发性感染等并发症。

（三）辅助检查

1. 实验室检查

（1）**血清甲胎蛋白（AFP）测定**：属肝癌血清肿瘤标志物，有助于发现无症状的早期病人，但有假阳性出现，应做动态观察。病人有乙肝或丙肝等肝病史，AFP≥400μg/L，影像检查发现肝实质性肿块，并排除妊娠、活动性肝病、生殖腺胚胎性肿瘤等，可考虑肝癌的诊断。临床上少数病人AFP为阴性，应同时检测AFP异质体，若为阳性，有助于诊断。

（2）**血清酶学检查**：血清碱性磷酸酶、γ-谷氨酰转肽酶、乳酸脱氢酶同功异构酶等偶见升高，但缺乏特异性。

2. 影像学检查

（1）**B超**：是诊断肝癌的首选检查方法，适用于高发人群的普查。可显示肿瘤的部位、大小、形态及肝静脉或门静脉有无栓塞等情况。诊断符合率可达90%左右。

（2）**CT和MRI**：是诊断肝癌和临床分期最重要的方法，CT动态扫描与血管造影结合可提高微小肝癌的检出率。MRI在肝血管瘤的鉴别中更具备优势。

（3）**选择性肝动脉造影**：可明确显示肿瘤的数目、大小和血供情况，为侵入性创伤性检查，必要时才考虑采用。

3. 腹腔镜探查　适合经各种检查未能确诊而临床又高度怀疑肝癌者。

4. 肝穿刺活组织检查　肝脏穿刺活检可取得病理诊断，临床上主要针对缺乏典型肝癌影像学特征的肝脏病变。一般在B超或CT引导下进行，但有出血和肿瘤沿针道种植转移的风险。

（四）心理-社会状况

评估病人对疾病有关知识的了解和掌握程度，病人对手术过程、手术可能导致的并发症及疾病预后所产生的恐惧、焦虑程度。家属对本病及其治疗方法、预后的认知程度。

（五）处理原则

以手术治疗为主，辅以其他综合治疗。

1. 手术治疗 外科手术是目前治疗肝癌首选和最有效的方法，主要包括：①部分肝切除术，术前需对病人的全身状况及肝脏功能的储备情况进行全面的评估。对于单发的微小肝癌和小肝癌等情况还可做根治性肝切除。②肝移植术，适用于不宜切除的小肝癌及失代偿期肝硬化。但目前国内对肝移植的适应证存在诸多争议，且肝源供体匮乏、治疗费用昂贵，因此，其疗效有待于进一步讨论。

2. 非手术治疗 综合治疗的方法有：①放射治疗；②射频消融；③介入疗法（TACE）；④全身治疗（分子靶向药物、系统化疗、免疫治疗、中医药治疗）等。

【常见护理诊断／问题】

1. **恐惧** 与担忧疾病预后和生存期有关。

2. **疼痛** 与肿瘤生长导致肝包膜张力增加，或放疗、化疗后身体不适有关。

3. **营养失调：低于机体需要量** 与食欲减退、腹泻及肿瘤导致的代谢异常和消耗有关。

4. **潜在并发症**：肝性脑病、上消化道出血、肿瘤破裂出血、感染等。

【护理目标】

1. 病人恐惧缓解或减轻，能正确面对疾病，积极配合治疗和护理。

2. 病人疼痛减轻或缓解。

3. 病人能主动进食营养均衡的食物或接受营养支持治疗。

4. 病人未出现并发症，或出现并发症得到及时发现和处理。

【护理措施】

（一）非手术治疗及术前护理

1. 改善营养状况 鼓励病人进食富含蛋白、热量、维生素和膳食纤维的食物以改善营养状况。必要时提供肠内外营养支持。

2. 疼痛护理 遵医嘱给予止痛剂或采用积极有效的镇痛治疗。

3. 预防肿瘤破裂出血 ①避免导致肿瘤破裂的诱因，如剧烈咳嗽、用力排便等；②改善凝血功能，肝硬化时肝脏合成的凝血因子减少，且脾功能亢进导致血小板减少，术前3日肌内注射维生素K，以改善凝血功能，预防术中、术后出血；③密切观察腹部情况，若病人突发腹痛加重，伴腹膜刺激征，应高度怀疑肿瘤破裂出血，应及时通知医生，积极配合抢救；④少数病人出血可自行停止，多数病人需手术治疗，应积极做好术前准备，对不能手术的晚期病人，可采用补液、输血、应用止血剂等综合治疗。

4. 心理护理 了解病人及其家属情绪和心理变化；帮助病人树立战胜疾病的信心，积极接受和配合治疗。

（二）术后护理

1. 一般护理 为防止术后肝断面出血，一般不鼓励病人早期活动。术后24小时内应卧床休息，避免剧烈咳嗽。接受半肝以上手术切除者，间歇吸氧3~4日。

2. 病情观察 密切观察病人的心、肺、肾、肝等重要脏器的功能变化，生命体征和血清学指标的变化。

3. 维持体液平衡 静脉输液，补充水、电解质；对肝功能不良伴腹水者，积极保肝治疗，严格控制水和钠的摄入量，每日观察、记录体重及腹围变化。

4. 引流管的护理 肝叶和肝脏局部切除术后常放置双腔引流管。应妥善固定，避免受压、扭曲和折叠，保持引流通畅；严格遵守无菌原则，定期更换引流袋；准确记录引流液的色、质、量。若引流液为血性且持续性增加,应警惕腹腔内出血,及时通知医生,必要时完善术前准备行手术探查止血;若引流液含有胆汁,应考虑胆瘘。

5. 预防感染 遵医嘱合理应用抗生素。

6. 肝性脑病的预防和护理 加强生命体征和意识状态的观察,若出现性格行为变化,如欣快感、表情淡漠等前驱症状时,应及时通知医生。预防措施:①消除肝性脑病的诱因,积极防治上消化道出血和感染、纠正电解质和酸碱平衡紊乱,慎用镇静催眠药和麻醉药;②禁用肥皂水灌肠,可用生理盐水或弱酸性溶液(如食醋 1~2ml 加入生理盐水 100ml),使肠道 pH 保持酸性;③口服新霉素抑制肠道细菌繁殖,有效减少氨的形成和吸收;④使用降血氨药物,如谷氨酸钾或谷氨酸钠静脉滴注;⑤口服或静脉滴注支链氨基酸的制剂或溶液,以纠正氨基酸代谢失衡;⑥肝昏迷者应限制蛋白质摄入,以减少血氨的来源;⑦便秘者可口服乳果糖,促使肠道内氨的排出。

7. 心理护理 帮助病人及家属缓解焦虑、紧张心理,积极主动参与治疗。

(三) 介入治疗(TACE)护理

1. 治疗前护理 向病人解释介入治疗的目的、方法及注意事项,术前 6 小时禁食。

2. 导管护理 ①妥善固定和维护导管;②严格遵守无菌原则,每次注药前消毒导管,注药后用无菌纱布包扎,防止细菌沿导管发生逆行性感染;③为防止导管堵塞,注药后用肝素稀释液(25U/ml)2~3ml 冲洗导管;④治疗期间病人可出现腹痛、腹胀、恶心、呕吐、食欲缺乏等症状,及不同程度的白细胞数减少。若系胃、胆、胰、脾动脉栓塞出现的上消化道出血及胆囊坏死等并发症时,须密切观察生命体征和腹部体征,及时通知医生进行处理。

3. 拔管后护理 拔管后压迫穿刺部位 15 分钟,再局部加压包扎,沙袋压迫 6~8 小时。协助病人取平卧位,穿刺侧肢体伸直制动 6 小时,绝对卧床 24 小时。注意观察穿刺侧肢体皮肤的色泽、温度及足背动脉搏动情况。

(四) 健康指导

积极防治肝炎,不吃霉变食物。有肝炎、肝硬化病史、肝癌家族史的人群定期行 AFP 检查或 B 超。肝切除术后的病人应加强肝脏保护。

【护理评价】

通过治疗和护理,病人:①能正确面对疾病、手术和愈后;②疼痛减轻或缓解;③营养状况改善;④未发生并发症,或发生时得到及时发现和治疗。

第二节　门静脉高压病人的护理

正常门静脉压力为 13~24cmH_2O,平均约 18cmH_2O。当门静脉血流受阻、血液淤滞,引起门静脉及其分支压力增高,导致脾大伴脾功能亢进、食管胃底静脉曲张破裂大出血、腹水等一系列临床表现,称门静脉高压症(portal hypertension)。

【病因及分类】

门静脉高压症约 90% 以上由肝硬化引起。在我国主要是肝炎后肝硬化,部分南方血吸虫流行地区,以血吸虫病性肝硬化为主。其亦可见于肝外门静脉阻塞,如门静脉主干的先天性畸形、布 - 加综合征、海绵窦样变等,但较少见。

门静脉系统无静脉瓣膜,其压力通过流入的血量和流出阻力形成并维持。门静脉血流阻力增加是门静脉高压症的始动因素。按引起阻力增加的部位,可分为肝前、肝内和肝后三型。肝内型又可分为窦前、窦后和窦型。在我国,肝炎后肝硬化是引起肝窦和窦后阻塞性门静脉高压症的常见病因。肝内窦前性阻塞的病因主要是血吸虫性肝硬化。

【病理生理】

门静脉高压症主要引起以下病理改变：①脾大、脾功能亢进，门静脉血流受阻后，出现充血性脾大，外周血细胞减少。②交通支扩张，门静脉通路受阻可造成门静脉系与腔静脉之间的4处交通支静脉曲张，受影响最早、最显著的是食管下段及胃底交通支，其他有肛管及直肠门静脉下段交通支、前腹壁交通支、腹膜后交通支（图20-1）。③腹水，门静脉系毛细血管滤过压增加、肝硬化使肝内淋巴回流受阻并从肝脏表面渗出、肝合成清蛋白减少使血浆胶体渗透压降低、体内醛固酮和ADH增加等因素，导致腹水发生。

【护理评估】

（一）健康史

注意询问病人有无病毒性肝炎病史、酗酒、血吸虫病病史。既往有无出现肝性脑病、上消化道出血病史。

（二）身体状况

1. 脾大、脾功能亢进 门静脉高压症的早期即可有脾脏充血、肿大，程度不一，在左肋缘下可扪及，早期质软，可活动。晚期脾内纤维组织增生而变硬，活动度减少，常伴有脾功能亢进，主要表现为白细胞和血小板减少。

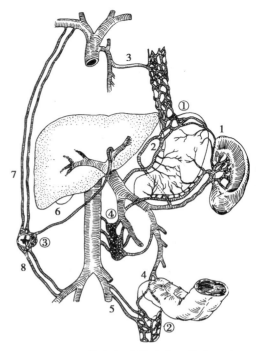

图 20-1 门静脉与腔静脉之间的交通支

1. 胃短静脉；2. 胃冠状静脉；3. 奇静脉；4. 直肠上静脉；5. 直肠下静脉、肛管静脉；6. 脐旁静脉；7. 腹上深静脉；8. 腹下深静脉。

①胃底、食管下段交通支；②直肠下端、肛管交通支；③前腹壁交通支；④腹膜后交通支。

2. 呕血和黑便 食管胃底曲张静脉破裂出血，是门静脉高压症最危险的并发症，一次出血量可达 1 000~2 000ml，表现为呕血或便血，呕吐鲜红色血液，排出柏油样黑便。由于肝功能损害引起凝血功能障碍、脾功能亢进导致血小板减少以及门静脉高压，因此，出血不易自止。大出血、休克和贫血导致肝细胞严重缺血、缺氧易诱发肝性脑病。

3. 腹水 是肝功能严重受损的表现，大出血后可形成顽固性腹水，常伴有腹胀、食欲减退和下肢浮肿。

4. 其他 可伴有肝大、黄疸、蜘蛛痣、腹壁静脉曲张、痔、肝掌等。

（三）辅助检查

1. 实验室检查 ①血常规：当脾功能亢进时，全血细胞计数减少，白细胞计数可降至 $3.0 \times 10^9/L$ 以下，血小板计数可降至（70~80）$\times 10^9/L$ 以下；②肝功能：血浆白蛋白降低而球蛋白增高，白蛋白与球蛋白比例倒置。凝血酶原时间延长。肝炎后肝硬化病人血清转氨酶和血胆红素增高较血吸虫性肝硬化者明显，应行乙型肝炎病原免疫学和AFP检查。

2. 影像学检查 ①食管吞钡X线：在食管为钡剂充盈时，可见食管黏膜呈虫蚀状改变；当排空时，黏膜像则表现为蚯蚓样或串珠状负影；②B超：可了解肝脏和脾脏的形态、大小、有无腹水及门静脉扩张；③腹腔动脉（静脉相）或肝静脉造影：造影剂使门静脉系统和肝静脉显影后，可明确门静脉受阻部位及其侧支回流情况。

3. 内镜检查 内镜下可见曲张静脉或血管团，既可明确诊断，又可用于急诊止血治疗。

（四）心理－社会状况

导致门静脉高压的肝硬化是一个慢性疾病过程，迁延不愈，病人多有不同程度的焦虑，如易躁、易怒、忧郁、失眠、悲观等。尤其是合并上消化道大出血时，精神紧张，有恐惧感。

（五）处理原则

1. 食管胃底曲张静脉破裂出血的治疗

（1）**非手术治疗**：①常规处理，绝对卧床休息；立即建立有效的静脉通道补充血容量；保持呼吸道通畅，防止呕吐物引起窒息或吸入性肺炎；严密监测病人的生命体征。②药物止血，应用抗利尿激素和生长抑素，可使门静脉系血流量减少，降低门静脉压力。常用药物有垂体后叶激素、三甘氨酰赖氨酸加压素和奥曲肽。③内镜治疗，经纤维内镜将硬化剂直接注入曲张静脉内，使之闭塞，其黏膜下组织硬化，达到止血和预防再出血目的。④三腔二囊管压迫止血，利用充气的气囊分别压迫胃底和食管下段的曲张静脉，达到止血目的，以争取时间做紧急手术准备（图 20-2）。⑤经颈静脉肝内门体分流术（TIPS），经颈静脉途径在肝静脉与门静脉的主要分支间建立通道，并置入支架，实现门体分流。

（2）**手术治疗**：有分流术和断流术两种手术方法。

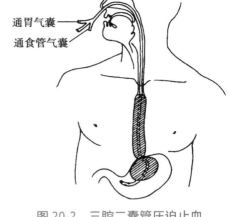

通胃气囊
通食管气囊

图 20-2　三腔二囊管压迫止血

知识链接

分流术和断流术

　　分流术旨在将门静脉压力降低至恰好低于出血的阈值，既能有效控制食管静脉破裂出血，又能维持一定的门静脉向肝血流，以降低肝性脑病的发生率。断流术是通过手术阻断门静脉与其他静脉间的反常血流，达到控制门静脉高压症合并食管胃底曲张的静脉破裂出血的目的。

　　临床上也可结合两种手术特点实施联合手术，既保持一定的门静脉压力及门静脉向肝血流，又疏通门静脉系统的高血流状态，起到"断、疏、灌"作用。

---

2. 腹水的外科治疗　　对肝硬化引起的顽固性腹水可采用腹腔穿刺外引流、TIPS 和腹腔 - 静脉转流术。

3. 单纯脾大、脾功能亢进的外科治疗　　多见于晚期血吸虫病病人，因肝功能较好，单纯脾切除效果良好。

4. 肝移植　　适用于终末期肝病伴有静脉曲张出血、难治性腹水、肝性脑病，肝合成功能低下等。

【常见护理诊断 / 问题】

1. **体液不足**　与上消化道大量出血有关。

2. **体液过多（腹水）**　与肝功能损害致低蛋白血症、血浆胶体渗透压降低及醛固酮分泌增加等有关。

3. **营养失调：低于机体需要量**　与肝功能损害、营养摄入不足、消化吸收障碍有关。

4. **潜在并发症**：上消化道大出血、术后出血、肝性脑病、静脉血栓形成。

【护理目标】

1. 病人体液不足能及时得到纠正。

2. 病人腹水经治疗后消退，体液平衡得到维持。

3. 病人营养得到及时补充，肝功能及全身营养状况得到改善。

4. 病人无上消化道大出血、肝昏迷等并发症发生。

【护理措施】

（一）非手术治疗及术前护理

1. 一般护理 ①绝对卧床休息：迅速将病人安置于有抢救设备、安静的病房，头偏向一侧以防误吸，给予吸氧；②口腔护理：及时清理血迹和呕吐物，保持口腔清洁。

2. 恢复血容量 迅速建立有效静脉通道，恢复血容量。宜输新鲜血，有利于预防肝性脑病。

3. 止血 ①局部灌洗：用冰盐水加血管收缩剂，如去甲肾上腺素，做胃内灌洗；②药物止血：遵医嘱应用止血药，并密切观察其疗效，注意药物副作用；③压迫止血：使用三腔二囊管。

4. 病情观察 严密观察生命体征、准确记录每小时尿量及中心静脉压的变化，注意有无水、电解质及酸碱平衡失调。

5. 预防肝性脑病 可服用新霉素或链霉素等肠道非吸收抗生素、用缓泻剂或生理盐水灌肠刺激排泄。

6. 心理护理 关心、体贴病人，减轻病人的焦虑，稳定其情绪。每次检查及护理前给予解释，取得病人和家属的理解，使之能够积极配合各项治疗和护理。

（二）术后护理

1. 一般护理 ①体位与活动：分流术后48小时内，病人取平卧位或15°低斜坡卧位，翻身时动作要轻柔；手术后不宜过早下床活动，以防血管吻合口破裂出血。②饮食：分流术后病人应限制蛋白质和肉类摄入，忌食粗糙和过热食物；禁烟、酒。

2. 病情观察 密切观察病人神志，严密监测病人生命体征等变化。

3. 引流管的护理 观察胃肠减压和腹腔引流液的性状与量，若引流出新鲜血液量较多，应考虑是否发生出血。

4. 保护肝脏 术后应予吸氧，保肝治疗，禁用或慎用对肝脏有损害的药物。

5. 并发症的观察和预防 ①肝性脑病：参见本章第一节原发性肝癌病人的护理。②静脉血栓形成：脾切除术后血小板迅速增高，有诱发静脉血栓形成的危险；术后勿用维生素 K 和其他止血药物。术后2周内每日或隔日复查1次血小板，若血小板超过 $600×10^9/L$ 应立即报告医生，协助抗凝治疗。注意应用抗凝药物前后凝血时间变化。

6. 心理护理 解释手术治疗的必要性和重要性，消除病人及家属的思想顾虑，以取得配合。

（三）健康指导

1. 休息与活动 合理休息与适当活动，避免过度劳累。

2. 饮食指导 禁烟、酒，少喝咖啡和浓茶；避免进食粗糙、干硬、带刺、油炸及辛辣食物；饮食不宜过热，以免损伤食管黏膜而诱发上消化道出血。

3. 防止腹压升高 避免因剧烈咳嗽、打喷嚏、便秘、用力排便等腹压升高原因诱发曲张静脉破裂出血。

4. 病情观察指导 指导病人观察有无黑便，皮肤、牙龈等出血征兆。

【护理评价】

通过治疗和护理，病人：①体液维持平衡；②腹水经治疗后消退；③营养得到及时补充，肝功能及全身营养状况得到改善；④未发生上消化道大出血、肝性脑病等并发症，或发生时得到及时发现和处理。

第三节　肝脓肿病人的护理

肝脓肿（liver abscess）是由多种病原体引起的肝脏化脓性病变，属于继发性感染性疾病。根据感染的病原体不同，通常分为细菌性肝脓肿和阿米巴性肝脓肿，临床上以细菌性肝脓肿较多见。

一、细菌性肝脓肿病人的护理

细菌性肝脓肿（bacterial liver abscess）指细菌引起的肝内化脓性感染。其多见于中年以上人群。

【病因】

由于肝脏有门静脉和肝动脉双重血液供应，且又通过胆道系统与肠道相通，因而增加了感染的概率。常见的致病菌有肺炎克雷伯菌、大肠埃希菌、厌氧链球菌、葡萄球菌等。

病原菌侵入肝的途径包括：①胆道系统是最主要的入侵途径和最常见的病因；②细菌性痢疾、化脓性阑尾炎及化脓性盆腔炎等可经由门静脉系统侵入引发肝脓肿；③身体任何部位的化脓性病变，如肺炎、细菌性心内膜炎等，并发感染加重时，细菌可经肝动脉侵入肝脏；④其他肝脏毗邻脏器存在感染时，细菌可由淋巴系统侵入或直接扩散感染至肝，如膈下脓肿、肾周脓肿等；⑤肝脏发生开放性损伤时，细菌可随致伤异物或创口直接侵入肝脏而引发脓肿；⑥一些肝脓肿的病因难以确定，称为隐源性感染。

【病理生理】

机体抵抗力低下时细菌侵入肝引发局部炎症反应，形成单个或多个脓肿。脓肿大量毒素被吸收入血可出现较严重的毒血症。若肝脓肿向膈下、腹腔或胸腔等方向穿破，将导致严重的感染并发症。

【护理评估】

（一）健康史

了解病人有无胆道疾病病史，腹腔、盆腔、肠道感染或腹部开放性外伤病史。

（二）身体状况

1. 症状

（1）**寒战、高热**：是最常见的早期症状。体温可高达 39~40℃，热型多为弛张热，伴有大量出汗、脉率增快等感染中毒症状。

（2）**肝区疼痛**：因肝大、肝包膜急性膨胀和炎性渗出物的局部刺激所致，多数病人可有肝区持续性钝痛或胀痛。若炎症刺激横膈或向胸部扩散，可出现右肩牵涉痛或胸痛等。

（3）**消化道及全身症状**：主要表现为乏力、食欲缺乏、恶心、呕吐，少数病人可有腹泻、腹胀、呃逆等症状。

2. 体征　最常见为肝区压痛和肝大。当巨大肝脓肿时，右季肋部或上腹部呈饱满状态，可见局限性隆起。若脓肿位于肝前下缘较表浅处，可出现右上腹肌紧张和局部明显触痛。

（三）辅助检查

1. 实验室检查　白细胞计数和中性粒细胞比例明显升高，有核左移和中毒颗粒。

2. 影像学检查

（1）**X 线**：肝阴影增大，右侧横膈抬高，有时可见反应性胸膜炎或胸水。

（2）**超声**：诊断符合率达 96%，可作为首选的检查方法，能显示肝病变内部液性病灶，明确脓肿部位、大小。

（3）**CT、MRI、放射性核素扫描**：对肝脓肿的定位与定性有很大诊断价值。

3. 诊断性肝穿刺　必要时可在超声引导下诊断性穿刺，抽出脓液即可证实。

（四）心理-社会状况

病人起病急、病情重、发展快，病人和家属常有焦虑和恐惧等情绪。应注意评估病人和家属的心理状态。

（五）处理原则

细菌性肝脓肿治疗应早期诊断，及时治疗。

1. 非手术治疗　多发性小脓肿可加强全身支持治疗，增强机体抵抗力；应用足量、合适的抗生素控制感染。亦可配合应用清热解毒的中医中药治疗。

2. 手术治疗 单个较大的脓肿可在超声引导下行穿刺抽吸或置管引流。效果不佳者可行手术切开引流。如脓肿已向胸腔穿破，应同时引流胸腔。

【常见护理诊断/问题】

1. 体温过高 与肝脓肿及其产生的毒素吸收有关。

2. 营养失调：低于机体需要量 与进食减少、感染引起分解代谢增加有关。

3. 潜在并发症：腹膜炎、膈下脓肿、胸腔内感染、休克。

【护理措施】

（一）非手术治疗及术前护理

1. 病情观察 加强生命体征和胸、腹部情况的观察，注意有无脓肿破溃引起的腹膜炎、膈下脓肿、胸腔内感染等严重并发症。

2. 营养支持 给予高蛋白、高热量、富含维生素和膳食纤维的饮食；及时纠正贫血、低蛋白血症。

3. 高热护理 保持温度和湿度适宜，定时通风。密切观察体温，根据病人情况给予物理、药物降温，降温过程中注意保暖，及时更换汗湿的衣物、床单。高热病人每日至少摄入 2 000ml 液体，以防高渗性脱水，口服不足者应注意加强静脉补充。

4. 用药护理 遵医嘱尽早合理使用抗生素控制感染，注意给药间隔时间与药物配伍禁忌，注意观察药物不良反应。

5. 心理护理 关心、安慰病人，用亲切的语言与病人沟通交流，教会病人自我放松的方法；减轻其焦虑情绪。

（二）术后护理

1. 病情观察 严密监测生命体征和腹部体征，注意观察有无出血、气胸、脓胸等并发症。

2. 引流管护理 妥善固定管道，保持引流通畅，定期更换，严格无菌；每日用生理盐水冲洗脓腔，观察、记录引流液的颜色、性状和量；脓液引流量少于 10ml/d 时，可逐步退出并拔除引流管。

3. 并发症的护理 注意观察术后有无膈肌损伤、腹腔创面出血、胆汁漏。为避免脓液流入腹腔，术后早期一般不冲洗，术后 1 周左右开始冲洗脓腔。

4. 心理护理 认真倾听病人的主诉，关心、安慰病人。向病人及家属讲解疾病有关诊治方法、护理措施的意义，缓解其焦虑、恐惧心理。

（三）健康指导

1. 饮食指导 嘱病人出院后多进食高热量、高蛋白、富含维生素和纤维素的食物，多饮水，以增强抵抗力。

2. 疾病知识 向病人及家属讲解疾病防治知识，提高其自我护理能力。

3. 复诊指导 遵医嘱服药，若出现发热、肝区疼痛等症状，及时就诊。

二、阿米巴性肝脓肿病人的护理

阿米巴性肝脓肿（amebic liver abscess）是肠道阿米巴病最常见的并发症。发生率为 1.8%~20%。其中 70%~95% 为男性，年龄多在 30~50 岁。

【病因和病理】

阿米巴原虫从结肠溃疡处经门静脉、淋巴管或直接侵入肝门。进入肝脏的滋养体可能阻塞门静脉小分支末梢，引发肝细胞缺血性坏死，还能产生溶组织酶溶解肝组织而形成脓肿。

【护理评估】

（一）健康史

了解病人有无肠道阿米巴感染病史。

（二）身体状况

细菌性肝脓肿与阿米巴性肝脓肿的主要鉴别（表20-1）。

表 20-1　细菌性肝脓肿与阿米巴性肝脓肿的鉴别

项目	细菌性肝脓肿	阿米巴性肝脓肿
病史	继发于胆道感染或其他化脓性疾病	继发于阿米巴痢疾
症状	病情急骤严重，全身脓毒症，症状明显，伴寒战高热	起病较缓慢，病程较长，可有高热或不规则发热、盗汗
体征	肝大常不显著，多无局限性隆起	肝大显著，可有局限性隆起
血液检查	白细胞计数及中性粒细胞比例明显增加	白细胞计数可增加，血清学阿米巴抗体检测阳性
血培养	血液细菌培养可阳性	若无继发细菌感染，血液细菌培养阴性
大便检查	无特殊表现	部分病人可找到阿米巴滋养体
脓液	多为黄白色脓液、恶臭，涂片和培养可发现细菌	大多为棕褐色脓液、无臭味，镜检有时可找到阿米巴滋养体；若无混合感染，涂片和培养无细菌
诊断性治疗	抗阿米巴治疗无效	抗阿米巴治疗有效
脓肿	较小，常为多发性	较大，多为单发，多见于肝右叶

（三）辅助检查

白细胞计数增加，血液细菌培养阴性。血清学阿米巴抗体检测阳性，部分病人粪检可找到阿米巴滋养体。

（四）心理–社会状况

心理-社会状况参见本节细菌性肝脓肿。

（五）处理原则

1. 非手术治疗　主要采用氯喹、甲硝唑、环丙沙星等抗阿米巴药物治疗，加强全身营养支持，必要时超声定位穿刺抽脓。

2. 手术治疗　病情较重、脓腔较大、有穿破危险者，或经抗阿米巴治疗，行多次穿刺吸脓效果不佳者，可在严格无菌操作下行套管针穿刺留置导管做闭式引流术。

【护理措施】

1. 用药护理　遵医嘱使用抗阿米巴药物，注意观察病人药物不良反应。

2. 其他护理措施　参见本节细菌性肝脓肿的护理。

第四节　胆道疾病病人的护理

一、胆道感染病人的护理

胆道感染是指胆囊壁和 / 或胆管壁受到细菌的侵袭而发生的炎症反应。按发病部位分为胆囊炎和胆管炎。胆道感染和胆石症互为因果关系，胆石症可导致胆道梗阻，引发胆汁淤滞，细菌繁殖，造成胆道感染。胆道感染反复发作又是胆石形成的重要致病因素和促发因素。

【病因及发病机制】

1. 急性胆囊炎（acute cholecystitis）　急性胆囊炎是胆囊管梗阻和细菌感染引起的急性炎症。根据胆囊内有无结石，可分为结石性胆囊炎和非结石性胆囊炎。

（1）**胆囊管梗阻**：多由结石引起。当胆囊管突然梗阻，存留在胆囊内的胆汁排出受阻、淤滞、浓缩，高浓度的胆盐可损伤胆囊黏膜，引起急性炎症改变。

（2）**细菌感染**：细菌通过胆道逆行进入胆囊，也可经血液或淋巴途径进入，在胆汁流出不畅时引起感染。主要致病菌是革兰氏阴性杆菌，常合并厌氧菌感染。

2. 慢性胆囊炎（chronic cholecystitis）　慢性胆囊炎是胆囊持续的、反复发作的炎症过程。多数病人有胆囊结石。

3. 急性梗阻性化脓性胆管炎（acute obstructive suppurative cholangitis，AOSC）　又称急性重症胆管炎。其发病基础是胆道梗阻及细菌感染。最常见的梗阻原因是肝内外胆管结石。

【**病理生理**】

1. 急性胆囊炎　胆囊管梗阻使胆汁淤积，胆囊内压增高，胆囊肿大，黏膜充血水肿、渗出增多，此时为急性单纯性胆囊炎；若梗阻未解除或炎症未控制，病变波及胆囊壁全层，胆囊壁充血、水肿加重，出现瘀斑或脓苔，部分黏膜坏死脱落，甚至浆膜也有纤维素和脓性渗出物，即为急性化脓性胆囊炎；若梗阻仍未解除，胆囊内压力继续升高，胆囊壁血管受压导致血液循环障碍，整个胆囊呈片状缺血坏死，即为急性坏疽性胆囊炎；坏疽性胆囊炎常并发胆囊穿孔。

2. 慢性胆囊炎　由于胆囊受炎症和结石的反复刺激，胆囊壁炎性细胞浸润和纤维组织增生，胆囊壁增厚，可与周围组织粘连，最终胆囊萎缩，完全失去生理功能。

3. 急性梗阻性化脓性胆管炎　AOSC 的基本病理变化是胆管梗阻和胆管内化脓性感染。胆管梗阻及随之而来的感染引起梗阻以上胆管扩张、黏膜肿胀，梗阻进一步加重并趋向完全性；胆管内压力升高，胆管壁充血、水肿，黏膜糜烂，形成溃疡，胆管内充满脓性胆汁；胆道内压力继续升高，胆管内细菌和毒素即可逆行入肝窦，引起严重的脓毒症、感染性休克，甚至 MODS。

【**护理评估**】

（一）**健康史**

了解病人的年龄、性别、职业、居住地及饮食习惯。既往有无类似疾病发作史，治疗及检查情况。

（二）**身体状况**

1. 急性胆囊炎

（1）**症状**

1）腹痛：常于饱餐、进油腻食物后，或在夜间发作。典型的表现为阵发性右上腹剧烈绞痛，常向右肩背部放射。

2）消化道症状：常伴恶心、呕吐、食欲缺乏、腹胀等消化道症状。

3）发热：如胆囊积脓、坏疽、穿孔，常表现为畏寒、发热。

（2）**体征**：右上腹部有不同程度、范围的压痛和肌紧张，墨菲（Murphy）征阳性。若胆囊穿孔，则出现急性弥漫性腹膜炎症状和体征。

2. 慢性胆囊炎　症状常不典型，多数病人有胆绞痛病史。表现为上腹部饱胀不适、厌食油腻、嗳气等消化不良症状及右上腹和肩背部隐痛。

3. 急性梗阻性化脓性胆管炎　病人多有胆道疾病史或胆道手术史。该病起病急骤，病情进展快。临床表现除具有一般胆道感染的查科（Charcot）三联征（腹痛、寒战高热、黄疸）外，还可出现休克、中枢神经系统抑制的表现，称雷诺（Reynolds）五联征。

（三）**辅助检查**

1. 急性胆囊炎

（1）**实验室检查**：血常规可见白细胞计数升高，中性粒细胞比例升高。部分病人可有血清转氨酶、碱性磷酸酶、血清胆红素增高。

（2）**影像学检查**：腹部超声检查是诊断胆道疾病的首选方法。检查显示胆囊增大，胆囊壁增厚，可探及胆囊内有结石影。CT、MRI可协助诊断。

2. 慢性胆囊炎　B超检查显示胆囊壁增厚,胆囊排空障碍或胆囊内结石。

3. 急性梗阻性化脓性胆管炎

(1) **实验室检查**:白细胞计数升高,可超过 $20.0 \times 10^9/L$,中性粒细胞比例明显升高。肝功能出现不同程度损害,凝血酶原时间延长。

(2) **影像学检查**:B超检查可显示胆道梗阻部位、肝内外胆管扩张情况及病变性质。CT、MRCP可协助诊断。

(四) 心理-社会状况

了解病人的心理状态,有无因疾病反复发作而焦虑、烦躁。评估病人对疾病的发展、治疗、护理措施及术后康复知识的了解程度。

(五) 处理原则

1. 急性胆囊炎　主要治疗措施为手术。

(1) **非手术治疗**:包括禁食、补液、解痉止痛、抗感染、全身支持等。

(2) **手术治疗**:①首选腹腔镜胆囊切除术(laparoscopic cholecystectomy,LC);②病情危重不宜手术的化脓性胆囊炎病人,可先行经皮经肝胆囊穿刺引流,待病人情况好转后行择期手术;③对高危病人或组织粘连不清者,可先行胆囊造口术减压引流,3个月后再手术切除。

ER 20-3

腹腔镜胆囊
切除术

2. 慢性胆囊炎　临床症状明显,并伴有胆囊结石者应行胆囊切除术。

3. 急性梗阻性化脓性胆管炎　紧急手术解除胆道梗阻,及时而有效地降低胆道压力。

(1) **非手术治疗**:既是治疗的手段,又是术前准备措施。①联合应用足量有效的广谱抗生素;②纠正水、电解质、酸碱紊乱;③恢复血容量,纠正休克;④对症给予解痉镇痛,营养支持等。

(2) **手术治疗**:首要目的在于抢救病人生命,手术应力求简单有效。常采用胆总管切开减压、取石、T形引流管引流。

【常见护理诊断/问题】

1. 急性疼痛　与结石突然嵌顿、胆囊或胆管强烈收缩及继发感染有关。

2. 体液不足　与呕吐、禁食、胃肠减压及感染性休克等有关。

3. 体温过高　与胆道感染有关。

4. 营养失调:低于机体需要量　与呕吐、进食减少或禁食、应激消耗等有关。

5. 潜在并发症:胆囊穿孔、胆道出血、胆瘘、多器官功能障碍或衰竭等。

【护理目标】

1. 病人疼痛缓解或减轻。

2. 病人的体液得到及时补充,血容量得到恢复。

3. 病人的胆道感染得到控制,体温恢复正常。

4. 病人的营养状况得到改善。

5. 病人未发生胆囊穿孔、胆道出血、胆瘘、多器官功能障碍或衰竭等,或发生后得到及时发现、及时处理。

【护理措施】

(一) 非手术治疗及术前护理

1. 病情观察　观察生命体征、神志及尿量的变化;观察腹部症状及体征变化。若出现寒战、高热、腹痛加重、腹痛范围扩大、血压下降、意识障碍等,应及时报告医生,并配合抢救及治疗。

2. 缓解疼痛　嘱病人卧床休息,取舒适的体位;指导病人进行有节律的深呼吸,以达到放松和减轻疼痛的目的。对诊断明确且疼痛剧烈者，遵医嘱给予解痉、镇痛，要注意勿使用吗啡，以免造成奥迪（Oddi）括约肌收缩，增加胆道压力。

3. 维持体液平衡

（1）**加强观察**：严密监测生命体征及循环状况，如血压、脉搏、每小时尿量，准确记录24小时出入水量。

（2）**补液扩容**：有休克者，应迅速建立静脉通路，尽快恢复血容量；必要时应用血管活性药物，以改善和保证组织器官的血液灌注。

（3）**纠正水、电解质及酸碱平衡紊乱**：遵医嘱补液，合理安排输液顺序和速度，维持水、电解质及酸碱平衡。

4. 降低体温　根据病人体温升高的程度，采用物理降温或药物降温。遵医嘱应用抗生素控制感染。

5. 维持营养状态　病情轻者可给予清淡饮食。病情严重需要禁食和肠减压者，可经肠外营养途径补充营养。

6. 心理护理　鼓励病人表达自身感受，用亲切的言语予以安慰，教会病人自我放松的方法，鼓励病人家属和朋友给予其关心和支持。

（二）术后护理

1. 病情观察　观察生命体征、腹部体征及引流情况，对术前有黄疸的病人观察大便颜色并监测血清胆红素变化。

2. 饮食护理　术后禁食，待胃肠功能恢复、出现肛门排气、无腹痛腹胀不适，可由流质饮食逐步过渡到正常饮食，食物应清淡易消化、低脂，忌油腻食物及饱餐。

3. T形引流管护理　胆总管切开取石术后，在胆总管切开处放置T形引流管，一端通向肝管，一端通向十二指肠，由腹壁戳口穿出体外（图20-3），接引流袋。主要目的：①引流胆汁；②引流残余结石；③支撑胆道。

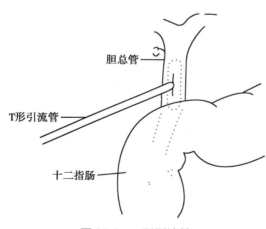

术中T形引流管安置

图 20-3　T形引流管

（1）**妥善固定**：术后将T形引流管固定于腹壁，避免因翻身、活动、搬动时牵拉而脱出。对躁动不安的病人应有专人守护或适当加以约束。

（2）**保持有效引流**：引流管不可高于腹部切口平面，以防胆汁逆流引起感染。T形引流管不可受压、扭曲、折叠，应经常挤捏管道，保持引流通畅。若发现阻塞，可用注射器行负压抽吸或生理盐水低压冲洗。

（3）**观察、记录**：正常成人每日分泌胆汁800~1 200ml，呈黄绿色或深绿色，清亮无沉渣，有一定黏性。术后24小时内引流量300~500ml，恢复饮食后，可增至600~700ml/d，以后逐渐减少至200ml/d左右。若 T 形引流管无胆汁流出,应立即检查管道有无受压、扭曲、阻塞或脱出。若引流量过多,提示胆总管下端有梗阻的可能。

（4）**预防感染**：严格无菌操作,定期更换无菌引流袋,引流管周围皮肤以无菌纱布覆盖,防止胆汁浸蚀皮肤引起红肿、糜烂。

（5）**拔管**：一般术后 10~14 日,病人黄疸消退,无腹痛、发热,大便颜色正常；胆汁引流量逐渐减少,颜色呈透明黄绿色,无脓液、结石,无沉渣及絮状物,可考虑拔管。拔管前试行夹管 1~2 日,如无不适,可经 T 形引流管行胆道造影,造影后开放引流管 24 小时以上,待造影剂完全排出后可予拔管。拔除后窦道用凡士林纱布填塞,1~2 日可自行闭合。如造影发现结石残留,则需保留 T 形引流管 6 周以上,再做取石或其他处理。

ER 20-5

T 形引流管护理

4. **并发症的处理及护理**　①出血：一般术后 12~24 小时腹腔引流管可有少量血性渗液,若出血量大,呈鲜红色,或有血压下降、脉搏细速、面色苍白等休克征象,应立即报告医生采取相应措施；②胆瘘：注意观察腹部体征及引流液情况。若术后腹腔引流管引流出胆汁或病人出现发热、腹痛、黄疸等症状,应疑有胆瘘,立即报告医生并协助处理。

5. **心理护理**　操作过程中与病人进行有效的沟通,让病人知情、明白,心中有数,缓解其紧张、恐惧心理。

（三）**健康指导**

1. **合理作息**　合理安排作息时间,避免过度劳累及精神过度紧张。

2. **合理饮食**　禁忌油腻食物,避免暴饮暴食,宜少量多餐。

3. **疾病预防指导**　告知病人胆囊切除术后出现消化不良、脂肪性腹泻的原因。

4. **定期复查**　行胆囊造口术的病人,遵医嘱服用消炎利胆药物,按时复查。出现腹痛、发热、黄疸等症状及时就诊。

5. **带 T 形引流管出院病人的护理指导**　①穿宽松柔软的衣服,以防管道受压；②沐浴时采用淋浴,用塑料薄膜覆盖置管处,以防感染；③避免提举重物或过度活动,防止 T 形引流管脱出；④引流管口换药 1 次/d,周围皮肤涂氧化锌软膏保护；⑤若发现 T 形引流管脱出或身体不适等,应及时就医。

【护理评价】

通过治疗和护理,病人：①疼痛缓解或减轻；②体液得到及时补充、血容量得到恢复；③胆道感染得到控制、体温恢复正常；④营养得以改善；⑤未发生胆囊穿孔、胆道出血、胆瘘、多器官功能障碍或衰竭等并发症,或发生后得到及时发现和处理。

二、胆石症病人的护理

胆石症（cholelithiasis）指发生在胆囊和胆管的结石,是胆道系统的常见病、多发病。女性发病率高于男性。

【分类】

1. 按化学成分可分为胆固醇结石、胆色素结石和混合性结石（图 20-4）。

2. 按结石所在部位可分为胆囊结石、肝外胆管结石和肝内胆管结石。

【病因及发病机制】

胆石形成的原因十分复杂,是多因素综合作用的结果,主要与胆道感染和代谢异常等因素有关。

1. **胆道感染**　①胆道感染时胆汁内的大肠埃希菌产生 β- 葡糖醛酸酶,将结合胆红素水解为非结合胆红素,与钙结合形成胆红素钙,促发胆色素结石形成；②细菌、虫卵、炎症坏死组织的碎屑可作为结石的核心,形成结石；③胆道感染常导致奥迪括约肌痉挛,胆道梗阻,胆汁淤积、浓缩、沉淀,形成结石。

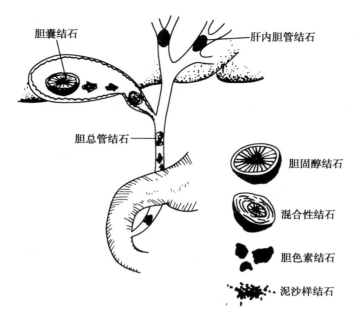

图 20-4　胆结石类型

2. 代谢异常　当代谢异常,胆固醇浓度升高或胆盐、卵磷脂浓度下降,三者比例失调,胆固醇则呈过饱和状态而析出形成结石。

【病理生理】

结石刺激胆道黏膜,使其分泌大量的黏液糖蛋白,造成胆囊收缩能力减低。结石堵塞胆道致胆汁淤滞,胆汁引流不畅有利于结石形成。胆道梗阻并发感染时可引起肝细胞损害,甚至引发胆汁性肝硬化。胆石嵌顿于壶腹时可引起急、慢性胰腺炎。胆道长期受结石、炎症及胆汁中致癌物质的刺激,可发生癌变。

【护理评估】

（一）健康史

了解病人的年龄、性别、职业、居住地及饮食习惯。有无腹痛、发热、黄疸等症状,治疗及检查情况。

（二）身体状况

1. 胆囊结石　单纯性胆囊结石、无梗阻和感染时,常无临床症状或仅有轻微的消化系统症状。当结石嵌顿时,可出现下列症状和体征。

（1）症状

1）胆绞痛：表现为突发性右上腹阵发性疼痛,或持续性疼痛阵发性加剧,常向右肩背部放射。常发生于饱餐、进油腻食物后或睡眠中改变体位时。

2）消化道症状：常伴有食欲缺乏、腹胀、腹部不适等非特异性消化道症状。

3）胆囊积液：当胆囊结石长期嵌顿使胆囊管完全梗阻但未合并感染时,胆囊黏膜吸收胆汁中的胆红素并分泌黏液性物质导致胆囊积液。积液呈无色透明,称为白胆汁。

4）黄疸：多见于米里齐（Mirizzi）综合征病人,米里齐综合征是特殊类型的胆囊结石。临床特点是反复发作的胆囊炎、胆管炎和明显的梗阻性黄疸（图 20-5）。

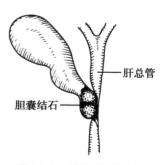

图 20-5　米里齐综合征

（2）**体征**：有时可在右上腹触及肿大的胆囊。若合并感染，右上腹可有明显的压痛、肌紧张或反跳痛。

2. 肝外胆管结石　按病因分为原发性和继发性，前者是在胆管内形成，后者是胆囊结石排入并停留在胆管内。当结石阻塞胆管并继发感染时可出现典型的查科（Charcot）三联征。

（1）**腹痛**：位于剑突下或上腹部，呈阵发性绞痛或持续性疼痛阵发性加剧，向右肩背部放射。

（2）**寒战高热**：胆道梗阻后继发感染可出现寒战高热，体温高达 39~40℃，呈弛张热。

（3）**黄疸**：系胆道梗阻胆红素逆流入血所致，黄疸的程度与梗阻的程度、部位，是否继发感染有关。黄疸时可有尿色变深、粪色变浅、皮肤瘙痒等症状。

3. 肝内胆管结石　合并胆管感染时可出现查科三联征，可引起肝脓肿、肝硬化、肝胆管癌等。

（三）辅助检查

1. 实验室检查　合并感染时白细胞计数升高，中性粒细胞比例升高。当肝细胞损害时，血清转氨酶和碱性磷酸酶升高。血清胆红素升高，尿胆原降低或消失。

2. 影像学检查　腹部超声检查为首选，可发现结石并明确大小和部位。CT、MRI 有助于诊断。经皮肝穿刺胆道造影（PTC）、经十二指肠逆行胆胰管造影（ERCP）为有创检查，可酌情选用。

（四）心理－社会状况

了解病人的心理状态，有无因疾病反复发作而焦虑、烦躁，对疾病的发展、治疗、护理措施及术后康复知识的了解程度。

（五）处理原则

1. 胆囊结石　首选手术切除胆囊。手术方式包括腹腔镜胆囊切除术、开腹胆囊切除术（open cholecystectomy，OC），首选腹腔镜胆囊切除术。

2. 肝外胆管结石　以手术治疗为主。常用手术方法有：①胆总管切开取石、T 形引流管引流术；②胆肠吻合术。

3. 肝内胆管结石　主要采取手术治疗。手术方法有胆管切开取石、胆肠吻合术、肝部分切除术等。

【常见护理诊断 / 问题】

常见护理诊断 / 问题参见本节胆道感染病人的护理。

【护理目标】

护理目标参见本节胆道感染病人的护理。

【护理措施】

（一）非手术治疗及术前护理

1. 非手术治疗及术前饮食护理、疼痛护理、心理护理、病情观察等，参见本节胆道感染病人的护理。

2. 特殊的术前准备

（1）**纠正凝血功能障碍**：肝功能损害的病人，肌内注射维生素 K_1 10mg，2 次 /d，预防术后出血。

（2）拟行胆肠吻合术者，术前 3 日口服卡那霉素、甲硝唑等，术前 1 日晚行清洁灌肠。

（3）**呼吸道准备**：LC 术中需将 CO_2 注入腹腔形成气腹，CO_2 弥散入血可引发高碳酸血症及呼吸抑制，病人术前需绝对戒烟、锻炼呼吸功能、避免感冒等，以利于术后康复。

（二）术后护理

1. 术后饮食护理、T 形引流管护理、心理护理、并发症的观察及护理、健康指导参见本节胆道感染病人的护理。

2. LC 手术后的护理　①术后协助病人取半卧位，若病人呼吸浅慢、$PaCO_2$ 升高，应给予低流量吸氧，鼓励病人深呼吸、有效咳嗽，促进体内 CO_2 排出；②若病人出现肩背部酸痛不适，多因 CO_2 刺激膈肌及胆囊创面所致,无需特殊处理,可自行缓解。

【护理评价】

护理评价参见本节胆道感染病人的护理。

三、胆道蛔虫病病人的护理

胆道蛔虫病是指肠道蛔虫上行钻入胆道后所引起的一系列临床症状。以青少年和儿童多见,随着卫生条件的改善,近年来本病发病率明显下降。

【病因和病理】

蛔虫有钻孔习性,喜碱性环境。当驱虫不当、饥饿、发热、胃肠道功能紊乱等原因导致肠道内环境改变,蛔虫可向上经十二指肠乳头钻入胆道,奥迪括约肌受到刺激而发生强烈痉挛,导致胆绞痛和诱发急性胰腺炎;蛔虫将肠道细菌带入胆道,引发胆管炎症、细菌性肝脓肿;蛔虫经胆囊管钻入胆囊造成胆囊穿孔;蛔虫的虫体或虫卵也可作为核心,引起胆道结石。

【护理评估】

(一)健康史

了解病人的年龄、生活环境及习惯,近期是否有使用驱虫药、发热、胃肠道疾病等情况。

(二)身体状况

1. 症状　表现为突发性剑突下方"钻顶样"绞痛,阵发性加剧。绞痛发作时病人多坐卧不安,呻吟不止,面色苍白,大汗淋漓,常伴有呕吐,有时呕出蛔虫。疼痛可突然缓解,间歇期宛如正常人。

2. 体征　其体征轻微,腹软,仅在剑突右下方深部可有轻度压痛。

(三)辅助检查

实验室检查可见白细胞计数和嗜酸性粒细胞比值增高。B超检查可显示虫体,是首选的检查方法。

(四)心理-社会状况

评估病人对疾病的认识程度及心理反应。

(五)处理原则

以非手术治疗为主,仅在出现并发症时才考虑手术治疗。

1. 非手术治疗　①解痉止痛;②利胆驱蛔;③抗感染;④ERCP取虫。

2. 手术治疗　采用胆总管探查取虫及T形引流管引流。

【常见护理诊断/问题】

1. 急性疼痛　与蛔虫刺激致奥迪括约肌痉挛有关。

2. 知识缺乏:缺乏饮食卫生知识及胆道蛔虫病相关知识。

【护理措施】

(一)手术前、后护理措施

手术前、后护理措施参见本节胆道感染病人的护理。

(二)健康指导

1. 养成良好的饮食及卫生习惯　不喝生水,蔬菜、水果要清洗干净,饭前便后要洗手等。

2. 正确使用驱虫药　驱虫药一般于清晨空腹或晚上临睡前服用,用药后注意观察疗效。

第五节　胰腺癌病人的护理

胰腺癌(pancreas cancer)是一种较常见的恶性肿瘤,多发生于40岁以上,男性多于女性。胰腺癌包括胰头癌、胰体尾部癌,胰头癌多见。

【病因和病理】

确切病因尚不清楚，其发生与下列因素有关：①吸烟是主要危险因素；②长期高蛋白和高脂肪饮食可增加胰腺对致癌物质的敏感性；③糖尿病、慢性胰腺炎及长期职业暴露也可能是致病危险因素。

以导管细胞腺癌多见，此外有黏液癌和腺鳞癌，囊腺癌和腺泡细胞癌较少见。导管细胞腺癌致密、质硬，浸润性强而没有明显界限，易侵及附近的胆总管、十二指肠等器官和组织，出现相应的临床症状。

【转移途径】

局部浸润、淋巴转移、沿神经丛转移是胰腺癌主要的扩散途径。早期可在胰内向周围组织浸润，晚期部分经血行转移至肝、肺、骨等处。胰头癌可经淋巴转移至胰头前后、幽门上下、肝十二指肠韧带、肝动脉、肠系膜根部及腹主动脉旁淋巴结；晚期转移至左锁骨上淋巴结。

【护理评估】

（一）健康史

了解病人的饮食习惯，有无长期吸烟史、家族遗传史、糖尿病、慢性胰腺炎、胆道疾病病史。

（二）身体状况

1. 症状

（1）**腹痛**：是最常见的首发症状。因胰管梗阻引起胰管内压力增高所致，表现为进行性加重的上腹部闷胀不适、隐痛、钝痛、胀痛。晚期肿瘤侵及十二指肠及腹膜后神经丛时腹痛加重，出现持续性剧烈疼痛，甚至昼夜不止，一般止痛剂不能缓解。

（2）**黄疸**：是胰头癌最主要的症状，因癌肿浸润或压迫胆总管所致，多呈进行性加重，可伴有皮肤瘙痒，茶色尿和陶土色大便。

（3）**消化道症状**：病人常有食欲减退、腹胀、腹泻和便秘，厌食油腻食物，部分病人出现恶心、呕吐。晚期肿瘤侵及十二指肠可出现消化道梗阻或消化道出血。

（4）**消瘦和乏力**：是主要临床表现之一，病人在短期内即有消瘦、乏力、体重下降，伴有贫血、低蛋白血症等。

2. 体征　可触及肿大的肝脏和胆囊。晚期可触及上腹部肿块，质硬、固定，可出现腹水。

（三）辅助检查

1. 实验室检查

（1）**血清生化检查**：可有血、尿淀粉酶一过性升高，空腹及餐后血糖升高。胆道梗阻时血清总胆红素和直接胆红素升高；碱性磷酸酶和转氨酶可升高。

（2）**免疫学检查**：癌胚抗原（CEA）、胰胚抗原（POA）、糖类抗原19-9（CA19-9）等可升高，其中CA19-9是最常用的辅助诊断和随访项目。

2. 影像学检查

（1）**B超**：是首选的检查方法。可发现2cm以上的胰腺肿块，可显示胆囊肿大，胰、胆管扩张。

（2）**CT和MRI**：是诊断胰腺癌的重要手段，能清楚显示胰腺形态、肿瘤部位、与毗邻器官的关系及腹腔淋巴结情况。

3. 细胞学检查　收集胰液查找癌细胞。在B超或CT检查引导下，经皮穿刺胰腺的病变组织，涂片行细胞学检查。

（四）心理-社会状况

了解病人及家属对疾病的认识程度，有无不良的心理反应，病人及家属是否了解术前及术后有关护理配合的注意事项。

（五）处理原则

手术切除是治疗胰腺癌最有效的方法。不能切除者行姑息性手术,辅以放疗或化疗。

1. 根治性手术 常用的手术方式有胰头十二指肠切除术［惠普尔（Whipple）手术］、保留幽门的胰头十二指肠切除术（PPPD）、胰体尾部切除术。

2. 姑息性手术 常用的术式有胆肠内引流术（解除梗阻性黄疸）、胃空肠吻合术（解除十二指肠梗阻）。

3. 辅助治疗 包括化疗、介入治疗、放疗、基因治疗和免疫治疗等。

【常见护理诊断/问题】

1. 急性疼痛 与癌肿侵犯腹膜后神经丛、胰胆管梗阻及手术创伤有关。

2. 营养失调:低于机体需要量 与进食减少、消化不良、呕吐及癌肿消耗有关。

3. 焦虑/恐惧 与诊断为癌症、对治疗过程不了解、担心预后等有关。

4. 潜在并发症: 出血、感染、胰瘘、胆瘘、血糖异常等。

【护理目标】

1. 病人疼痛减轻或消失。

2. 病人营养状况得到改善。

3. 病人焦虑/恐惧减轻。

4. 病人并发症得到有效预防或及时发现和处理。

【护理措施】

（一）非手术治疗及术前护理

1. 疼痛护理 对于疼痛剧烈的胰腺癌病人,及时给予有效的镇痛治疗。

2. 改善营养状况 监测相关营养指标,指导病人进食高热量、高蛋白、高维生素、低脂肪饮食,一般情况差或饮食不足者给予肠外营养支持,低蛋白血症时应用白蛋白。有黄疸者,静脉补充维生素K,改善凝血功能。

3. 血糖异常的护理 动态监测血糖,合并高血糖者,调节饮食并遵医嘱应用胰岛素;若出现低血糖者,适当补充葡萄糖。

4. 术前肠道准备 术前3日口服抗生素抑制肠道细菌,预防术后感染;术前2日进流质饮食,术前晚清洁灌肠,减少术后腹胀及并发症的发生。

5. 心理护理 以同情、理解的心态对待病人。邀请同病室或相同疾病的其他病人介绍经验。帮助病人进行心理调节,使之树立战胜疾病的信心。

（二）术后护理

1. 观察病情 密切观察生命体征、腹部体征、伤口及引流情况。

2. 营养支持 禁食期间给予肠外营养支持,必要时输入血浆、白蛋白等;拔除胃管后给予流质饮食,逐渐过渡至正常饮食。胰腺手术后,胰腺外分泌功能减退,易发生消化不良、腹泻等,根据胰腺功能给予消化酶制剂。

3. 并发症的观察和护理

（1）**出血:**严密观察病人的生命体征、伤口敷料及引流液的色、质和量;准确记录出入水量;对有出血倾向者及时通知医生,遵医嘱应用止血药,必要时做好手术准备。

（2）**感染:**观察有无发热、腹痛、腹胀、白细胞计数升高,观察切口敷料有无渗湿,保持引流通畅,合理应用抗生素,防止腹腔内感染。

（3）**胰瘘:**术后1周左右,如病人突发剧烈腹痛、腹胀、发热,腹腔引流管引出或伤口敷料渗出清亮液体,疑为胰瘘。应持续负压引流,保持引流通畅,静脉营养支持,用生长抑素抑制胰液分泌,用氧化锌软膏保护周围皮肤。多可自愈。

（4）**胆瘘**：术后 5~10 日，如出现发热、右上腹痛、腹肌紧张及反跳痛；T 形引流管引流量突然减少；腹腔引流管引出或伤口敷料渗出胆汁样液体，疑为胆瘘。密切观察 T 形引流管、腹腔引流管引出引流物的色、质、量并做好记录，保持引流通畅，加强营养支持。必要时手术治疗。

（5）**血糖异常**：动态监测血糖，合并高血糖者，调节饮食，并遵医嘱应用胰岛素。

4. 心理护理　鼓励病人倾诉自己的想法和感受，教会病人减轻焦虑的方法，帮助其疏导心理。

（三）健康指导

1. 戒烟酒，少食多餐，均衡饮食。

2. 劳逸结合，保持良好的心情。

3. 指导病人术后每 3~6 个月复查 1 次。出现消瘦、乏力、贫血、发热等症状及时就诊。

【护理评价】

通过治疗和护理，病人：①疼痛缓解；②营养状况改善；③焦虑 / 恐惧情绪改善；④未发生出血、感染、胰瘘、胆瘘、血糖异常等并发症，或并发症被及时发现和处理。

（史蓓蓓）

思考题

1. 李先生，55 岁。因肝区隐痛伴食欲减退、消瘦、乏力 3 个月入院。有 25 年慢性肝炎史。查体：贫血貌，肝右肋下缘可触及，质硬，轻度压痛，辅助检查：甲胎蛋白阳性，B 超和 CT 检查发现肝右叶 6cm×8cm 占位，肝肾功能基本正常，诊断：①右肝癌；②肝炎后肝硬化代偿期，门静脉高压症。拟行手术治疗。

请问：

（1）此病人术前护理应注意哪些问题？

（2）目前该病人存在哪些主要护理诊断 / 问题？术后应采取哪些护理措施？

2. 何女士，55 岁。因反复呕血 3 年，再发呕血 1 日入院。自诉 3 年前开始反复出现呕血，1 日前进食油炸食物后再发呕血，呕血量约 800ml。病人精神紧张。查体：体温 36.8℃，脉搏 96 次 /min，血压 82/60mmHg，贫血貌，心肺无特殊，腹软，蛙状腹，脾肋下 3cm，移动性浊音（+）。实验室检查：肝功能：血清谷丙转氨酶为 120U（赖氏法）；A/G 比值为 0.82∶1，总胆红素 35μmol/L。纤维胃镜检查：食管曲张静脉出血。

请问：

（1）食管胃底曲张静脉出血常见诱因是什么和出血有哪些特点？

（2）此时病人存在哪些主要护理诊断 / 问题？应采取哪些护理措施？

3. 秦女士，40 岁，因急性阑尾炎入院，病人拒绝手术，给予抗感染治疗后出现寒战、高热，体温 38.8℃，右上腹痛。查体：肝大，肝区叩击痛明显。实验室检查：白细胞 20×10⁹/L，中性粒细胞比例 90%，B 超检查提示：右上腹肝区液性病灶 4cm×6cm。

请问：

（1）该病人可能发生了什么问题？

（2）应采取哪些针对性的护理措施？

4. 古先生，38 岁。反复右上腹疼痛 3 年，近 2 日因腹痛加重伴有畏寒、发热、皮肤、巩膜黄染被家人送至医院。查体：病人神志淡漠，体温 39.2℃，脉搏 124 次 /min，血压 80/50mmHg。右上腹有压痛、肌紧张。实验室检查：白细胞 18.2×10⁹/L，中性粒细胞 95%。血清总胆红素 210μmol/L，谷丙转氨酶 170U/L。B 超检示：肝外胆管扩张，内有强光团伴声影。

请问：

(1) 该病人目前可能发生了什么？

(2) 应采取哪些针对性的护理措施？

5. 杨先生，46 岁。近 1 个月来出现上腹闷胀不适，隐隐疼痛，食欲明显减退，出现全身皮肤黄染，且逐渐加重。查体：肝脏及胆囊均肿大，大便隐血试验阴性。

练习题

请问：

(1) 杨先生可能发生了什么问题？

(2) 为进一步明确诊断还需做何检查？

第二十一章 | 急腹症病人的护理

教学课件

思维导图

学习目标

1. 掌握：急腹症的常见病因、处理原则、护理措施。
2. 熟悉：急腹症腹痛的特点。
3. 了解：急腹症的定义、病理生理及常见急腹症的鉴别要点。
4. 学会：运用护理程序对急腹症病人实施整体护理。
5. 具有关心急腹症病人焦虑、恐惧等心理和安抚病人的态度和行为。

导入情境

情境描述：

赵先生，21 岁。12 小时前突发上腹部刀割样剧痛，伴恶心，呕吐 2 次。查体：体温 38.7℃，脉搏 102 次 /min，呼吸 23 次 /min，血压 90/65mmHg。

工作任务：

1. 提出赵先生当前主要的护理问题。
2. 就当前存在的护理问题，正确对赵先生实施护理并观察病情变化。

急腹症（acute abdomen）是一类以急性腹痛为主要表现，需要早期诊断和紧急处理的腹部疾病，具有起病急、变化多、进展快、病情重的特点，在诊疗护理中应予以高度重视。

【病因】

腹腔内脏器和血管的病变都有可能引起急腹症。

1. 空腔脏器病变 ①穿孔：胃十二指肠溃疡穿孔、阑尾穿孔、胃癌或结直肠癌穿孔等；②梗阻：幽门梗阻、小肠梗阻、肠扭转、肠套叠、胃肠道肿瘤或炎性肠病等引起的梗阻；③炎症感染：急性阑尾炎、急性胆囊炎等；④出血：胃十二指肠溃疡、胃肠道肿瘤等引起的出血。

2. 实质性脏器病变 ①破裂出血：肝癌破裂出血、肝脾创伤性破裂出血等；②炎症感染：急性胰腺炎、肝脓肿等。

3. 血管病变 ①腹主动脉瘤破裂；②肠系膜血管血栓形成或栓塞；③由于其他原因所致的器官血供障碍，如绞窄疝、肠扭转等。

【病理生理】

当腹内脏器病变引起急腹症时，不仅产生与原发疾病相关的病理生理变化（参见相关章节），而且刺激经内脏感觉神经和腹膜壁层的躯体神经传至大脑中枢，产生腹痛感觉。由于急腹症的病因、部位和缓急程度不同，腹痛的表现各不相同。

1. 内脏神经痛 特点为腹痛定位不准确，呈弥散性钝痛，因内脏神经受到胃肠道膨胀等机械和化学刺激而引起。

2.牵涉痛　特点为定位明确，疼痛剧烈，是腹痛时牵涉到远处部位的疼痛，因两者的痛觉传入同一神经根所致，如胆囊疾病引起的疼痛常向右肩背部放射。

3.躯体神经痛　特点为感觉敏锐，定位准确，是腹膜壁层受到腹腔内炎性或渗出物化学性刺激产生体表相应部位的持续性锐痛。

【护理评估】

（一）健康史

评估病人的年龄、性别、婚姻和职业、女性病人月经史等；了解病人腹痛发生、发展等相关内容；了解病人既往疾病史及手术史等。

（二）身体状况

1.症状

（1）**腹痛**：是最突出而重要的症状。

1）腹痛的诱因：①急性胆囊炎、胆石症发病常在进油腻食物后，急性胰腺炎多与过量饮酒或暴食有关，胃十二指肠溃疡穿孔多发生于夜间空腹或饱餐后；②饱餐者剧烈活动后出现的急性腹痛应考虑肠扭转；③外伤后出现的腹痛应考虑腹腔内脏器损伤；④夜间睡眠变换体位后突发的剧烈腹痛应考虑胆囊结石。

2）腹痛的部位：①腹痛开始和最严重的部位通常是病变部位，如胃十二指肠、胆道、胰腺的病变，腹痛大多位于上腹部；②腹痛始于一点继而波及全腹者，多为实质脏器破裂或空腔脏器穿孔，如胃十二指肠溃疡穿孔，腹痛始于上腹部，而后可波及全腹；③转移性腹痛，如急性阑尾炎，腹痛始于上腹或脐周，数小时后转移并固定于右下腹；④牵涉痛，如胆囊炎右上腹疼痛的同时常向右肩背部放射，急性胰腺炎左上腹疼痛的同时常向左肩及左腰背部放射。

3）腹痛的性质：常可反映腹内脏器病变的类型或性质。阵发性绞痛往往提示空腔脏器发生梗阻或痉挛，如机械性肠梗阻或泌尿系结石等；当阵发性疼痛转变为持续性疼痛伴阵发性加剧，往往提示病情加重，如单纯性肠梗阻发展为绞窄性肠梗阻。持续性钝痛或隐痛多见于腹内脏器出血或炎性病变，如胰腺炎、脾破裂等。

4）腹痛的程度：炎性病变早期引起的腹痛一般较轻。空腔脏器痉挛、梗阻、扭转、嵌顿、绞窄、穿孔等所致的腹痛较重，如胃十二指肠穿孔，消化液对腹膜的化学性刺激较强，腹痛剧烈，呈刀割样，病人常拒按腹部，不敢翻身及深吸气；胆道疾病所致胆绞痛及肾、输尿管结石所致肾绞痛常使病人辗转不安。可采用数字评价量表、视觉模拟评分法、面部疼痛表情量表等量化评价方法进行评估，若在短期内疼痛不断加重，应及时通知医生。

（2）**伴随症状**

1）恶心、呕吐：不同疾病呕吐出现的时间和呕吐物的色泽、量及气味不同。病变位置高一般呕吐出现早且频繁，病变位置低则恶心、呕吐出现时间迟或无呕吐。血色或咖啡色呕吐物常提示上消化道出血；呕吐物含胆汁提示病变位于胆总管开口以下；粪水样呕吐物常提示低位肠梗阻；胃十二指肠溃疡穿孔常无呕吐。

2）排气排便改变：胃肠道炎症病人多伴有便意频繁；腹痛后停止排气排便常为肠梗阻；上消化道出血，粪便呈柏油状黑色；下消化道出血，依据其距肛缘的距离和滞留肠道的时间可呈紫色、暗红或鲜红；小儿腹痛伴果酱样便多为肠套叠。

（3）**其他**：发热多因继发感染所致，严重感染者可出现寒战高热，如急性重症胆管炎；阻塞性黄疸见于肝、胆、胰疾病；贫血或休克者应考虑腹腔内脏器破裂出血；尿频、尿急、血尿和排尿困难者应考虑泌尿系统疾病。

2.体征

（1）**视诊**：观察腹壁是否对称，腹式呼吸是否存在。急性腹膜炎时腹式呼吸运动减弱或消失；

腹部出现肠型或异常蠕动波常是机械性肠梗阻体征；不对称性腹胀多提示肠扭转；舟状腹常是胃十二指肠溃疡穿孔的体征。

（2）**触诊**：触诊应从无腹痛或腹痛较轻的部位开始。腹部压痛、反跳痛和腹肌紧张是腹膜炎的标志性体征，称为腹膜刺激征。压痛最明显的部位通常是病变部位，如急性阑尾炎起始阶段，病人主诉为脐周腹痛，但右下腹已有压痛。轻度肌紧张和反跳痛见于炎症早期或腹腔内少量出血；明显肌紧张提示腹腔内有较严重感染，如化脓性阑尾炎、化脓性胆囊炎等。消化道穿孔时因腹膜受到强烈化学性刺激而引起腹肌高度紧张，呈"板状腹"，但随着腹腔渗液的稀释，肌紧张程度将有所减轻。幼儿、老人或极度衰弱者腹肌紧张不明显，易被忽视。

（3）**叩诊**：叩诊也应从无痛区或轻痛区开始，叩痛明显区域常是病变所在部位。肝浊音界缩小或消失常提示消化道穿孔；移动性浊音阳性表示腹腔内有大量积液或积血；鼓音表示肠管胀气。

（4）**听诊**：注意有无肠鸣音及其频率和音调改变，以判断胃肠蠕动情况。肠鸣音亢进伴气过水声或高调金属音多为机械性肠梗阻；肠鸣音减弱或消失提示肠麻痹、肠绞窄、低血钾等。

3. 直肠指检　应注意直肠温度，是否触及肿块、有无触痛、指套是否染血。如阑尾炎时直肠右侧壁可有触痛；指套沾有血性黏液应考虑肠管绞窄或肠套叠。

4. 不同急腹症的特点　外科、内科、妇产科疾病都可引起急腹症，又各有其临床特点。

（1）**外科急腹症的特点**：①一般先有腹痛，后有发热等伴随症状；②腹痛或压痛部位较固定、程度重；③常出现腹膜刺激征甚至休克；④可发现腹部肿块或其他外科特征性体征及辅助检查表现。

1）胃十二指肠溃疡急性穿孔：①有溃疡病史；②突发上腹部刀割样剧烈疼痛，迅速蔓延至全腹；③有明显的腹膜刺激征，肝浊音界缩小或消失；④立位X线检查可见膈下游离气体。

2）急性胆囊炎：①起病常在进食油腻食物后；②右上腹剧烈绞痛，向右肩背部放射；③右上腹有压痛、反跳痛、肌紧张，墨菲征阳性；④B超显示胆囊壁炎症、增厚，可见结石影。

3）急性胆管炎：典型的症状为查科三联征，即腹痛、寒战高热、黄疸；感染加重引起急性梗阻性化脓性胆管炎时，除查科三联征外，还可有休克和中枢神经系统受抑制的表现，即雷诺五联征。B超可见胆管扩张及结石影。

4）急性胰腺炎：①多于饮酒或暴食后发病；②腹痛位于左上腹，持续而剧烈，向左肩及左腰背部放射；③呕吐后腹痛不缓解；④血、尿淀粉酶升高。

5）急性阑尾炎：典型表现为转移性右下腹痛和右下腹固定压痛点。

6）急性肠梗阻：①突发剧烈的腹部绞痛，呈阵发性发作。腹痛加剧呈持续性可能发生肠绞窄。②腹痛时常发生恶心呕吐，呕吐后腹痛减轻。③低位梗阻腹胀明显。④肛门停止排气排便。⑤当机械性肠梗阻时，肠鸣音亢进，有高调气过水声或金属音。⑥当绞窄性肠梗阻时，肠鸣音减弱或消失。⑦腹部X线检查见多个气液平面等。

7）腹腔脏器损伤：①有腹部外伤史；②实质脏器破裂以内出血表现为主，空腔脏器破裂以腹膜炎表现为主；③胃肠破裂者腹部立位X线检查可见膈下游离气体，实质脏器破裂腹腔穿刺可抽出不凝血。

（2）**内科急腹症的特点**：①一般先有发热或呕吐，后有腹痛，或呕吐、腹痛同时发生；②腹痛或压痛部位不固定，程度轻，无明显腹肌紧张。

（3）**妇科急腹症的特点**：①以下腹部或盆腔内疼痛为主；②常伴有白带增多、阴道出血或有停经史等；③妇科检查可辅助诊断。

（三）辅助检查

1. 实验室检查　血红蛋白和红细胞计数降低常提示腹腔内出血；白细胞计数及中性粒细胞比例升高常提示腹腔内感染。血、尿淀粉酶升高多为急性胰腺炎。尿液中有红细胞常提示泌尿系损伤或结石；尿胆红素阳性表示存在阻塞性黄疸。粪便隐血试验阳性多为消化道出血。

2. 影像学检查

（1）X 线：膈下游离气体是消化道穿孔或破裂的依据；肠梗阻时可见多个气液平面；麻痹性肠梗阻时可见肠管普遍扩张；当疑有肠套叠、肠扭转或结肠肿瘤时，可做钡灌肠以协助诊断。

（2）B 超：对于腹腔实质性脏器破裂、肿块以及结石的诊断有较大帮助，亦有助于了解腹水、积血的部位和量，并可协助进行腹腔定位穿刺引流。

（3）CT、MRI：已成为急腹症常用的诊断方法，可以帮助了解病变的部位、性质、范围以及与周边脏器的关系。

3. 诊断性腹腔穿刺 若抽出不凝固血性液体，多提示腹腔内脏器出血；若抽出混浊液体或脓液，多为消化道穿孔或腹腔内感染；若抽出胆汁性液体，常是胆囊穿孔；若疑为急性胰腺炎，可将穿刺液做淀粉酶测定。

（四）心理－社会状况

急腹症常需紧急手术，评估病人和家属产生恐惧及焦虑的原因，对疾病知识的了解程度，对手术治疗的经济承受能力。

（五）处理原则

急腹症起病急、进展快、病情危重，应给予及时、准确和有效的治疗措施。

1. 非手术治疗 ①严密观察生命体征、腹部体征和辅助检查的动态变化，及时判断病情变化；②禁饮食，胃肠减压，静脉补液；③给予解痉和抗感染药物治疗；④当出现休克时，给予抗休克治疗，同时做好急症手术的准备。

2. 手术治疗 ①诊断明确、需急症手术，如腹部外伤、溃疡穿孔致弥漫性腹膜炎、化脓性或坏疽性胆囊炎、急性梗阻性化脓性胆管炎、急性阑尾炎、完全性肠梗阻、异位妊娠破裂等；②诊断不明，但腹痛和腹膜炎体征加剧，且全身中毒症状严重者，应在非手术治疗的同时，积极完善术前准备，及早手术治疗。

【常见护理诊断／问题】

1. 急性疼痛 与腹内脏器的炎症、穿孔、痉挛、梗阻、绞窄、损伤、出血及手术等有关。

2. 体温过高 与腹内脏器炎症或继发腹腔感染等有关。

3. 有体液不足的危险 与腹腔渗液、肠腔积液、出血、呕吐、禁食、胃肠减压等有关。

4. 潜在并发症：出血、腹腔内残余脓肿或瘘等。

【护理目标】

1. 病人疼痛（腹痛）得到缓解或控制。

2. 病人体温恢复正常。

3. 病人体液得以维持平衡，生命体征及尿量正常。

4. 病人未发生并发症，或并发症得到及时发现和处理。

【护理措施】

（一）非手术治疗及术前护理

1. 严密观察病情变化 ①生命体征：若脉搏增快、面色苍白、皮肤湿冷，为休克征象；若血压及血红蛋白值进行性下降，提示有腹腔内出血；若体温逐渐升高，白细胞计数及中性粒细胞比例增高，为感染征象。②腹部症状和体征：病人腹痛加剧，常提示病情加重；局限性疼痛转变为全腹痛，并出现肌紧张、反跳痛，提示炎症扩散。③动态观察各种辅助检查结果。

2. 严格执行"四禁" 禁用止痛剂、禁饮食、禁服泻药、禁灌肠。急腹症病人在没有明确诊断之前禁用止痛剂，以免掩盖病情变化；禁饮食、禁服泻药、禁灌肠，以免炎症扩散，加重病情。

3. 减轻疼痛 无休克者取半卧位，有助减轻腹壁张力，减轻疼痛。禁食和胃肠减压是治疗急腹症的重要措施之一。禁食并通过胃肠减压抽吸出胃内残存物，减少胃肠内的积气、积液，减少消化液和胃内容物自穿孔部位漏入腹膜腔，从而减轻腹胀和腹痛。

4. 维持体液平衡 ①消除病因：有效控制体液的进一步丢失；②补充血容量：迅速建立静脉通路，根据医嘱正确、及时、合理地安排晶体和胶体液的输注种类和顺序；③准确记录24小时出入量；④神志不清或伴休克者，应留置尿管，并根据尿量调整输液量和速度。

5. 心理护理 主动与病人、家属沟通，缓解病人因缺乏思想准备、担心不能得到及时有效治疗而产生的焦虑、恐惧。

6. 其他护理 根据病人情况，给予吸氧、降温等，做好基础护理；有手术指征或已经决定手术者，积极完善术前准备。

（二）术后护理

1. 病情观察 ①观察生命体征；②观察切口敷料、引流情况；③观察腹部症状和体征。

2. 腹腔引流管的护理 参见第十六章第一节急性腹膜炎病人的护理。

3. 营养支持 术后禁食期间通过静脉补充水、电解质和必需的营养物质。胃肠功能恢复、肛门排气、无腹痛腹胀不适，可进流质饮食，逐步过渡到正常饮食。

4. 并发症的观察及护理

（1）出血：观察切口敷料有无明显渗血、引流管是否有鲜红色血性液流出，监测生命体征。如术后短期内从引流管引出大量鲜红色血性液体，持续不止，且病人有脉搏细数、血压下降、出冷汗等休克表现时，应及时通知医生，给予止血药物、抗休克等治疗，必要时手术止血。

（2）腹腔内残余脓肿或瘘：腹腔或盆腔疾病病人取半坐卧位或斜坡卧位，以便腹腔内炎性液、血液或漏出物积聚并局限于盆腔，可减少毒素吸收并有利于引流。当腹腔内置引流管时，须保持引流通畅，并观察引流物的色、质、量。遵医嘱合理、正确地使用抗菌药物。若引流物为肠内容物或混浊脓性液体、病人腹痛加剧，出现腹膜刺激征，同时伴发热、白细胞计数及中性粒细胞比例升高，多为腹腔内感染或瘘可能，应及时报告医生。

5. 心理护理 对担忧术后并发症或因较大手术影响生活质量的病人，应加强心理护理和指导其如何正确应对。

（三）健康指导

1. 形成良好的饮食和卫生习惯。

2. 积极控制诱发急腹症的因素，如有溃疡病者，应按医嘱定时服药；胆道疾病和慢性胰腺炎者需适当控制油腻饮食；反复发生粘连性肠梗阻者应避免暴饮暴食及饱食后剧烈运动。

3. 急腹症行手术治疗者，术后应早期开始活动，以预防粘连性肠梗阻。

【护理评价】

通过治疗和护理，病人：①腹痛得以缓解；②体温恢复正常，感染得到控制；③体液维持平衡，或已发生的代谢紊乱得到纠正；④发生出血、腹腔内残余脓肿或瘘等并发症，或发生时得到及时发现和处理。

（朱迎春）

思考题

1. 张女士，28岁。突发上腹部刀割样剧痛，蔓延至全腹6小时，腹痛呈持续性。查体：腹肌紧张呈板状，全腹有明显压痛及反跳痛，肝浊音界缩小，移动性浊音（+），肠鸣音消失。血常规示白细胞 18.1×10^9/L，中性粒细胞比例90%。既往有十二指肠球部溃疡病史。

请问：

（1）如何对该病人进行护理评估？

（2）若该病人行手术治疗，手术后常见的并发症有哪些？应该如何观察及护理？

2. 文先生，42岁。1小时前午餐后打篮球时突然出现腹部持续性剧烈疼痛，有腹胀、呕吐，呕吐物含少量血性液体，口渴，烦躁不安，中腹部可扪及压痛性包块，移动性浊音（+），肠鸣音减弱。血常规示白细胞$12.4×10^9$/L，发病以来肛门未排气排便。

练习题

请问：

（1）病人需进行哪些辅助检查？

（2）该病人目前主要的护理诊断是什么？

第二十二章 │ 周围血管疾病病人的护理

教学课件

思维导图

学习目标

1. 掌握：下肢静脉曲张、血栓闭塞性脉管炎的症状、体征和护理措施。
2. 熟悉：下肢静脉曲张、血栓闭塞性脉管炎的辅助检查和处理原则。
3. 了解：下肢静脉曲张、血栓闭塞性脉管炎的病因和病理生理。
4. 学会：运用护理程序对下肢静脉曲张、血栓闭塞性脉管炎病人实施整体护理。
5. 关心、同情血栓闭塞性脉管炎病人由疼痛引起的焦虑、悲观情绪。

第一节 下肢静脉曲张病人的护理

导入情境

情境描述：

李先生，52岁，交警。因左小腿皮肤溃疡1个月入院。李先生8年前出现双小腿内侧条索状包块，伴久站后下肢沉重乏力。体格检查：双下肢内侧可见浅静脉隆起，迂曲成团，以小腿内侧居多，双胫、踝前可见色素沉着，左小腿内侧可见一约2cm×2cm溃疡。

工作任务：

1. 对病人进行护理评估。
2. 出院前对病人进行健康指导。

下肢静脉曲张（varix of lower limb）是指下肢浅静脉瓣膜关闭不全，静脉内血液倒流，远端静脉淤滞，继而病变静脉壁伸长、迂曲，呈曲张表现的一种疾病，晚期常并发小腿慢性溃疡，是外科的一种常见病。

【病因及发病机制】

下肢静脉曲张按其发病原因，可分为原发性和继发性两类。原发性下肢静脉曲张较常见，以左下肢大隐静脉曲张为多。

1. 原发性下肢静脉曲张

（1）**先天性因素**：静脉壁薄弱、静脉瓣膜稀少或缺如，与遗传因素有关。

（2）**后天性因素**：任何加强血管内血柱重力作用的因素，如长期站立工作、久坐少动、重体力劳动、慢性咳嗽、习惯性便秘、妊娠等，使静脉瓣膜承受过度的压力，逐渐松弛，以致静脉瓣膜关闭不全，血液由上而下、由深而浅倒流，使缺乏肌肉有力支持的浅静脉逐渐伸长、迂曲并扩张，形成静脉曲张。

2. 继发性下肢静脉曲张 继发于深静脉病变，如下肢深静脉血栓、先天性深静脉瓣膜缺如综合征等；亦可继发于深静脉以外的病变，如盆腔肿瘤或妊娠子宫压迫髂静脉。

【病理生理】

下肢静脉瓣膜关闭不全,血液淤滞,静脉内压力升高,导致浅静脉伸长、迂曲并扩张。当伴有毛细血管压力增高时,毛细血管通透性增加,血液中的一些大分子物质渗入组织间隙,在毛细血管周围沉积,一方面可导致下肢水肿,另一方面形成阻碍皮肤和皮下组织细胞摄取氧气和其他营养物质的屏障,造成局部代谢障碍,致使下肢皮肤色素沉着、纤维化、皮下脂肪硬化和皮肤萎缩,最终形成溃疡。

大隐静脉瓣膜遭到破坏而关闭不全后,可影响其远侧静脉和交通静脉的瓣膜,甚至通过属支而影响小隐静脉。离心脏越远的静脉承受的静脉压越高,因此曲张静脉在小腿部远比大腿部明显。病情的后期进展比初期迅速。

【护理评估】

(一)健康史

有无长期站立工作、重体力劳动、慢性咳嗽、习惯性便秘、妊娠等使浅静脉压力持久升高的因素;了解病人有无家族遗传病史。

(二)身体状况

1. 症状 病人常感下肢沉重、乏力、发胀、酸痛,尤其在久站后。

2. 体征 病人下肢可见浅静脉隆起、迂曲,重者呈团块状,直立时更明显;久病者,小腿皮肤出现营养障碍,如干燥、毛发脱落、色素沉着、足靴区出现淤滞性皮炎等。

(三)辅助检查

为确定深静脉是否通畅和了解浅静脉及交通支瓣膜功能,通常进行以下检查:

1. 特殊检查

(1)深静脉通畅试验(Perthes test):用于确定深静脉回流是否通畅。当检查时,嘱病人站立,在腹股沟下方扎止血带阻断大腿浅静脉回流,待静脉充盈后,嘱病人用力踢腿或下蹲10余次,随着小腿肌泵收缩迫使浅静脉血向深静脉回流。因此,若活动后充盈的曲张静脉消失或充盈程度减轻,表示深静脉通畅;若活动后充盈的曲张静脉不消失甚至更加明显,并伴有患肢酸胀不适,表示深静脉有阻塞(图22-1),应禁忌手术。

(2)大隐静脉瓣功能试验(Trendelenburg test):用于确定大、小隐静脉瓣功能。检查时,嘱病人平卧,抬高受检患肢,使静脉排空,在腹股沟下方扎止血带阻断大隐静脉,嘱病人站立,迅速松开止血带,若出现自上而下静脉逆向充盈,则提示大隐静脉瓣功能不全(图22-2)。同理,在腘窝部扎止血带,可检测小隐静脉瓣功能。若病人站立后,不松开止血带,止血带下方的静脉在30秒内已充盈,则表明有交通静脉瓣关闭不全。

(3)交通静脉瓣功能试验(Pratt test):用于发现瓣膜功能不全的交通静脉。检查时,嘱病人仰卧,抬高受检患肢,使曲张静脉血液排空,在腹股沟下方扎止血带,先从足趾向上至腘窝缠第1根弹力绷带,再从止血带处向下缠第2根弹力绷带。嘱病人站立,一边向下解开第1根绷带,一边继续向下缠第2根绷带,如果在两根绷带之间的间隙出现曲张静脉充盈,则提示该处有功能不全的交通静脉(图22-3)。

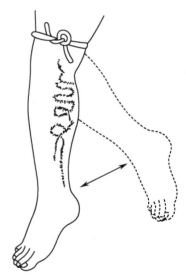

图22-1 深静脉通畅试验

2. 影像学检查 下肢静脉造影、下肢静脉压测定、多普勒超声检查等,其中下肢静脉造影可了解病变的性质、范围和程度,为确诊的"金标准"。

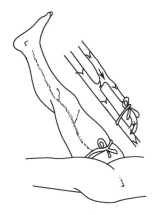
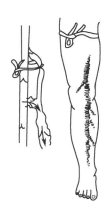
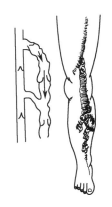

（1）浅静脉排空后
结扎阻断大隐静脉

（2）观察站立后30秒内
大隐静脉充盈情况

（3）观察松开止血带后
大隐静脉充盈情况

图 22-2　大隐静脉瓣功能试验（Trendelenburg test）

（四）心理-社会状况

病人是否因静脉曲张而影响正常的生活和工作，是否因慢性溃疡经久不愈而焦虑，病人对本病基本知识的了解程度及家庭、社会支持情况。

（五）处理原则

1. 非手术治疗

（1）**支持疗法**：用弹力绷带外部加压或穿弹力袜，同时注意休息，抬高患肢。适用于：①病变局限，症状不明显者；②妊娠期静脉曲张者；③年老体弱或重要脏器功能不良，不能耐受手术者。

（2）**药物治疗**：应用黄酮类和七叶皂苷类药物缓解肢体酸胀、水肿等症状。

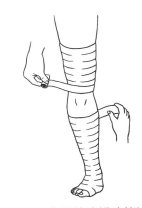

图 22-3　交通静脉瓣功能试验

（3）**硬化疗法**：将硬化剂注入曲张静脉内，产生化学性炎症反应，进而使曲张静脉闭塞。适用于：①曲张静脉轻而局限者；②术后残留的曲张静脉者；③术后复发者。

2. 手术治疗　手术是根本的治疗方法，适用于深静脉通畅、无手术禁忌证者。传统手术方式为大隐静脉或小隐静脉高位结扎加曲张静脉分段剥脱术。近年来开展的微创手术有静脉腔内激光治疗、射频、旋切刨吸术等。对合并小腿慢性溃疡者，应在控制局部急性感染后及时手术。

【**常见护理诊断/问题**】

1. 活动无耐力　与下肢静脉回流障碍有关。

2. 皮肤完整性受损　与皮肤营养障碍、慢性溃疡有关。

3. 知识缺乏：缺乏本病的护理知识及弹力绷带、弹力袜使用的知识。

4. 潜在并发症：血栓性静脉炎、小腿慢性溃疡、曲张静脉破裂出血等。

【**护理目标**】

1. 病人的活动耐力逐渐增加。

2. 病人的皮肤完整无受损或慢性溃疡创面逐渐愈合。

3. 病人了解本病的护理知识，学会弹力绷带、弹力袜的使用方法。

4. 病人无并发症或并发症能被及时发现和处理。

【**护理措施**】

（一）非手术治疗及术前护理

1. 一般护理　避免长时间站立和久坐，坐时尽量不要双膝交叉，以免压迫腘窝而影响静脉回流。休息或卧床时抬高患肢30°~40°，以利于静脉回流。保持大、小便通畅，防止腹压增高。

2. 病情观察 观察患肢远端皮肤的温度、颜色、肿胀、渗出、疼痛等情况。

3. 使用弹力绷带、弹力袜 坚持长期使用弹力绷带或穿弹力袜，在足踝部建立最高支撑压力，顺着腿部向上逐渐递减。通过压力变化以减少浅静脉内血液淤滞，改善活动时腓肠肌血液回流。使用弹力绷带、弹力袜前应抬高患肢排空曲张静脉内血液，弹力绷带由足背至大腿缚扎，弹力袜的长短、压力、尺码应根据病人腿部的情况选择，保持一定的松紧度，以不妨碍关节活动，可扪及足背动脉搏动为宜。

4. 并发症的观察与护理

（1）**血栓性静脉炎**：主要由于血流缓慢引起血栓形成，局部红肿、疼痛，可触及痛性条索状硬条或串珠样结节，炎症消退后常遗留有局部硬结并与皮肤粘连，应给予抗生素及局部热敷治疗。

（2）**溃疡形成**：踝周及足靴区易在皮肤损伤后引起经久不愈的溃疡，愈合后常复发，应抬高患肢并给予创面湿敷。

（3）**曲张静脉破裂出血**：大多发生于足靴区及踝部，表现为皮下淤血，或皮肤破溃时外出血，因静脉压力增高而出血速度快。出血者应抬高患肢和局部加压包扎止血，必要时予以缝扎止血。

5. 术前皮肤准备 包括腹股沟部、会阴部和整个下肢。若需要植皮时，应做好供皮区的皮肤准备。

6. 创面护理 下肢静脉曲张并发小腿溃疡并有急性水肿者，应卧床休息，用3%硼酸溶液湿敷或生理盐水纱布换药，保持创面清洁；同时做创面细菌培养及抗生素敏感试验，手术前开始应用抗生素。手术日晨将溃疡处再换药1次，并用无菌治疗巾包好，以免污染手术野。

7. 心理护理 关心理解病人的焦虑，解释病情发展情况、手术治疗的必要性和重要性，解除病人思想顾虑，取得病人配合。

（二）术后护理

1. 一般护理 卧床休息，抬高患肢30°，并指导病人做足背伸屈运动，以促进静脉血回流。如无异常情况，术后24小时，应鼓励病人下床活动。

2. 病情观察 注意观察有无切口或皮下渗血，局部有无感染，发现异常应及时报告医生并妥善处理。

3. 应用弹力绷带 注意保持弹力绷带的松紧度，使用弹力绷带一般需维持1~3个月。

4. 心理护理 耐心解释术后使用弹力绷带的方法、意义以及护理对术后恢复的重要性。

（三）健康指导

1. 去除影响下肢静脉回流的因素，避免长时间站立和久坐，坐时尽量不要双膝交叉，休息时患肢抬高。

2. 保持大小便通畅，维持标准体重，并注意加强体育锻炼，增强血管壁弹性。

3. 非手术病人坚持使用弹力绷带或弹力袜；手术后应继续用弹力绷带或弹力袜1~3个月。

4. 活动时注意保护患肢，避免外伤引起曲张静脉破裂出血。

【护理评价】

通过治疗和护理，病人：①活动耐力逐渐增加；②慢性溃疡创面愈合；③病人掌握本病的护理知识，学会弹力绷带、弹力袜使用的方法；④未发生血栓性静脉炎、小腿慢性溃疡等并发症，或发生时得到及时发现和处理。

第二节　血栓闭塞性脉管炎病人的护理

情境描述：

王先生，65 岁。因血栓闭塞性脉管炎入院，病人自述肢端发凉、怕冷，行走后患肢疼痛。

工作任务：

1. 巡视病房时，发现病人家属用热水袋为病人热敷患肢，请采取合适的处理方法及进行健康指导。

2. 病人夜间出现患肢疼痛难忍，请采取相应的护理措施以减轻病人的疼痛。

血栓闭塞性脉管炎（thromboangitis obliterans，TAO），简称脉管炎，又称伯格（Buerger）病，是一种累及血管的炎症性、节段性和周期性发作的慢性闭塞性疾病。其好发于青壮年男性。

血栓闭塞性
脉管炎的由来

【病因及发病机制】

病因尚不甚清楚，与多种因素有关，可归纳为两个方面：①外在因素，与吸烟、居住于寒冷潮湿地区、慢性损伤及感染有关；②内在因素，与精神紧张、营养不均衡、自身免疫功能紊乱、性激素和前列腺素失调、家族遗传等多种因素有关。其中，长期主动或被动吸烟是本病发生和发展的重要因素。

【病理生理】

血栓闭塞性脉管炎多见于下肢中小动脉，伴行静脉也常受累，病变常由肢体远端向近端呈节段性发展。早期以血管痉挛为主，继而受累动静脉管壁为全层非化脓性炎症，管腔内血栓形病人：晚期炎症消退，血栓机化，新生毛细血管形病人：动脉周围有广泛纤维组织形病人：闭塞血管远端的组织可出现缺血性改变，甚至坏疽。

【护理评估】

（一）健康史

有无吸烟嗜好、受寒及外伤史，有无家族遗传病史，同时了解病人一般情况。

（二）身体状况

起病隐匿，临床表现取决于动脉闭塞的程度、范围和侧支循环代偿情况。根据病程可分为三期：

1. 局部缺血期　患肢供血不足，出现肢端发凉、怕冷，患肢皮温较低，颜色苍白，足趾有麻木感。当行走一段距离后患肢疼痛，被迫停下来，休息几分钟后疼痛可缓解，但再次行走后又疼痛，这种现象称为间歇性跛行，是此期的典型表现。少部分病人可伴有游走性血栓性静脉炎，表现为局部皮肤红肿、压痛，呈条索状，两周左右逐渐消失，后又在别处发生。此期患肢足背、胫后动脉搏动明显减弱。

2. 营养障碍期　病人休息时局部组织的血液供应也不能满足，常因组织缺血或缺血性神经炎而出现肢端持续性剧烈疼痛，夜间尤甚。剧痛常使病人彻夜不眠，为减轻疼痛，病人常将患肢垂于床沿下，以增加血供缓解疼痛，这种现象称为休息痛（静息痛），是患肢趋于坏疽的前兆。此期患肢足、小腿皮肤苍白、潮红或发绀，肌肉萎缩，皮肤干燥、脱屑、脱毛，趾甲生长缓慢、增厚变形，患肢足背、胫后动脉搏动消失。

3. 组织坏死期　肢体自远端逐渐向近端发生干性坏疽，坏死组织可自行脱落，形病人：经久不愈的溃疡。继发感染时，病人：为湿性坏疽，常伴有全身感染中毒症状。

（三）辅助检查

通过辅助检查了解动脉闭塞的部位、范围、程度及侧支循环等情况。

1. 特殊检查 ①测定皮肤温度：如双侧肢体对应部位皮肤温度相差 2℃ 以上，提示皮温降低侧动脉血流减少；②测定跛行距离和跛行时间；③肢体抬高试验（Buerger test，伯格试验）：嘱病人平卧，抬高患肢 70°~80°，持续 60 秒后观察足部皮肤色泽变化。若出现足趾皮肤呈苍白、蜡黄色，出现麻木、疼痛，则提示动脉供血不足。再嘱病人坐起，下肢自然下垂于床沿，正常人皮肤色泽可在 10 秒内恢复正常。若超过 45 秒且皮肤色泽不均匀，进一步提示患肢动脉供血障碍。

2. 影像学检查 ①多普勒超声：可显示动脉的形态、直径、流速、血流波形等；②动脉造影：为有创性检查，可确定患肢动脉闭塞的部位、范围、程度及侧支循环建立等情况；③ DSA（数字减影血管造影）：可显示病变血管的狭窄或闭塞，还可显示闭塞血管周围有无侧支循环建立；④ CTA（CT 血管造影）或 MRA（磁共振血管造影）：可得到动脉的立体三维图像，显示患肢血管的病变节段及狭窄程度。

（四）心理-社会状况

病人可因患肢长期疼痛、肢端坏疽，逐渐丧失劳动能力，严重影响生活而产生焦虑、悲观情绪，对治疗和生活丧失信心。评估病人对本病护理知识的了解程度及家庭社会支持状况。

（五）处理原则

解除血管痉挛，促进侧支循环建立及防治局部感染，尽可能地保全肢体，减少伤残程度。

1. 药物治疗 西药主要有血管扩张剂、抑制血小板聚集的药物，有溃疡并发感染者还应给予抗生素等。中药主要有活血化瘀、消炎止痛类药物。

2. 高压氧疗法 能提高组织的血氧浓度，对减轻患肢疼痛和促进溃疡愈合有一定作用。

3. 手术治疗 目的是增加肢体血液供应和重建动脉血流通路，手术方法有旁路转流术、腰交感神经节切除术、腔内血管病人：形术（PTA）等，可根据病情选用。

【常见护理诊断/问题】

1. **疼痛** 与患肢缺血、组织坏死有关。

2. **组织完整性受损** 与肢端坏疽、脱落有关。

3. **活动无耐力** 与患肢远端供血不足有关。

4. **知识缺乏**：缺乏本病的护理知识及患肢锻炼方法的知识。

5. **潜在并发症**：感染、切口出血、远端血管栓塞等。

【护理目标】

1. 病人患肢疼痛程度减轻。

2. 病人患肢坏疽范围未扩大，创面逐渐愈合。

3. 病人活动耐力逐渐增强。

4. 病人能叙述本病的护理知识，学会正确的患肢锻炼方法。

5. 病人未发生并发症或并发症能得到及时发现和处理。

【护理措施】

（一）非手术治疗及术前护理

1. 一般护理

（1）**绝对戒烟**：告知病人吸烟的危害，消除烟碱对血管的收缩作用。

（2）**肢体保暖**：告知病人避免寒冷刺激引起血管收缩，应注意肢体保暖，但应避免局部热疗，以防止烫伤、增加组织需氧量。

（3）**保持足部清洁、干燥**：每日要用温水洗脚，告诉病人先用手试水温，勿用足趾试水温，以免烫伤。勤剪指甲，皮肤瘙痒时要避免用手抓痒使皮肤受伤。有足癣者要及时治疗，以免继发感染。

（4）**患肢运动**：指导病人进行伯格运动，促进侧支循环建立。方法：病人平卧，抬高患肢 45° 以上，维持 2~3 分钟，然后坐起来，双足下垂床边 2~5 分钟，同时进行足背的伸屈及旋转运动，然后恢复平卧姿势，双腿平放，并盖被保暖，休息 5 分钟（图 22-4）。以上动作练习 5 次为 1 组，3~4 组 /d。

但有以下情况不宜运动：①患肢出现坏疽或溃疡；②动脉或静脉血栓形成。

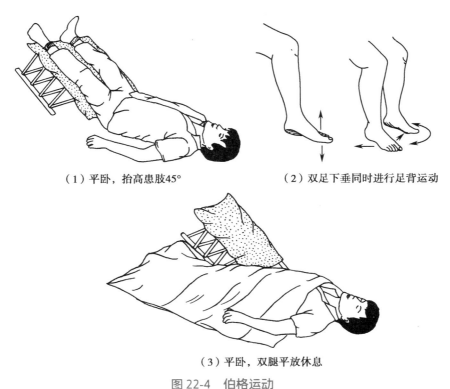

（1）平卧，抬高患肢45°　　　　（2）双足下垂同时进行足背运动

（3）平卧，双腿平放休息

图 22-4　伯格运动

（5）**创面护理**：已发生皮肤溃疡或坏疽者，应卧床休息，避免运动加重局部组织缺血、缺氧；并保持局部清洁干燥，避免受压及刺激，加强创面换药，遵医嘱应用抗生素。

2. 病情观察　在 15~25℃室温条件下，患肢皮温常较正常侧低 2℃以上者，应定期用测温计测量肢体皮肤温度，两侧对照，并记录，以观察疗效。

3. 疼痛护理　①体位：睡觉或休息时取头高脚低位，避免久站、久坐或双膝交叉，影响血液循环。②改善循环：轻症病人可遵医嘱应用血管扩张剂，解除血管痉挛，改善肢体血供。③镇痛：运用合适的评估工具对病人的疼痛部位、程度、性质等进行评估，疼痛剧烈者，遵医嘱应用镇痛药；给药后 30~40 分钟再次评估疼痛。

4. 心理护理　医护人员要同情、体贴、关心病人，解释手术治疗的必要性和重要性，解除病人思想顾虑。

5. 术前准备　做好手术前的皮肤准备，如需植皮，注意供皮区的皮肤准备。

（二）**术后护理**

1. 一般护理　静脉血管重建术后，抬高患肢 30°，并卧床制动 1 周。动脉血管重建术后，平放患肢，并卧床制动 2 周。对卧床制动者，应鼓励病人作足背伸屈活动，以利于静脉血回流，减轻患肢肿胀，防止下肢深静脉血栓形成。

2. 病情观察　①密切观察血压、脉搏及切口渗血等情况；②术后需观察患肢远端的皮肤温度、色泽、感觉及脉搏强度来判断血管通畅度，如出现肢体发绀、皮温下降，考虑重建血管发生痉挛或继发血栓形成，应立即报告医生；③观察肢体肿胀情况，主要由组织间液增多及淋巴回流受阻所致，一般可在数周内消失。

3. 预防感染　密切观察病人体温变化和伤口情况，如体温增高和伤口有红、肿、热、痛时，应及时报告医生，遵医嘱及早理疗，应用抗生素。

4. 引流管护理　引流管通常放置在血管鞘膜外，注意观察引流的量、色、质，保持引流通畅并准确记录。

5. 心理护理　术后给予病人和家属心理上的支持，解释术后恢复过程，帮助病人消除悲观情绪，树立信心，促进身心健康，密切配合治疗和护理。

（三）健康指导

1. 绝对戒烟　告知病人能否坚持戒烟，将直接关系到本病的预后。

2. 保护肢体　切勿赤足行走，避免外伤；注意患肢保暖，避免受寒；穿合脚的棉质鞋袜，勤更换，以防真菌感染。

3. 功能锻炼　指导病人进行伯格运动，促进侧支循环建立。

【护理评价】

通过治疗和护理，病人：①疼痛减轻；②创面愈合；③活动耐力增强；④熟悉本病的护理知识，学会正确的患肢锻炼方法；⑤未发生感染、切口出血、远端血管栓塞等并发症，或发生时得到及时发现和处理。

（朱迎春）

思考题

1. 李女士，45 岁。近 2 年来长时间站立后自觉双下肢酸胀、沉重感，踝关节及足背出现肿胀。双小腿内侧及大腿近膝关节处见浅静脉隆起、迂曲，站立时更明显。

请问：

（1）病人曲张静脉团块出现红肿并有触痛，说明病人发生了什么并发症？应如何护理？

（2）病人行手术治疗，手术后如何护理？

2. 张先生，37 岁。诊断为血栓闭塞性脉管炎，在血管外科行腔内血管成形术。

请问：

（1）术后要从哪些方面进行病情观察？

（2）术后卧位有什么要求？患肢护理包括哪些内容？

练习题

第二十三章 ｜ 泌尿系统损伤病人的护理

教学课件　　思维导图

学习目标

1. 掌握：肾损伤、膀胱损伤和尿道损伤病人的护理措施。
2. 熟悉：肾损伤、膀胱损伤和尿道损伤的身体状况、辅助检查和处理原则。
3. 了解：肾损伤、膀胱损伤和尿道损伤的病因及病理。
4. 学会：运用护理程序对肾损伤、膀胱损伤和尿道损伤病人实施整体护理。
5. 具有同情、关心泌尿系统损伤病人的心理，尊重、保护泌尿系统损伤病人的隐私。

泌尿系统损伤以男性尿道损伤最多见，肾损伤、膀胱损伤次之，输尿管损伤最少见。

第一节　肾损伤病人的护理

导入情境

情境描述：

黄师傅，35 岁，2 小时前在工地施工过程中被木头撞击左腰部。伤后，左腰部疼痛；小便 1 次，量中，呈淡红色；由他人陪同来院就诊。门诊拟"左肾损伤"收入院。

工作任务：

1. 准确判断黄师傅主要的护理诊断/问题。
2. 如检查结果提示为左肾挫伤，对黄师傅实施正确护理并密切观察病情。

【病因】

肾损伤（renal injuries）按损伤的病因不同分为开放性损伤、闭合性损伤和医源性损伤。

1. 开放性损伤　因弹片、枪弹、刀刃等锐器由体表及里到肾脏致伤，常伴有胸部、腹部损伤，伤情复杂而严重。

2. 闭合性损伤　①直接暴力：因腰腹部受到撞击、跌打、挤压、肋骨骨折等所致；②间接暴力：因高处跌下发生对冲伤或突然暴力扭转所致。

3. 医源性损伤　经皮肾穿刺活检、肾造瘘或经皮肾镜碎石术、体外冲击波碎石等医疗操作可能造成不同程度的肾损伤。

此外，肾本身存在病变时，如肾积水、肾肿瘤、肾结核或肾囊性疾病等更易受损伤，有时极轻微的创伤也可造成严重的"自发性"肾破裂。

【病理】

闭合性肾损伤在临床上最为多见，根据损伤程度可将闭合性肾损伤分为以下类型（图 23-1）：

1. 肾挫伤　损伤仅限于部分肾实质，形成肾瘀斑和/或包膜下血肿，肾包膜及肾盂黏膜完整。

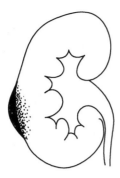
（1）肾瘀斑及包膜下血肿

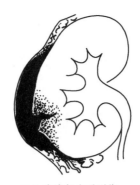
（2）表浅肾皮质裂伤及肾周围血肿

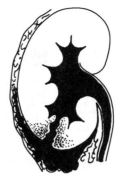
（3）肾实质全层裂伤、血肿及尿外渗

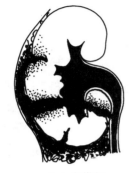
（4）肾横断

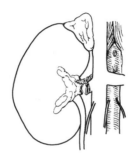
（5）肾蒂血管断裂

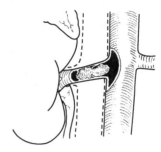
（6）肾动脉内膜断裂及血栓形成

图 23-1　肾损伤的类型

2. 肾部分裂伤　肾实质部分裂伤伴有肾包膜破裂或肾盂、肾盏黏膜破裂，可形成肾周血肿或明显的血尿。

3. 肾全层裂伤　肾实质深度裂伤，包括肾包膜和肾盂、肾盏黏膜，可引起广泛的肾周血肿、严重血尿和尿外渗。

4. 肾蒂血管损伤　肾蒂血管损伤比较少见。肾蒂或肾段血管的部分或全部撕裂，可引起大出血、休克，常来不及诊治即死亡。

知识链接

血尿与临床

尿液中含红细胞称血尿。根据红细胞含量的不同，血尿可分为镜下血尿和肉眼血尿。

1. 镜下血尿　新鲜离心尿沉渣每高倍镜视野中红细胞>3个，但肉眼尚不能分辨有无血色。

2. 肉眼血尿　肉眼可见到尿液呈血色。通常1 000ml尿液中含1ml血液即可呈肉眼血尿。肉眼血尿分为：①初始血尿，血尿见于排尿的初始阶段，提示膀胱颈或尿道出血；②终末血尿，血尿见于排尿的终末阶段，提示后尿道、膀胱颈部或膀胱三角区出血；③全程血尿，血尿见于排尿的全过程，提示膀胱或上尿路出血。

【护理评估】

（一）健康史

了解病人的年龄、性别、职业等一般情况；了解病人受伤史，包括受伤的原因、时间、地点、暴力性质、强度和作用部位，伤后的病情变化和就诊前的处理等。

（二）身体状况

1. 症状

（1）**休克**：严重肾裂伤，肾蒂血管裂伤或合并胸、腹部脏器损伤时，因损伤和失血常发生休克，可危及生命。

（2）**血尿**：肾损伤病人大多有血尿。肾挫伤时可出现少量血尿，严重肾裂伤则呈大量肉眼血尿。当血块堵塞输尿管时，血尿可不明显或无血尿。

（3）**疼痛**：肾包膜下血肿、肾周围软组织损伤、出血或尿外渗至肾周围均可引起患侧腰、腹部疼痛。当血块阻塞输尿管时可发生肾绞痛。

（4）**发热**：肾损伤所致肾周血肿、尿外渗继发感染，可出现发热等全身中毒症状。

2. 体征 血液、尿液渗入肾周围组织可使局部肿胀，形成肿块，有明显触痛和肌强直。

（三）辅助检查

1. 实验室检查 ①尿常规：可见尿中含大量红细胞；②血常规：血红蛋白与血细胞比容持续降低提示有活动性出血；白细胞计数升高提示有感染。

2. 影像学检查 ①B超：有助于了解肾损伤的部位和程度，有无包膜下和肾周血肿、尿外渗，其他器官损伤及对侧肾等情况；②CT：可显示肾实质裂伤程度、尿外渗和血肿范围，显示无活力的肾组织，并可了解与周围组织和腹腔其他脏器的关系，可作为临床首选检查；③排泄性尿路造影：可评价肾损伤的范围、程度和对侧肾功能；④肾动脉造影：适用于排泄性尿路造影未能提供肾损伤的部位和程度，尤其伤侧肾未显影，做选择性肾动脉造影可显示肾动脉和肾实质损伤情况。

（四）心理－社会状况

伤后疼痛、血尿、能否保肾等问题容易产生焦虑或恐惧。

（五）处理原则

根据肾损伤的轻重采取不同的治疗。

1. 紧急处理 有休克的病人应紧急抗休克治疗，同时明确有无合并其他脏器损伤，并做好手术探查的准备。

2. 非手术治疗 肾挫伤和部分肾裂伤可非手术治疗，绝对卧床休息2~4周，密切观察生命体征、尿液颜色和腰腹部肿块的变化，及时对症支持治疗，早期合理应用抗生素预防感染。

3. 手术治疗 开放性肾损伤和严重肾部分裂伤、肾全层裂伤、肾蒂血管损伤应尽早施行手术。

【常见护理诊断/问题】

1. 急性疼痛 与损伤后局部肿胀和尿外渗有关。

2. 体液不足 与肾损伤或同时合并其他器官损伤引起大出血有关。

3. 焦虑/恐惧 与伤后疼痛、担心预后不良等有关。

4. 潜在并发症：休克、感染。

【护理目标】

1. 病人疼痛减轻。

2. 病人体液恢复正常。

3. 病人焦虑/恐惧程度减轻，情绪稳定。

4. 病人未发生并发症，或并发症得到及时发现和处理。

【护理措施】

（一）非手术治疗及术前护理

1. 卧床休息 绝对卧床休息2~4周，待病情稳定、血尿消失后方可离床活动。肾挫裂伤通常于损伤后4~6周才趋于愈合，过早、过多离床活动，均有可能再度发生出血。

2. 病情观察 ①生命体征：密切观察体温、脉搏、呼吸、血压情况，有无休克征象；②疼痛：观察疼痛的部位、程度和范围及变化；③腰腹部情况：观察腰腹部肿块的大小及变化，若增大，可能有进行性出血或尿外渗；④尿液颜色：动态观察尿液颜色，每30分钟至2小时留取1份尿液于编号的试管内，若尿液颜色逐渐加深，说明有活动性出血；⑤血常规：动态监测血红蛋白和血细胞比容，如进行性下降，说明有出血；定时监测白细胞计数，如升高可能继发感染。

3. 一般护理　①扩容：建立静脉通道，及时输液、输血，维持有效循环血量；②止血：遵医嘱给予止血药物，控制出血；③止痛：诊断明确，疼痛明显者，遵医嘱给予止痛剂；④防治感染：遵医嘱使用抗生素。

4. 心理护理　根据病人具体情况制订合适的方案。关心病人，安慰病人及家属，稳定情绪，减轻焦虑和恐惧。

5. 术前护理　①病情观察：密切观察生命体征，每隔1~2小时测量血压、脉搏和呼吸，并注意病人全身症状；②防治休克：及时输液，必要时输血，补充血容量；③术前准备：有手术指征者，在抗休克同时，积极进行备皮和配血等各项术前准备。危重病人尽量少搬动，以免加重病情。

（二）术后护理

1. 休息与饮食　麻醉作用消失后，血压平稳者，为利于引流和呼吸，可取半卧位。肾切除术后需卧床休息2~3日，肾损伤修补、肾周引流术后病人需绝对卧床1~2周。严密观察病情，尤其注意24~48小时内生命体征的变化，注意有无内出血的发生。禁食2~3日，待肛门排气后开始进食。

2. 预防感染　定时测量体温，了解血白细胞计数、尿白细胞计数变化。严格无菌操作，加强损伤局部的护理，遵医嘱早期应用广谱抗生素，预防感染。

3. 伤口护理　保持手术切口清洁干燥，及时换药，注意无菌操作。

4. 引流管的护理　①妥善固定：妥善固定肾周围引流管及集尿袋，防止牵拉和滑脱，翻身活动时避免引流管被拉出、扭曲及集尿袋接口脱落；②引流通畅：勿使导管扭曲、受压或堵塞，定期挤压引流管避免堵塞；③引流观察：观察引流物的颜色、性状、气味和量；④适时拔管：引流管一般于术后2~3日引流量减少时拔除，若发生感染或尿瘘，则应延长拔管时间。

5. 心理护理　解释术后恢复过程，术后不适多为暂时性，引流管安放的意义，以及积极配合治疗和护理对康复的意义。

（三）健康指导

1. 需长期卧床的肾损伤病人，应适时翻身和改变体位，预防压力性损伤；并进行肌肉锻炼，防止四肢肌肉萎缩。

2. 肾挫裂伤4~6周后肾组织才趋于愈合，过早活动可发生继发性出血。伤后2~3个月内不宜参加体力劳动或剧烈运动。

3. 严重损伤行肾脏切除病人，应注意保护对侧肾脏，尽量不服用对肾脏有损害的药物，如氨基糖苷类抗生素。必要时在医生指导下服药，以免造成健侧肾功能损害。

【护理评价】

通过治疗和护理，病人：①疼痛减轻；②体液恢复正常；③焦虑/恐惧程度减轻，情绪稳定；④无感染和休克发生，或发生感染或休克时得到及时发现和处理。

第二节　膀胱损伤病人的护理

导入情境

情境描述：

何先生，40岁，与朋友在外聚餐饮了大量啤酒。中途去卫生间时不慎摔倒，下腹部被洗手台一角撞击,后出现下腹疼痛伴排尿困难。由朋友送入院,意识清楚,面色苍白,诉下腹部疼痛,有尿意,但排尿困难。留置导尿管后有红色液体流出。

工作任务:
1. 为明确诊断,指导何先生做相关辅助检查。
2. 如采取手术治疗,术后立即对何先生实施正确护理。

膀胱充盈时其壁紧张而薄,高出耻骨联合,失去骨盆保护,在外力作用下容易发生膀胱损伤(bladder injuries)。

【病因和病理】

(一)病因

1. 开放性损伤 多由锐器或枪弹贯通所致。其常合并直肠、阴道损伤,形成腹壁尿瘘、膀胱直肠瘘或膀胱阴道瘘。

2. 闭合性损伤 当膀胱充盈时,下腹部遭撞击、挤压,可致膀胱损伤。当骨盆骨折时,骨折断端可直接刺破膀胱壁。产程过长,膀胱壁被压在胎头与耻骨联合之间也易引起缺血坏死,可致膀胱阴道瘘。

3. 医源性损伤 见于膀胱镜检查或治疗,如膀胱颈部、前列腺、膀胱癌等电切术以及盆腔手术、腹股沟疝修补术、阴道手术等有时可能伤及膀胱;压力性尿失禁行经阴道无张力尿道中段悬吊手术时也有发生膀胱损伤的可能。

4. 自发性膀胱破裂 有病变的膀胱(如膀胱结核、长期接受放射治疗的膀胱)过度膨胀,发生破裂。

(二)病理

1. 膀胱挫伤 仅有膀胱黏膜或浅肌层损伤,膀胱壁未穿破,局部有出血或形成血肿,可出现血尿。

2. 膀胱破裂 分腹膜内型和腹膜外型(图 23-2)。前者膀胱壁与覆盖的腹膜一并破裂,尿液流入腹腔,可引起腹膜炎,多见于膀胱顶部和后壁损伤。后者膀胱壁破裂,但腹膜完整,尿液外渗到膀胱周围组织及耻骨后间隙,大多由膀胱前壁的损伤,伴有骨盆骨折。

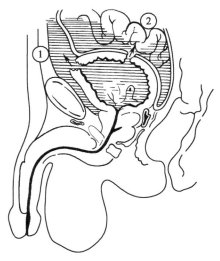

图 23-2 膀胱损伤

【护理评估】

(一)健康史

除了解病人的年龄、性别、职业等基本情况外;重点了解病人受伤史,包括受伤的原因、时间、地点、暴力性质、强度和作用部位,受伤时膀胱是否充盈,伤后的病情变化和就诊前的处理情况等。

(二)身体状况

1. 休克 骨盆骨折引起剧痛、大出血,常发生休克。

2. 腹痛 腹膜外型膀胱破裂,尿外渗及血肿形成可引起下腹部疼痛、压痛和肌紧张;腹膜内型膀胱破裂,尿液流入腹腔可引起急性腹膜炎,可出现全腹压痛、反跳痛和肌紧张。

3. 排尿困难和血尿 膀胱破裂,尿从裂口流入腹腔,病人有尿意,但不能排尿或仅排出少量血尿。

4. 漏尿或尿瘘 开放性损伤,因体表伤口与膀胱相通而出现漏尿;若与直肠、阴道相通,则经肛门、阴道漏尿;闭合性损伤,尿外渗继发感染后可破溃而形成尿瘘。

5. 其他 闭合性膀胱损伤,多有皮肤肿胀和瘀斑。腹膜外型膀胱破裂,直肠指检可触及有触痛的肿块；腹膜内型膀胱破裂，当腹膜内尿液较多时，可出现移动性浊音。

（三）辅助检查

1. 导尿试验 导尿管插入膀胱后，若引流出 300ml 以上的清亮尿液，基本上可排除膀胱破裂。如无尿液引出或仅少量血尿，则膀胱破裂可能性大；再经导尿管注入无菌生理盐水 200~300ml，片刻后吸出，若液体进出量有明显差异，提示膀胱破裂。

2. X 线检查 可显示骨盆骨折。膀胱造影是诊断膀胱破裂最可靠的方法。自导尿管注入 15% 泛影葡胺 300ml，拍摄前后位片，抽出造影剂后再摄片，若有造影剂漏至膀胱外，提示膀胱破裂。

（四）心理－社会状况

了解病人和家属对膀胱损伤的认知程度，是否接受手术及经济承受能力等。

（五）处理原则

尽早闭合膀胱壁伤口，保证尿液引流通畅或完成尿流改道，充分引流尿外渗，根据损伤类型和程度进行处理。

1. 紧急处理 积极抗休克，如输液、输血、止痛及镇静。尽早应用抗生素预防感染。

2. 非手术治疗 膀胱挫伤症状轻微，可留置导尿管引流尿液 7~10 日，保持通畅，并使用抗生素预防感染。

3. 手术治疗 膀胱破裂伴有出血和尿外渗，病情严重者，应尽早手术治疗。

【 常见护理诊断 / 问题 】

1. 急性疼痛 与损伤后局部肿胀和尿外渗有关。

2. 排尿障碍 与膀胱破裂有关。

3. 焦虑 / 恐惧 与外伤打击、害怕手术等有关。

4. 潜在并发症：感染、休克。

【 护理措施 】

（一）非手术治疗及术前护理

1. 病情观察 密切观察生命体征，腹部症状与体征，判断有无再出血。

2. 导尿管的护理 ①妥善固定：妥善固定导尿管及集尿袋防止牵拉和滑脱，无菌集尿袋应低于尿路引流部位。②引流通畅：勿使导管扭曲、受压或堵塞；若引流不畅，先用手指挤压引流管，必要时用生理盐水冲洗。③观察记录：注意观察记录引流液的颜色、性状和量。④定期消毒：每日消毒尿道口及外阴 2 次；定时排空集尿袋，每周更换连接管及集尿袋，严格无菌操作。⑤适时拔管：尿管留置 7~10 日后拔除。

3. 预防感染 ①做好伤口和导尿管护理；②鼓励病人多饮水，多排尿；③密切观察体温和排尿情况，必要时行尿常规和尿培养；④遵医嘱应用抗生素。

4. 心理护理 关心、关爱病人及家属，解释膀胱损伤情况和拟采取治疗方法和护理措施，减轻焦虑和恐惧，鼓励病人及家属积极配合。

5. 术前准备 有手术指征的病人，在抗休克的同时，紧急做好各项术前准备。

（二）术后护理

1. 体位 术后生命体征平稳，麻醉作用消失，取半卧位有利于引流和减轻切口疼痛。

2. 病情观察 密切观测生命体征、切口及引流情况，及时发现出血、感染等并发症。

3. 膀胱造瘘管护理 ①妥善固定：妥善固定好膀胱造瘘管及集尿袋防止牵拉和滑脱，无菌集尿袋应低于尿路引流部位；②引流通畅：勿使导管扭曲、受压或堵塞；③观察记录：记录 24 小时引流物的颜色、性状、气味和量；④定期消毒：保持瘘口周围清洁干燥，及时更换渗湿敷料；⑤适时拔管：造瘘管一般留置 10 日左右，拔管前应夹管训练膀胱的排尿功能，待病人排尿功能正常后再拔除。拔管后用凡士林纱布覆盖造瘘口。

4. 预防感染　做好切口和造瘘口护理,遵医嘱应用抗生素。

5. 心理护理　解释术后恢复过程,配合治疗和护理对康复的意义,以取得病人及家属的配合。

(三) 健康指导

说明膀胱损伤的情况,配合治疗和护理的意义;解释留置导尿管、膀胱造瘘管,以及保持通畅的意义;强调多饮水和拔除膀胱造瘘管前夹管训练排尿的意义。

第三节　尿道损伤病人的护理

尿道损伤(urethral injuries)多见于男性,球部和膜部损伤多见。

【病因与分类】

1. 按致伤因素分类

(1)**开放性损伤**:多因弹片、锐器等导致损伤,常伴有阴茎、阴囊、会阴贯通伤。

(2)**闭合性损伤**:可因骑跨伤、骨盆骨折和尿道内器械操作不当等引起,多为挫伤或撕裂伤。

2. 按损伤部位分类

(1)**前尿道损伤**:多发生于球部。球部尿道固定在会阴部,当会阴部骑跨伤时,将尿道挤向耻骨联合下方,引起尿道球部损伤。

(2)**后尿道损伤**:多发生于膜部。膜部尿道穿过尿生殖膈,当骨盆骨折时,尿生殖膈突然移位,产生剪切样暴力,使薄弱的膜部尿道撕裂,甚至在前列腺尖处撕裂。

【病理】

1. 尿道挫伤　尿道内层损伤,阴茎和筋膜完整,仅有局部水肿和出血,愈合后一般不发生尿道狭窄。

2. 尿道裂伤　尿道壁部分断裂,引起尿道周围血肿和尿外渗,愈合后可引起瘢痕性尿道狭窄。

3. 尿道断裂　尿道完全离断,断端退缩、分离,血肿和尿外渗明显,可发生尿潴留。

(1)**尿道球部断裂**:尿液及血液渗入会阴部,可使会阴、阴茎、阴囊和下腹壁肿胀、淤血(图 23-3)。

(2)**尿道膜部断裂**:骨盆骨折及盆腔血管丛损伤引起大量出血,在前列腺和膀胱周围形成大血肿。当后尿道断裂后,尿液沿前列腺尖处外渗至耻骨后间隙和膀胱周围,若同时耻骨前列腺韧带撕裂,则前列腺可向后上方移位(图 23-4)。

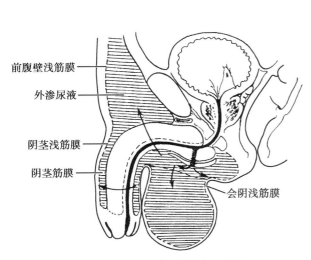

图 23-3　尿道球部破裂的尿外渗

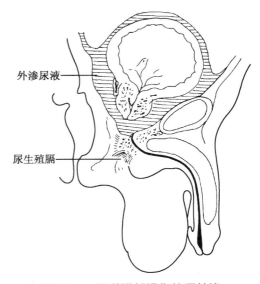

图 23-4　尿道膜部损伤的尿外渗

【护理评估】

（一）健康史

重点了解病人有无骑跨伤、骨盆骨折等受伤史，伤后的病情变化和就诊前的处理情况等。

（二）身体状况

1. **疼痛**　当前尿道损伤时，受伤处疼痛，排尿时加重，可向会阴或阴茎头部放射。当后尿道损伤时，下腹部痛，局部肌紧张，并有压痛。

2. **尿道出血**　当前尿道损伤时，最常见症状为尿道外口滴或溢鲜血。当后尿道损伤时，尿道口无流血或仅有少量血液流出。

3. **排尿困难**　当尿道挫裂伤时可因疼痛而致括约肌痉挛，发生排尿困难。当尿道裂伤或断裂时，可因尿道连续性中断或血块堵塞常引起排尿困难或尿潴留。

4. **血肿与尿外渗**　当前尿道骑跨伤时，血液与尿液常渗入会阴部、阴茎和阴囊等处，引起肿胀、瘀斑及蝶形血肿。后尿道损伤尿外渗，一般进入耻骨后间隙和周围，下腹局部肌紧张，并有压痛。当后尿道尿生殖膈撕裂时，会阴、阴囊部出现血肿和尿外渗。血肿与尿外渗易并发感染。

5. **休克**　骨盆骨折所致后尿道损伤，可引起创伤性、失血性休克。

（三）辅助检查

1. **导尿试验**　可以检查尿道是否连续。如导尿管能顺利插入，说明尿道连续，应留置导尿1周，以引流尿液并支撑尿道。如导尿管插入失败，可能尿道裂伤或断裂，不应勉强反复试插，以免加重损伤。

2. **尿道造影**　可显示尿道损伤部位及程度，尿道断裂可有造影剂外渗，而尿道挫伤则无造影剂外渗。

3. **X线检查**　骨盆前后位片可显示骨盆骨折。

（四）心理-社会状况

评估焦虑和恐惧的原因和程度，了解病人和家属对尿道损伤的认知程度，是否接受手术等。

（五）处理原则

1. **紧急处理**　损伤严重致出血性休克者，应立即给予抗休克治疗。尿潴留不宜导尿或未能立即手术者，可先行耻骨上膀胱穿刺或造瘘术。

2. **非手术治疗**　尿道挫伤及轻度裂伤，症状轻且无排尿困难者，无需特殊治疗，可止血、镇痛、应用抗生素预防感染。

3. **手术治疗**

（1）**尿道裂伤导尿管插入顺利**：留置导尿管引流2周左右。

（2）**前尿道裂伤导尿失败或尿道断裂**：应立即行经会阴尿道修补或断端吻合术，并留置导尿管2~3周。尿道裂伤严重、会阴或阴囊形成大血肿者，如无条件立即进行血肿清除和断端吻合术可先行膀胱造瘘术。

（3）**后尿道裂伤导尿失败或不宜插入导尿管**：早期可行尿道会师复位术（图23-5），术后先用胶布固定于股内侧行皮肤牵引2周，松开牵引后继续留置1~2周，共留置导尿管3~4周。尿道愈合后注意观察有无尿道狭窄。如病人一般情况差或尿道会师复位术不成功，可行耻骨上高位膀胱造瘘，3个月后如发生尿道狭窄，则需再行尿道瘢痕切除及尿道断端吻合术等二期手术。

4. **并发症处理**　①尿外渗：需在尿外渗区做多处切口，置多孔引流管做皮下引流；②尿道狭窄：轻者可定期做尿道扩张术，严重者可行内镜下尿道内冷刀切开狭窄部位、切除瘢痕组织，必要时可经会阴切除瘢痕狭窄段，行尿道端端吻合术；③漏尿与尿瘘：后尿道合并直肠损伤时应立即修补，并做暂时性结肠造瘘，如并发尿道直肠瘘，应待3~6个月后再施行修补手术。

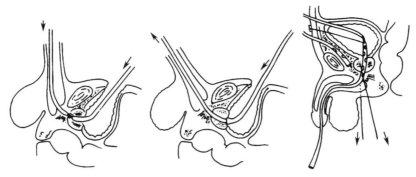

图 23-5　尿道会师复位术

知识链接

尿道会师复位术

　　做下腹部切口,切开膀胱,用一对凹凸尿道探子操作,先将一凹形尿道探子置于后尿道,再从尿道外口插入另一凸形尿道探子,一对探子相嵌合,将凸形尿道探子引入膀胱,其尖部套上一根普通导尿管,拔出尿道探子,将导尿管引出尿道外口。然后用细线将它与一条多孔导尿管的尖端连在一起,拉入膀胱。接着用一根粗尼龙线在尿道前方穿过前列腺尖,线的两端穿出会阴部,用胶布固定于股内侧做皮肤牵引。如无凹凸尿道探子,可用示指从膀胱颈伸入后尿道,将从尿道外口插入的尿道探子引入膀胱。

【**常见护理诊断 / 问题**】

1. **体液不足**　与创伤、骨盆骨折引起的大出血有关。

2. **排尿障碍**　与尿道损伤有关。

3. **焦虑 / 恐惧**　与外伤打击、害怕手术和担心预后有关。

4. **潜在并发症**:休克、感染、尿道狭窄。

【**护理措施**】

1. **病情观察**　监测生命体征和腹部情况,做好记录,发现异常及时报告医生,并配合处理。

2. **防治休克**　迅速建立 2 条静脉通路,遵医嘱给予输液、输血,维持体液平衡。有手术指征者,在抗休克的同时,做好各项术前准备。

3. **卧床休息**　合并骨盆骨折病人,应睡硬板床,勿搬动,卧床期间防止压力性损伤。

4. **预防感染**　①留置尿管者,清洁尿道口周围 2 次 /d;②无膀胱破裂及膀胱穿刺造瘘者,冲洗膀胱 1~2 次 /d;③保持切口清洁;④尿外渗置管引流者应保持引流通畅并注意观察引流物的颜色、性状、气味和量;⑤观察体温及白细胞变化,如有感染,遵医嘱使用抗生素。

5. **尿道扩张术的护理**　①操作前评估:操作前应了解狭窄部位、程度。②操作要求:扩张时不宜用过细或过粗的尿道探子,手法要轻柔,切忌暴力,以免造成假道或大出血。③术后观察:观察有无尿外渗、疼痛及排尿困难,有无尿频、尿急、尿痛等不适,一经发现应及时报告医生,并协助处理。④术后护理:术后如有轻微血尿和尿道疼痛,排尿时疼痛加重,嘱病人应多饮水,口服抗生素,留院观察 2~3 小时;如血尿明显,血凝块可阻塞尿道造成排尿困难,应及时报告医生并协助处理。

6. **心理护理**　了解病人的心理状态,尽量减轻或消除病人焦虑和恐惧,争取病人及家属支持和配合。

7. **健康指导**　骨盆骨折的病人告知长期卧床意义及注意事项;留置导尿管及膀胱造瘘者告知

其意义和注意事项；尿道损伤病人多饮水和进食易消化食物。指导病人正确观察排尿，如发现排尿不畅、尿线变细等尿道狭窄表现者应及时行尿道扩张术，并告知扩张尿道的意义和注意事项。

（凌志杰）

思考题

1. 陈女士，40 岁。因右腰部撞伤伴腰部疼痛 1 小时入院，查体：体温 36.5℃，脉搏 85 次 /min，呼吸 16 次 /min，血压 110/70mmHg，腹平软，无压痛及反跳痛，无移动性浊音。临床诊断为肾挫伤，采取非手术治疗。

请问：

(1) 病情观察包括哪些内容？

(2) 非手术治疗期如何护理？

2. 韦女士，38 岁。因墙倒砸伤下腹部 1 小时，腹痛加剧半小时入院。检查：体温 36.5℃，脉搏 110 次 /min，呼吸 16 次 /min，血压 80/50mmHg，神志淡漠，腹部压痛，反跳痛，以下腹部最为明显，移动性浊音阳性，导尿仅流出少量血尿。临床诊断为膀胱破裂，拟行手术治疗，术后留置膀胱造瘘管。

ER 23-3

练习题

请问：

(1) 术后病情观察包括哪些内容？

(2) 术后如何护理膀胱造瘘管？

第二十四章 尿石症病人的护理

教学课件

思维导图

学习目标

1. 掌握:尿石症病人的护理措施。
2. 熟悉:尿石症病人的症状、体征、辅助检查和处理原则。
3. 了解:尿石症病人的病因和病理生理。
4. 学会:运用护理程序对尿石症病人实施整体护理。
5. 具有同情、关心尿石症病人的心理,尊重、保护尿石症病人的隐私。

尿石症(urolithiasis)又称为尿路结石,是泌尿外科的常见病。根据结石位置,可分为上尿路结石(肾结石、输尿管结石)和下尿路结石(膀胱结石、尿道结石)。男女发病比例为 3∶1,好发年龄为 25~40 岁,临床以上尿路结石多见。

第一节 上尿路结石病人的护理

导入情境

情境描述:

陈先生,35 岁,打篮球后突发左腰部阵发性疼痛半小时入院。入院时病人疼痛难忍,大汗淋漓,辗转不安。查体:体温 37℃,脉搏 80 次/min,呼吸 18 次/min,血压 120/75mmHg,面色苍白,腹部平软,无压痛、反跳痛,左腰部有叩击痛。

工作任务:

1. 准确判断陈先生的主要护理诊断/问题。
2. 立即对陈先生实施正确护理。

【病因】

影响结石形成的因素很多,包括年龄、性别、种族、遗传、环境因素、饮食因素和职业等。目前认为,代谢异常、尿路梗阻、尿路感染、尿路异物和药物使用是结石形成的常见病因。

1. 代谢异常 ①形成尿结石的物质排出增加:尿液中钙、草酸、尿酸排出量增加;②尿 pH 改变:酸性尿易形成尿酸结石和胱氨酸结石,碱性尿易形成磷酸镁铵结石和磷酸钙结石;③尿中抑制晶体形成的物质不足:如枸橼酸、焦磷酸盐、酸性黏多糖、镁等减少;④尿量减少:尿中溶质浓缩易析出。

2. 局部因素 尿路梗阻、尿路感染和尿路异物。

3. 药物相关因素 占肾结石的 1%~2%。相关药物分 2 类:①尿中浓度高而溶解度较低的药物,如氯苯蝶啶、治疗 HIV 感染的药物(如印地那韦)、硅酸镁和磺胺类药物等;②能够诱发结石形成的药物，如乙酰唑胺、维生素D、维生素C和皮质激素等。

尿结石成分及特性

草酸钙结石最常见，磷酸盐、尿酸盐、碳酸盐次之，胱氨酸结石罕见。通常尿结石以多种盐类混合形成。草酸钙结石形成的原因尚不明，其质硬，不易碎，粗糙，不规则，呈桑葚样，棕褐色，平片易显影。磷酸钙、磷酸镁铵结石与尿路感染和梗阻有关，易碎，表面粗糙，不规则，常呈鹿角形，灰白色、黄色或棕色，平片可见多层现象。尿酸结石与尿酸代谢异常有关，其质硬，光滑，多呈颗粒状，黄色或红棕色，纯尿酸结石平片不显影。胱氨酸结石是罕见的家庭性遗传性疾病所致，质硬，光滑，呈蜡样，淡黄到黄棕色，平片亦不显影。

【病理生理】

结石活动可直接损伤尿路黏膜导致出血，位于尿路较细处如肾盏颈、肾盂输尿管连接处、输尿管，可造成尿路梗阻。尿路梗阻易继发感染，感染与梗阻又促使结石迅速长大或再形成结石。肾盂黏膜可因结石的长期慢性刺激而发生恶变。

【护理评估】

（一）健康史

了解病人的年龄、性别、职业、饮食饮水习惯及有无特殊嗜好，了解病人的既往史及发病情况。

（二）身体状况

1. 疼痛　肾结石可引起肾区疼痛伴肋脊角叩击痛。肾盂内大结石及肾盏结石，可无明显症状或活动后出现上腹或腰部钝痛。输尿管结石可出现肾绞痛或输尿管绞痛。典型肾绞痛表现为腰部或上腹部阵发性疼痛，剧烈难忍，并沿输尿管行径向下放射至同侧腹股沟、同侧睾丸或阴唇。输尿管膀胱壁内结石可向尿道、阴茎头部放射痛。肾绞痛见于结石活动并引起输尿管梗阻的情况。

2. 血尿　通常镜下血尿多见，少数病人可见肉眼血尿。有些病人活动后出现镜下血尿是其唯一的表现。

3. 恶心、呕吐　输尿管结石引起尿路梗阻导致输尿管管腔压力增大，管壁扩张、痉挛，甚至缺血。由于输尿管与肠有共同的神经支配导致恶心、呕吐，常与肾绞痛伴发。

4. 膀胱刺激征　当结石合并感染或结石位于输尿管膀胱壁段时，可出现尿频、尿急和尿痛。

5. 其他　当结石继发急性肾盂肾炎或肾积脓时，可有畏寒、发热等全身症状。双侧上尿路完全性梗阻可导致无尿，出现尿毒症。当结石引起严重的肾积水时，可在上腹部触到增大的肾脏。小儿上尿路结石以尿路感染为重要表现。

（三）辅助检查

1. 实验室检查

（1）尿液分析：常有肉眼血尿或镜下血尿；感染时有脓尿；可有晶体尿等。

（2）血液分析：检测血钙、白蛋白、肌酐和尿酸等有助于明确病因。

（3）结石成分分析：可确定结石性质，为结石预防和溶石治疗提供重要依据。

2. 影像学检查

（1）超声：无创，是首选影像学检查，可发现尿路平片不能显示的小结石和X线透光结石，还能显示结石梗阻引起的肾积水和肾实质萎缩。

（2）尿路平片（plain film of kidney-ureter-bladder，KUB）：可发现90%以上的X线阳性结石。侧位片有助于判断结石的部位。摄片前应做好肠道准备：①检查前2~3日禁用不透X线的药物，如铋剂、铁剂、钡剂等；②检查前 1 日少渣饮食，晚上服缓泻剂，清除肠道内气体和粪便；③检查日晨禁食并排便，如排便困难或积气过多者，可采用低压灌肠。孕妇禁做 KUB 检查。

（3）**静脉尿路造影**（intravenous urography，IVU）：即排泄性尿路造影，静脉注射有机碘造影剂后分别摄片，肾功能好者 5 分钟即显影，10 分钟后显示双肾、输尿管和部分充盈膀胱。可显示尿路形态和了解双侧肾功能，禁用于碘过敏、妊娠、严重肝肾心血管疾病、甲状腺功能亢进的病人。检查配合：①肠道准备（同 KUB）；②碘过敏试验；③禁食禁饮 6~12 小时，造影前排空膀胱，提高尿路中造影剂浓度保证显影效果；④注射造影剂后，密切观察，如有异常及时协助医生处理；⑤检查后，鼓励多饮水，促进造影剂排出。

（4）**逆行或经皮肾穿刺造影**：属于有创检查，一般不作为初始诊断手段。当其他方法不能确定结石的部位或结石以下尿路情况不明时采用。

（5）**CT 和 MRI**：CT 平扫可发现以较小结石，增强 CT 检查能够显示肾脏积水的程度和肾实质的厚度，可反映肾功能的改变情况。MRI 能够了解梗阻后肾、输尿管积水，不适合做静脉尿路造影时可考虑采用。

（6）**放射性核素肾显像**：不能直接显示尿路结石，主要用于确定分侧肾功能，评价治疗前、后肾功能。

3. 内镜检查　包括经皮肾镜、输尿管镜、膀胱镜。常用于尿路平片未显示结石，排泄性尿路造影有充盈缺损而不能确诊的病人，借助内镜可明确诊断和进行治疗。

（四）心理－社会状况

评估焦虑和恐惧的原因和程度，了解病人和家属对上尿路结石的认知程度，是否接受手术等。

（五）处理原则

根据结石的大小、数目、位置、肾功能和全身情况制订治疗方案。

1. 病因治疗　如因甲状旁腺功能亢进症（主要是甲状旁腺瘤）导致上尿路结石，可切除腺瘤；如因尿路梗阻导致结石，可解除梗阻。

2. 肾绞痛治疗　肾绞痛需紧急处理，以解痉止痛为主。止痛药物包括非甾体类镇痛抗炎药（如双氯芬酸钠、吲哚美辛）及阿片类镇痛药（如哌替啶、曲马朵）；解痉药有 M 胆碱受体阻滞剂、钙通道阻滞剂、孕酮等。

3. 非手术治疗　结石＜0.6cm、表面光滑、结石以下无尿路梗阻者，可先采用药物排石。

（1）**大量饮水**：每日饮水量 2 500~3 000ml，保持每日尿量在 2 000ml 以上。稀释尿液可减少晶体沉积，延缓结石增长和术后复发，配合适当运动可促进小结石的排出。

（2）**药物溶石**：根据结石成分制订方案。①尿酸结石：枸橼酸氢钾钠或碳酸氢钠碱化尿液可促进结石溶解，口服别嘌呤醇和减少嘌呤摄入可减少尿酸结石形成；②胱氨酸结石：碱化尿液，pH＞7.8 可提高胱氨酸溶解度，口服 α- 巯丙酰甘氨酸（α-MPG）和乙酰半胱氨酸可促进胱氨酸结石溶解；③磷酸铵镁结石：控制感染，口服氯化铵酸化尿液，应用脲酶抑制剂可控制结石增长；限制食物中磷酸的摄入，应用氢氧化铝凝胶限制肠道对磷酸吸收，以预防结石形成。

（3）**中医药治疗**：金钱草、车前子等中药和针灸肾俞、膀胱俞、三阴交、阿是穴等可促进结石排出。

4. 体外冲击波碎石（extracorporeal shock wave lithotripsy，ESWL）　在 X 线或 B 超定位下，将高能冲击波聚焦后作用于结石，使结石粉碎后随尿液排出体外适用于直径≤2cm 的肾、输尿管上段结石。禁用于结石远端尿路梗阻、妊娠、出血性疾病、严重心血管疾病、主动脉或肾动脉瘤、尚未控制的泌尿系感染等。可反复碎石，但前后间隔大于 10~14 日为宜，次数不超过 3~5 次。

5. 手术治疗

（1）**内镜取石或碎石术**：经皮肾镜碎石取石术、输尿管肾镜碎石取石术、腹腔镜输尿管切开取石。

（2）**开放手术**：肾盂切开取石术、肾实质切开取石术、肾部分切除术、肾切除术、输尿管切开取石术。

【常见护理诊断／问题】

1. **急性疼痛**　与结石梗阻、平滑肌痉挛、合并感染等有关。

2. **焦虑与恐惧**　与疼痛、担心手术或预后等有关。

3. **知识缺乏**：缺乏尿石症的防治知识。

4. **潜在并发症**：感染、"石街"形成、出血。

【护理目标】

1. 病人疼痛减轻。

2. 病人焦虑与恐惧消除或减轻。

3. 病人能说出尿石症的防治知识。

4. 病人未发生并发症，或并发症得到及时发现和处理。

【护理措施】

（一）非手术治疗的护理

1. **肾绞痛的护理**　嘱病人卧床休息，遵医嘱给予解痉、止痛药物及抗生素，并观察疼痛缓解情况。

2. **促进排石**　鼓励病人大量饮水，稀释尿液，适当活动。

3. **病情观察**　观察体温、尿常规、血常规和排尿情况。嘱病人排尿于玻璃瓶或金属盆，观察是否有结石排出。

4. **感染防治**　如有体温升高、尿白细胞增多、血白细胞增多和尿频、尿急尿痛等感染表现，遵医嘱应用抗生素。

（二）体外冲击波碎石的护理

1. **术前护理**

（1）**术前准备**：术前 3 日忌进易产气食物，术前 1 日服缓泻剂，术晨禁饮禁食。术晨行 KUB 复查了解结石位置，复查后平车接送病人。

（2）**心理护理**：向病人及家属说明该治疗方法、碎石效果及配合要求，解除焦虑与恐惧。

2. **术后护理**

（1）**休息和饮食**：术后卧床休息 6 小时；若病人无不良反应，可正常进食。鼓励病人每日饮水 2 500~3 000ml，增加尿量，促进结石排出。

（2）**体位与排石**：若病人无不适，鼓励适当运动、经常变换体位，以促进碎石排出。①结石位于中肾盏、肾盂、输尿管上段者，碎石后取头高脚低卧位，上半身抬高；②肾下盏结石可采用头低卧位，并叩击背部加速排石；③肾结石碎石后，一般取健侧卧位，同时叩击患侧肾区，有利于碎石从肾盏排入肾盂、输尿管；④巨大肾结石碎石后，为预防大量碎石短时间内积聚于输尿管发生堵塞，引起"石街"和继发感染，应采用患侧卧位，以利于结石随尿液缓慢排出。

（3）**病情观察**：①严密观察和记录碎石后排尿及排石情况；②用纱布过滤尿液，收集结石碎渣做成分分析；③定时行腹部平片检查，以观察结石排出情况。

（4）**并发症的护理**：①血尿，碎石术后多数病人出现暂时性肉眼血尿，一般无需特殊处理；②疼痛，当结石排出引起肾绞痛时，给予解痉止痛等处理；③发热，应用抗生素，高热者采用降温措施；④"石街"形成，病人有腰痛或不适，可继发感染和脏器受损等，可再次行 ESWL 或经输尿管镜碎石取石处理。

（三）手术治疗的护理

1. **术前护理**

（1）**术前准备**：①完善术前检查，评估重要脏器及凝血功能；②指导病人进行俯体位练习，提高耐受性;③术前 1 日备皮、配血,术前晚行肠道清洁。

（2）**心理护理**:向病人及家属介绍手术治疗的方法,术中的配合要求及注意事项,消除病人的顾虑。

2. 术后护理

（1）**体位与活动**:一般取侧卧位或半卧位,以利于引流。肾实质切开取石或肾部分切除者应绝对卧床休息 2 周,防止出血。

（2）**病情观察**:密切观察生命体征、造瘘口、切口及尿液的情况。

（3）**肾造瘘管的护理**:经皮肾镜碎石取石术常规留置肾造瘘管,术后应做好护理。①妥善固定,搬运、翻身、活动时勿牵拉以免脱出;②通畅引流,引流管位置应低于肾造瘘口,勿压迫、折叠,定期挤压防止堵塞;③观察并记录,引流液的颜色、性状和量;④适时拔管,术后 3~5 日,引流液转清、体温正常后可考虑拔管。拔管前先夹闭造瘘管 24~48 小时,无发热、排尿困难、腰腹痛等不良反应,经瘘管造影证实上尿路通畅后方可拔管。拔管后 3~4 日内,应嘱病人每 2~4 小时排尿 1 次,以免膀胱过度充盈。

（4）**双 J 管的护理**:输尿管肾镜碎石取石术后常规留置双 J 管,术后应做好护理。①术后病人尽早取半卧位,多饮水、勤排尿,勿使膀胱过度充盈引起尿液反流;②鼓励病人尽早下床活动,但应注意避免剧烈运动、过度弯腰、突然下蹲等,以免双 J 管滑脱或移位;③双 J 管一般留置 4~6 周,复查 B 超或腹部平片确定无结石残留后,在膀胱镜下取出双 J 管;④带管出院期间,如出现无法缓解的膀胱刺激、尿中有血块和发热等,应及时就诊。

（5）**并发症的护理**:常见并发症有出血和感染。①出血:术后肾造瘘管引流液一般为血性,如 1~3 日转清,无需处理;如短时间引出大量鲜红血性液体,可能为大出血,遵医嘱应用止血药并夹闭肾造瘘管 1~3 小时,增加肾盂内压力起到压迫止血的作用。出血停止,病人生命体征平稳后可重新开放肾造瘘管。②感染:术后留置尿管者应注意清洁尿道口与会阴部,肾造瘘口应定时更换敷料,保持皮肤清洁、干燥。此外,嘱病人应多饮水,勤排尿。如术后出现发热、膀胱刺激征等感染表现者,遵医嘱应用抗生素。

（6）**心理护理**:解释术后恢复过程,说明各种管道安放的意义,让病人及家属积极配合治疗和护理。

（四）健康指导

1. 知识宣教　告知病人影响结石形成因素,尽早解除尿路梗阻、感染、异物等因素,减少结石形成。

2. 饮食指导　告知病人大量饮水增加尿量和调节饮食可预防结石。

（1）**含钙结石病人**:宜食用含纤维丰富的食物,限制牛奶、奶制品、豆制品、巧克力、坚果等钙含量高的食物;限制浓茶、菠菜、番茄、土豆、芦笋等草酸含量高的食物;避免大量摄入动物蛋白、精制糖和动物脂肪。

（2）**尿酸结石病人**:忌食动物内脏,限制各种肉类和鱼虾等富含嘌呤的食物。

（3）**胱氨酸结石病人**:应限制蛋氨酸含量高的食物,如奶、肉、花生和小麦。

3. 用药指导　告知病人应用影响代谢的药物,碱化或酸化尿液可预防结石复发。①维生素 B_6:有助减少尿中草酸含量;②氧化镁:可增加尿中草酸溶解度;③枸橼酸钾、碳酸氢钠:可使尿 pH 保持在 6.5~7.0,可预防尿酸和胱氨酸结石;④别嘌醇:可减少尿酸形成;⑤氯化铵:使尿液酸化,有利于防止感染性结石的生长。

4. 特殊指导　告知有甲状旁腺功能亢进症者必须摘除腺瘤,长期卧床者必须进行适当功能锻炼,以防止骨脱钙,减少尿钙排出。

5. 定期复查　治疗后定期尿液分析、X 线检查或 B 超检查,观察有无复发和结石残余情况。若出现腰痛、血尿等症状,及时就诊。

限钙不一定能减少尿路结石

　　食物疗法是预防性治疗代谢性结石的重要措施。对于含钙的尿路结石,以往强调低钙饮食,然而摄钙不足也可增加草酸钙结石生成的危险。其原理是钙可与草酸结合,形成不溶性草酸钙并随粪便排出体外。当饮食中钙过低时,肠道内游离的草酸将被大量吸收,经尿液排泄时与尿钙结合,反而会导致尿草酸钙过饱和,容易引起尿路结石。

【护理评价】

　　通过治疗和护理,病人:①疼痛减轻;②焦虑与恐惧消除或减轻;③能说出尿石症的预防知识,并采取能减少结石形成的生活方式;④未发生感染、"石街"形成、出血等并发症,若发生能得到及时发现和处理。

第二节　下尿路结石病人的护理

【病因和病理】

　　1. 膀胱结石(vesical calculi)　①原发性膀胱结石:少见,多为男童,与低蛋白和低磷酸盐饮食有关;②继发性膀胱结石:多见,多为男性,与膀胱出口梗阻、膀胱憩室、异物、神经源性膀胱有关或肾结石排入膀胱。结石可直接损伤膀胱黏膜,引起出血、感染,长期慢性刺激可发生恶变。

　　2. 尿道结石(urethral calculi)　多见于男性,绝大多数继发于肾和膀胱。尿道结石可直接损伤尿道引起出血,并引起梗阻和感染。

【护理评估】

　　(一)健康史

　　了解病人的年龄、职业、饮食饮水习惯及有无特殊嗜好,了解病人的既往史及发病情况等。

　　(二)身体状况

　　1. 膀胱结石　典型症状为排尿突然中断,疼痛常放射至尿道远端和阴茎头部,伴排尿困难和膀胱刺激症状,小儿常用手搓拉阴茎;变换体位后又能继续排尿。

　　2. 尿道结石　典型症状为排尿困难,点滴状排尿,伴尿痛,重者可发生急性尿潴留及会阴部剧痛。前尿道结石可沿尿道扪及。后尿道结石经直肠指诊可触及。

　　(三)辅助检查

　　X线片能显示绝大多数结石。B超检查能显示结石声影。膀胱镜检查可直接看到结石,并可检查有无膀胱、尿道病变。

　　(四)心理-社会状况

　　了解病人和家属对下尿路结石的认知和心理状态。

　　(五)处理原则

　　1. 膀胱结石　多数结石可用经尿道膀胱镜取石或碎石。结石过大、过硬或有膀胱憩室时,宜采用耻骨上膀胱切开取石。

　　2. 尿道结石　前尿道结石尽量不做尿道切开,以免尿道狭窄,常采用压迫近端尿道阻止结石后退,注入石蜡向尿道远端推挤、钩取或钳出等方法。后尿道结石用尿道探条将结石轻轻推入膀胱,再按膀胱结石处理。

【常见护理诊断/问题】

1. **急性疼痛** 与结石刺激引起的炎症、损伤及平滑肌痉挛有关。

2. **潜在并发症**：感染和尿道狭窄。

【护理措施】

（一）内镜碎石取石术后的护理

1. **病情观察** 观察和记录碎石后排尿及排石情况。膀胱和尿道机械性操作后，注意观察下腹部情况，有无膀胱穿孔、出血等。

2. **感染防治** 嘱病人多饮水，勤排尿，遵医嘱应用抗生素。

（二）耻骨上膀胱切开取石术后的护理

1. **切口护理** 保持切口清洁干燥，敷料被浸湿时要及时更换。

2. **感染防治** 保持切口干燥清洁，嘱病人多饮水，勤排尿，遵医嘱应用抗生素预防切口及尿路感染。

3. **疼痛护理** 遵医嘱应用止痛药。

4. **引流管的护理** 术后一般留置膀胱造瘘管、尿管及膀胱侧间隙引流管。①妥善固定各引流管，防止牵拉和滑脱。②避免扭曲折叠，保持引流通畅。③注意观察引流尿液的颜色、性状和量。④根据病人恢复情况及医嘱拔除引流管和尿管，最后拔除膀胱造瘘管。⑤鼓励病人多饮水，增加内冲洗作用。

（凌志杰）

思考题

1. 韦先生，31岁。运动后突发阵发性右侧腰部绞痛入院。查体：体温36.9℃，脉搏80次/min，呼吸15次/min，血压110/80mmHg，痛苦面容，面色苍白，右腰部有明显叩击痛，腹部无压痛及反跳痛。尿常规提示：镜下血尿；B超显示右侧输尿管上段有0.5cm×0.4cm强回声影。诊断为输尿管结石，拟采取非手术治疗。

请问：

（1）该病人宜采取治疗方法是什么？

（2）为缓解腰部绞痛，应采取护理措施是什么？

2. 苏女士，30岁。因左肾结石行体外冲击波碎石治疗，1周后从尿中排出2枚米粒大小结石，分析证实为磷酸钙结石。

请问：应如何预防该类结石形成？

ER 24-3

练习题

第二十五章 ｜ 泌尿、男性生殖系统结核病人的护理

教学课件

思维导图

> **学习目标**
>
> 1. 掌握：泌尿、男性生殖系统结核病人的护理措施。
> 2. 熟悉：泌尿、男性生殖系统结核的症状、体征、辅助检查和处理原则。
> 3. 了解：泌尿、男性生殖系统结核的病因和病理。
> 4. 学会：运用护理程序对泌尿、男性生殖系统结核病人实施整体护理。
> 5. 具有同情、关心泌尿、男性生殖系统结核病人心理，尊重、保护泌尿、男性生殖系统结核病人的隐私。

第一节　肾结核病人的护理

> **导入情境**
>
> **情境描述：**
> 杨先生，40 岁，2 年前开始反复出现尿频、尿急、尿痛，伴低热盗汗、消瘦、乏力，抗生素治疗效果不佳，偶有洗米水样尿。有肺结核病史。拟诊断为"泌尿系统结核"。
>
> **工作任务：**
> 1. 为明确诊断，杨先生应做哪些辅助检查。
> 2. 如检查结果提示为左肾结核拟行左肾部分切除术，指导杨先生术前用药。

泌尿系统结核主要在肾脏。肾结核（renal tuberculosis）好发于 20~40 岁的青壮年，男性多见，约 90% 为单侧。

【**病因及发病机制**】

肾结核原发病灶大多在肺，其次是骨关节或消化道。结核分枝杆菌经血行播散引起肾结核。肺结核经血行播散引起肾结核要经过 3~10 年或更长时间才出现症状。

【**病理生理**】

结核分枝杆菌经过血行感染进入肾小球周围毛细血管丛内，形成多发性微小结核病灶。如病人免疫状况良好，感染细菌的数量少或毒力较小时，这种早期微小病变可以全部自行愈合，临床上常不出现症状，但在尿中可查到结核分枝杆菌，称为病理肾结核。如病人免疫力低下，细菌数量大或毒力较强，肾皮质内的病灶不愈合逐渐扩大，结核分枝杆菌经肾小管达到髓质的肾小管祥处，由于此处血流缓慢、血循环差，易发展为肾髓质结核。病变在肾髓质继续发展，突破肾乳头到达肾盏、肾盂，发生结核性肾盂肾炎，出现临床症状及影像学改变，称为临床肾结核，绝大多数为单侧病变。

肾结核的早期病变主要是肾皮质内多发性结核结节。随着病变发展，病灶浸润逐渐扩大，结核结节彼此融合，形成干酪样脓肿，从肾乳头处破入肾盏肾盂，形成空洞性溃疡，逐渐扩大蔓延累及

全肾。纤维化可使肾盏颈或肾盂出口狭窄,形成局限的闭合性脓肿或无功能的结核性脓肾。结核钙化也是肾结核常见的病理改变,可为散在的钙化斑块,也可为弥漫性全肾钙化。少数病人全肾广泛钙化时,干酪样坏死物可完全堵塞输尿管,含有结核分枝杆菌的尿液不能流入膀胱,膀胱刺激症状逐渐缓解甚至消失,尿检查趋于正常,但肾内仍存大量活的结核分枝杆菌,此情况称之为肾自截(autonephrectomy)。

肾内结核分枝杆菌随尿液排出,可引起输尿管结核、膀胱结核、尿道结核。膀胱结核病变从患侧输尿管开口周围开始,逐渐扩散至膀胱的其他处。膀胱壁广泛纤维化及瘢痕收缩,膀胱容量显著减少(不足 50ml),称挛缩膀胱。严重时引起健侧输尿管口狭窄或闭合不全,导致健侧肾积水。

【护理评估】

(一)健康史

了解病人的年龄、性别、发病时间,既往有无肺结核及骨关节结核等病史。

(二)身体状况

肾结核早期常无明显症状及影像学改变,病情进展可出现如下表现:

1. 尿频、尿急、尿痛　是肾结核的典型症状之一,尿频最早出现。早期含有结核分枝杆菌的脓尿刺激膀胱黏膜引起尿频;当出现结核性膀胱炎及溃疡,尿频加剧并伴有尿急和尿痛;晚期膀胱挛缩,容量显著缩小,尿频加重,每日排尿可达数十次,甚至出现尿失禁。

2. 血尿　是肾结核的重要症状,多为终末血尿。

3. 脓尿　是肾结核的常见症状,程度不一,严重者呈洗米水状,内含干酪样碎屑或絮状物,显微镜下可见大量脓细胞。

4. 腰痛和肿块　少数肾结核病变破坏严重出现结核性脓肾或继发肾周感染,或输尿管被血块、干酪样物质堵塞时,可引起腰部钝痛或绞痛,甚至可触及肿块。

5. 其他　①肾结核全身症状常不明显,晚期肾结核或合并其他脏器活动性结核可有发热、盗汗、贫血、虚弱、消瘦、食欲减退等典型结核症状;②双侧肾结核或肾结核对侧肾积水,可出现恶心、呕吐、水肿、贫血、少尿或无尿等慢性肾功能不全的症状;③肾结核男性病人常合并生殖系统结核。

(三)辅助检查

1. 实验室检查　①尿常规检查:尿液呈酸性,尿蛋白呈阳性,可见红细胞和白细胞。②尿沉渣抗酸染色:检查前 1 周停用抗结核药物及抗生素,留取第 1 次新鲜晨尿送检,连续检查 3~5 次。因包皮垢杆菌、枯草杆菌也是抗酸杆菌,且易混淆,不应作为诊断肾结核的唯一依据。③尿结核分枝杆菌培养:培养需要 4~8 周时间,阳性率可达 90%,对肾结核的诊断有决定性意义。

2. 影像学检查　①X 线检查:尿路平片可见到病肾局灶或斑点状钙化,甚至全肾钙化。②排泄性尿路造影及逆行性肾盂造影:早期肾结核表现为肾盏边缘不光滑如虫蛀状,继而肾盂不规则地扩大或模糊变形,形成空洞。输尿管僵硬呈虫蛀状,管腔狭窄。③B 超:对中晚期病例可初步确定病变部位,明确对侧肾有无积水、膀胱是否挛缩。④CT 和 MRI:CT 检查对中晚期肾结核能清楚地显示扩大的肾盏肾盂、皮质空洞及钙化灶。MRI 水成像对诊断肾结核对侧肾积水有独到之处。

3. 膀胱镜检查　可见膀胱黏膜充血、水肿、浅黄色结核结节、结核性溃疡、肉芽肿及瘢痕等病变,以膀胱三角区和病侧输尿管口较为明显。必要时取活组织检查,以明确诊断。

(四)心理 - 社会状况

了解病人和家属对肾结核及其治疗和预后的认知和心理。

(五)处理原则

根据病人全身和病肾情况,选择治疗方法。

1. 药物治疗　适用于早期肾结核,病变较轻或局限,无空洞性破坏及结核性脓肿。以早期、适量、联合、规律、全程为原则。抗结核药物治疗周期一般较长,目前多采用 6 个月的短程疗法。首选药物有吡嗪酰胺（有肝毒性）、异烟肼（可引起末梢神经炎）、利福平、乙胺丁醇和链霉素（可影响听力）等一线药物，其他如环丝氨酸、乙硫异烟胺等为二线药物。最好采用三种药物联合服用的方法，药量要充分、疗程要够长，早期病例用药6~9个月，有可能治愈。

2. 手术治疗 凡药物治疗6~9个月无效，肾破坏严重者，应在药物治疗的配合下行手术治疗。肾切除术前抗结核药物治疗至少2周，肾部分切除前抗结核药物治疗至少4周；术后继续抗结核药物治疗6~9个月。

知识链接

挛缩膀胱的手术治疗

肾结核并发挛缩膀胱，在患肾切除及抗结核治疗3~6个月，待膀胱结核完全愈合后，对侧肾正常、无结核性尿道狭窄的病人，可行肠膀胱扩大术。挛缩膀胱的男性病人往往有前列腺、精囊结核引起后尿道狭窄，不宜行肠膀胱扩大术，尤其并发对侧输尿管扩张肾积水明显者，为了改善和保护积水肾仅有的功能，应施行输尿管皮肤造口或回肠膀胱或肾造口这类尿流改道术。

【常见护理诊断/问题】

1. 焦虑/恐惧 与病程长、病肾切除、担心预后有关。

2. 排尿障碍 与结核性膀胱炎、膀胱挛缩有关。

3. 潜在并发症：出血、感染、尿瘘、肾衰竭、肝功能受损。

【护理目标】

1. 病人焦虑/恐惧程度减轻，情绪稳定。

2. 病人能维持正常的排尿状态。

3. 病人的并发症得到有效的预防，或并发症得到及时发现和处理。

【护理措施】

（一）非手术治疗及术前护理

1. 饮食 鼓励病人进食易消化、富含维生素、营养丰富的食物，改善全身营养状况。多饮水，以减轻结核性脓尿对膀胱的刺激。

2. 用药护理 指导病人按时、足量、足疗程服用抗结核药物；定期复查，密切观察药物副作用。①肝功能损害：应遵医嘱使用护肝药物，定期检查肝功能；②肾功能损害：勿用或慎用对肾脏有毒性的药物，如氨基糖苷类、磺胺类药物；③听力损害：应通知医生停药或换药。

3. 心理护理 向病人及家属说明改善营养状况、药物治疗和手术治疗等重要性和必要性，消除或减轻焦虑与恐惧。

4. 术前准备 完善尿培养、尿涂片及IVU等检查；术前1日备皮、配血，术前晚行肠道清洁灌肠。肾积水已造瘘者，应做好引流管及皮肤护理。

（二）术后护理

1. 休息与活动 肾切除者生命体征平稳、麻醉作用消失后取半卧位，鼓励其尽早活动。部分肾切除者不宜过早活动，应卧床1~2周，避免继发性出血或肾下垂。

2. 病情观察 密切观察生命体征、尿液及引流情况。①如大量血尿、切口引流管持续引出鲜红液体（每小时>100ml，并达300~500ml）、血压下降、脉搏加快等，应警惕出血，及时报告医生并协助处理。②如术后6小时无尿或24小时尿量较少，可能肾功能障碍，应及时报告医生并协助处理。

3. 引流管的护理 ①妥善固定；②通畅引流；③观察与记录引流情况；④适时拔管：一般于术后3~4日拔除，若发生感染或尿瘘，则应延长拔管时间。

4. 预防感染 术后密切观察体温及血白细胞计数的变化,保持切口敷料清洁干燥和引流通畅,遵医嘱使用抗生素。

(三) 健康指导

1. 康复指导 加强营养、注意休息、适当活动、避免劳累,以增强机体抵抗力,促进恢复。有肾造瘘者注意自身护理,防止感染。

2. 用药指导 ①坚持用药:术后继续抗结核治疗 6 个月以上,以防结核复发。②规范用药:坚持联合、规律、全程,不可随意间断或减量、减药,不规则用药可产生耐药性而影响治疗效果;③用药观察:注意药物副作用,定期复查肝肾功能、测听力、视力等。若出现恶心、呕吐、耳鸣、听力下降等症状,及时就诊。④保护肾脏:勿用和慎用对肾有害的药物,如氨基糖苷类、磺胺类抗菌药物等,尤其是患有双侧肾结核、孤立肾结核、肾结核对侧肾积水的病人更应注意。

3. 定期复查 单纯药物治疗者必须重视尿液检查和泌尿系造影的变化。术后每月检查尿常规和尿结核分枝杆菌,连续半年尿中无结核分枝杆菌称为稳定阴转。5 年不复发可认为治愈。

【护理评价】

通过治疗和护理,病人:①焦虑 / 恐惧程度减轻,情绪稳定;②排尿正常;③未发生出血、感染、尿瘘、肾衰竭、肝功能受损,或及时发现并妥善处理。

第二节 男性生殖系统结核病人的护理

男性生殖系统结核包括前列腺结核、精囊结核及附睾结核,以 20~40 岁人群多见。

【病因和病理】

男性生殖系统结核多数继发于肾结核,病理改变为结核结节、干酪坏死、空洞和纤维化。前列腺、精囊腺纤维化后形成硬性肿块。输精管结核会导致管腔堵塞,变粗变硬,呈"串珠"状改变。附睾结核从尾部开始,可蔓延至睾丸。

【护理评估】

(一) 健康史

了解病人的年龄、性别、发病时间,既往有无结核病史。

(二) 身体状况

1. 前列腺、精囊结核 症状不明显,偶感会阴和直肠内不适,严重者可表现为精液减少、脓血精、性功能障碍和不育。

2. 附睾结核 表现为阴囊肿胀不适或下坠感,附睾尾部或整个附睾呈硬结状,进展缓慢,疼痛不明显。输精管变粗、变硬,呈"串珠状"。双侧病变则失去生育能力。

(三) 辅助检查

1. 实验室检查 前列腺液或精液中可发现抗酸杆菌。

2. 影像学检查 超声可显示前列腺内脓肿或空洞。尿道造影可显示前列腺尿道变形和前列腺空洞。精道造影可见虫蚀样缺损,晚期输精管闭塞不显影。

3. 其他 直肠指诊可扪及前列腺、精囊硬结,查体可触及附睾硬结或串珠样的输尿管。

(四) 心理 – 社会状况

了解病人和家属对男性生殖系统结核、治疗和预后的认知和心理。

(五) 处理原则

1. 前列腺、精囊结核 多用抗结核药物治疗,尽可能去除泌尿系统结核病灶。

2. 附睾结核 早期附睾结核可用抗结核药物治疗,多数可治愈。病变重,疗效不好,已有脓肿或窦道形成时,应在药物治疗配合下做附睾及睾丸切除。

【常见护理诊断/问题】

1. 焦虑/恐惧　与担心性功能及生育能力等有关。

2. 潜在并发症：继发细菌感染、不育。

【护理措施】

1. 防治感染　加强局部护理，附睾结核形成窦道者，应保持局部清洁、干燥，按时换药。遵医嘱使用抗生素。

2. 用药护理　见本章第一节肾结核病人的护理中的用药护理。

3. 心理护理　关心、理解病人，针对此病的特异性及可能发生的并发症对病人进行耐心解释，告知病人结核病是可以治愈的，以增强病人的信心，积极配合治疗和护理。

4. 健康指导　①按要求足量、足疗程服用抗结核药物；②定期复查；③加强营养，增强体质；④积极治疗原发灶，预防其他男性生殖系统结核的发生。

（凌志杰）

思考题

黄先生，43岁，因反复尿频、尿急、尿痛5年伴尿液混浊半月余入院，既往有低热、盗汗史。查体：体温37.5℃，脉搏80次/min，呼吸17次/min，血压100/70mmHg，表情焦虑，消瘦体型。诊断为右肾结核，拟行右肾部分切除术。

请问：

（1）如何对该病人进行用药指导？

（2）术后该病人病情观察的重点是什么？

ER 25-3

练习题

第二十六章 | 泌尿、男性生殖系统肿瘤病人的护理

教学课件

思维导图

学习目标

1. 掌握：泌尿、男生殖系统肿瘤病人的护理措施。
2. 熟悉：泌尿、男生殖系统肿瘤的症状、体征、辅助检查和处理原则。
3. 了解：泌尿、男生殖系统肿瘤的病因和病理。
4. 学会：运用护理程序对泌尿、男生殖系统肿瘤病人实施整体护理。
5. 具有同情、关心泌尿、男生殖系统肿瘤病人心理，尊重、保护泌尿、男生殖系统肿瘤病人的隐私。

我国泌尿、男性殖系统恶性肿瘤发病率前三位的是膀胱癌、肾癌、前列腺癌。

第一节　肾癌病人的护理

导入情境

情境描述：

何先生，68 岁。间歇性无痛性肉眼全程血尿半年，血尿时有时无，1 周前血尿明显加重并出现右腰部胀痛，无发热，无尿频、尿急和尿痛。查体：胸腹无异常，右腰部触及一无痛性肿块，质硬。体重明显减轻。

工作任务：

1. 为明确诊断，请指导何先生做相关辅助检查。
2. 如临床诊断为肾癌并行根治性肾切除术，请实施术后护理。

肾癌（renal carcinoma）亦称肾细胞癌、肾腺癌，占成人恶性肿瘤的 2%~3%，占原发性肾恶性肿瘤的 85%。

【**病因和病理**】

肾癌的病因不明，可能与吸烟、肥胖、高血压、饮食、职业接触（如芳香族类化合物等）、遗传因素（如冯希佩尔 - 林道综合征抑癌基因突变或缺失）等有关。

肾癌多为单发，起源于肾小管上皮细胞，多为透明细胞癌，少数为乳头状细胞癌和嫌色性细胞癌等。肾癌可蔓延至肾盏、肾盂、输尿管，常侵犯肾静脉。远处转移最常见的部位是肺、骨骼、肝和大脑。

【**护理评估**】

（一）健康史

了解病人的年龄、性别、职业、吸烟史，有无泌尿系统肿瘤的家族史。

（二）身体状况

早期无明显症状，60%的肾癌在健康体检或其他疾病检查时被发现。常见的临床表现有：

1. 血尿、疼痛和肿块 间歇性无痛性肉眼血尿为常见症状，表明肿瘤已侵入肾盏、肾盂。疼痛常为腰部钝痛或隐痛，多因肿瘤生长牵张肾包膜或侵犯周围组织所致，血块通过输尿管时可诱发肾绞痛。肿瘤较大时可在腹部或腰部触及肿块，质坚硬。血尿、疼痛和肿块称肾癌"三联征"。

2. 副瘤综合征 常见有发热、高血压、红细胞增多、血沉快等。此外，还有高钙血症、高血糖、红细胞增多症、消瘦、贫血等。

3. 转移症状 肾癌转移后可出现骨痛、咳嗽、咯血、神经麻痹等。男性病人肾静脉或下腔静脉内癌栓形成可出现同侧阴囊内精索静脉曲张且平卧不消失。

（三）辅助检查

1. B超 简单易行，发现肾癌的敏感性高，能鉴别肾实质性肿块与囊性病变，可作为肾癌的筛查。

2. X线 平片可见肾外形增大、不规则，偶有钙化影。排泄性尿路造影可见肾盏、肾盂因受肿瘤挤压而有不规则变形、狭窄、拉长或充盈缺损。肾动脉造影有助于早期诊断和肿块鉴别。

3. CT 可发现0.5cm以上的病变，是目前诊断肾癌最可靠的影像学方法。

4. MRI 对肾癌诊断的准确性与CT相仿。

（四）心理-社会状况

病人是否知情，是否接受患病的事实，家属对病人的支持情况；病人对治疗方法、预后的认识程度，以及家庭经济情况。

（五）处理原则

根据临床分期制订治疗方案，手术是局限性肾癌的首选，有根治性肾切除术、保留肾单位手术。肾癌对放疗和化疗均不敏感，免疫治疗对转移癌有一定疗效。

【常见护理诊断/问题】

1. **焦虑/恐惧** 与对癌症的恐惧、害怕手术、担心预后有关。

2. **营养失调：低于机体需要量** 与长期血尿、癌肿消耗、手术创伤有关。

3. **潜在并发症**：出血、腹胀。

【护理措施】

（一）非手术治疗及术前护理

1. **心理护理** 根据病人的情况实施心理疏导，努力消除焦虑、恐惧、绝望的心理。

2. **营养支持** 提供色香味俱全的食物，增进病人食欲，必要时给予肠外营养支持。

3. **术前准备** 完善术前检查，做好术前准备。

（二）术后护理

1. **体位与活动** 麻醉作用消失、血压平稳者，取半卧位。肾癌根治术病人建议早期下床活动。部分肾切除术病人常需卧床3~7日，避免过早下床活动引起手术部位出血。

2. **病情观察** 密切观察生命体征、排尿、引流和肾功能等。

3. **并发症的护理**

（1）**出血**：术中和术后出血是肾部分切除最主要的并发症。护理时应注意监测病人生命体征的变化，若病人引流液较多、色鲜红且较快凝固，同时伴有血压下降、脉搏增快等失血性休克表现时，常提示出血，应及时报告医生并协助处理：①遵医嘱应用止血药物；②及时输液，必要时输血；③做好手术止血准备。

（2）**腹胀**：手术时腹膜后神经受到刺激、麻醉抑制胃肠蠕动、胃内容物不能排空等可导致腹胀。病人呼吸吞入空气、长时间卧床可加重腹胀。一般在术后2~3日胃肠功能恢复正常，肛门排气后症状迅速缓解。

（三）健康指导

低脂饮食，戒烟减肥，减少职业暴露。定期复查肝、肾、肺等脏器，尽早发现病情变化。

第二节 膀胱癌病人的护理

膀胱癌（carcinoma of bladder）是泌尿系统最常见的肿瘤。

【病因】

1. **吸烟** 是最重要的致癌因素，大约 1/3 膀胱癌与吸烟有关，可能与香烟中含有多种芳香胺的衍生致癌物有关。

2. **长期接触某些致癌物质** 长期接触染料、纺织、皮革、橡胶、塑料、油漆、印刷等人发生膀胱癌的危险性显著增加。已确定的主要致癌物有联苯胺、β- 萘胺、4- 氨基双联苯等。

3. **膀胱慢性感染与异物刺激** 膀胱结石、膀胱憩室、膀胱白斑、埃及血吸虫病、膀胱炎等容易诱发膀胱癌。

4. **其他** 长期大量服用镇痛药非那西丁、食物中或由肠道菌作用产生的亚硝酸盐以及盆腔放射治疗等可引起膀胱癌。此外，癌基因的激活和抑癌基因的缺失增加了膀胱癌的风险。

【病理生理】

1. **组织类型** 90% 以上为尿路上皮癌，鳞癌和腺癌各占 2%~3%。

2. **分化程度** 2004 年 WHO 将膀胱等尿路上皮肿瘤分为乳头状瘤、低度恶性潜能的乳头状尿路上皮肿瘤、低级别乳头状尿路上皮癌和高级别乳头状尿路上皮癌。

3. **生长方式** 分为原位癌、乳头状癌和浸润性癌。原位癌局限于黏膜内，无乳头亦无浸润基底膜现象。尿路上皮癌多为乳头状，高级别者常有浸润。鳞癌和腺癌常有浸润。

4. **浸润深度** 癌浸润膀胱壁的深度是判断预后最有价值的指标之一，多采用 TNM 分期。Tis、T_a 和 T_1 期肿瘤称为非肌层浸润性膀胱癌，T_2 及以上则称为肌层浸润性膀胱癌。

5. **扩散转移** 膀胱癌扩散以直接向膀胱壁内浸润为主。淋巴转移是最主要转移途径，晚期血行转移到肝、肺、肾上腺等处。

【护理评估】

（一）健康史

了解病人年龄、性别、职业，有无长期接触致癌物质；有无诱发肿瘤的病因；有无其他疾病史。

（二）身体状况

1. **血尿** 是膀胱癌最常见和最早出现的症状。常表现为间歇性无痛性肉眼血尿，可自行减轻或停止。出血量多少与肿瘤大小、数目、恶性程度并不成正比。

2. **尿频、尿急、尿痛** 多为膀胱癌的晚期表现，多因肿瘤坏死、溃疡或并发感染所致。

3. 排尿困难和尿潴留 三角区及膀胱颈部肿瘤可造成膀胱出口梗阻。

4. 其他 肿瘤侵犯输尿管可致肾积水、肾功能不全。广泛浸润盆腔或转移可有腰骶部疼痛、下肢水肿、贫血、体重下降等。骨转移者有骨痛。鳞癌多为结石或感染长期刺激所致，可伴膀胱结石。

（三）辅助检查

1. 实验室检查 反复尿沉渣中红细胞计数 >5 个 / 高倍镜视野应警惕膀胱癌可能。新鲜尿液易发现脱落的肿瘤细胞，尿细胞学检查可作为泌尿系统肿瘤初步筛选，但分化良好者不易检出。近年来采用尿液膀胱肿瘤抗原（BAT）、核基质蛋白（NMP22）以及尿液荧光原位杂交（FISH）检查等有助于膀胱癌的早期诊断。

2. 影像学检查 ①B 超：可发现直径 0.5cm 以上的膀胱肿瘤，无创、简便和经济可作为临床初步筛查；②X 线：排泄性尿路造影可了解肾盂、输尿管有无肿瘤及膀胱肿瘤对上尿路影响，如肾积水或显影差提示肿瘤浸润输尿管口。膀胱造影可见充盈缺损；③CT 和 MRI：可了解肿瘤浸润深度及局部转移病灶。

3. 膀胱镜检查 能直接观察肿瘤位置、大小、数目、形态、浸润范围等，并可取活组织检查，可明确诊断。

（四）心理 - 社会状况

了解病人及家属对病情、手术方式、术后并发症、尿道改道的认知程度，心理和经济承受能力。

（五）处理原则

处理原则为以手术治疗为主的综合治疗。

1. 非肌层浸润性膀胱癌（Tis、T_a、T_1） 采用经尿道膀胱肿瘤电切术（TURBT），术后辅助膀胱灌注化疗药物（术后 24 小时）或免疫治疗（术后 2 周）。常用化疗药物有丝裂霉素、表柔比星和吉西他滨等。卡介苗是最有效的膀胱内免疫制剂，疗效优于膀胱内化疗。膀胱原位癌 TURBT 术后联合卡介苗膀胱灌注出现复发、进展者应行根治性膀胱切除术。

2. 肌层浸润性膀胱癌（T_2~T_4） 多采用根治性膀胱切除联合盆腔淋巴结清扫，需行尿流改道或重建术，术前或术后辅助化疗。不能耐受或不愿接受根治性膀胱切除者可考虑保留膀胱的综合治疗，保留膀胱手术后，辅助化疗或放疗。

知识链接

尿流改道术

常用尿流改道术包括原位新膀胱术、回肠通道术和输尿管皮肤造口术。

1. 原位新膀胱术 用一段回肠、乙状结肠制作成球形储尿囊作为代膀胱置入原膀胱位置，术后能够自己控尿和排尿，是目前最常用的尿流改道方式之一。

2. 回肠通道术 取一段回肠作为输出道，一端连接双侧输尿管残端，一端作为皮肤造口。该术式简单、安全、有效，是不可控尿流改道的首选术式。

3. 输尿管皮肤造口术 适用于预期寿命短，有远处转移、姑息性膀胱切除、肠道疾病无法利用肠管进行尿流改道或全身不能耐手术受者。

【常见护理诊断 / 问题】

1. 焦虑 / 恐惧 与对癌症的恐惧、害怕手术、担心预后有关。

2. 营养失调：低于机体需要量 与长期血尿、癌肿消耗、手术创伤有关。

3. 体象紊乱 与尿流改道术后留置造口，化学治疗导致脱发等有关。

4. 潜在并发症：出血、感染、尿瘘、膀胱穿孔、尿失禁、代谢异常等。

【护理目标】

1. 病人焦虑/恐惧缓解,情绪稳定。

2. 病人营养状况得以维持或改善。

3. 病人及家属能够接受体象改变。

4. 病人未发生并发症或并发症被及时发现和处理。

【护理措施】

(一)非手术治疗及术前护理

1. **饮食护理**　给予高热量、高蛋白、高维生素、易消化饮食,必要时输液、输血或静脉营养等,纠正贫血、改善全身营养状况。

2. **心理护理**　根据病人的情况进行心理疏导,消除或减轻焦虑、恐惧的心理,接受手术和尿流改道等。

3. **术前准备**　①膀胱部分切除术者:嘱病人手术日晨勿排尿,以便术中识别膀胱。②根治性膀胱切除术者:做好肠道准备,术前3日开始口服肠道不吸收抗生素,少渣半流质饮食;术前常规禁食禁饮,术晨清洁灌肠。③膀胱全切双侧输尿管皮肤造口术者:做好腹部皮肤准备。

(二)术后护理

1. **休息与活动**　血压平稳、麻醉作用消失,取半卧位。膀胱全切除术后卧床8~10日。术后6~12周,应避免久坐、重体力劳动、性生活等。

2. **病情观察**　严密观察生命体征、引流和排尿情况。

3. **膀胱灌注治疗的护理**　膀胱灌注治疗主要适用于膀胱保留术后病人能憋尿者可预防或推迟肿瘤复发。①灌注前:禁饮4小时,排空膀胱,以防药物被稀释;②灌注时:保持病房温度适宜,正确留置导尿管,稀释后药液经导尿管注入膀胱;③膀胱内药液保留0.5~2小时,每15~30分钟变换体位1次,分别取俯、仰、左侧、右侧卧位,使药液与膀胱壁充分接触;④灌注后:嘱病人大量饮水,稀释尿液,降低药物浓度,减少对尿道黏膜的刺激;⑤注意事项:一般术后每周灌注1次,共6次;以后每月1次,持续2年。如有化学性膀胱炎、血尿等症状,遵医嘱延长灌注时间间隔、减少剂量、使用抗生素等,特别严重者暂停膀胱灌注。

4. **引流管的护理**　做好标识,妥善固定,保持通畅,观察并记录引流液的颜色、性质和量,发现异常及时报告医生,并协助处理。①输尿管支架管:目的是支撑输尿管、引流尿液。引流袋位置应低于膀胱以防止尿液反流。一般于术后10~14日后拔除。②代膀胱造瘘管:目的是引流尿液及新膀胱冲洗。术后2~3周,经造影新膀胱无尿瘘及吻合口无狭窄后可拔除。③导尿管:目的是引流尿液、代膀胱冲洗及训练膀胱的容量,护理时应经常挤压,避免血块及黏液堵塞。待新膀胱容量达150ml以上后拔除。④盆腔引流管:目的是引流盆腔的积液积血,还可用于观察有无活动性出血与尿瘘。

5. **造口护理**　尿流改道术后留置腹壁造口,病人需终身佩戴造口集尿袋,应及时心理干预,并做好造口护理:①保持造口皮肤清洁干燥;②注意观察造口皮肤颜色;③及时清理造口及周围皮肤黏液,使尿液顺利流出。当造口周围出现因细菌分解尿酸形成的白色末状结晶物时,可先用白醋清洗,再用清水清洗。

6. **新膀胱冲洗的护理**　①冲洗目的:预防代膀胱的肠黏液过多引起管道堵塞;②冲洗时机和次数:一般术后第3日开始行代膀胱冲洗,1~2次/d,肠黏液多者可适当增加次数;③冲洗方法:病人取平卧位,用生理盐水或5%碳酸氢钠溶液冲洗,温度控制在36.0℃左右,每次用注射器抽取30~50ml溶液,连接膀胱造瘘管注入冲洗液,低压缓慢冲洗,并开放导尿管引出冲洗液,反复冲洗至冲洗液澄清为止。

7. **并发症的护理**

(1) **膀胱穿孔**:常见于经尿道膀胱肿瘤切除术。因膀胱过度膨胀,膀胱壁变薄时切割或闭孔反射等引起。多发生在膀胱侧壁，一般为腹膜外穿孔，经适当延长导尿管留置时间大多可自行愈合。

（2）尿瘘：常见于根治性膀胱切除术。原因：新膀胱与尿道吻合口瘘、新膀胱与输尿管吻合口瘘或新膀胱开裂。表现：盆腔引流管引流出尿液、切口部位渗出尿液、导尿管引流量减少等。CT 尿路成像或膀胱造影有助于发现尿瘘部位。护理：①指导病人养成定时排尿、及时排尿习惯，避免长时间憋尿，预防新膀胱自发破裂；②发现尿瘘征象，应嘱病人取半坐卧位，保持各引流管通畅，盆腔引流管作低负压吸引，同时遵医嘱使用抗生素。

（3）尿失禁：常见于新膀胱术后，夜间较重。护理：①指导病人通过排尿日记、尿垫监测尿失禁程度；②睡前完全排空膀胱，夜间用闹钟唤醒 2~3 次，以帮助减少夜间尿失禁；③坚持盆底肌肉功能锻炼以辅助控尿；④根据尿失禁类型，选择延时排尿和定时排尿训练新膀胱。

（三）健康指导

1. **自我保护** 对密切接触致癌物质者加强劳动保护，戒烟减少膀胱肿瘤的发生。

2. **自我护理** 造口术后者，正确佩戴集尿袋，保持清洁，定时更换尿袋。加强造口皮肤等护理。可控膀胱术后，开始每 2~3 小时导尿 1 次，逐渐延长间隔时间至每 3~4 小时 1 次，保持清洁，定期用生理盐水或开水冲洗贮尿囊，清除黏液及沉淀物。

3. **原位膀胱功能训练** 新膀胱造瘘口愈合后指导病人进行新膀胱训练。①贮尿功能：夹闭导尿管，定时放尿，初起每 30 分钟放尿 1 次，逐渐延长至 1~2 小时。放尿前收缩会阴，轻压下腹，逐渐形成新膀胱充盈感。②控尿功能：收缩会阴及肛门括约肌 10~20 次 /d，每次维持 10 秒。③排尿功能：选择特定的时间排尿，如餐前 30 分钟，晨起或睡前；定时排尿，一般白天 2~3 小时排尿 1 次，夜间 2 次，减少尿失禁。④排尿姿势：病人自行排尿早期可采用蹲位或坐位排尿，如排尿通畅，试行站立排尿。排尿时先放松盆底肌，再稍微增加腹内压。

4. **定期复查** 浸润性膀胱癌术后定期复查肝、肾、肺等脏器功能，及早发现转移病灶；放疗、化疗期间，定期复查血、尿常规，一旦出现骨髓抑制，应暂停治疗；膀胱癌保留膀胱的术后病人，每 3 个月进行 1 次膀胱镜检查，2 年无复发者，改为每半年 1 次。

【护理评价】

通过治疗和护理，病人：①焦虑 / 恐惧缓解，情绪稳定；②能获得足够的营养，体重得以维持；③接受排尿方式的改变；④未发生出血、感染、尿瘘等并发症，或发生时被及时发现和处理。

第三节　前列腺癌病人的护理

前列腺癌（carcinoma of prostate）好发于 65 岁以上的男性，随着我国人口老龄化、诊疗技术的进步，前列腺癌发病率呈逐年升高的态势。

【病因和病理】

病因尚不明确，可能与种族、遗传、环境、饮食、吸烟、肥胖和性激素等有关。有前列腺癌家族史的人群有较高的前列腺癌患病危险。高脂肪饮食也是前列腺癌的危险因素之一。前列腺癌好发于前列腺的外周带。

1. **组织学分级** 根据腺体分化程度和肿瘤生长形式来评估其恶性程度，其中前列腺格里森（Gleason）评分应用最广。在前列腺格里森评分系统中，将肿瘤分成主要分级区和次要分级区，各区分 1~5 级，1 级分化最好，5 级分化最差。两种分区级之和为格利森得分。格利森 2~4 分属于分化良好癌，5~7 分属于中等分化癌，8~10 分属于分化差或未分化癌。

2. **临床分期** 多采用 TNM 分期法。根据肿瘤侵犯范围不同，分为 4 期。1 期和 2 期肿瘤位于前列腺内；3 期和 4 期肿瘤已侵犯前列腺以外组织。N、M 代表有无淋巴结转移或远处转移。

3. **转移** 较常见的转移途径是淋巴转移和血行转移。最常见转移部位是淋巴结和骨骼。

【护理评估】

（一）健康史

了解病人年龄、性别、职业，有无长期接触致癌物质；有无诱发肿瘤的病因；有无其他疾病史。

（二）身体状况

1. 症状　早期前列腺癌一般无症状。进展期肿瘤生长可以挤压尿道、直接侵犯膀胱颈部、三角区，病人出现排尿困难、刺激症状；骨转移病人可以出现骨痛、脊髓压迫症状、排便失禁等。

2. 体征　直肠指诊可触及前列腺结节，质地坚硬。当淋巴结转移时，病人可出现下肢水肿。

（三）辅助检查

1. 实验室检查　正常男性的血清前列腺特异性抗原（PSA）浓度应＜4ng/ml。可作为前列腺癌的筛选检查方法。

2. B超检查　能够对前列腺癌进行较可靠的分期，同时也能观察到前列腺周围的肿瘤浸润情况，有重要的诊断意义。

3. 前列腺穿刺活检　在B超引导下进行穿刺活检，可确诊。

（四）心理－社会状况

了解病人是否知情，能否接受患病的事实，病人和家属对采取的治疗方法、预后、并发症的认知程度和心理承受能力，以及经济承受能力。

（五）处理原则

根据病人的年龄、全身情况、临床分期等综合考虑。早期（局限于前列腺内）前列腺癌可通过根治性手术或根治性放疗。局部进展期（突破前列腺包膜但未发生转移）和转移性前列腺一般采用雄激素去除治疗为主的姑息性治疗。

【常见护理诊断／问题】

1. 营养失调：低于机体需要量　与癌肿消耗、手术创伤、早期骨转移有关。

2. 焦虑／恐惧　与对癌症的恐惧、害怕手术等有关。

3. 潜在并发症：出血、感染等。

【护理措施】

1. 改善营养　前列腺癌早期无症状，有症状就医时多属中晚期，且多有不同程度机体消耗，需给予营养支持，尤其多食富含多种维生素的食物，必要时给予肠外营养支持。

2. 心理护理　多与病人沟通和解释，减轻思想压力，稳定情绪，消除焦虑和恐惧心理。

3. 手术治疗并发症的护理

（1）**尿失禁**：因括约肌功能不全、逼尿肌功能不稳定和顺应性下降引起。鼓励病人坚持盆底肌锻炼，配合电刺激和生物反馈治疗可改善。

（2）**勃起功能障碍**：因损伤血管、神经导致勃起功能障碍。应加强心理护理。

4. 放射性治疗并发症的护理

（1）**放射性尿路损伤**：射线引起尿路损伤，可出现尿频、尿急、尿痛、血尿、排尿困难等。一般放疗结束数周后可消失，严重者加强对症处理。嘱病人白天多饮水、多排尿，加强卫生护理，预防尿路感染。

（2）**放射性肠道损伤**：射线引起肠道损伤，可出现肠道功能紊乱、大便次数增多、里急后重、直肠溃疡、便血等。清淡、易消化饮食，多进食富含维生素C的食物有利于损伤修复。

5. 内分泌治疗并发症的护理

（1）**性功能障碍**：因睾酮水平下降可引起男性性功能障碍。治疗间歇期，随雄激素水平升高，症状可缓解，加强心理护理。

（2）**男性女性化**：因雌二醇水平升高引起，多表现为体毛脱落、声音变细、乳房发育等。雌激素受体拮抗剂可缓解乳房增大和乳房疼痛。

（3）**其他**：病人还可出现肝功能受损、肥胖、骨质疏松、心血管和代谢并发症等。应加强肝功能、血糖、血脂监测，指导病人补充钙剂和适当锻炼等。

6.健康指导　①康复指导：适当锻炼，加强营养，增强体质。避免高脂饮食，特别是动物脂肪、红色肉类是前列腺癌的危险因素；豆类、谷物、蔬菜、水果、绿茶对预防本病有一定作用。②用药指导：雌激素、雌二醇氮芥、拮抗剂去势、放射治疗对抑制前列腺癌的进展有作用，但也有较严重的心血管、肝、肾、肺的副作用，故用药期间应严密观察。③定期复查：定期检测PSA可作为判断预后的重要指标。若有骨痛，应即查骨扫描，确定有骨转移者可用放射治疗。

【护理评价】

通过治疗和护理，病人：①能获得足够的营养，体重得以维持；②焦虑/恐惧缓解，情绪稳定；③未发生出血、感染等并发症，或发生时被及时发现和处理。

（凌志杰）

思考题

古先生，65岁，因膀胱癌行经尿道膀胱癌电切术，术后第2日病人出现下腹胀痛，留置导尿管引流不畅，量少，引流尿液为黄白色。查体：体温39℃，脉搏90次/min，呼吸18次/min，血压130/80mmHg。下腹部压痛，血常规：白细胞18.0×10^9/L，中性粒细胞为89%。尿常规：白细胞（+++）。

ER 26-3

练习题

请问：

（1）该病人导致膀胱感染的原因是什么？

（2）应对该病人采取哪些护理措施？

第二十七章 | 良性前列腺增生病人的护理

教学课件

思维导图

学习目标

1. 掌握：良性前列腺增生病人的护理措施。
2. 熟悉：良性前列腺增生的症状、体征、辅助检查和处理原则。
3. 了解：良性前列腺增生的病因和病理。
4. 学会：运用护理程序对良性前列腺增生病人实施整体护理。
5. 具有同情、关心良性前列腺增生病人心理，尊重、保护良性前列腺增生病人的隐私。

导入情境

情境描述：

李先生，68 岁。3 年前开始出现排尿踌躇、费力和不尽感，并逐渐加重。饮酒后不能排尿 4 小时，现下腹部持续胀痛前来就诊。

工作任务：

1. 请实施护理缓解下腹部胀痛。
2. 如临床诊断良性前列腺增生并行手术治疗，请实施术后护理。

良性前列腺增生（benign prostatic hyperplasia，BPH）简称前列腺增生症，是引起老年男性排尿障碍最常见一种良性疾病。

【病因及发病机制】

一般男性自 45 岁以后，前列腺均有不同程度的增生，50 岁以后出现临床症状。现病因尚不清楚，目前认为老龄和有功能的睾丸是发病的基础，随年龄增长睾酮、双氢睾酮以及雌激素的改变和失去平衡可能是前列腺增生的重要病因。

【病理生理】

前列腺由移行带（占 5%）、中央带（占 25%）和外周带（占 70%）组成。前列腺增生主要发生于前列腺尿道周围的移行带。增生的前列腺可造成下尿路梗阻，梗阻程度与前列腺增生体积的大小并不成比例，而与增生腺体的位置和形态有直接的关系。如腺体向膀胱内突出（中叶增生），极易造成膀胱出口阻塞；如增生腺体突向尿道，可使前列腺部尿道伸长、弯曲、受压变窄，引起排尿困难；如梗阻长期未能解除，逼尿肌萎缩，失去代偿能力，不能排空膀胱而出现残余尿。严重时膀胱收缩无力，出现充溢性尿失禁。长期排尿困难使膀胱高度扩张或膀胱内高压，可发生膀胱输尿管反流，最终引起肾积水和肾功能损害。由于梗阻后膀胱内尿液潴留，可继发感染和结石。

【护理评估】

（一）健康史

了解年龄、发病诱因；既往排尿困难情况及治疗经过；有无其他疾病，如心脑血管疾病、肺气肿、糖尿病等。

（二）身体状况

1. 尿频　是前列腺增生症病人最常见的早期症状,夜间较明显。

2. 排尿困难　进行性排尿困难是前列腺增生最重要的症状,病情发展缓慢。典型的表现是排尿迟缓、断续、尿线细而无力、射程短、尿滴沥,排尿时间延长。

3. 尿潴留　梗阻严重者可发生尿潴留,并可出现充盈性尿失禁。可因受凉、劳累、饮酒等诱发引起急性尿潴留。

4. 其他症状　可出现无痛血尿。若合并感染或结石,可有膀胱刺激症状。少数病人晚期可出现肾积水和肾功能不全表现。

5. 体征　直肠指诊可触到增大的前列腺,表面光滑、质韧、边缘清楚,中间沟变浅或消失。

（三）辅助检查

1. B超检查　可测量前列腺体积,检查内部结构,是否突入膀胱。还可测量膀胱残余尿量。

2. 尿流率检查　检查时要求排尿量在150~400ml,最大尿流率<15ml/s表示排尿不畅,最大尿流率<10ml/s则提示梗阻严重,常为手术指征之一。

3. 血清前列腺特异性抗原(PSA)测定　前列腺体积较大、有结节或较硬时,应测定血清PSA,以排除合并前列腺癌的可能性。

（四）心理-社会状况

了解病人心理情况,评估病人及家属对疾病拟采取的治疗方法、对手术及并发症的认知程度和经济情况。

（五）处理原则

前列腺增生未引起梗阻者一般无需处理,梗阻较轻或难以耐受手术治疗者可采用非手术治疗或姑息性手术。前列腺增生梗阻严重、膀胱残余尿量较多、症状明显而药物治疗效果不好,能耐受手术者,应考虑手术治疗。

1. 药物治疗　适用于梗阻症状轻、残余尿量<50ml者。常用药物有α_1受体阻滞剂、5α-还原酶抑制剂和植物类药物等。

2. 手术治疗　对症状严重、存在明显梗阻或有并发症应选择手术治疗。经尿道前列腺电切术(transurethral resection of the prostate,TURP)适用于大多数良性前列腺增生病人,是目前最常用的手术方式。

3. 其他疗法　包括经尿道微波热疗、经尿道针刺消融术、前列腺支架、尿道前列腺气囊扩张等。

【常见护理诊断/问题】

1. 排尿障碍　与膀胱出口梗阻有关。

2. 疼痛　与逼尿肌功能不稳定、导管刺激、膀胱痉挛有关。

3. 潜在并发症：TUR综合征、出血、尿失禁、尿道狭窄。

【护理目标】

1. 病人恢复正常排尿。

2. 病人诉疼痛减轻或消失。

3. 病人未发生并发症,若发生能够被及时发现和处理。

【护理措施】

（一）非手术治疗及术前护理

1. 饮食护理　嘱病人多吃粗纤维、易消化食物;忌饮酒、辛辣食物等。

2. 急性尿潴留的护理　①预防:避免诱发因素,如受凉、过度劳累、饮酒、便秘、久坐;指导病人适当限制饮水,注意液体摄入时间;每日的摄入不应少于1 500ml;勤排尿、不憋尿,避免尿路感染；注意保暖，避免便秘。②护理：当发生尿潴留时，及时留置导尿管或膀胱造瘘管，并做好管道护理。

3. 用药护理 ① α_1 受体阻滞剂：具有头晕、直立性低血压等副作用，用药后应卧床休息，改变体位时动作要慢，预防跌倒，同时与其他降压药分开服用，避免影响血压。② 5α- 还原酶抑制剂：具有勃起功能障碍、性欲低下、男性乳房女性化等副作用。起效缓慢，一般服药 3 月左右方见效。停药后症状易复发，告知病人应坚持长期服药。

4. 安全防护 嘱夜尿次数较多的病人白天多饮水，睡前少饮水。夜间睡前在床边为病人准备便器。夜间起床如厕应有家属或护士陪护，以防跌倒。

5. 术前准备 ①完善心脑肝肾等重要脏器检查，评估手术耐受力。②慢性尿潴留病人应先留置尿管引流尿液，改善肾功能；尿路感染病人应用抗生素控制炎症。③术前指导病人有效咳嗽排痰的方法；术前晚灌肠，防止术后便秘。

（二）术后护理

1. 体位与饮食 术后生命体征平稳，麻醉作用消失常取半卧位。术后 6 小时，如无恶心、呕吐可进流质饮食；鼓励多饮水，1~2 日后，如无腹胀可恢复正常饮食。

2. 病情观察 严密观察生命体征、引流和排尿等情况。

3. 预防感染 留置导尿管，易引起泌尿生殖道感染，应注意观察体温及白细胞变化，若有畏寒、发热，应注意观察有无附睾肿大及疼痛。早期应用抗生素，用消毒棉球擦拭尿道外口 2 次 /d，防止感染。

4. 膀胱冲洗的护理 术后用生理盐水持续冲洗膀胱 3~5 日。以防止血凝块形成致尿管堵塞。①冲洗液温度：冲洗液控制在 25~30℃，可预防膀胱痉挛；②保持冲洗通畅：若血凝块堵塞，应及时挤捏尿管、加快冲洗速度、调整导管位置等方法进行处置，无效时可用注射器吸取无菌生理盐水进行反复抽吸冲洗直至引流通畅；③冲洗速度：根据尿色调整冲洗速度，色深则快、色浅则慢；④观察记录：记录尿量、冲洗量和排出量，尿量 = 排出量 − 冲洗量，同时观察记录引流液的颜色和性状。前列腺切除术后随着时间的延长血尿颜色逐渐变浅，反之则说明有活动性出血，应及时通知医生处理。

ER 27-3

持续膀胱
冲洗护理

5. 引流管的护理 妥善固定，通畅引流，保持会阴部清洁，适时拔管。①耻骨后引流管术后，一般 3~4 日，引流量较少时拔除；②耻骨上前列腺切除术后 7~10 日拔出导尿管；③膀胱造瘘管通常留置术后 10~14 日拔除，拔管后用凡士林油纱布填塞瘘口，排尿时用手指压迫瘘口敷料以防漏尿，一般 2~3 日愈合。

6. 并发症的护理

（1）膀胱痉挛：逼尿肌不稳定、导管刺激、血块堵塞冲洗管等均可引起膀胱痉挛，表现：自觉尿道烧灼感、疼痛，有强烈的便意或尿不尽感，常伴有尿道出血或尿液渗出，引流液为血性，膀胱冲洗速度减慢，甚至逆流。护理：①及时安慰病人，缓解病人紧张、焦虑；②保持膀胱冲洗液温度适宜，可用湿热毛巾湿热敷会阴部；③减少气囊 / 尿管囊内液体；④保持尿管引流通畅；⑤遵医嘱给予解痉镇痛，必要时给予镇静药。

（2）经尿道前列腺切除术（TUR）综合征：因术中大量的冲洗液被吸收使血容量急剧增加，形成稀释性低钠血症，病人可在几小时内出现烦躁、恶心、呕吐、抽搐、昏迷，严重者出现肺水肿、脑水肿、心力衰竭等称为经尿道前列腺切除术综合征。术后注意观察有无经尿道前列腺切除术综合征，如有应减慢输液速度，给利尿剂、脱水剂，对症处理。术后 5~7 日尿液颜色清澈，即可拔除导尿管。

（3）尿失禁：与尿道括约肌功能受损、膀胱逼尿肌不稳定和膀胱出口梗阻等因素有关。表现：拔导尿管后尿液不随意流出。护理：多为暂时性，一般无需药物治疗，可指导病人行盆底肌训练、膀胱功能训练，必要时行电刺激、生物反馈治疗。

（4）**出血**：术后保持排便通畅，避免用力排便时腹压增高引起出血；术后早期禁止灌肠或肛管排气，避免刺激前列腺窝引起出血。发生前列腺窝出血时，对于非凝血功能障碍造成的出血，用气囊导尿管压迫前列腺窝止血，同时持续膀胱冲洗或配合间断人工冲洗，避免血块形成堵塞尿管而加重出血；对于凝血功能障碍的出血，根据不同原因给予药物止血或输血。

（5）**尿道狭窄**：与尿道瘢痕形成有关。定期监测残余尿量、尿流率，必要时行尿道扩张术或尿道瘢痕切除术。

（三）健康指导

1. 预防尿潴留　非手术治疗者，应避免受凉、劳累、饮酒、便秘以防急性尿潴留。

2. 饮食与活动　术后加强营养，进食含纤维多、易消化的食物，保持大便通畅，预防便秘。术后 1~2 个月内为防止继发性出血，避免久坐、提重物，避免剧烈活动，如跑步、骑自行车等。

3. 康复指导　术后前列腺窝的修复需 3~6 个月，因此术后可能仍会有排尿异常现象，应多饮水，定期尿分析、复查尿流率及残余尿量。告知病人：术后若出现尿线逐渐变细，甚至出现排尿困难者，应及时到医院检查和处理。附睾炎常在术后 1~4 周出现，如病人出现阴囊肿大、疼痛、发热等症状应及时就诊。

4. 锻炼指导　指导病人有意识地经常锻炼肛提肌，吸气时缩肛，呼气时放松肛门括约肌，以恢复尿道括约肌功能，防止溢尿。

【护理评价】

通过治疗和护理，病人：①恢复正常排尿，排尿通畅；②疼痛减轻或消失；③未发生 TUR 综合征、出血、尿失禁、尿道狭窄等并发症，或发生时得到及时发现和处理。

（凌志杰）

思考题

覃先生，66 岁，进行性排尿困难 3 年。查体：一般情况好，直肠指诊示前列腺明显增大。B 超示前列腺 5.5cm×5.3cm×4.0cm。在硬膜外阻滞麻醉下行 TURP，术后第 3 日，病人自觉尿道烧灼感和疼痛，且有尿意尿不尽感。

请问：

（1）病人可能出现何种并发症？

（2）应对病人实施哪些护理措施？

ER 27-4

练习题

第二十八章 | 骨折病人的护理

教学课件

思维导图

学习目标

1. 掌握：骨折的急救措施；常见四肢骨折、脊柱骨折、脊髓损伤及骨盆骨折病人的症状、体征和护理措施。
2. 熟悉：骨折的特有体征、并发症和临床愈合标准。
3. 了解：脊柱骨折及脊髓损伤病人的病因和分类。
4. 学会：运用护理程序对骨折病人实施整体护理。
5. 具有关心骨折病人心理和积极帮助骨折康复的态度和行为。

第一节 概　述

导入情境

情境描述：

李先生，30 岁。因车祸导致右下肢局部明显疼痛、肿胀，伴有活动障碍。查体：体温 36.4℃，脉搏 101 次 /min，呼吸 21 次 /min，血压 85/56mmHg，右大腿缩短畸形、足背动脉搏动减弱。急诊行 X 线检查提示：右股骨干骨折。急诊以右股骨干骨折收入院。

工作任务：

1. 判断李先生血压低的原因并采取急救措施。
2. 评估李先生住院期间可能出现的并发症并实施护理预防并发症发生。

【 骨折的定义、病因、分类 】

骨折（fracture）是指骨的完整性和连续性中断。由创伤和骨骼疾病，例如车祸、爆炸、跌倒等所致。

（一）骨折的病因

1. **直接暴力**　暴力作用的部位发生骨折，常伴有周围软组织损伤（图 28-1），如车祸导致的胫腓骨骨干骨折。

2. **间接暴力**　骨折处远离暴力作用的部位，暴力通过力的传导、杠杆或旋转引起的骨折（图 28-2），例如跌倒所致桡骨远端骨折。

3. **疲劳性骨折**　骨持续受到长期轻微反复创伤，可导致某一特定部位骨折，如长途行军导致第 2、3 跖骨骨折。

4. **病理性骨折**　骨肿瘤等疾病致使骨质被破坏后，受轻微外力作用便发生的骨折，也称为病理性骨折。

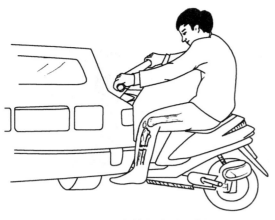

图 28-1 直接暴力致骨折

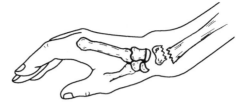

图 28-2 间接暴力致骨折

（二）骨折的分类

1. 按骨折的程度与形态分类

（1）**不完全性骨折**：骨的完整性和连续性部分中断。

1）裂缝骨折：骨质发生裂隙、无移位。

2）青枝骨折：骨质与骨膜部分断裂，可有成角畸形，多见于儿童。

（2）**完全性骨折**：骨的完整性和连续性全部中断，按骨折线的方向及形态可分为：

1）横行骨折：骨折线与骨纵轴接近垂直。

2）斜形骨折：骨折线与骨纵轴成一定角度。

3）螺旋形骨折：骨折线围绕骨纵轴呈螺旋状。

4）粉碎性骨折：骨质碎裂成三块以上。

5）嵌入性骨折：骨折片相互嵌插，多见于干骺端骨折。

6）压缩性骨折：骨质因压缩而变形，常见于松质骨，如脊椎骨骨折。

7）凹陷性骨折：骨折片局部下陷，常见于颅骨骨折。

8）骨骺分离：经过骨骺的骨折。

2. 按骨折的稳定程度分类

（1）**稳定性骨折**：骨折端不易移位或复位后不易移位者，如青枝骨折、裂缝骨折。

（2）**不稳定性骨折**：骨折端易移位或复位后易移位者，如粉碎性骨折、螺旋形骨折。

3. 按骨折处皮肤黏膜的完整性分类

（1）**开放性骨折**：骨折处皮肤或黏膜破裂，骨折端与外界相通，感染的可能性比较大。当耻骨骨折伴有膀胱或尿道破裂时，尾骨骨折伴有直肠破裂时均属开放性骨折。

（2）**闭合性骨折**：骨折处有软组织覆盖与外界不通。

（三）骨折的移位

由于暴力作用、肌肉牵拉，以及不恰当的搬运或治疗不当等原因，大多数骨折均有不同程度的移位。常见移位有 5 种：成角移位、短缩移位、分离移位、侧方移位和旋转移位。

【骨折临床表现和诊断】

（一）全身表现

1. 休克　与骨折所致的出血有关，常见于多发性骨折、骨盆骨折和股骨骨折引起的失血性休克，剧烈疼痛可引起神经性休克。

2. 发热　骨折后血肿的吸收引起低热，一般不超过 38.0℃，开放性骨折病人发热超过 38.0℃，考虑感染可能性。

（二）局部表现

1. 一般表现　疼痛（压痛）、肿胀、瘀斑、张力性水疱、功能障碍等。

2. 三大特有体征　①畸形：骨折段移位使患肢外形发生改变，有短缩、成角、旋转等畸形；②异常活动：正常情况下肢体不能活动的部位，骨折后出现了类似关节的活动；③骨擦音或骨擦感：骨折端相互摩擦产生的声音或感觉。具有上述三大特有体征之一即可诊断为骨折，但部分骨折，如裂缝骨折、骨盆骨折等可能没有上述三大体征，需进行X线等辅助检查，以便确诊。

（三）辅助检查

1. X线　既能诊断骨折又能判断治疗效果，可明确骨折的类型及移位等情况，是骨折最常用的检查方法。

2. CT　可发现X线难以发现的骨折，能更准确地了解骨折移位情况以及骨折端对周围软组织的压迫和损害程度等。

3. MRI　对于脊柱骨折合并脊髓损伤的病人用MRI检查能更清楚地了解骨折的类型及脊髓损伤的程度。

【骨折并发症】

（一）早期并发症

1. 休克　严重骨折可引起大出血或重要脏器损伤导致休克发生。

2. 脂肪栓塞综合征　长形管状骨骨折部位的骨髓组织被破坏，脂肪滴经破裂的静脉窦，进入血液循环，引起肺或脑等部位的栓塞；肺栓塞表现为呼吸困难、血氧饱和度低、心率加快和血压下降等；脑栓塞表现为意识障碍，如烦躁、谵妄、昏迷等。

3. 血管损伤　是由于骨折的直接伤害或石膏绷带过紧压迫所致。最易发生的血管是肱动脉和腘动脉，如肱骨髁上骨折可能伤及肱动脉，胫骨上段骨折可伤及腘动脉。

4. 神经损伤　是由肌肉、骨骼创伤时直接损伤或石膏绷带过紧压迫等所致。上肢骨折可能损伤桡神经、正中神经和尺神经。

5. 重要内脏器官损伤　骨折可导致肝、脾、肺、膀胱、尿道、直肠等损伤，如肋骨骨折可导致肺损伤，骨盆骨折可导致膀胱破裂等。

6. 骨－筋膜室综合征　是由骨-筋膜室内的压力增高，导致肌肉和神经等组织急性缺血、缺氧而产生的一系列综合征，多见于前臂和小腿（图28-3）。病人常见的早期临床表现是进行性加重的疼痛，且疼痛程度与损伤程度不相符合，患肢制动和止痛治疗均不能缓解。部分病人还会出现"5P"征：疼痛（pain）、苍白（pallor）、感觉异常（paresthesia）、麻痹（paralysis）及脉搏消失（pulseless）。若未及时处理可演变成缺血性肌挛缩甚至是坏疽。

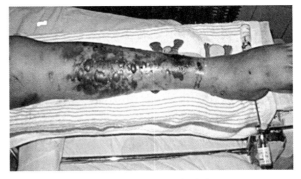

图28-3　骨-筋膜室综合征

（二）晚期并发症

1. 坠积性肺炎　主要发生于骨折长期卧床的病人，特别是老年、体弱和伴有慢性肺部疾病的病人。

2. 压力性损伤　由身体骨突处长期受压，局部血液循环障碍引起。

3. 骨化性肌炎　由于关节扭伤、脱位或关节附近骨折，骨膜剥离形成骨膜下血肿，处理不当使血肿扩大、机化，并在关节附近软组织内骨化，造成严重关节功能障碍。

4. 创伤性关节炎　关节内骨折，关节面遭到破坏，又未能解剖复位，骨愈合后使关节面不平整，长期磨损引起，关节活动时出现疼痛。

5. 关节僵硬　患肢长时间固定，静脉和淋巴回流不畅，关节周围组织中浆液纤维性渗出和纤维蛋白沉积，发生纤维粘连，并伴有关节囊和周围肌挛缩，导致关节活动障碍。

6. 急性骨萎缩　是指损伤所致关节附近的疼痛性骨质疏松，亦称反射性交感神经性骨营养不良。其好发于手、足骨折后，典型症状是疼痛和血管舒缩紊乱。

7. 缺血性骨坏死　骨折使某一骨折段的血液供应被破坏，而发生该骨折段缺血性坏死。常见的有腕舟骨骨折后近侧骨折段缺血性坏死，股骨颈骨折后股骨头缺血性坏死。

8. 缺血性肌挛缩　是骨折最严重的并发症之一。由骨-筋膜室综合征处理不当所致，也可由骨折和软组织损伤直接所致，常见于骨折处理不当，如外固定过紧。对骨-筋膜室综合征的尽早发现和处理是防止和处理此并发症的关键。典型的表现是爪形手（图28-4）或爪形足。

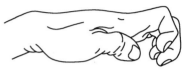

图28-4　爪形手畸形

9. 感染　多见于开放性骨折，因骨折处与外界相通而存在感染风险，处理不当者可发生化脓性骨髓炎，影响骨折愈合。

10. 下肢深静脉血栓　多见于骨盆骨折或下肢骨折，与下肢长时间制动导致静脉血液回流变慢和创伤所致血液高凝状态等原因有关。

【骨折愈合过程和影响因素】

1. 骨折愈合过程　骨折愈合是一个复杂而连续的过程，从组织学和细胞学的变化通常将其分为三个阶段，三个阶段不可截然分开，而是相互交织逐渐演进。

（1）**血肿炎症机化期**：骨折导致骨髓腔、骨膜下和周围组织血管破裂出血，在骨折端及其周围形成血肿，伤后6~8小时，内外凝血系统激活，骨折端血肿凝结成血块。骨折端少量的骨质坏死、软组织损伤坏死引起局部发生无菌性炎症反应，继而形成肉芽组织转化为纤维组织，使骨折两端连接起来成为纤维连接，此期亦称纤维愈合期。此过程大约需要2周。

（2）**原始骨痂形成期**：骨内、外膜增生，新生血管长入，骨折端附近形成的骨样组织逐渐骨化形成新骨，即膜内成骨，形成内、外骨痂。断端间和髓腔内由血肿机化而成的纤维组织，逐渐转化为软骨组织，软骨组织增生、钙化，进而骨化，即软骨内成骨，形成环状骨痂和髓腔内骨痂，即为连接骨痂。连接骨痂与内、外骨痂相连形成桥梁骨痂，标志着原始骨痂的形成，此期亦称临床愈合期。此过程大约需要12~24周。

（3）**骨痂改造塑形期**：原始骨痂中新生骨小梁逐渐增粗，排列有序，但不能完全适应生理需要，尚欠牢固。随着肢体的活动和负重，在应力轴线上的骨痂不断得到加强和改造，在应力线以外的骨痂逐渐被清除，使原始骨痂逐渐变为骨性连接，此期为骨性愈合期。此过程需1~2年。

2. 影响骨折愈合的因素

（1）**全身因素**：如年龄，年龄越小愈合越快；健康状况，健康状况良好的病人骨折愈合较快；患有营养不良、糖尿病、恶性肿瘤等慢性消耗性疾病时，骨折愈合慢。

（2）**局部因素**：①骨折种类，不同种类骨折的断端接触面积不同，接触面积越大愈合速度越快，如斜形骨折较横行骨折愈合快；②血液供应，骨折端血液供应越差愈合越慢，如股骨颈头下型骨折时因股骨头供血受阻，愈合较慢；③感染，发生感染可导致化脓性骨髓炎，出现软组织坏死和死骨的形成，严重影响骨折的愈合；④软组织损伤程度，严重的软组织损伤，可伴有骨折端的肌肉、血管等受损，影响骨折部位的血液供应或骨折端的对合及接触而影响骨折愈合。

（3）**治疗方法**：反复多次的手法复位，骨折固定不当，骨牵引重量过重、过早或不恰当的功能锻炼都不利于骨折愈合。

3. 骨折临床愈合标准　骨折临床愈合标准包括：①局部无压痛及纵向叩击痛；②局部无异常活动；③X线检查显示骨折处有连续性骨痂通过，骨折线已模糊。

【骨折急救】

急救的目的在于简单而有效地抢救生命,保护患肢,使病人能安全而迅速地运送到附近医院,以便获得妥善治疗。

1. 一般处理 疑有骨折的病人均按骨折处理。若发现呼吸困难、休克、昏迷等,先立即给予相应的急救措施,再处理骨折。

2. 伤口包扎 伤口可用无菌敷料或清洁布类包扎。大出血时可用止血带,并记录使用止血带的时间。如果骨折端已外露,现场不做回纳,以免污染物带进伤口内导致感染。

3. 妥善固定 可以用夹板、木板等妥善固定患肢,若条件不允许可就地取材,固定的目的在于避免运输中过多地损伤组织和脏器、缓解疼痛、便于运输。

4. 迅速转运 病人经过上述处理后迅速送往有治疗条件的医院。

【骨折治疗】

骨折治疗的三大原则:复位、固定、功能锻炼。

1. 复位 将移位的骨折段恢复正常或近乎正常的解剖关系,重建骨的支架作用。根据骨折的部位和类型,选用手法复位或手术切开复位。复位后完全恢复到正常解剖学位置称为解剖复位;虽未达到解剖关系的对合,但功能无明显影响者称为功能复位。

2. 固定 将骨折维持在复位后的位置,使其在良好对位的情况下达到愈合。已复位的骨折必须持续地固定在良好的位置,直至骨折愈合。骨折固定的方法有外固定和内固定。①外固定:主要用于骨折经手法复位后的病人,也有些骨折经切开复位内固定手术后,需加用外固定(图 28-5);常用的外固定方法有小夹板固定、石膏固定和牵引固定。②内固定:内固定主要用于闭合或切开复位后,采用金属内固定物,如髓内钉等,将骨折段固定于复位后的位置(图 28-6)。

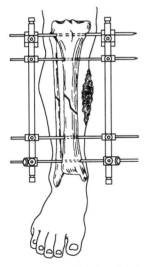

图 28-5 骨折外固定器

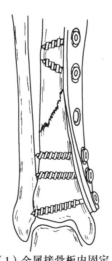
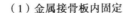
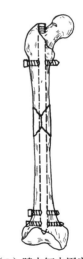

(1)金属接骨板内固定　　(2)髓内钉内固定

图 28-6 骨折内固定

3. 功能锻炼 功能锻炼是骨折治疗的重要阶段,是及早恢复功能的关键。充分发挥病人的主观能动性,指导病人循序渐进地进行功能锻炼。

(1)**骨折早期**:骨折 1~2 周之内,主要是促进患肢血液循环、消除肿胀等。此期功能锻炼主要是使固定肢体的肌肉做等长舒缩运动。骨折部位上下关节暂不活动。

(2)**骨折中期**:骨折 2 周以后,局部疼痛减轻,骨折部位渐趋稳定,可逐步增加患肢活动强度和范围,此时开始肌肉的等张收缩,即骨折上、下关节活动。

(3)**骨折后期**:骨折已达临床愈合标准,此期锻炼的目的是增强肌力、克服挛缩与恢复关节活动度。

第二节　常见四肢骨折病人的护理

导入情境

情境描述：

苏女士，20岁。于入院前2小时不慎跌倒，伤致左前臂，伤后出现左前臂剧烈疼痛，明显肿胀，不敢活动。门诊X线检查提示：左尺桡骨干骨折。门诊以左尺桡骨干骨折新收入院。

工作任务：

1. 判断病人当前主要的护理诊断与护理问题。

2. 病人入院后行手术治疗，对病人实施术后护理并观察效果。

四肢骨折包括上肢骨折和下肢骨折。常见的上肢骨折有锁骨骨折、肱骨髁上骨折、前臂双骨折、桡骨远端骨折；常见的下肢骨折有股骨颈骨折、股骨干骨折、胫腓骨干骨折。

【护理评估】

（一）健康史

了解病人的年龄，既往有无外伤史等。明确外力作用的时间、方式和程度。了解病人受伤时的体位和环境，急救处理等。

（二）身体状况

1. 锁骨骨折　骨折局部疼痛、肿胀、瘀斑，肩关节活动时疼痛加重。头向患侧偏斜、患侧肩下垂。检查时，注意有无臂丛神经及锁骨下血管损伤。

2. 肱骨髁上骨折　是指肱骨干与肱骨髁的交界处发生的骨折。其多见于10岁以下儿童。根据受伤机制可分为伸直型和屈曲型两种，以伸直型多见。伸直型肱骨髁上骨折容易合并正中神经、肱动脉损伤，或发生骨 - 筋膜室综合征。肘关节肿胀明显，疼痛、功能障碍，有时可出现皮下淤血和张力性水疱。外观呈枪托样双曲畸形，肘后凸起，患肢处于半屈曲位，可有骨擦音及异常活动，肘后三角关系正常，如果合并有神经损伤则出现前臂相应神经支配区的感觉异常及功能障碍。

3. 前臂双骨折　是指尺桡骨干骨折，多见于青少年，患侧前臂出现疼痛、肿胀、畸形和功能障碍，易发生骨 - 筋膜室综合征。

4. 桡骨远端骨折　是指距桡骨远端关节面3cm以内的骨折。以桡骨远端伸直型骨折（科利斯骨折）最多见（图28-7），多因跌倒时腕关节处于背伸、手掌先着地、前臂旋前导致，骨折的远端向背侧及桡侧移位，常发生在中老年人。伤后局部疼痛、肿胀，腕关节活动障碍，可出现典型的畸形姿势，即侧面看手呈"银叉"畸形，正面看手呈"枪刺样"畸形。

5. 股骨颈骨折　是指股骨头与基底部之间的骨折。其多发生于老年人，尤以老年女性较多，与骨质疏松导致的骨量下降有关。受伤后髋部出现局部压痛和轴向叩击痛，病人不能站立或行走，患肢有短缩、外旋畸形（图28-8）。股骨颈骨折可按骨折线的位置分为头下型、经颈型、基底型，前两者属于关节囊内骨折，易导致股骨头的血液供应大部分中断，进而造成股骨头缺血性坏死和骨折不愈合；也可按远端骨折线与两侧髂嵴连线的

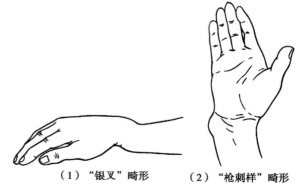

（1）"银叉"畸形　　（2）"枪刺样"畸形

图28-7　科利斯骨折后手的畸形

夹角（Pauwels角）大小分为：①内收型骨折，Pauwels角大于50°；②外展型骨折，Pauwels角小于30°（图28-9），前者骨折不稳定，后者稳定。

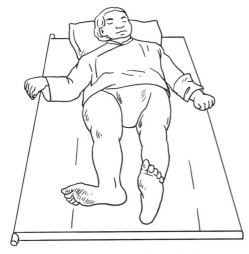

图 28-8　股骨颈骨折后畸形

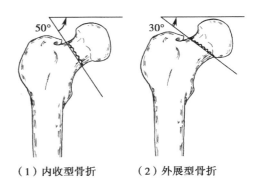

（1）内收型骨折　　（2）外展型骨折

图 28-9　股骨颈骨折线与两髂嵴连线所形成的角度，即 Pauwels 角

6. 股骨干骨折　是指股骨小转子以下，股骨髁以上部位的骨折。骨折端因暴力作用的方向、肌群的收缩等原因而发生移位。股骨干骨折可分为上 1/3、中 1/3 和下 1/3 骨折。受伤后出现大腿疼痛、肿胀、皮下瘀斑，局部出现成角、短缩、旋转等畸形，或合并相应的神经血管损伤的表现。

7. 胫腓骨干骨折　是指胫骨平台以下到踝上的部分发生的骨折，多见于青壮年和儿童。胫腓骨干骨折是长骨骨折中最常见的类型之一。患肢局部疼痛、肿胀、异常活动、畸形和活动受限，早期可发生骨-筋膜室综合征。胫骨内侧紧贴皮下，骨折端易穿破皮肤成为开放性骨折；胫骨中下 1/3 交界处骨折处因供血不足，常发生骨折延迟愈合或不愈合；胫腓骨干骨折伴有腓总神经伤时，出现足下垂的表现，伴有胫前及胫后动脉损伤时，则足背动脉和胫后动脉搏动消失，趾端苍白、发凉。

（三）辅助检查

骨折部位 X 线可以显示骨折的部位、类型和移位情况，血常规、尿常规、便常规及超声可了解相关内脏损伤和失血情况。

（四）心理-社会状况

了解病人及其家属对骨折的心理反应和对骨折复位后治疗情况及康复知识的了解情况。了解病人的家庭经济情况和社会支持系统。

（五）处理原则

1. 锁骨骨折　①非手术治疗：对无移位的锁骨骨折可采用三角巾悬吊 3 周，对有移位的锁骨骨折也可行手法复位，使病人维持双肩后伸的体位，然后采用"∞"字绷带包扎固定，需定期检查和调整固定的松紧；②手术治疗：有手术指征或不能耐受长时间固定者，可考虑切开复位固定。

2. 肱骨髁上骨折　①非手术治疗：肘部肿胀轻、桡动脉搏动正常者可行手法复位并石膏托固定；②手术治疗：手法复位失败或伴有血管、神经损伤者可行切开复位交叉克氏针内固定手术。

3. 前臂双骨折　①非手术治疗：手法复位后用上肢前、后石膏板固定，待肿胀消退后可改为上肢管型固定；②手术治疗：因前臂双骨折处易伴有复杂的移位，常需手术治疗，用加压钢板螺丝钉或髓内钉固定。

4. 桡骨远端骨折　①非手术治疗：可在牵引下行手法复位，伸直型骨折者复位后在旋前、屈腕、尺偏位下用石膏托或小夹板固定前臂，2 周后水肿消退，可改为于腕关节中立位下行石膏固定；②切开复位内固定：有手术指征者应切开复位，用螺钉或钢针固定。

5. 股骨颈骨折　①非手术治疗：适用于无明显移位的外展嵌插骨折。一般持续皮肤牵引 6~8 周，保持患肢外展中立位；牵引期间注意股四头肌、踝关节的功能锻炼，3 个月后考虑扶拐下地行走，但患肢不负重，6 个月后根据骨折愈合情况决定是否弃拐行走。②手术治疗：手术治疗是大部分病人的首选治疗方法。可分为闭合复位内固定、切开复位内固定和人工关节置换术（图 28-10）。

6. 股骨干骨折　①非手术治疗：3 岁以内的儿童，用垂直悬吊皮牵引（图 28-11），成人和 3 岁以上的儿童若存在手术禁忌，可行持续牵引 8~10 周。②手术治疗：成人股骨干骨折多采用切开复位内固定，尤其是开放性骨折病人应及早清创缝合及时行内固定或外固定手术。

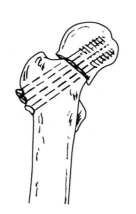

图 28-10　股骨颈骨折加压螺丝钉内固定

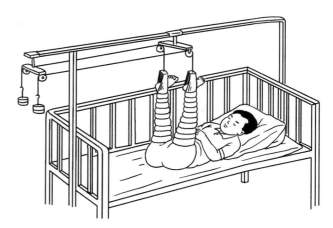

图 28-11　小儿股骨干骨折悬吊皮牵引

7. 胫腓骨干骨折　①非手术治疗：横断形骨折可以进行手法复位，长腿石膏或小夹板外固定；斜形、螺旋形或轻度粉碎性骨折可行跟骨结节牵引，待纤维愈合后，去掉牵引，用长腿石膏托或小夹板继续外固定。②手术治疗：手法复位失败可采用切开复位后，螺丝钉或髓内钉内固定，对于开放性或粉碎性严重的骨折可采用外固定架治疗。

【**常见护理诊断/问题**】

1. 疼痛　与肌肉骨骼的损伤有关。

2. 有感染的危险　与皮肤受损、开放性骨折及内固定有关。

3. 有外周神经血管功能障碍的危险　与骨和软组织创伤、石膏固定不当有关。

4. 潜在并发症：脂肪栓塞综合征、压力性损伤、骨-筋膜室综合征等。

【**护理目标**】

1. 病人疼痛逐渐缓解或消失。

2. 病人感染得到控制或无感染发生。

3. 病人患肢维持正常的组织灌注，皮肤温度和颜色保持正常，末梢动脉搏动有力。

4. 病人未发生并发症或发生并发症，得到了及时治疗和护理。

【**护理措施**】

（一）非手术治疗及术前护理

1. 一般护理

（1）**体位**：根据病人具体情况选择合适的体位，尤其是需长期固定患肢的病人，保持患肢处于功能位。

（2）**饮食护理**：给予高蛋白、高热量、高维生素饮食，以利于病人的尽快恢复。对制动病人适当增加膳食纤维的摄入，多饮水防止便秘及泌尿系结石的发生。

（3）**生活护理**：满足病人基本的生活需要，协助病人建立和维持正常的生活作息，以增加病人舒适感。

2. 病情观察　关注病人生命体征、神志和出血情况，观察病人肢端有无剧烈疼痛、麻木、皮温降低、苍白等表现，如有异常应及时通知医生处理。必要时监测中心静脉压及记录24小时出入量。

3. 疼痛护理　及时评估病人疼痛严重程度、部位并及时处理。受伤早期局部冷敷，并妥善固定和抬高患肢，以减轻肿胀引起的疼痛；当疼痛原因明确时，遵医嘱使用止痛药；执行护理操作时动作要轻柔、准确，避免频繁搬动病人。

4. 预防感染　现场急救应注意保护伤口，避免二次污染，开放性骨折应尽早实施清创术，给予有效的引流，遵医嘱正确使用抗生素。护理过程中落实无菌观念，定时观察伤口有无红、肿、热、痛及波动感等情况，一旦发生感染，及时报告并协助医生处理伤口。

5. 牵引病人的护理

（1）**设置对抗牵引力**：将牵引的床端抬高15~30cm，利用体重形成与牵引力方向相反的对抗牵引力。

（2）**维持有效牵引**：①嘱咐病人及家属勿擅自改变体位，牵引方向应与被牵引肢体长轴处于同一直线上，不能随便增减牵引重量，如股骨颈骨折牵引重量为体重的1/11~1/7；②每班检查牵引装置有无滑脱；③保持牵引锤悬空、滑车灵活；④避免过度牵引，肢体牵引时应每日测量两侧肢体的长度并进行对比。

（3）**维持血液循环和预防神经损伤**：当皮牵引时，牵引带包裹的松紧度以能伸入1~2根手指为宜，定时观察患肢有无感觉麻木、皮温降低、动脉搏动减弱，如下肢牵引时定时观察患足有无背伸异常以防腓总神经受损，发现异常及时通知医生处理。

（4）**做好局部皮肤护理**：保持皮肤清洁干燥，避免皮肤长时间受压，定时协助病人更换体位，以减少皮炎及压力性损伤的发生。

（5）**针孔护理**：针孔处可滴酒精或碘伏消毒1~2次/d。在搬动病人或病人转换体位时，避免牵引针左右移动，如发现牵引针偏移，经严格消毒后再进行调整，切不可随意推拉牵引针。针孔局部血痂勿随意清除，当针孔处有分泌物时，用棉签拭去，严格消毒以防痂下积脓。观察针眼处有无红肿、大量渗液等情况，若继发感染时，及时换药，严重者拔去牵引针，换位牵引。

牵引护理

6. 石膏固定病人的护理

（1）**石膏未干前**：①石膏绷带包扎后，应待其自然硬化；为使石膏尽快干燥，夏天可用电扇吹，冬天用灯烤，灯烤的距离和温度应适宜，以免烫伤。②尽量少搬动病人，不要用手指按压，以免石膏向内凸起，压迫局部组织。必须搬动时，应用手掌平托。

（2）**石膏干固后**：可抬高患肢高于心脏水平15~30cm，以利于患肢消肿。定时观察石膏固定肢体有无末梢血液循环受阻或神经受压的现象，若出现血液循环受阻，应放平患肢并及时减压。观察石膏表面有无渗血、渗液，若有应记录其范围和日期并通知医生及时处理。

（3）**保持石膏清洁干燥**：避免尿、便及食物等污染。如有污染可用毛巾蘸肥皂及清水擦洗干净，清洁后立即擦干，以免石膏软化变形，严重污染、断裂时应及时更换。

（4）**皮肤护理**：若病人长期卧床或石膏塑形不佳，可压迫皮肤导致压力性损伤的发生，故应定期检查病人受压皮肤，并定时更换体位。嘱病人勿搔抓石膏下皮肤以免导致皮肤破损。拆除石膏绷带后，用温水清洗患肢，并用凡士林涂擦皮肤。

石膏固定技术

（5）**石膏综合征的护理**：石膏综合征是石膏固定的并发症之一，与石膏包裹过紧有关，常见于躯干石膏固定者，病人可出现反复的呕吐、腹痛甚至呼吸困难、血压下降等表现，症状较轻的病人可通过调整饮食、充分开窗等处理，严重者应立即拆除石膏,予以禁食、胃肠减压等处理。

7. 小夹板固定病人的护理

(1)选择合适的小夹板。

(2)捆扎带松紧适度,以捆扎后系带可上下移动 1cm 为宜。注意随着肿胀的变化情况,及时调整松紧程度,以达到有效固定的目的。

小夹板固定
护理

(3)固定期间严密观察患肢末梢血运循环、感觉及运动情况,如有异常及时调整,以防发生骨 - 筋膜室综合征。

(4)抬高患肢,促进血液循环,减轻肿胀和疼痛。

(5)定期行 X 线检查,以便了解骨折有无移位,以避免发生畸形愈合。

(6)指导病人进行功能锻炼,减少并发症发生。

8. 并发症的护理

(1)**脂肪栓塞**:①安排病人采取半坐卧位;②保持呼吸道通畅,给予高浓度吸氧,必要时使用呼吸机以减轻和抑制肺水肿的发生;③监测生命体征和行动脉血气分析;④遵医嘱使用抗脂肪栓塞的药物治疗。

(2)**骨 - 筋膜室综合征**:患肢严重肿胀者,要警惕骨 - 筋膜室综合征的发生,一旦发生骨 - 筋膜室综合征应立即将患肢平放于心脏水平,通知医生进行减压处理。

(3)**压力性损伤**:保持床单位干净整洁,对长期卧床的病人定时给予翻身拍背,必要时使用气圈或气垫床。

9. 术前准备 对于拟行手术治疗的病人做好饮食、皮肤等方面的准备。

(二)术后护理

1. 病情观察 监测病人的生命体征变化、疼痛程度、伤口有无渗血渗液;观察病人患肢皮肤颜色、皮温、足背或桡动脉搏动情况,如有异常及时处理。

2. 体位 术后适当抬高患肢以利于静脉回流、减轻患肢肿胀,并将患肢处于功能位预防足下垂等并发症,髋关节置换术病人翻身时两腿之间可夹厚软枕头,以免髋关节假体脱位。

3. 做好引流管、皮肤等护理。

知识链接

骨折病人围手术期下肢深静脉血栓形成的预防

骨折病人围手术期下肢深静脉血栓形成的预防包括3个方面,常联合使用。

1. 基础预防 ①手术操作规范,减少静脉内膜损伤;②规范使用止血带;③术后抬高患肢,促进静脉回流;④指导康复锻炼;⑤围手术期适度补液,避免血液浓缩等。

2. 物理预防 病人病情允许的情况下,可穿戴梯度弹力袜、行间歇充气加压装置理疗,促进下肢静脉血流加速,减少血液淤滞。

3. 药物预防 合理使用抗凝药物以降低下肢深静脉血栓形成的风险,但应注意病人有无出血的现象。

(三)健康指导

1. 心理指导 关注病人心理状况,鼓励病人表达其所担心的问题,增强病人对治疗的信心,鼓励病人家属为病人提供精神支持。

2. 功能锻炼指导 ①向病人强调锻炼的意义和方法,使病人充分认识功能锻炼的重要性,尽早开始功能锻炼;②制订锻炼计划,并根据病人的全身状况、骨折愈合程度等指标不断修订康复锻炼计划；③功能锻炼须在医护人员指导和自身配合下进行，活动范围由小到大，次数由少渐多，时间由短至长，强度由弱到强。

3. 复诊指导 告知病人定期返回医院复诊，若出现患肢疼痛、肿胀、麻木加重，或出现石膏明显松动等情况，需及时到医院复诊。

【护理评价】

通过治疗和护理，病人：①疼痛缓解或减轻；②未发生感染，或发生时得到及时发现和处理；③患肢维持良好的组织灌注，感觉恢复；④潜在并发症没有发生或及时发现并得到了治疗和护理。

第三节　脊柱骨折及脊髓损伤病人的护理

导入情境

情境描述：

120 急救中心接到求救电话，在高速公路某处发生交通事故，司机颈部受伤，胸部卡在方向盘和座椅之间，伤情严重。你作为急救中心护士，参加救援任务。

工作任务：

1. 判断病人当前的主要护理问题并采取急救措施。

2. 正确地将病人搬运至救护车上。

脊柱骨折（fracture of spine）是一种较严重且复杂的创伤性疾病。脊髓损伤（spinal injury）是脊柱骨折的严重合并症，常导致截瘫，还会继发其他系统并发症危及生命。

【病因和分类】

（一）病因

脊柱骨折大多数由间接暴力引起，少数因直接暴力所致。脊髓损伤是脊柱骨折的严重并发症，由于椎体的移位或碎骨块突入椎管内，使脊髓或马尾神经产生不同程度的损伤。受伤平面以下感觉、运动、反射完全消失，括约肌功能完全丧失，称完全截瘫，部分丧失称不完全截瘫。脊髓损伤最常见的原因是闭合性钝性外伤。

（二）分类

1. 脊柱骨折有多种分类方法

（1）根据暴力作用的方向分

1）屈曲型损伤：较常见，多发生于胸腰段交界处的椎骨。

2）伸直型损伤：少见，如椎弓骨折合并椎体向后脱位。

3）屈曲旋转型损伤：可发生椎间小关节脱位。

4）垂直压缩型损伤：可引起胸、腰椎粉碎压缩骨折或寰椎裂开骨折。

（2）根据损伤的程度和部位分

1）颈椎骨折与脱位：包括颈椎半脱位、颈椎椎体骨折、颈椎脱位及寰枢椎骨折与脱位。

2）胸腰椎骨折与脱位：包括椎体单纯压缩骨折、椎体粉碎压缩骨折和椎骨骨折脱位。

3）附件骨折：常与椎体压缩骨折合并发生，如椎板、椎弓根、横突和棘突骨折等。

（3）根据骨折的稳定性分

1）稳定性骨折：指单纯压缩骨折，骨折不超过椎体原高度的 1/3，骨折无移位。

2）不稳定性骨折：损伤较为严重，复位后容易移位。

2.脊髓损伤根据损伤的程度和部位分

(1)**脊髓震荡**:脊髓遭受强烈震荡,损伤后脊髓有暂时性功能抑制,立即发生弛缓性瘫痪。

(2)**脊髓挫伤**:脊髓内部可有出血、水肿、神经细胞破坏和神经传导纤维束的中断。

(3)**脊髓断裂**:脊髓的连续性中断。可为完全性或不完全性脊髓断裂。不完全性常伴有挫伤,又称挫裂伤,完全性断裂预后极差。

(4)**脊髓受压**:骨折移位、椎体滑脱、碎骨块和破裂的椎间盘突入椎管内,直接压迫脊髓,使脊髓产生一系列的脊髓损伤变化。

(5)**马尾神经损伤**:表现为受伤平面以下弛缓性瘫痪。

【护理评估】

(一)健康史

健康史详见本章第二节常见四肢骨折病人的护理。

(二)身体状况

1.脊柱骨折　受伤局部肿胀、畸形、棘突间隙加宽及局部有明显触痛、压痛和叩击痛,脊柱活动受限。

2.脊髓损伤　①脊髓震荡:损伤平面以下的感觉、运动、反射及括约肌的功能暂时丧失,属最轻微的脊髓损伤,无组织形态学病理改变。②脊髓挫伤:表现为受伤平面以下单侧或双侧感觉、运动、反射及括约肌的功能消失或减弱,其预后取决于脊髓挫伤程度、受压程度及解除压迫的时间。③脊髓圆锥损伤:表现为会阴部(鞍区)皮肤感觉障碍,大小便不能控制和性功能障碍。④完全性脊髓断裂:损伤平面以下的感觉、运动、反射及括约肌功能完全丧失;颈段脊髓损伤可致四肢瘫痪,胸段脊髓损伤可致截瘫。⑤马尾神经损伤:损伤平面以下发生弛缓性瘫痪,有感觉及运动功能障碍,括约肌功能丧失,肌张力降低,腱反射消失。

(三)辅助检查

1.X线和CT　可发现损伤部位的脊柱骨折或脱位情况。

2.MRI　可观察到脊髓损伤情况,了解脊髓受压程度,有助于进一步明确诊断。

(四)心理-社会状况

了解病人对功能失调的认识和对现况的承受能力;病人及其家属对疾病治疗的态度;病人心理状况的变化程度等。

(五)处理原则

1.现场急救

(1)**挽救生命**:优先处理危及生命的损伤,如颅脑、胸腹腔脏器损伤或休克等。

(2)**急救搬运**:最好采用脊柱板或担架,甚至门板也可以。先使伤员双下肢伸直,木板放在伤员一侧,三人用手将伤员平托至木板上,或二三人采用滚动法,使伤员保持平直状态,呈一整体滚动至木板上(图28-12)。切忌用一人抬头、一人抬脚或用搂抱的搬运方法。胸椎和腰椎骨折一般采用三人搬运法,颈椎骨折采用四人搬运法,其中一人固定头部,使头和躯干保持一致,避免扭曲损伤颈髓。

2.临床处理

(1)**非手术治疗**

1)固定和制动:单纯压缩性胸腰椎骨折者,若椎体压缩不到1/3或年老体弱不能耐受复位及固定者,可仰卧于硬板床上,骨折部位垫厚枕,使脊柱过伸,3日后开始锻炼腰背肌,第3个月开始可下地活动,但以卧床休息为主,3个月后开始逐渐增加下地活动时间,若椎体压缩超过1/3的青少年和中年受伤者,可采用两桌法或双踝悬吊法复位,复位后包石膏背心,固定3个月。稳定性颈椎骨折者,若骨折较轻可用颌枕带悬吊卧位牵引复位(图28-13),若有明显压缩脱位者,采用持续颅骨牵引复位,牵引重量3~5kg,复位并牵引2~3周后用头胸石膏固定3个月。

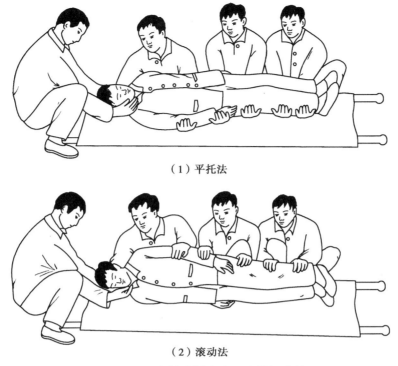

（1）平托法

（2）滚动法

图 28-12　脊柱骨折病人正确搬运方法

2）甲泼尼龙冲击疗法：适用于脊髓损伤早期，可降低组织水肿，改善脊髓血流量，预防脊髓缺血的进一步加重。

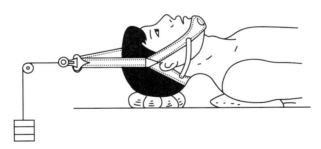

图 28-13　颌枕带悬吊卧位牵引

（2）**手术治疗**：有神经症状和有骨折片挤入椎管，不宜复位者；脊柱骨折复位效果不佳者；截瘫平面不断上升，提示有椎管内活动性出血者；影像学显示有碎骨片凸出至椎管内压迫脊髓者，应及时手术治疗。

【**常见护理诊断／问题**】

1.**低效性呼吸型态**　与呼吸肌神经损伤及活动受限有关。

2.**有体温失调的危险**　与脊髓损伤、自主神经功能紊乱有关。

3.**躯体活动障碍**　与疼痛及神经损伤有关。

4.**潜在并发症**：压力性损伤、泌尿系统感染、肺部感染等。

【**护理目标**】

1.病人能维持良好的通气状态。

2.病人体温维持正常。

3.病人最大限度恢复肢体功能。

4.病人未发生并发症或发生并发症,得到了有效的治疗和护理。

【护理措施】

(一)非手术治疗及术前护理

1.病情观察 ①严密观察病人的生命体征变化,防止低血压和心动过缓的出现,尤其是在翻身或吸痰后;②严密观察病人感觉、运动、反射等功能有无变化,当截瘫平面上升、肢体麻木加重、肌力减弱时,应立即通知医生。

2.维持呼吸功能 ①观察病人的呼吸频率、深浅,监测血氧饱和度,听诊肺部呼吸音,以了解有无呼吸困难的发生;②遵医嘱予以吸氧,并在床旁备好各种急救药品和器械,必要时协助医生行气管切开或呼吸机辅助呼吸等,并做好相应护理;③鼓励病人进行深呼吸及咳嗽训练,以利于排痰;④协助病人每2小时翻身1次,对于痰液黏稠者,可给予雾化吸入,使痰液稀释。必要时,用吸引器吸痰或经气管镜吸痰,以保持呼吸道通畅,防止感染。

3.维持体温正常 ①严密监测体温变化:颈部脊髓损伤时,由于自主神经系统功能紊乱,对周围环境温度的变化,丧失了调节和适应的能力,病人常出现高热或低温,体温异常是病情恶化的征兆;②高温时,以物理降温法为主,如使用冰袋冷敷同时调节环境温度。低温时注意保暖。

4.饮食护理 ①保证充足营养和水分的摄入;②鼓励病人摄入含蛋白丰富的食物;③少食多餐,细嚼慢咽,以利于食物的消化和吸收。

5.术前准备 对于拟行手术治疗的病人,做好饮食、皮肤等方面的准备。

6.并发症的护理

(1)压力性损伤:①保持床单位平整清洁,可使用翻身枕、气垫床等,保持病人皮肤清洁干燥,定时轴线翻身;②保证营养摄入,增强抵抗力;③对于长期受压的皮肤可预防性使用减压敷料。

(2)泌尿系感染:①仔细观察并记录尿量、颜色及清晰度,定期评估病人膀胱功能。②鼓励病人多饮水,使尿量每日在1 500ml以上。③急性期后,可应用诱导方法刺激排尿,还可加强会阴肌、腹肌功能训练,以辅助排尿;保持会阴部清洁;尿潴留和尿失禁的病人,可留置尿管待病人病情允许时尽早拔除尿管。④定期监测:定期测定残余尿量、尿常规或行尿培养,及时发现泌尿系感染。⑤膀胱冲洗:长期留置导尿管的病人,必要时进行膀胱冲洗,以防泌尿系感染。

(3)肺部感染:鼓励病人进行深呼吸及有效咳嗽训练,定时翻身、拍背,以利于痰液排出。当痰液黏稠时,给予雾化吸入。

(二)术后护理

1.体位 保持肢体关节处于功能位,定期活动肢体避免关节僵硬,可使用丁字鞋等器具避免足下垂等问题发生,每2小时轴线翻身一次。

2.病情观察 监测病人的生命体征变化,疼痛程度,伤口渗血渗液情况;观察病人有无胸闷、呼吸困难等情况,若有异常及时告知医生并协助处理。

3.做好引流管、皮肤等护理。

(三)健康指导

健康指导详见本章第二节常见四肢骨折病人的护理。

【护理评价】

通过治疗和护理,病人:①维持良好的通气状态,能有效咳嗽;②体温维持在正常范围,无高热或低温等现象;③最大限度恢复肢体功能;④未发生压力性损伤、泌尿系感染等并发症。

第四节　骨盆骨折病人的护理

导入情境

情境描述：

宋先生，43 岁。于入院前 2 小时从工地高架坠落，臀部着地，伤后即感臀部及会阴部疼痛，左下肢活动受限。查体：体温 36.5℃，脉搏 90 次 /min，呼吸 18 次 /min，血压 126/80mmHg，骨盆分离试验与挤压试验阳性。急诊 X 线检查提示：骨盆骨折。

工作任务：

1. 判断病人当前的主要护理问题并采取措施。

2. 病人准备行手术治疗，对病人实施术前准备及术后对病人行术后护理。

骨盆为环形结构，是由两侧的髂、耻、坐骨经 Y 形软骨融合而成的 2 块髋骨和 1 块骶尾骨，经前方耻骨联合和后方的骶髂关节构成的坚固骨环。骨盆保护着盆腔内脏器，骨盆骨折时常合并盆腔内脏器和血管神经损伤，导致大出血的发生。

【概述】

（一）病因

骨盆骨折多由强大的暴力所致，如车祸、高空坠落等。其多存在严重的多发伤，常伴有休克。

（二）分类

1. 根据骨折位置与数量分类　①骨盆边缘撕脱性骨折：发生于肌肉猛烈收缩而造成骨盆边缘肌肉附着点撕脱性骨折，骨盆环不受影响；②髂骨翼骨折：多为侧方挤压暴力所致（图 28-14），可为粉碎性骨折；③骶尾骨骨折：骶骨骨折可损伤腰骶神经根和马尾神经；④骨盆环骨折：单处骨盆环骨折少见，多为多处骨折。

2. 根据骨盆环稳定性分类　①A 型：稳定性（后环完整）；②B 型：部分稳定性（旋转不稳定，但垂直稳定；后环不完全性损伤）；③C 型：旋转、垂直均为不稳定性（后环完全损伤）。

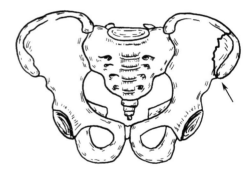

图 28-14　髂骨翼骨折

3. 根据暴力方向分类　可分为侧方挤压损伤、前后挤压损伤、垂直剪力损伤和混合暴力损伤骨盆骨折。

【护理评估】

（一）健康史

健康史详见本章第二节常见四肢骨折病人的护理。

（二）身体状况

1. 一般表现　髋部肿胀、疼痛、无法坐起或站立，部分病人会因大出血而出现休克表现。

2. 特殊体征　①骨盆分离试验与挤压试验阳性：检查者双手交叉撑开两髂嵴，骨折的骨盆前环产生分离，如果出现疼痛即为骨盆分离试验阳性；检查者双手挤压病人的两髂嵴，患处出现疼痛为骨盆挤压试验阳性（图 28-15）。②肢体长度不对称。③会阴部瘀斑：是耻骨和坐骨骨折特有体征。

（三）辅助检查

X 线可显示骨折类型及骨折移位情况，但 CT 能更清晰地显示骶髂关节情况，CT 和超声可显示腹、盆腔脏器损伤情况。

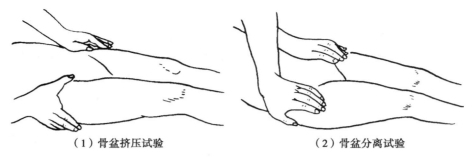

（1）骨盆挤压试验	（2）骨盆分离试验

图 28-15　骨盆挤压试验与分离试验

（四）心理-社会状况

了解病人的心理状况，有无焦虑等心理反应；病人及其家属对疾病治疗的态度及期望等。

（五）处理原则

1. 急救处理　优先处理休克和各种危及生命的并发症，再处理骨折。密切观察病人生命体征，快速建立静脉补液通道，遵医嘱予以补液治疗。嘱病人自主排尿或进行导尿，以判断有无尿道或膀胱受损。观察病人有无腹痛、腹肌紧张等腹膜刺激症状，必要时协助医生进行诊断性腹腔穿刺，若抽出不凝血液，提示可能发生腹腔内脏器破裂。

2. 非手术治疗　①卧床休息：骨盆边缘性骨折、骶尾骨骨折和骨盆环单处骨折无移位时，可卧床休息 3~4 周；②牵引：较轻的单纯性耻骨联合分离者，可采用骨盆兜带悬吊固定，但此法不适用于侧方挤压所致的耻骨支横行骨折；③手法复位：对有移位的尾骨骨折，可将手指插入肛门内行手法复位，但易再移位。

3. 手术治疗　对于耻骨联合分离 >2.5cm 的单纯性耻骨联合分离、不稳定的骨盆环骨折者多采用手术治疗。微创手术是骨盆骨折治疗的趋势，能明显减少手术并发症的发生，并降低死亡率。

【常见护理诊断/问题】

1. 疼痛　与骨折部位神经损伤及软组织损伤有关。

2. 躯体活动障碍　与骨折、制动有关。

3. 有皮肤完整性受损的危险　与活动障碍、感觉障碍和长期卧床有关。

4. 潜在并发症：休克、盆腔脏器损伤、脂肪栓塞综合征、神经损伤等。

【护理措施】

（一）非手术治疗及术前护理

1. 病情观察　密切观察病人生命体征和意识变化，若出现危及生命的并发症，优先处理并发症，再处理骨折。

2. 体位与活动　卧床休息期间以平卧位和健侧卧位为主，定时协助病人更换体位，以避免压力性损伤的发生。待病情稳定后，可逐步进行肢体功能锻炼。下床时使用助行器或拐杖，以减轻骨盆负重。

3. 骨盆兜带悬吊牵引的护理　骨盆兜带的宽度上至髂骨翼，下至股骨大转子，若发生移位时应及时调整，悬吊重量以能将臀部抬离床面为宜。保持兜带的干净、平整，大小便时尽量避免污染兜带。

4. 并发症的护理

（1）**休克**：骨盆各骨邻近许多动、静脉丛，血供丰富，故骨折可引起广泛出血，进而造成休克。护士应严密观察病人生命体征和意识变化，尤其是血压和脉搏的变化，立即建立静脉通道，遵医嘱予以补液治疗，纠正血容量不足，必要时配合医生做好手术准备。

（2）**盆腔脏器损伤**：膀胱和后尿道损伤，病人可出现血尿、无尿或急性腹膜炎等表现，观察病人尿液颜色和腹痛情况。直肠破裂如发生在腹膜反折以上可引起弥漫性腹膜炎，如在反折以下，可发生直肠周围感染。若发生直肠破裂，嘱病人禁食禁饮，遵医嘱静脉补液。

（3）神经损伤：主要是腰骶神经丛与坐骨神经损伤。观察病人有无括约肌功能障碍，下肢感觉减退或消失，肌肉萎缩无力或瘫痪等表现，发现异常及时报告医生。

5. 术前准备　对于拟行手术治疗的病人，做好饮食、皮肤等方面的准备。

（二）术后护理

监测病人的生命体征变化，疼痛程度，伤口有无渗血渗液，如有异常及时处理。做好引流管、皮肤等护理。

（三）健康指导

健康指导详见本章第二节常见四肢骨折病人的护理。

（曾　聪）

思考题

1. 柳女士，35 岁。1 小时前跌倒致左小腿疼痛明显，伴有活动障碍，不能站立和行走。查体：左小腿肿胀，活动时疼痛明显，左小腿外旋畸形。X 线检查提示：左胫腓骨横行骨折。

请问：

（1）该部位骨折后容易发生哪些并发症？该骨折应如何处理？

（2）如果病人需要手术治疗，术后应如何护理？

2. 王女士，76 岁。2 小时前行走时不慎跌倒，伤及右髋部，伤后右髋部肿胀、疼痛明显，伴有活动障碍，不能站立和行走。病人原有骨质疏松症。查体：体温 36.6℃，脉搏 88 次 /min，呼吸 20 次 /min，血压 131/83mmHg，右下肢外旋、缩短畸形。急诊 X 线检查提示：右股骨颈骨折。

ER 28-6

练习题

请问：

（1）引起股骨颈骨折的原因有哪些？病人发病的主要原因是什么？

（2）病人入院后及时行髋关节置换术，术后应如何护理病人？

第二十九章 | 关节脱位病人的护理

教学课件

思维导图

学习目标

1. 掌握:常见关节脱位病人的症状、体征和护理措施。
2. 熟悉:常见关节脱位的处理原则。
3. 了解:关节脱位的概念、病因及分类。
4. 学会:运用护理程序对常见关节脱位病人实施整体护理。
5. 具有关心关节脱位病人创伤后心理变化和积极帮助病人康复的态度和行为。

第一节　概　述

关节脱位(dislocation of joint)(俗称脱臼)是指关节面失去正常的对合关系,多见于青壮年和儿童。部分失去正常对合关系称为半脱位(subluxation)。

【病因与分类】

1. 按发生脱位的原因分

(1)**创伤性脱位**:由直接或间接暴力作用于正常关节引起的脱位,是导致关节脱位最常见的原因。

(2)**先天性脱位**:胚胎发育异常导致关节先天发育不良,出生后即出现脱位,且逐渐加重,如先天性髋关节脱位,是由于髋臼或股骨头先天发育不良引起。

(3)**病理性脱位**:关节结构发生病变,骨端遭受破坏,病变关节难以维持正常的对合关系,如骨肿瘤、关节结核、类风湿关节炎等所引起的脱位。

(4)**习惯性脱位**:创伤性脱位后如没有及时复位及合理固定易造成关节囊、韧带松弛,使关节存在不稳定因素,轻微外力可导致再脱位,反复发生,称为习惯性脱位,如习惯性肩关节脱位、习惯性颞下颌关节脱位。

2. 按脱位后关节腔是否与外界相通分

(1)**闭合性脱位**:脱位处软组织完整,关节腔不与外界相通。

(2)**开放性脱位**:是指脱位之关节腔与外界相通。

3. 按脱位后的时间分

(1)**新鲜脱位**:脱位时间在3周以内。

(2)**陈旧性脱位**:脱位时间超过3周。

【病理生理】

创伤性脱位时除骨端有移位外,同时伴有关节囊不同程度撕裂及关节附近的韧带、肌肉和肌腱的损伤,又可伴有骨折和神经、血管等损伤。关节腔及周围有出血,3周左右血肿机化,形成肉芽组织,继而成为纤维组织,造成关节周围粘连而影响关节功能。

【临床表现】

1. 一般表现　关节疼痛、肿胀、瘀斑、局部压痛及关节功能障碍。

2. 特有体征

（1）**畸形**：脱位处关节有明显的畸形，与健侧不对称，关节的正常骨性标志发生改变。

（2）**弹性固定**：脱位后关节周围肌肉痉挛，关节囊与韧带牵拉，使患肢固定在异常位置，被动活动时感到有弹性抵抗力。

（3）**关节窝空虚**：脱位后可触到空虚的关节窝或突出的关节头；肿胀严重时难以触及。

【辅助检查】

常规 X 线检查，可确定脱位的类型、程度及是否合并骨折等。

【处理原则】

1. 复位　包括手法复位和切开复位，以手法复位为主。早期复位容易成功，且功能恢复良好。若脱位时间较长，关节周围组织容易粘连，继而空虚的关节腔被纤维组织充填，最终导致手法复位难以成功。对于合并关节内骨折、有软组织嵌入及陈旧性脱位经手法复位失败者，应考虑手术切开复位。

2. 固定　复位后将关节固定于适当位置 2~3 周，使损伤的关节囊、韧带、肌肉等软组织得以恢复。

3. 功能锻炼　在固定期间要经常进行关节周围肌肉的伸缩活动和患肢其他关节的主动活动。固定解除后，逐步进行损伤关节的主动功能锻炼，并辅以理疗、中药熏洗等，促进关节功能早日恢复，防止肌肉萎缩和关节僵硬等并发症。整个过程切忌粗暴的被动活动，以病人不感到疲劳为宜，以免加重损伤。

第二节　常见关节脱位病人的护理

导入情境

情境描述：

王先生，35 岁。2 小时前打篮球时不慎摔倒，致左肩部疼痛、肿胀、活动受限。该病人右手扶持左前臂，头偏向左侧，步入诊室。

工作任务：

1. 指导病人进一步完善检查。

2. 帮助病人减轻疼痛及对病人采取进一步的护理措施。

关节脱位以肩关节脱位最为多见，其次为肘关节脱位、髋关节脱位等。

【护理评估】

（一）健康史

了解病人的年龄、受伤经过，既往有无关节和骨端的肿瘤及炎症等病变，有无反复脱位的病史等。明确暴力作用的时间、方式、性质和程度，了解病人受伤时的体位和环境，伤后立即出现的症状和急救处理等。

（二）身体状况

1. 肩关节脱位　多由间接暴力引起，当倒地时手掌着地，肩关节外展、外旋，使肩关节前方关节囊破裂，肱骨头滑出肩胛盂而出现脱位。若上肢处于后伸位跌倒，或肱骨后上方直接撞击于硬物上，所产生的向前暴力迫使肱骨头向前脱位。

肩关节脱位根据肱骨头脱位的方向分为前脱位、后脱位、下脱位、上脱位。临床上以前脱位最多见。前脱位又可分为喙突下脱位、锁骨下脱位、盂下脱位，其中以喙突下脱位最多见。

肩关节脱位主要临床表现为肩部疼痛、肿胀、肩关节活动障碍。病人常用健手托住患肢前臂，头向患侧倾斜。三角肌塌陷，肩部失去正常饱满圆钝的外形，呈"方肩"畸形（图 29-1），肩胛盂处有空虚感。搭肩试验（Dugas sign，杜加斯征）阳性，即患侧手掌搭于对侧肩部时，肘部不能紧贴胸壁，或患侧肘部贴于胸壁时，手掌无法搭到对侧肩部。

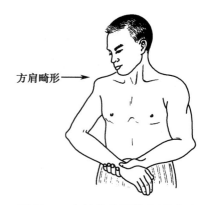

方肩畸形 →

图 29-1　肩关节前脱位典型畸形

2. 肘关节脱位　多由间接暴力引起，发生率仅次于肩关节脱位。跌倒时，上臂伸直手掌着地，暴力传递至尺、桡骨上端，在尺骨鹰嘴突产生杠杆作用，使尺、桡骨近端脱向肱骨远端后方。如肘关节从后方受到直接暴力，可产生尺骨鹰嘴骨折和肘关节前脱位，这种脱位较少见。肘关节脱位还可合并骨折、神经、血管损伤等。

常发生于青少年，多为运动损伤或跌落伤。根据脱位后关节远端的位置，可分为后脱位、前脱位、侧方脱位，以后脱位最为常见。

肘关节脱位主要临床表现为肘部疼痛、肿胀、功能障碍；肘后空虚感，鹰嘴后突明显；肘关节弹性固定于半伸直位；肘后三角失去正常关系。应注意检查患肢远端血运、皮肤颜色、温度、感觉、运动情况等。

3. 髋关节脱位　髋关节由股骨头和髋臼组成，是典型的杵臼关节。髋臼为半球形，深而大，容纳大部分股骨头，周围有坚强的韧带与强壮的肌群，因此只有强大暴力才能引起髋关节脱位，约 50% 髋关节脱位可合并骨折，常发生于青壮年。

根据脱位后股骨头的位置分为后脱位、前脱位和中心脱位（图 29-2），其中后脱位最为常见。髋关节后脱位多发生于交通事故，病人处于屈膝及髋关节屈曲内收，当膝部受到暴力时，使股骨头从后关节囊薄弱处脱出。另外，当病人处于下蹲或弯腰时重物砸击骨盆或高空坠落时下肢强力外展、外旋，大转子以髋臼缘为支点，股骨头向前滑出穿破关节囊，发生髋关节前脱位。

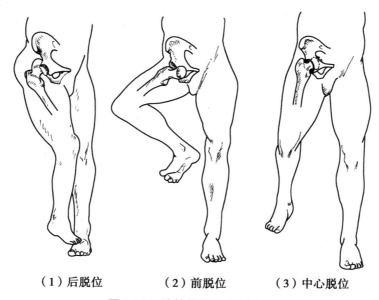

（1）后脱位　　　　（2）前脱位　　　　（3）中心脱位

图 29-2　髋关节脱位典型畸形

髋关节脱位主要临床表现为髋关节后脱位时，患髋关节疼痛，被动活动时疼痛加剧。患肢短缩，髋关节呈屈曲、内收、内旋畸形。大转子上移，臀部可触及股骨头。若合并坐骨神经损伤，则表现为相应支配区域的感觉及运动异常。髋关节前脱位时,髋关节呈外旋、外展及屈曲畸形,患肢很少短缩,有时甚至较健肢稍长,腹股沟处肿胀,可摸到股骨头。

（三）辅助检查

X线可明确脱位的类型及有无合并骨折;必要时行CT进一步了解合并骨折情况。

（四）心理 - 社会状况

评估病人对脱位的心理反应,如焦虑、恐惧等;评估病人的生活模式、社会角色等是否受到疾病的影响;评估病人对疾病治疗的态度。

（五）处理原则

1.肩关节脱位

（1）复位:以手法复位为主,一般采用局部浸润麻醉,常用手牵足蹬法(Hippocrates manipulation)(图29-3)。

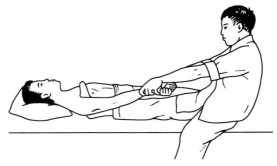

图29-3　肩关节前脱位手牵足蹬法

> **知识链接**
>
> ### 手牵足蹬法
>
> 病人仰卧位,术者站于患侧床旁,腋窝处垫棉垫,以同侧足跟置于病人腋下靠胸壁处,双手握住患肢腕部,逐渐增加牵引力量,同时可轻微内旋、外旋上肢,解脱肱骨头与肩胛盂的交锁并逐渐内收上臂,肱骨头便会经前方关节囊的破口滑入肩胛盂内,可感到弹响,提示复位成功。

（2）**固定**:单纯肩关节脱位复位后用三角巾悬吊上肢,肘关节屈曲90°,腋窝处垫棉垫。一般固定3周,合并肱骨大结节骨折应延长1~2周。对关节囊明显破损或肩胛肌肌力不足者,术后X线检查有肩关节半脱位者,应搭肩位胸肱绷带固定(图29-4)。切忌长期制动以避免造成肩关节活动受限。

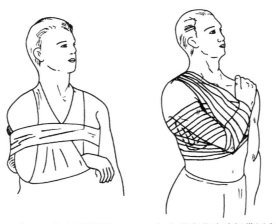

（1）三角巾悬吊固定　　　（2）搭肩位胸肱绷带固定

图29-4　肩关节脱位复位后固定法

（3）**功能锻炼**:固定期间应活动腕部和手指,解除固定后主动肩关节各个方向功能锻炼。应循序渐进,逐渐加大受伤关节的活动范围。可以配合理疗,效果更好。

2.肘关节脱位

（1）**复位**:大多数采用手法复位,对于手法复位失败及超过3周的陈旧性肘关节脱位的可采用切开复位。常用手法复位方法为病人取坐位或仰卧位，两助手分别在前臂及上臂做牵引及反牵引，术者从肘后用双手握住肘关节，首先纠正侧方移位，然后双手拇指向前方推压桡骨头或尺骨鹰嘴，在保持牵引的同时逐渐屈肘，出现弹跳感则表示复位成功。

（2）**固定**：复位后用超关节夹板或长臂石膏托固定肘关节于屈曲90°位，再用三角巾悬吊于胸前2~3周。

（3）**功能锻炼**：固定期间及开始肌肉收缩锻炼，指导病人行肱二头肌收缩动作，并活动手指与腕部。外固定去除后，锻炼肘关节的屈伸活动及前臂旋转活动。切忌请人强力拉扳及麻醉下手法扳正，以免引起骨化性肌炎，使关节丧失功能。

3. 髋关节脱位

（1）**复位**：复位时需肌肉松弛，须在全身麻醉或椎管内麻醉下手法复位。复位易早，力争在24小时内复位成功。常用手法复位有提拉法（艾利斯法）（图29-5）。

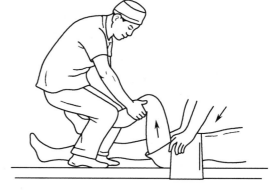

图 29-5　提拉法

知识链接

提拉法

　　当髋关节后脱位时，病人仰卧于手术床上，全麻后，一助手双手按住髂嵴以固定骨盆，术者面向病人站立，先使患侧髋关节和膝关节各屈曲90°，然后用双手握住病人的腘窝做持续牵引，或前臂上端套住腘窝做牵引，待肌松弛后，略做外旋，便可以使股骨头还纳至髋臼内。可以感到明显的弹跳与响声，提示复位成功。本法简便、安全，最为常用。

（2）**固定**：复位后用皮牵引或穿"丁字鞋"固定患肢2~3周。后脱位者固定患肢于伸直、外展位；前脱位者固定患肢于伸直、轻度内收、内旋位，以利于关节囊修复，避免再脱位的发生。

（3）**功能锻炼**：需卧床休息4周，期间行股四头肌等长收缩锻炼及踝关节及足趾的主动屈伸活动；2~3周后开始活动髋关节；4周后可持双拐下地活动；3个月后患肢方可完全负重，以免发生股骨头因受压而出现缺血性坏死。

【常见护理诊断/问题】

1. 急性疼痛　与关节脱位引起局部软组织损伤、神经受压有关。

2. 躯体活动障碍　与关节脱位、疼痛、局部制动有关。

3. 有皮肤完整性受损的危险　与外固定压迫、摩擦局部皮肤有关。

4. 潜在并发症：周围血管、神经损伤。

【护理目标】

1. 病人主诉疼痛缓解或消失。

2. 病人脱位关节活动能力得到改善。

3. 病人脱位关节周围皮肤完整，未出现压力性损伤。

4. 病人未出现血管及神经损伤，若发生能被及时发现和处理。

【护理措施】

1. 疼痛护理　尽早复位固定能减轻疼痛。早期冷敷，以达到消肿止痛目的，后期予以热敷，以减轻因肌肉痉挛引起的疼痛；进行护理操作或移动病人时，应手掌托住患肢，动作轻柔；运用如心理暗示、转移注意力等非药物镇痛方法缓解疼痛；必要时遵医嘱使用镇痛剂。

2. 病情观察　移位的关节端可压迫相邻的神经和血管，应定时观察患肢远端感觉、运动、皮肤颜色、皮温及动脉搏动情况；注意外固定的松紧度，确保外固定安全可靠。若发现患肢远端感觉麻木、剧烈疼痛、肌肉麻痹、苍白及动脉搏动减弱或消失，应及时通知医生并配合处理。

3. 保持皮肤完整性　避免因外固定物或牵引物压迫摩擦而损伤皮肤；对于髋关节脱位的病人因需卧床时间较长，应经常变换体位并保持床单位整洁，预防压力性损伤的产生。对因脱位关节压迫或牵拉神经，导致感觉功能障碍的肢体，要防止冻伤和烫伤。

4. 心理护理　对病人表示理解和同情，给予安慰和鼓励，耐心做好解释工作，以减轻其紧张心理，同时耐心讲解使病人了解关节脱位的相关知识，增加病人对疾病的认识，以便积极配合治疗。

5. 健康指导　向病人及家属讲解脱位治疗和康复的相关知识。说明复位后固定的目的、重要性及注意事项；固定时间太长易发生关节僵硬，太短则关节囊达不到修复，容易形成习惯性脱位；并向病人及家属说明功能锻炼的重要性和必要性，科学地指导病人功能锻炼，使病人能自觉地按计划进行功能锻炼，防止锻炼不当或过早锻炼引起习惯性脱位。固定期间，应进行关节周围肌肉的舒缩运动和除患肢外其他未固定关节的主动活动。解除固定后，逐渐加大损伤关节的活动范围；同时配合热敷、理疗、中药熏洗，这样有利于增加血液循环，消除肿胀，防止关节僵直和失用性萎缩。

【护理评价】

通过治疗与护理，病人：①疼痛缓解或得到有效控制；②关节功能恢复，自理能力改善；③皮肤完整，无压力性损伤或感染的发生；④未发生血管、神经损伤，若发生能及时发现并进行治疗和护理。

（张国华）

思考题

王女士，45岁。外伤致右髋部肿痛、畸形、活动受限1小时急诊入院。查体：意识清楚，生命体征平稳，右髋部肿胀，疼痛，患肢短缩，右髋关节屈曲、内收、内旋畸形，活动受限，右踝及各足趾感觉、运动正常，右足背动脉搏动有力。X线检查示：右髋关节后脱位。

ER29-3

练习题

请问：

(1) 该病人目前主要的护理问题是什么？主要并发症有哪些？

(2) 全麻下行手法复位后，如何指导病人功能锻炼？

第三十章 ｜ 骨与关节感染病人的护理

教学课件

思维导图

学习目标

1. 掌握：化脓性骨髓炎、化脓性关节炎及骨与关节结核病人的症状、体征和护理措施。
2. 熟悉：化脓性骨髓炎、化脓性关节炎及骨与关节结核病人的处理原则。
3. 了解：化脓性骨髓炎、化脓性关节炎及骨与关节结核的病因和病理生理。
4. 学会：运用护理程序对骨与关节感染病人实施整体护理。
5. 具有关心、爱护骨与关节感染病人的心理及积极帮助病人康复的态度和行为。

第一节　化脓性骨髓炎病人的护理

导入情境

情境描述：

患儿，男，10岁。2日前突然出现高热，左膝部发红、肿痛及屈伸活动受限，院外给予抗生素治疗，无明显效果。为进一步治疗而急来院。

工作任务：

1. 请分析目前该患儿需要完善的检查。
2. 请采取护理措施为患儿减轻疼痛。

化脓性骨髓炎（pyogenic osteomyelitis）是化脓性细菌感染引起的病变，包括骨膜、骨皮质、骨松质和骨髓的炎症。本病感染途径有三种：①血源性感染，致病菌由身体其他部位的化脓性病灶，如上呼吸道感染，皮肤疖肿、毛囊炎、泌尿生殖系感染，经血液循环播散至骨骼，称为血源性骨髓炎；②创伤后感染，开放性骨折或骨折手术后出现了骨感染，称为创伤后骨髓炎；③邻近感染灶，邻近软组织感染直接蔓延至骨骼，如化脓性指头炎直接蔓延引起指骨骨髓炎，慢性小腿溃疡引起胫骨骨髓炎等，称为外源性骨髓炎。

一、急性血源性骨髓炎病人的护理

身体其他部位的化脓性病灶中的细菌经血液循环播散引起骨骼的急性化脓性炎症称急性血源性骨髓炎。多见于12岁以下儿童，长骨干骺端为好发部位，以胫骨近端和股骨远端多见。

【病因及发病机制】

本病最常见的致病菌是金黄色葡萄球菌，其次为乙型溶血性链球菌，其他包括流感嗜血杆菌、大肠埃希菌、产气荚膜杆菌、肺炎链球菌和白色葡萄球菌等。

本病的致病菌系经血源性播散，发病前大多先有身体其他部位的化脓性感染病灶。若原发感染病灶处理不当或身体抵抗力下降，化脓性致病菌侵入血循环发生菌血症或脓毒症，菌栓进入骨营养动脉，停滞于长骨干骺端的毛细血管内，原因是该处血流丰富而流动缓慢，容易使细菌停滞。

【病理生理】

本病的病理变化以骨质破坏和死骨形成，后期以新生骨形成为主，成为骨性包壳。

大量菌栓进入长管状骨的干骺端，阻塞小血管，迅速发生骨坏死，同时会有充血、渗出及白细胞浸润，形成局限性骨脓肿。脓肿不断扩大与邻近的脓肿合并成更大的脓肿。脓腔内高压的脓液可沿哈弗斯管蔓延进入骨膜下间隙将骨膜掀起成为骨膜下脓肿，致外层密质骨缺血坏死形成死骨。脓液穿破骨膜流向软组织筋膜间隙而成为深部脓肿。脓肿亦可穿破皮肤排出体外，形成窦道。脓液进入骨髓腔，破坏骨髓组织、骨松质及内层密质骨的血液供应，形成大片死骨（图30-1）。儿童骨骺板具有屏障作用，脓液一般不易进入邻近关节。成人骺板已经闭合，脓肿可直接进入关节腔形成化脓性关节炎。

死骨形成过程中，病灶周围的骨膜因炎症充血和脓液的刺激而产生新骨，包围在骨干的外面，形成"骨性包壳"，包壳上有小孔与窦道相同。包壳内有脓液、死骨及炎性肉芽组织，往往引流不通畅，成为骨性无效腔。小片死骨可以被肉芽组织吸收，或为吞噬细胞所清除，也可经窦道排出体外。大块死骨难以吸收或排出，使窦道经久不愈，病变进入慢性阶段。

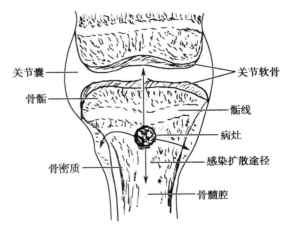

图30-1　急性血源性骨髓炎的扩散途径

【护理评估】

（一）健康史

了解病人有无其他部位感染和外伤史，病程长短，采取何种治疗及效果如何；既往有无药物过敏史和手术史。

（二）身体状况

1. 全身表现　起病急骤，有寒战、高热，体温可达39℃以上。儿童可表现为烦躁不安、呕吐与惊厥，重者可有昏迷及感染性休克。

2. 局部表现　早期有患部剧痛，肢体呈半屈曲状，抗拒做主动和被动活动。局部皮温增高、发红、肿胀，干骺端有局限性深压痛。数日后若肿胀、疼痛加剧，提示该处形成骨膜下脓肿。当脓肿穿破骨膜形成软组织深部脓肿时，疼痛反而减轻，但局部红、肿、热、压痛更为明显。若整个骨干都存在骨破坏后，有发生病理性骨折的可能。

当脓肿穿破皮肤时，疼痛缓解，体温逐渐下降，但局部可经久不愈而形成窦道，病变进入慢性阶段。

（三）辅助检查

1. 实验室检查　血白细胞计数和中性粒细胞比例增高；红细胞沉降率加快；血中C反应蛋白（C-reactive protein，CRP）升高；在寒战高热时或应用抗生素前抽血培养，可以提高血培养阳性率。

2. 局部脓肿分层穿刺　选有内芯的穿刺针，在干骺端压痛最明显处刺入，边穿刺边抽吸，不可一次穿入骨内，以免将单纯软组织脓肿的细菌带入骨内。穿刺液常规做涂片检查、细菌培养及药物敏感试验，有助明确诊断和选择用药。

3. 影像学检查

（1）X线：早期无特殊表现。发病2周后，X线表现为层状骨膜反应与干骺端骨质稀疏，当微小骨脓肿合并成较大脓肿时可见干骺区散在性虫蛀样骨破坏，并向髓腔扩散，骨密质变薄，可有死骨形成。

（2）CT：可较早发现骨膜下脓肿。

（3）MRI：可以早期发现局限于骨内的炎性病灶。

（四）心理－社会状况

评估病人和家属对疾病的认知程度、治疗和护理的期望程度；有无焦虑和恐惧心理。评估家庭对病人的关心、支持情况。

（五）处理原则

处理的关键是早期诊断与正确治疗。由于治疗不及时，急性骨髓炎往往演变为慢性骨髓炎，故应尽快控制感染，防止炎症扩散，及时手术。

1. 非手术治疗

（1）**抗生素治疗**：早期、足量、联合应用有效抗生素。

（2）**支持疗法**：高热时降温、补液、补充热量；纠正水、电解质和酸碱平衡紊乱；必要时给予少量多次输新鲜血液，以增加病人抵抗力。

（3）**局部制动**：皮牵引或石膏托固定患肢于功能位，以减轻疼痛、防止关节挛缩畸形及病理性骨折。

2. 手术治疗 手术的目的是引流脓液，减轻感染中毒症状，阻止急性骨髓炎向慢性骨髓炎转变。若经非手术治疗48~72 小时仍不能控制局部炎症，应尽早手术，也有主张提前为 36 小时。手术方式有钻孔引流或开窗减压两种，于骨腔内放置 2 根引流管做持续冲洗引流（图 30-2）。

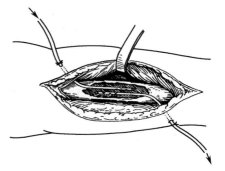

图 30-2　骨腔内闭合冲洗引流的放置

【常见护理诊断/问题】

1. 体温过高 与化脓性感染有关。

2. 疼痛 与炎症刺激及骨髓腔内压力增加有关。

3. 躯体移动障碍 与患肢疼痛及制动有关。

4. 潜在并发症：病理性骨折。

【护理目标】

1. 病人体温维持在正常范围。

2. 病人疼痛减轻或消失。

3. 病人病变部位关节功能逐渐恢复。

4. 病人未出现病理性骨折等潜在并发症。

【护理措施】

（一）非手术治疗及术前护理

1. 维持正常体温

（1）病人高热期间应卧床休息，以保护患肢和减少消耗；鼓励多饮水。

（2）对高热病人应及时给予物理降温，必要时可根据医嘱给予药物降温，以防高热惊厥发生。

2. 缓解疼痛

（1）抬高患肢以利于静脉血回流，减轻肿胀或疼痛。

（2）限制患肢活动，必要时用石膏托或皮牵引固定于功能位，以缓解肌痉挛，解除疼痛。

（3）搬动患肢时动作要轻，保护好患肢，以防发生继发性损伤；床上可安置护架，做好支撑，避免患处压迫，加重疼痛。

3. 控制感染 遵医嘱尽早联合足量应用抗生素。应现配现用，合理安排用药顺序，按时给药，以保持血液中药物的有效浓度。护士应了解药物的作用、不良反应等。抗生素治疗应连续用药超过 3~4 周。停药应具备如下条件：①体温正常；②局部症状、体征消失达 2~3 周以上；③血常规检查白细胞计数及分类正常；④X 线检查可见到修复现象。

（二）术后护理

1. 体位 小儿手术时多采取全麻，未清醒时采取平卧位，头偏向一侧，以防误吸。术后因行连续冲洗与吸引，需卧床休息，注意保持床单位清洁干燥，定时协助病人翻身，防止压力性损伤的发生。

2. 病情观察 密切观察病人意识状态、生命体征、患肢皮肤温度和色泽变化。准确记录 24 小时出入量和水、电解质失衡状况。

3. 引流管护理

（1）**妥善固定引流装置**：拧紧各连接接头以防止松动、脱落；变换体位时应妥善安置引流管，以防脱出。躁动病人要适当约束四肢，以防自行拔出引流管。

（2）**保持引流通畅**：①保持引流管与一次性负压引流袋连接紧密，并处于负压状态；引流袋低于伤口 50cm，以利于引流。②冲洗管的输液瓶应高于伤口 60~70cm，以 1 500~2 000ml 抗生素溶液做连续 24 小时灌注。③观察引流液的量、颜色和性状，保持出入量的平衡。④根据引流液的颜色和清亮程度调节灌注速度。引流术后 24 小时内连续快速灌洗，以后每 2 小时快速冲洗一次。⑤若出现滴入不畅或出入量不平衡，应检查管道是否折叠、受压、扭曲或堵塞，并及时处理，以保证引流通畅。

（3）**拔管指征**：引流管留置 3 周，或体温正常，引出液清亮，连续 3 次细菌培养结果阴性，先将冲洗管拔除，3 日后再拔除引流管。

4. 功能锻炼 为避免患肢长期制动导致肌肉萎缩或关节僵硬，固定期间应指导患肢行肌肉等长舒缩活动；待炎症控制后行关节功能锻炼。

5. 心理护理 与病人建立融洽友好的关系，使其积极配合治疗；多与患儿家长交谈，让家长了解疾病相关知识和护理方法，减轻其心理压力，配合和支持治疗与护理。

（三）健康指导

1. 饮食指导 加强营养，给予病人易消化的高蛋白、高维生素的饮食，增强机体抵抗力，以免复发。

2. 用药指导 按医嘱足量应用抗生素，连续用药至症状消失 3 周左右。要注意药物副作用和毒性反应，如出现应立即停药并到医院就诊。

3. 活动指导 病人长期卧床，指导病人积极功能锻炼。复查 X 线片证明包壳已坚固形成，破坏骨已经修复正常时开始逐渐负重，以免发生病理性骨折。

4. 定期复查 该病易复发，当愈合后的局部再次出现红、肿、热、痛或皮肤窦道再次开放向外流脓时，及时就诊治疗。

【护理评价】

通过治疗与护理，病人：①体温维持在正常范围；②疼痛减轻或消失；③病人病变部位关节功能逐渐恢复；④感染得到控制，未出现并发症，或发生时得到及时发现和处理。

二、慢性血源性骨髓炎病人的护理

急性血源性骨髓炎在急性感染期未能彻底控制，反复发作演变成慢性血源性骨髓炎。一般症状限于局部，往往顽固难治，数年甚至数十年仍难以治愈。以死骨形成和新生骨形成为主。

【病因】

慢性血源性骨髓炎大多继发于急性血源性骨髓炎；若低毒性细菌感染，在发病时即可表现为慢性骨髓炎。

本病主要的致病菌是金黄色葡萄球菌,而大部分病例为多种细菌混合感染,最常检出的是链球菌、铜绿假单胞菌、变形杆菌和大肠埃希菌。近年来革兰氏阴性细菌引起的骨髓炎增多。

【病理生理】

慢性血源性骨髓炎的基本病理变化是反应性新骨包壳形成,死骨分离,无效腔和窦道形成。骨质因感染破坏和吸收,局部形成无效腔,内有脓液、坏死组织、死骨和炎性肉芽组织,外层骨膜也不断形成新骨而成为"骨性包壳"。包壳常有多个孔道,经孔道排出脓液及小的死骨至体外。软组织毁损严重而形成瘢痕,皮肤菲薄极易破损,窦道经久不愈。窦道口长期脓液刺激,少数病人可恶变为鳞状上皮癌(图30-3)。当机体抵抗力降低或局部受伤时,炎症又再次发作,如此反复。

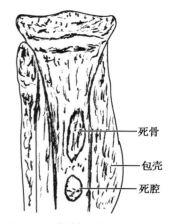

死骨
包壳
死腔

图30-3　慢性骨髓炎病理改变

【护理评估】

(一)健康史

了解病人病程长短,采取何种治疗及效果如何;详细询问抗菌药物使用情况;既往有无药物过敏史和手术史。

(二)身体状况

1.症状　慢性骨髓炎静止期可无症状,急性发作时有发热及局部疼痛、肿胀等。

2.体征　患肢局部增粗、变形。幼年期发病者,由于骨骺破坏,生长发育受影响,肢体呈现短缩或内外翻畸形,关节挛缩。窦道口肉芽组织增生,流出臭味脓液,窦道周围皮肤菲薄、色素沉着,或者呈湿疹样皮炎,易破溃形成慢性溃疡。长期受炎症刺激可发生癌变。有时窦道排出小的死骨;死骨排净后,窦道可暂时闭合。当慢性骨髓炎急性发作时,局部有红、肿、热、痛及明显压痛,原已闭合的窦道口开放,流出大量脓液或死骨。其可出现肌肉萎缩、关节挛缩或僵硬和病理性骨折。

(三)辅助检查

1.X线　骨骼失去正常形态,骨膜下有新生骨形成,骨质硬化,骨髓腔不规则,有大小不等的死骨影,边缘不规则,周围有空隙。

2.CT　可显示脓腔与小片死骨。经窦道插管注入水溶性碘溶液造影剂可显示脓腔情况。

(四)心理-社会状况

病人长期患病,病程长,家庭负担重,了解病人和家属是否丧失战胜疾病的信心,有无产生焦虑,甚至悲观厌世心理;评估病人的经济状况及家庭的支持情况。

(五)处理原则

根据病史、症状和体征及影像学检查较容易明确诊断。处理原则为清除死骨、炎性肉芽组织和消灭无效腔,方法以病灶清除术为主。

1.清除病灶　在骨壳上开洞进入病灶,吸出脓液,清除死骨及炎性肉芽组织。病灶清除是否彻底是决定术后窦道能否闭合的关键。不重要部位的慢性骨髓炎,如肋骨、腓骨、髂骨翼等处的病灶可将病骨整段切除,一期缝合伤口。部分病例病程久已有窦道口皮肤癌变,或局部广泛骨髓炎不可能彻底清除病灶者,可行截肢手术。

2.消灭无效腔

(1)蝶形手术:在清除病灶后,再用骨刀将骨腔边缘削去一部分,使成为平坦的蝶状,用凡士林纱布填平创口,外用管形石膏,每4~6周更换1次,待肉芽组织逐渐填平创口而消灭无效腔。此法只用于无效腔不大，削去骨量不多的病人。

（2）**肌瓣填塞**：将骨腔边缘略做修整后，用附近肌做带蒂肌瓣填塞，以消灭无效腔。如用腓肠肌内外侧头肌瓣，填塞胫骨中段、上段无效腔。

（3）**闭式灌洗**：在彻底清除病灶、无效腔碟形化后，冲洗伤口，定点缝合皮肤，不分层缝合。在伤口内留置灌洗管和引流管各 1 根，术后经灌洗管滴入抗生素，持续 2~4 周，待吸引液转为清亮时即可停止灌洗并拔管。

（4）**抗生素 – 骨水泥珠链填塞和二期植骨**：将敏感抗生素粉剂放入"骨水泥"（即聚甲基丙烯酸甲酯）中，制成直径 7mm 左右的小球，用不锈钢丝穿成珠链，填塞入骨腔，留 1 粒小珠露于皮肤外。珠链在体内会缓慢释放有效浓度的抗生素约 2 周。在 2 周内，珠链的缝隙内会有肉芽组织生长。2 周后即可拔出珠链。大型的骨腔可在拔除珠链后再次手术植骨。

【**常见护理诊断／问题**】

1. **焦虑**　与疾病迁延不愈、担心功能障碍有关。

2. **皮肤完整性受损**　与炎症、溃疡、窦道有关。

3. **躯体移动障碍**　与患肢疼痛及制动有关。

4. **潜在并发症**：病理性骨折。

【**护理目标**】

1. 病人未出现焦虑，能积极配合治疗。

2. 病人皮肤完整或感染得到控制，窦道愈合。

3. 病人病变附近关节及肌肉功能逐渐改善或恢复。

4. 病人未出现病理性骨折潜在并发症。

【**护理措施**】

（一）**非手术治疗及术前护理**

1. **一般护理**

（1）**卧床休息**：抬高患肢，肢体于功能位限制活动，以减轻疼痛，防止关节畸形及病理性骨折；当必须移动患肢时，应给予协助，避免继发性损伤。

（2）**营养支持**：增加营养以提高抵抗力。给予高蛋白、高热量、高维生素及易消化饮食，必要时给予少量多次输血。

2. **病情观察**　病情重者，尤其是儿童，应记出入量和危重症护理记录，密切观察生命体征及神志变化。

3. **维持正常体温**　高热病人可采用物理降温，必要时遵医嘱给予药物降温。

4. **控制感染**　注意抗生素浓度和滴入速度，密切注意用药后的副作用和毒性反应。及时做细菌培养和药物敏感试验，以指导选用有效的抗生素。

5. **心理护理**　该病病程长，反复发作，病人往往会有焦虑、恐惧，甚至悲观厌世的心理，应经常与病人交流、谈心，给予安慰和鼓励使病人树立战胜疾病的信心。向病人介绍关于疾病治疗方面的情况及成功治愈的病例，以减少病人的疑虑，使病人能积极配合治疗。

6. **术前准备**　做好常规及皮肤准备，窦道口周围皮肤要保持清洁，手术备皮要彻底。

（二）**术后护理**

1. **一般护理**　病人采取适当卧位，协助病人活动，防止肌肉萎缩。

2. **病情观察**　伤口行药物灌注、冲洗、负压引流，要注意观察引流液的量、颜色、性质等。

3. **伤口护理**　注意术后伤口的护理，及时更换敷料。

4. **引流管护理**

（1）**保持引流通畅、防止引流液逆流**：多采用点滴冲洗和负压引流。术后 24 小时内，引流液较多，应快速滴入冲洗液，以免堵塞引流管。冲洗液一般选用细菌敏感的抗生素配制而成。每日用量依病情而定。

（2）伤口行药物灌注、冲洗持续的时间：根据无效腔的大小而异，一般为2~4周。当体温正常，伤口无炎症现象，引流出的液体清澈时，应考虑拔管。先拔除灌洗管，引流管继续引流1~2日后再拔除。

（三）健康指导

1. 饮食指导　病人长期处于消耗状态，应给予易消化的高蛋白、高热量、高维生素饮食，增强机体抵抗力。

2. 活动指导　指导病人主动功能锻炼，教会病人使用助行器等，减少患肢过早完全负重。X线片证明包壳已坚固形成，破坏骨已经修复正常时开始逐渐负重。

3. 定期复查　该病易复发，当愈合后的伤口再次出现局部红、肿、热、痛或皮肤窦道流脓时，及时就诊治疗。

【护理评价】

通过治疗与护理，病人：①焦虑情绪得到缓解或消除；②感染得到控制，创面得到有效护理，逐渐愈合；③病变附近关节及肌肉功能逐渐改善或恢复；④潜在并发症得到有效预防。

第二节　化脓性关节炎病人的护理

化脓性关节炎（suppurative arthritis）是指关节内化脓性感染，多见于儿童，尤以营养不良的小儿居多。其好发于髋关节和膝关节，其次为肘、肩及踝关节，其他关节少见，多为单发。

【病因】

金黄色葡萄球菌是最常见的致病菌，约占85%，其次为白色葡萄球菌、淋球菌、肺炎链球菌和大肠埃希菌等。

感染多由身体其他部位化脓性病灶内细菌，通过血液循环播散至关节，引起的急性血源性感染。其他途径包括邻近关节附近的化脓性病灶也可直接蔓延至关节、开放性关节损伤后继发感染、关节内注射药物或关节手术后感染。

【病理生理】

根据病变的发展过程，可分为三个阶段，可因细菌毒力、机体抵抗力及治疗情况而病程演变难以区分。

1. 浆液性渗出期　细菌侵入关节腔后，滑膜明显充血、水肿，有白细胞浸润及浆液性渗出。此期关节软骨尚未破坏，如及时治疗，病变可逆，关节功能可完全恢复。

2. 浆液纤维性渗出期　病变进一步发展，渗出物增多、混浊，内含大量白细胞及纤维蛋白；纤维蛋白沉积在关节软骨上影响软骨代谢，白细胞释放大量溶酶体酶，可以协同破坏软骨基质，使软骨出现崩溃、断裂和塌陷。此期部分病理变化成为不可逆性，可遗留不同程度的关节功能障碍。

3. 脓性渗出期　若炎症不能控制，渗出物转为脓性，炎症侵犯至软骨下基质，滑膜和关节软骨均已破坏，关节周围亦有蜂窝组织炎。修复后关节重度粘连甚至出现关节强直，病变为不可逆性，后遗严重关节功能障碍。

【护理评估】

（一）健康史

询问病人近期有无局部化脓性感染病灶，及关节外伤、手术史；了解病人一般情况，发病经过及治疗情况，效果如何；既往有无药物过敏史和手术史。

（二）身体状况

1. 症状 起病急骤，寒战、高热，体温可达 39℃ 以上。感染严重者可出现谵妄与昏迷，小儿可见惊厥。病变关节处剧烈疼痛。

2. 体征 病变关节功能障碍，活动受限。局部有明显的红、肿、热、痛表现。

（1）**浅表关节病变者**：如膝、肘关节局部可见红、肿、热，局部压痛明显；发生于膝关节可见髌上囊隆起，浮髌试验可为阳性。关节多处于半屈曲位以减少疼痛。

（2）**深部关节病变者**：如髋关节，因有皮下组织和周围肌覆盖，局部红、肿、热不明显。关节常处于屈曲、外展、外旋位，以增大关节腔容量，减轻疼痛。病人因疼痛往往拒绝做任何检查。髋关节的位置较深，因而局部肿胀、压痛多不明显，但有活动受限，特别是内旋受限。遇到不能解释的膝疼痛时，应警惕疼痛可能来自髋关节。

（三）辅助检查

1. 实验室检查 白细胞计数增高至 10×10^9/L 以上，中性粒细胞占 90% 以上。红细胞沉降率、C 反应蛋白升高。寒战期抽血培养可检出致病菌。关节穿刺抽出液外观呈浆液性或脓性，涂片见大量成堆的脓细胞，细菌培养可以检出致病菌。

2. X 线 早期关节周围软组织阴影扩大，关节间隙增宽；后期关节间隙变窄或消失，关节面毛糙，甚至发生骨质破坏或增生。

（四）心理–社会状况

评估病人对疾病及预后有无焦虑、恐惧心理；了解病人的家庭经济承受能力。

（五）处理原则

1. 全身应用抗生素 参见本章第一节急性血源性骨髓炎病人的护理。

2. 关节腔内注射抗生素 每日一次关节穿刺，抽出积液，注入抗生素，如果抽出液逐渐变清，而局部症状和体征缓解，说明治疗有效，可以继续使用，直至关节积液消失，体温正常。如果抽出液性质转为混浊甚至脓性，说明治疗无效，应改为灌洗或切开引流。

3. 关节腔灌洗 适用于表浅的大关节，如膝关节。在关节两侧穿刺，经穿刺套管置入灌注管和引流管，每日经灌注管滴入抗生素溶液 2 000~3 000ml，引流液转清，细菌培养阴性后停止灌洗，但引流管应持续引流数日至无引流液吸出，即可拔管。

4. 经关节镜治疗 在关节镜下可引流脓性关节液，彻底切除病变滑膜，直视下摘除死骨，清除窦道，并置管持续灌洗，完成后在关节腔内放置敏感的抗生素。比传统开放手术具有创伤小，术后关节粘连少，可多次手术的优势。

5. 关节切开引流术 适用于较深的大关节，如髋关节，应及时做切开引流术，在关节腔内留置2 根引流管后缝合，按上述方法行关节腔持续灌洗。

6. 关节矫形手术 后期病例如有陈旧性病理性脱位者可行矫形手术，髋关节强直者可行全髋关节置换手术。关节融合术或截骨术已不常使用。为防止感染，术前、术中和术后都须使用抗生素。

【常见护理诊断/问题】

1. 体温过高 与炎症刺激有关。

2. 急性疼痛 与化脓性感染有关。

3. 躯体移动障碍 与患肢疼痛及制动有关。

4. 潜在并发症：病理性脱位及关节挛缩。

【护理目标】

1. 病人体温维持在正常范围。

2. 病人疼痛减轻或消失。

3. 病人病变部位关节功能逐渐恢复。

4. 病人未出现病理性脱位等潜在并发症。

【护理措施】

（一）非手术治疗及术前护理

1. 一般护理

（1）卧床休息，适当抬高患肢，限制活动，保持患肢于功能位，防止关节畸形及病理性脱位。急性炎症消退后，鼓励病人做主动活动。

（2）给予易消化高蛋白、高维生素饮食，并注意调节体液平衡。

2. 控制感染 遵医嘱早期应用广谱、足量、有效的抗生素，注意药物的浓度和滴入的速度，用药期间，密切观察药物的副作用和毒性反应。

3. 疼痛护理 应卧床休息，常用皮肤牵引或石膏固定患肢于功能位，防止感染扩散，克服肌肉痉挛，以减轻关节软骨之间的压力，从而减轻疼痛，防止或纠正关节挛缩。

4. 维持正常体温 体温高时可给予物理降温，必要时遵医嘱用药物降温。

（二）术后护理

除病人的一般常规护理外，重点注意观察引流物的量、性质，及时更换敷料和拔除引流物。

（三）健康指导

1. 向病人及家属讲明化脓性关节炎的发生发展及预后情况。

2. 指导病人关节功能锻炼，避免关节功能障碍。

3. 若再次出现体温升高，关节部位红、肿、热、痛等，应及时来院诊治。

【护理评价】

通过治疗与护理，病人：①体温维持在正常范围；②疼痛减轻或消失；③病变部位关节功能逐渐恢复；④潜在并发症得到有效预防。

第三节　骨与关节结核病人的护理

骨与关节结核（bone and joint tuberculosis）是由结核分枝杆菌侵入骨或关节而引起的一种继发性感染性疾病。由于生活条件的改善和抗结核药物的广泛使用，使骨与关节结核的发病率明显下降。但近年来由于耐药菌的出现，使骨与关节结核的发病率有所上升。本病好发于青少年及儿童，30岁以下的病人约占80%。发病部位以脊柱最多见，约占骨与关节结核发病率的50%，其次是膝关节、髋关节、肘关节等。

【病因】

骨与关节结核是一种继发性特异性感染，原发病灶为肺结核和胃肠道结核。结核分枝杆菌由原发病灶经血液循环侵入骨质或滑膜，不一定会立刻发病。它在骨与关节内可以潜伏多年，当机体抵抗力下降时，如外伤、营养不良、过度劳累等，可以使潜伏的结核分枝杆菌活跃繁殖而出现临床症状。

【病理生理】

骨与关节结核最初的病理变化是单纯性骨结核或单纯性滑膜结核，以前者多见。在发病早期，关节软骨尚未受到破坏。如早期治疗，结核病被很好控制，则关节功能不受影响。如病变进一步发展，单纯性骨结核或单纯性滑膜结核可发展为全关节结核。受累的骨与关节出现结核性浸润、肉芽增生、干酪样坏死及寒性脓肿形成，关节软骨逐渐被破坏。全关节结核若不能控制，可发生继发感染，甚至破溃形成瘘管或窦道，关节完全毁损，将导致各种关节功能障碍。

【护理评估】

（一）健康史

了解病人年龄、饮食和日常活动情况，此次发病诱因；既往有无结核病病史和密切接触史；治疗情况和抗结核药物应用情况；有无药物过敏史和手术史等。

（二）身体状况

1. 症状

（1）**全身症状**：起病多较缓慢，症状隐匿，可无明显全身症状或只有轻微结核中毒症状，病人可有低热、疲乏、盗汗。典型病例还可有食欲缺乏、消瘦、贫血等慢性中毒症状。少数起病急骤、伴有高热及毒血症状，多见于儿童。

（2）**局部症状**：病变部位隐痛，初起不甚严重，活动后加剧。儿童常有"夜啼"。部分病人因病灶脓液破入关节腔而产生急性症状，此时疼痛剧烈。由于髋关节与膝关节神经支配有重叠现象，所以髋关节结核病人也可诉膝关节疼痛。单纯骨结核者因髓腔内压力高、脓液积聚多而疼痛剧烈。

2. 体征

（1）**关节积液与畸形**：浅表关节病变可见关节局部肿胀或关节积液，并有压痛。关节常处于半屈曲状态，以缓解疼痛。后期病人可见肌肉萎缩，关节呈梭形肿胀。

（2）**寒性脓肿**：全关节结核在病灶部位常积聚大量脓液、结核性肉芽组织、死骨和干酪样坏死物质，易形成脓肿；由于无红、热等急性炎症反应，故称之为"冷脓肿"或"寒性脓肿"。寒性脓肿破溃后出现混合性感染，局部炎症反应加重。

（3）**窦道与瘘管**：脓肿可经过组织间隙流动，也可向体表溃破形成窦道。窦道经久不愈，可流出米汤样脓液，有时有死骨及干酪样物质排出。脓肿也可以与空腔内脏器官相通成为内瘘，脓腔与食管、肺、肠管或膀胱相通，病人可咳出、经大便排出或尿出脓液。脓肿经皮肤穿出体外则形成外瘘。

（4）**常见骨与关节结核**

1）**脊柱结核**：脊柱生理弯曲改变，以胸段后突畸形明显。由于干酪样物质、死骨和坏死的骨块可压迫脊髓，出现肢体感觉、运动和括约肌功能障碍，甚至完全性截瘫。局部有压痛和叩击痛。

2）**髋关节结核**：早期髋关节前侧有压痛，肿胀不明显，继而股四头肌和臀肌显著萎缩。早期髋关节呈屈曲、外展、外旋畸形；随病情发展髋关节即表现为屈曲、内收、内旋畸形，髋关节强直与双下肢不等长常见。

3）**膝关节结核**：局部疼痛、肿胀，浮髌试验阳性。由于膝关节持续积液和失用性肌萎缩，膝部可呈梭形肿胀。当晚期全关节结核时，膝关节屈曲挛缩。当交叉韧带破坏时，发生病理性脱位，并膝外翻畸形。

3. 后遗症 病变静止后可出现各种后遗症，常见的有关节腔的纤维性粘连、强直而产生不同程度的关节功能障碍；关节挛缩于非功能位，如关节屈曲挛缩畸形、椎体破坏形成脊柱后凸畸形（驼背）；儿童骨骼破坏后发生肢体不等长等。

（三）辅助检查

1. 实验室检查

（1）**红细胞沉降率（血沉）**：结核活动期明显增快，静止期一般正常，故红细胞沉降率可用来监测病变是否静止和有无复发。

（2）**血常规检查**：轻度贫血，白细胞计数一般正常，有混合感染时增高。

（3）**C反应蛋白（CRP）**：与疾病的炎症反应程度关系密切，可用于结核活动性及临床治疗疗效的判定。

（4）**组织学检查**：脓肿穿刺或病变部位的组织学检查是结核感染确诊的重要途径。通过培养或组织学检查,约 70%~90% 的病例可以确诊,但混合性感染时结核分枝杆菌培养阳性率极低。

2.影像学检查

(1)X 线:有助于诊断骨与关节结核,但不能做出早期诊断。一般在起病 6~8 周后方可出现区域性骨质疏松和周围存在少量钙化的破坏性病灶;病灶周围有软组织肿胀影。随着病变发展,可出现边界清楚的囊性变并伴有明显硬化反应和骨膜反应,可出现死骨和病理性骨折。

(2)CT:可以发现 X 线检查不能发现的病灶,能进一步确定病灶的准确位置,显示病灶周围的寒性脓肿、死骨和病骨。

(3)MRI:可以在炎性浸润阶段显示出异常信号,具有早期诊断的价值。脊柱结核的 MRI 还可以观察脊髓有无受压与变性,在与脊柱肿瘤、骨折、退变等的鉴别诊断中有重要价值。

(4)**关节镜**:关节镜检查及滑膜活检对诊断滑膜结核很有价值。

(四)心理 - 社会状况

评估病人对疾病的心理反应,是否有自卑、沮丧、焦虑等不良情绪;评估病人生活方式、社会角色是否受到疾病的影响;评估病人及家属对长期治疗的心理承受能力和康复期望;家属对病人的态度;家庭经济状况和支持度等。

(五)处理原则

骨与关节结核的治疗应采用综合的治疗方法,包括休息、营养、标准化疗药物和手术治疗。其中抗结核药物贯穿整个治疗过程,在治疗中占主导地位。

1.非手术治疗

(1)全身治疗

1)支持疗法:注意充分休息、合理补充营养等,以增强机体抵抗力。贫血严重者,可给予少量多次输血。混合感染者可给予抗生素治疗。

2)抗结核药物治疗:抗结核的药物治疗应遵循早期、联合、适量、规律和全程用药的原则。第一线抗结核药物包括异烟肼、利福平和乙胺丁醇,以异烟肼与利福平为首选药物。同时应联合用药以提高疗效和防止长期单一用药所产生的耐药性。对于骨与关节结核,主张疗程不得少于 12 个月,必要时可延长至 18~24 个月。

知识链接

抗结核药物治疗的治愈标准

抗结核药物治疗后,全身症状与局部症状都会逐渐减轻,其治愈标准为:①全身情况良好,体温正常,食欲良好。②局部症状消失,无疼痛,窦道闭合。③X 线检查示脓肿缩小乃至消失,或已经钙化;无死骨,病灶边缘轮廓清晰。④3 次检查血沉都正常。⑤起床活动已 1 年,仍能保持上述 4 项指标者。符合标准的可以停止抗结核药物治疗,但仍需定期复查。

---

(2)局部治疗

1)局部制动:有石膏固定和牵引两种,目的是保证病变部位的休息,解除肌痉挛,减轻疼痛,防止病理性骨折和脱位,并可纠正轻度关节畸形。固定时间一般为 1~3 个月。实践证明,全身药物治疗联合局部制动,疗效更好。

2)局部注射:抗结核药物的局部注射主要用于早期单纯性滑膜结核。特点是用药量小,局部药物浓度高,全身不良反应轻。常用药物为链霉素或异烟肼,或两者合用。穿刺液减少、转清,则表明治疗有效;若未见好转,应选择其他治疗方法。对冷脓肿不主张穿刺抽脓及脓腔注射,原因是可能诱发混合感染和产生窦道。

2. 手术治疗

（1）**脓肿切开引流**：冷脓肿有混合感染、体温高、中毒症状重，且全身情况差，不能耐受病灶清除术时，可先行脓肿切开引流术，待全身情况改善后，再行病灶清除术。

（2）**病灶清除术**：一般要将骨与关节结核病灶内的脓液、死骨、结核性肉芽组织和干酪样坏死物质彻底清除。由于手术可能造成结核分枝杆菌的血源性播散，因此术前要进行 4~6 周，至少 2 周的全身抗结核药物治疗。术后要继续完成全部规范化疗程。

（3）**其他手术**：如关节融合术、关节成形术、截骨术、脊柱融合固定术等。

【**常见护理诊断/问题**】

1. 疼痛　与骨与关节结核和手术创伤有关。

2. 营养失调：低于机体需要量　与食欲减退和结核长期消耗有关。

3. 皮肤完整性受损　与脓肿破溃形成窦道有关。

4. 躯体移动障碍　与患肢疼痛、固定或截瘫有关。

5. 潜在并发症：抗结核药物毒性反应、休克、窒息、瘫痪、病理性骨折或脱位等。

【**护理目标**】

1. 病人疼痛减轻或消失。

2. 病人营养状况得到改善。

3. 病人皮肤完整或感染得到控制，窦道愈合。

4. 病人病变部位关节功能逐渐恢复。

5. 病人未发生抗结核药物中毒的症状、不良反应及并发症，或发生时能得到及时发现和处理。

【**护理措施**】

（一）非手术治疗及术前护理

1. 饮食　充足的营养是促进结核病治愈的重要措施之一。鼓励病人进食高蛋白、高热量、高维生素饮食，同时注意饮食的多样化。对肝功能和消化功能差的病人，给予低脂、优质蛋白、清淡的饮食，以减轻胃肠及肝脏的负担。若经口摄入不能满足机体需要时，可根据医嘱给予肠内外营养支持。对有严重贫血或低蛋白血症的病人，根据医嘱给予输血或白蛋白。

2. 体位　保证充足的休息，以减少机体的消耗。脊柱结核病人需卧硬板床休息，可预防瘫痪或防止瘫痪加重，降低机体代谢、减少消耗。对脊柱、膝关节、髋关节等部位不稳定的病人，可用石膏、皮肤牵引等局部制动，以防病理性骨折、关节畸形和瘫痪的发生。

3. 抗结核药物治疗　遵医嘱合理应用抗结核药物，注意药物的毒性反应及副作用的发生和预防。

4. 皮肤护理　对行石膏固定和皮肤牵引的病人以及需卧床休息的病人，需注意局部皮肤的护理，协助其翻身、充分活动肢体。当寒性脓肿向体外穿破形成窦道时，应及时更换敷料，防止脓液侵蚀局部皮肤引起溃烂。

5. 心理护理　本病由于病程长，费用高，而该病人家庭经济状况往往较差，给家庭造成沉重负担，故病人大多有自卑、沮丧、焦虑等不良情绪。护士应加强病人心理护理，应主动倾听病人的感受，帮助病人树立信心。

6. 术前准备　除了一般的常规准备外，应纠正病人的营养状况，提高对手术的耐受力；遵医嘱应用抗结核药物，有窦道合并感染者应用广谱抗生素至少 1 周。

（二）术后护理

1. 严密病情观察，按时监测生命体征，注意观察肢端的皮肤颜色、温度、感觉及毛细血管充盈情况等，发现异常应及时报告并协助处理。

2. 脊柱结核术后脊柱不稳定，或做脊柱融合术后，必须局部确切制动，避免继发损伤及植骨块脱落等。合并截瘫的病人，按截瘫的护理常规，预防截瘫的并发症。

3. 关节结核行滑膜切除术的病人，术后多采用皮肤牵引，注意保证牵引有效；关节融合术后，多用石膏固定，注意石膏固定的护理。

4. 并发症的观察与护理

（1）**休克**：由于脊柱结核病人病程长、手术创面大，术后可能出现低血容量性休克。术后应每小时监测生命体征，同时注意观察肢端温度、皮肤弹性和色泽、毛细血管回流反应、尿量等，防止低血容量性休克发生。

（2）**窒息**：颈椎结核并有咽后壁脓肿时可出现窒息。应向病人及家属说明咽后壁脓肿时可导致吞咽困难，应选择易消化的食物，进食速度缓慢均匀，防止食物呛入气管而窒息。胸椎结核病人在病灶清除后出现呼吸困难或发绀，应及时吸氧，并立即报告医生配合处理。

（3）**瘫痪**：当体位不当致脊髓受压或手术后脊髓水肿等均有可能引起瘫痪或加重原有瘫痪。应观察病人的双下肢运动、感觉、大小便等情况。若功能变差，则可能为脊髓水肿等，应立即报告医生做相应处理。

（4）**气胸**：由于胸椎结核病灶清除术过程中易致胸膜破裂而出现呼吸困难等，若病人出现呼吸音减弱、呼吸急促、胸闷等缺氧症状，应及时报告医生做相应处理；当合并有血气胸时，应做胸腔闭式引流，并给予高流量吸氧。

5. 功能锻炼　鼓励病人适当主动活动病变以外的关节，防止关节僵直。活动量应根据病人的病情而定，原则是循序渐进、持之以恒，以达到最大限度地恢复肢体的功能。

（三）健康指导

1. 积极治疗结核原发病灶是预防骨与关节结核的最主要措施。

2. 介绍骨与关节结核的处理原则及方法，以使病人配合治疗。

3. 告诉病人遵医嘱坚持抗结核用药按规定疗程，告知病人及家属坚持服药的重要性及停药后的严重后果。

4. 遵医嘱定期到医院复查；如出现耳鸣、听力异常应立即停药，同时注意肝、肾功能受损及多发性神经炎的发生。

【护理评价】

通过治疗与护理，病人：①疼痛减轻或消失；②营养状况恢复正常；③皮肤完整或感染得到控制，窦道愈合；④病变部位功能逐渐恢复；⑤无抗结核药物中毒的症状，无并发症的发生，即使发生能得到及时的处理。

（张国华）

思考题

1. 患儿，男，10岁。右膝部红肿、疼痛伴高热3日急诊入院。查体：体温39.5℃，脉搏100次/min，呼吸27次/min，血压106/60mmHg，右膝部红肿、呈半屈曲状，局部皮温增高、压痛阳性。血常规检查示：白细胞 13.5×10^9/L，中性粒细胞比例90%。X线检查未见明显异常。

请问：

（1）假如你是责任护士应如何配合医生进行处理？

（2）对该患儿应采取哪些护理措施？

2. 患儿，男，12岁。右膝关节红肿、疼痛伴发热2日入院。查体：体温39.2℃，右膝关节肿胀，局部皮肤发红，有压痛，屈伸活动时疼痛加重，不能站立行走，浮髌试验阳性。血常规检查：白细胞 16.0×10^9/L，中性粒细胞比例90%。X线检查示：关节周围软组织肿胀，关节间隙增宽。

请问：

（1）主要的护理诊断/问题有哪些？

（2）对该患儿应采取哪些护理措施？

3. 常先生，47 岁。有肺结核病史，3 月前无明显诱因下出现腰痛，逐渐加重。查体：胸腰段轻度后突畸形，腰$_1$和腰$_2$棘突叩、压痛阳性，双下肢感觉运动未见异常。X 线检查示：腰$_{1-2}$椎间隙狭窄，相邻椎体边缘有溶骨性破坏。

练习题

请问：

（1）该病人主要护理问题/诊断有哪些？术前主要护理措施有哪些？

（2）如何对该病人进行健康指导？

第三十一章 | 颈肩痛与腰腿痛病人的护理

教学课件 思维导图

学习目标

1. 掌握：颈肩痛与腰腿痛病人的症状、体征和护理措施。
2. 熟悉：颈肩痛与腰腿痛病人的辅助检查和处理原则。
3. 了解：颈肩痛与腰腿痛病人的病因及病理。
4. 学会：运用护理程序对颈肩痛与腰腿痛病人实施整体护理。
5. 具有关心颈肩痛与腰腿痛病人心理和积极帮助病人康复的态度和行为。

第一节 颈椎病病人的护理

颈椎病（cervical spondylosis）是由于颈椎椎间盘退行性变性及其继发性改变，刺激或压迫相邻脊髓、神经、血管等组织而表现的一系列症状和体征的综合征。发病年龄多在中年以上，男性居多，好发部位为 $C_{5~6}$、$C_{4~5}$ 及 $C_{6~7}$ 椎间盘。

【病因和病理】

1. 颈椎间盘退行性变性 是颈椎病发生和发展的最基本原因。随着年龄增长，椎间盘的纤维环和髓核的水分逐渐减少，椎间盘渐变薄，即可造成两方面的改变：一是颈椎力学功能发生紊乱，引起椎体、椎间关节及其周围韧带发生变性、增生、钙化；二是椎间隙变窄，关节囊、韧带松弛，椎间盘突出，致使相邻的脊髓、神经、血管受到刺激或压迫。

2. 损伤 ①急性损伤：如颈椎不协调的活动，因加重已退变的颈椎和椎间盘的损害而诱发本病；②慢性损伤：如长期伏案工作，长时间低头关注手机、电脑等，对已发生退变的颈椎可加速其退变过程而提前发病。

3. 先天性颈椎管狭窄 由于在胚胎或在发育过程中椎弓过短，致使椎管的矢状径偏小，当小于正常时（14~16mm），即使颈椎退行性变性比较轻，也可出现压迫或刺激脊髓、神经、血管的临床症状和体征。

【护理评估】

（一）健康史

了解病人的年龄、职业，既往有无急慢性损伤史，治疗经过等。

（二）身体状况

根据受压或刺激的组织不同，临床上将颈椎病分为以下几种类型：

1. 神经根型颈椎病 此型最常见，约占 50%~60%。是由于颈椎间盘侧后方突出、钩椎关节或关节突关节增生、肥大，刺激或压迫相应神经根所致。①症状：先出现颈痛及颈部僵硬，短期内加重并向肩部及上肢放射。咳嗽、打喷嚏及活动时疼痛加剧。皮肤可有麻木、过敏等感觉异常。上肢肌力和手握力减退。②体征：颈部肌肉痉挛，颈肩部压痛，颈部和肩关节活动有不同程度受限。上肢牵拉试验阳性（术者一手扶患侧颈部，一手握患腕，向相反方向牵拉，此法可使臂丛神经被牵张，刺激受压的神经根而出现放射痛）或压头试验阳性（病人端坐，头后仰并偏向患侧，术者用手掌在其头顶加压，出现颈痛并向患侧上肢放射）。

2. 脊髓型颈椎病　占颈椎病 10%~15%，此型最严重。主要原因是中央后突之髓核、椎体后缘的骨赘、肥厚的黄韧带及钙化的后纵韧带等导致脊髓受压。①症状：如手部麻木、活动不灵，尤其是精细活动失调，握力下降；也可有下肢症状，如麻木、行走不稳，有踩棉花样感觉。躯干有紧束感。病情加重可发生自上而下的上运动神经元性瘫痪。②体征：有感觉障碍平面，肌力减退，四肢腱反射活跃或亢进，霍夫曼（Hoffmann）征、巴宾斯基（Babinski）征阳性。

3. 椎动脉型颈椎病　占颈椎病 10%~15%，椎动脉受到颈椎病变的刺激、牵拉或压迫；或颈交感神经兴奋，反射性地引起椎动脉痉挛等均是本型原因。临床表现有：①眩晕，本型主要表现，可表现为旋转性、浮动性或摇晃性眩晕；②头痛，头枕部、顶部发作性胀痛；③视觉障碍，为突发性弱视或失明、复视，短期内自行恢复；④猝倒，当头部活动时可诱发，倒地后再站起即可继续正常活动。⑤其他，可有不同程度运动及感觉障碍。

4. 交感神经型颈椎病　本型发病机制不太清楚，表现主要为：①交感神经兴奋症状，如头痛或偏头痛、头晕、恶心、视物模糊、心跳加快、心律不齐、血压升高，以及耳鸣、听力下降等；②也可表现为交感抑制症状，如头晕、眼花、流泪、鼻塞、心动过缓、血压下降，以及胃肠胀气等。

（三）辅助检查

1. X 线检查　可见生理性前凸消失、椎间隙变窄、椎体前后缘骨质增生，钩椎关节、关节突关节增生，颈椎斜位片可见椎间孔狭窄等。

2. CT 和 MRI　可见椎间盘突出、椎管、神经根管狭窄及脊髓、脊神经受压情况。

（四）心理 – 社会状况

颈椎病的相关症状影响病人的情绪，病人常因病情的慢性过程和反复发作，担心病情会逐渐加重，甚至会发生瘫痪，而出现焦虑、烦躁、恐惧等。

（五）处理原则

1. 非手术治疗　神经根型、椎动脉型和交感神经型颈椎病主要行非手术治疗，包括颈椎牵引、颈托和围领限制颈椎活动、理疗及改善不良工作体位和睡眠姿势；也可配合应用非甾体抗炎药和肌肉松弛药、神经营养药等。

2. 手术治疗　非手术治疗半年无效或影响正常工作或生活；或神经根型疼痛剧烈，非手术治疗无效，可采用手术治疗。由于脊髓型颈椎病自然病史为症状逐渐发展加重，故确诊后应及时手术治疗。手术依据颈椎病病理及临床情况行颈椎前路或后路手术。手术包括对脊髓、神经构成压迫的组织（如椎间盘、骨赘、韧带）切除或椎管扩大成形，使脊髓和神经得到充分减压和通过植骨或内固定行颈椎融合，获得颈椎稳定性。

【常见护理诊断 / 问题】

1. 疼痛　与炎症、神经受压或刺激有关。

2. 焦虑 / 恐惧　与疾病反复和担心预后及手术有关。

3. 潜在并发症：术后出血、呼吸困难等。

4. 知识缺乏：缺乏功能锻炼与疾病预防的有关知识。

【护理措施】

（一）非手术治疗及术前护理

1. 适当休息　卧床休息可减轻负重和椎间盘的压力。

2. 保持有效牵引　牵引可解除肌痉挛，增大椎间隙，减轻对神经和血管的压迫和刺激。

3. 有效镇痛　因疼痛影响睡眠及日常生活，遵医嘱口服非甾体抗炎药和肌肉松弛药、神经营养药，外敷镇痛消炎贴膏，理疗等，以缓解疼痛。

4. 心理护理　护士应了解病人的心理状态，以及病人和家属对疾病的认知程度。向病人讲解手术目的、过程、注意事项，多与病人交流，给予心理支持。使其增强战胜疾病的信心，配合治疗。

5. 术前准备　包括气管食管推移训练、俯卧位训练、呼吸训练、卧床大小便训练等。以适应前路手术术中牵拉气管操作及后路手术体位变化、术后卧床等。做好术前常规准备，预防性使用抗生素、配血及术中预约 C 型臂 X 线机等。需植骨者，备皮时注意供区的皮肤准备。

（二）术后护理

1. 一般护理

（1）**体位**：行植骨椎体融合者，在搬送病人回病房过程中，要特别注意颈部稳妥固定，一般用颈托固定，应有专人护送。回病房后取平卧位，颈部取稍前屈位置，两侧颈肩部放置沙袋限制头颈部偏斜。床边常规备气管切开包，以备急用。

（2）**保持呼吸道通畅**：术后常规行雾化吸入，鼓励病人深呼吸和有效咳嗽。

2. 病情观察　密切观察生命体征，如有病情变化，及时报告。

3. 伤口护理　①观察颈部敷料：看有无被渗血湿透，一旦湿透及时更换敷料；②观察颈部组织：看有无肿胀及软组织的张力；③观察呼吸情况：注意病人是否感到憋气、呼吸困难，因出血量达到一定量时，局部肿胀压力增高而气管受压；④引流管护理：固定好伤口引流管，勿扭曲受压；保持引流通畅，记录引流物量、性质。

4. 并发症的预防和护理

（1）**呼吸困难**：是前路手术后最危急的并发症，一般多发生在术后 1~3 日；主要原因有切口内出血压迫气管和喉头水肿压迫气管等。病人一旦出现呼吸困难、烦躁、发绀，应立即通知医生，并做好气管切开及再次手术的准备。

（2）**其他常见并发症**：有脊髓、神经损伤，植骨块移位、脱落，切口感染，肺部感染，压力性损伤等，术后应注意观察，以便及时发现问题并处理。

（三）健康指导

1. 预防指导　向病人普及颈椎病及其预防的常识，纠正不良姿势。在工作中，尤其是办公室工作人员，要定时改变姿势，做颈部及上肢活动，或组织做工间操；睡眠时，宜睡硬板床，注意睡眠姿势，枕头高度适当；注意避免头颈部过伸或过屈等损伤。

2. 康复指导　教会病人牵引的方法及注意事项，一旦发生病情变化及时就诊。

第二节　腰腿痛病人的护理

> **导入情境**
>
> **情境描述：**
> 卢先生，65 岁。自诉 5 日前腰部不慎扭伤，伤后左腰痛并向左下肢放射，咳嗽时腰腿痛加剧。前来医院就诊。
> **工作任务：**
> 1. 请分析卢先生出现当前症状的主要原因。
> 2. 如采取保守治疗，请对该病人实施正确的护理。

腰腿痛是临床常见的一组症状，指腰、腰骶、骶髂、臀部等处的疼痛，可伴有一侧或双侧下肢放射痛、马尾神经受压症状。腰腿痛的病因较多，腰椎间盘突出症和腰椎管狭窄症是导致腰腿痛的常见疾病。

【病因和病理】

（一）腰椎间盘突出症

腰椎间盘突出症（lumbar disc protrusion）是指腰椎间盘变性、纤维环破裂，髓核突出，刺激或压迫神经根或马尾神经所引起的一种综合征。20~50岁为多发年龄，男性多于女性。好发部位 $L_{4\sim5}$、L_5S_1 椎间盘。

1. 病因

（1）**椎间盘退行性变性**：是根本原因。随着年龄的增长，椎间盘逐渐发生退变，纤维环和髓核的含水量逐渐下降，髓核失去弹性，纤维环逐渐出现裂隙。

（2）**损伤**：积累损伤是椎间盘退变的主要原因。反复弯腰、扭转等动作最易引起椎间盘损伤，故本病与职业有一定关系。急性外伤可以成为椎间盘突出的诱发因素。

（3）**妊娠**：妊娠期间整个韧带系统处于松弛状态，而腰骶部又承受比平时更大的应力，增加了椎间盘突出的风险。

（4）**遗传因素**：有色人种本病的发病率较低。小于20岁的青少年病人中约32%有阳性家族史。

腰椎间盘突出
症的分型

（5）**发育异常**：腰椎骶化、骶椎腰化和关节突不对称等腰骶部先天发育异常，导致下腰椎承受异常应力，从而增加了椎间盘的损害。

2. 分型　根据腰椎间盘突出程度、影像学特征、病理变化及治疗方法可分为五型：膨出型、突出型、脱出型、游离型和施莫尔（Schmorl）结节及经骨突出型。

（二）腰椎管狭窄症

腰椎管狭窄症（lumbar spinal stenosis）指腰椎管因某种因素产生骨性或纤维性结构异常，导致一处或多处管腔狭窄，致马尾神经或神经根受压所引起的一种综合征。其发病年龄多在40岁以上。

其病因有先天或后天之分。先天性椎管狭窄可由于骨发育不良所致，后天性椎管狭窄常见于椎管的退行性变性。在椎管发育不良的基础上发生退行性变性是腰椎管狭窄症最常见的原因。

【护理评估】

（一）健康史

了解病人的年龄、职业、家族中有无类似病史；了解有无腰部急性或慢性损伤史、腰部手术史；了解受伤经过及诊疗情况。

（二）身体状况

1. 腰椎间盘突出症

（1）**症状**

1）腰痛：最早出现，急性剧痛或慢性隐痛；病程长的病人行走时疼痛难忍，弯腰、咳嗽、排便等用力时尤甚。

2）坐骨神经痛：最多见，见于 $L_{4\sim5}$、L_5S_1 椎间盘突出者；多为单侧，疼痛从下腰部向臀部、下肢、足背或足外侧放射，可伴有麻木感；中央型椎间盘突出症可有双侧坐骨神经痛，咳嗽、打喷嚏等使腹内压增高时疼痛加剧。

3）马尾神经受压症状：中央型突出的髓核或脱垂游离的椎间盘组织压迫马尾神经，出现鞍区感觉异常，大小便功能障碍。

（2）**体征**

1）腰椎侧凸：是为了减轻神经根受压所引起疼痛的姿势性代偿畸形。

2）腰部活动受限：腰部各方向的活动均受到不同程度的影响，以前屈受限最明显。

3）压痛及骶棘肌痉挛：在病变椎间隙的棘突间有深压痛，按压棘突旁侧 1cm 处有向下肢的放射痛。约 1/3 有骶棘肌痉挛，使腰部固定于强迫体位。

4）直腿抬高试验及加强试验阳性：病人仰卧，伸膝，被动抬高患肢，抬高在60°以内即可出现患肢放射痛则为直腿抬高试验阳性。在阳性基础上，缓慢降低患肢高度，待放射痛消失，再被动背屈踝关节以牵拉坐骨神经，再次出现放射痛称则为加强试验阳性。

5）神经系统表现：L_5神经根受累时，患侧小腿前外侧和足背内侧的痛、触觉减退，踇趾背伸力降低；S_1神经根受累时，外踝附近及足外侧的痛、触觉减退，足跖屈无力，踝反射减弱或消失。

2. 腰椎管狭窄症

(1)症状

1）神经源性间歇性跛行：多见于中央型椎管狭窄或重症病人，常在行走数百米或更短的距离后下肢疼痛、麻木、无力，需蹲下休息数分钟后，方可继续行走，但继续行走后又复现上述症状。

2）腰腿痛：可有腰背痛、腰骶部痛或下肢痛；下肢痛为单侧或双侧，站立位、过伸位或行走过久时疼痛加重，前屈位、下蹲时疼痛减轻或消失。

3）马尾神经受压症状。

(2)体征：病人症状常较体征严重。腰椎生理前凸减少，腰部背伸受限，前屈正常。

(三)辅助检查

1. 影像学检查

(1)腰椎间盘突出症：X线可提示脊柱侧凸，椎体边缘增生及椎间隙变窄等退行性变性；CT和MRI可显示椎管形态、椎间盘突出的程度和方向等，MRI还能显示脊髓、髓核、马尾神经、脊神经根的情况。

(2)腰椎管狭窄症：腰椎X线片除可显示椎体、椎间关节和椎板的退行性变性外，可测量腰椎管的矢径与横径；MRI可显示脊髓、脊神经根、马尾神经受压情况。

2. 电生理检查　如肌电图等可明确神经受损的范围及程度。

(四)心理-社会状况

腰腿痛直接影响病人的工作与生活，病人常因疼痛和活动受限而烦恼、焦虑。评估病人的家庭情况及对病人的支持帮助能力等。

(五)处理原则

1. 腰椎间盘突出症

(1)非手术治疗：适用于初次发病，病程较短的病人；休息后症状可以自行缓解者；或由于病人自身原因不能施行手术；不同意手术者。治疗方法包括卧床休息（一般需卧硬板床3周，佩戴腰围逐步下地活动）、非甾体抗炎药、持续牵引、理疗等。

(2)手术治疗：经半年以上非手术治疗无效，且病情逐渐加重，影响工作和生活；巨大、骨化椎间盘，中央型椎间盘突出压迫马尾神经者；有明显神经受累表现者。①传统开放手术：包括全椎板切除髓核摘除术、半椎板切除髓核摘除术以及椎板开窗髓核摘除术；②显微外科腰椎间盘摘除术：利用显微镜辅助手术，行椎间盘摘除；③微创椎间盘摘除手术：包括经皮髓核切吸术、微创内镜下椎间盘切除术（minimally invasive endoscopic discectomy，MED）、经皮内镜下腰椎间盘切除术（percutaneous endoscopic lumbar discectomy，PELD）等；④人工椎间盘置换术：其手术适应证尚存有争论，选择此手术须谨慎。

2. 腰椎管狭窄症

(1)非手术治疗：参见腰椎间盘突出症。

(2)手术治疗：主要目的是解除对硬脊膜及神经根的压迫。适用于：①症状严重，非手术治疗无效；②神经功能障碍明显，特别是马尾神经功能障碍者。手术方法常行椎管减压术，必要时同期行脊柱融合内固定术。

【常见护理诊断/问题】

1. 疼痛　与椎间盘突出、肌肉痉挛、不舒适的体位有关。

2. 躯体移动障碍 与疼痛、肌肉痉挛有关。

3. 焦虑 与担心预后及手术有关。

4. 潜在并发症：神经根粘连、脑脊液漏等。

【护理措施】

（一）非手术治疗及术前护理

1. 疼痛护理 ①卧硬板床：卧位可降低椎间盘压力（比站立时低 50%），缓解疼痛；抬高床头 20°，膝关节屈曲，膝腿下可垫枕，增加舒适感。②佩戴腰围：卧床 3 周后，可戴腰围下床活动。③有效牵引：牵引病人注意观察体位、牵引力线及重量是否正确，维持反牵引；经常检查牵引带压迫部位的皮肤有无疼痛、发红、破损、压力性损伤等；牵引病人应加强基础护理，如做好清洁卫生工作、协助病人床上使用便盆等。④镇痛：遵医嘱适当给予镇痛剂等药物，缓解疼痛，以保证充足睡眠。

2. 活动与功能锻炼 ①指导起卧：腰腿痛病人起卧有困难时应予指导帮助；②指导活动锻炼：病人未固定关节要进行全范围关节活动，加强腰背肌功能锻炼；③避免损伤：嘱病人避免做弯腰、长期站立或上举重物等动作，以防腰部肌肉痉挛，加重疼痛。

3. 心理护理 ①向病人解释疾病的发生、发展情况及影响因素；②讲明减少或预防疼痛发作的措施，减轻病人的心理负担；③鼓励病人与家属的交流，使家属能够积极帮助病人克服困难及心理压力；同时介绍病人与病友进行交流，以增加病人的自尊和自信。

4. 术前准备 向病人解释手术方式及术后暂时出现的问题，如疼痛、麻木等。训练正确翻身、床上使用便盆及术后功能锻炼的方法。做好术前常规准备。

（二）术后护理

1. 体位 术后平卧，麻醉清醒、生命体征平稳 2 小时后，护士应至少 2 小时协助病人轴线翻身一次，即翻身时指导病人双手交叉放于胸前，双腿自然屈曲，两名护士一人扶肩背部，一人托臀部及下肢，同时将病人翻向一侧，肩背部及臀部各垫软枕支撑。

2. 病情观察 遵医嘱及时监测生命体征、双下肢感觉、运动情况，并做好记录。

3. 切口护理 观察切口敷料有无渗湿，注意渗出液的量、性质。敷料渗湿后要及时更换。

4. 引流的护理 观察、记录引流液的量、颜色、性质，根据引流情况，一般引流管于术后 24~48 小时拔除。

ER 31-4

轴线翻身

5. 功能锻炼

(1)四肢关节锻炼：可防止关节僵硬，卧床期间应坚持定时活动四肢关节。

(2)直腿抬高锻炼：可防止神经根粘连和肌肉萎缩。直腿抬高锻炼，术后 1 日可开始进行，每分钟 2 次，抬放时间相等，每次锻炼 15~30 分钟，每日 2~3 次；抬腿幅度逐渐增加。

(3)腰背肌锻炼：可增强腰背肌力和脊柱的稳定性（图 31-1）。应根据术式及医嘱，指导病人锻炼腰背肌。术后 7 日开始，用五点支撑法，1~2 周后采用三点支撑法；每日 3~4 次，根据病人情况循序渐进增加。

(4)行走训练：一般卧床 2 周后借助腰围或支具适当下床活动。

6. 并发症的预防 常见并发症为神经根粘连和脑脊液漏。

（三）健康指导

1. 指导正确坐、卧、立、行和劳动姿势 以减少急性和慢性损伤发生的机会（图 31-2）。

(1)卧姿：卧硬板床。①侧卧位：屈髋屈膝，两腿分开，上腿下垫枕，避免脊柱弯曲的蜷缩姿势；②仰卧位：可在膝、腿下垫枕，避免头前倾、胸部凹陷的不良姿势；③俯卧位：可在腹部及踝部垫薄枕，以使脊柱肌肉放松。

(2)走姿：行走时抬头、挺胸、收腹，腹肌有助于支持腰部。

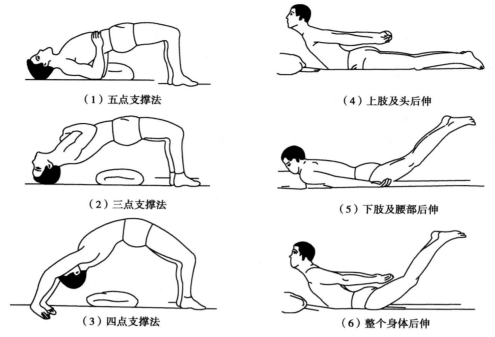

（1）五点支撑法　　　　　　　　　　（4）上肢及头后伸

（2）三点支撑法　　　　　　　　　　（5）下肢及腰部后伸

（3）四点支撑法　　　　　　　　　　（6）整个身体后伸

图 31-1　腰背肌锻炼仰卧法和俯卧法

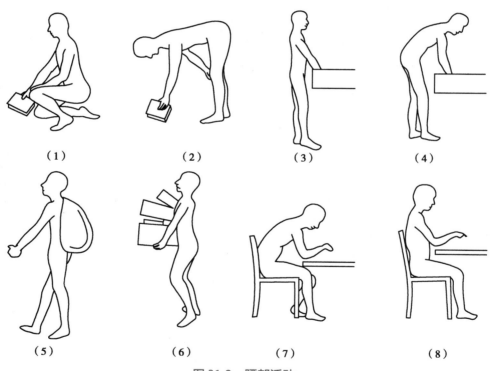

（1）　　　　　（2）　　　　　（3）　　　　　（4）

（5）　　　　　（6）　　　　　（7）　　　　　（8）

图 31-2　腰部活动

姿势示意图：正确的（1）、（3）、（5）、（8）；错误的（2）、（4）、（6）、（7）。

（3）**坐姿**：坐时最好选择高度合适、有扶手的靠背椅，注意身体与桌子的距离适当，使膝与髋保持在同一水平，身体靠向椅背并在腰部衬一靠垫。

（4）**站姿**：站立时应尽量使腰部平坦伸直，收腹、提臀。

（5）**体位变换**：避免长时间保持同一姿势，适当原地活动或腰背肌活动。长时间伏案工作者，应积极参加工间操活动，以避免肌肉劳损。勿长时间穿高跟鞋站立或行走。

2. 正确应用人体力学原理劳动 避免损伤。①站立举重物：应高于肘部；避免膝、髋关节过伸。②蹲位举重物：背部应伸直勿弯。③搬运重物：宁推勿拉。④搬抬重物：应将髋膝弯曲下蹲，腰背伸直，主要应用股四头肌力量，用力抬起重物再行走，避免采取不舒适的或紧张的体位或姿势。

3. 做好劳动保护 腰部劳动强度大时应佩戴有保护作用的腰围。参加剧烈运动时，应注意运动前的准备活动和运动中的保护措施。

4. 腰背肌锻炼 应循序渐进加强腰背肌功能锻炼，以增加脊柱的稳定性。

5. 加强营养 以减缓机体组织和器官的退行性变性。

（张国华）

思考题

1. 胡先生，60岁。颈部疼痛伴四肢麻木无力2年，加重1个月入院。入院诊断：脊髓型颈椎病。入院完善术前检查后行颈椎前路手术，术后20小时出现呼吸困难，进行性加重，烦躁。

请问：

(1) 出现呼吸困难的最可能的原因是什么？

(2) 遇到这种情况应采取哪些护理措施？

2. 张先生，40岁。间断性腰部疼痛伴左下肢放射痛1年，加重1周入院。CT检查示：$L_{4～5}$椎间盘突出，相应神经根明显受压。入院诊断：腰椎间盘突出症。入院后完善相关术前检查后，行半椎板减压、髓核摘除术，术后生命体征平稳。

请问：

(1) 为预防压力性损伤，如何对病人进行轴线翻身？

(2) 如何该指导病人术后功能锻炼？

ER 31-5

练习题

第三十二章 | 常见骨肿瘤病人的护理

教学课件

思维导图

学习目标

1. 掌握：骨软骨瘤、骨巨细胞瘤和骨肉瘤的症状、体征和护理措施。
2. 熟悉：常见骨肿瘤的辅助检查和处理原则。
3. 了解：骨肿瘤的概念、病理及分类。
4. 学会：运用护理程序对常见骨肿瘤病人实施整体护理。
5. 具有关心常见骨肿瘤病人心理和尊重病人隐私的态度和行为。

导入情境

情境描述：

患儿，男，12 岁。右膝部间歇性疼痛 2 个月，逐渐加重。入院查体：右股骨下段肿胀，压痛阳性。

工作任务：

1. 请分析右膝部疼痛的最可能原因。
2. 如需手术治疗，请做好术后护理。

凡发生在骨内或起源于各种骨组织成分的肿瘤，不论是原发性、继发性，还是转移性肿瘤，统称为骨肿瘤。

原发性骨肿瘤中，良性比恶性多见。前者以骨软骨瘤多见，后者以骨肉瘤多见。骨肿瘤的发病具有年龄特点，如骨肉瘤多见于青少年，骨巨细胞瘤多见于成人，而骨髓瘤多见于老年人。解剖部位对肿瘤的发生很有意义，骨肿瘤多发生于生长活跃的长骨干骺端，如股骨远端、胫骨近端，而骨骺则很少受影响。

【病理及分类】

骨肿瘤分为原发性和继发性两大类，原发性骨肿瘤是由骨组织及其附属组织本身所发生的肿瘤；继发性骨肿瘤是由其他器官或组织发生的恶性肿瘤，通过血液循环、淋巴转移或直接浸润到骨组织及其附属组织所发生的肿瘤。按骨肿瘤的细胞来源，可有骨性、软骨性、纤维性、骨髓性、脉管性、神经性等。根据肿瘤组织的形态、细胞的分化程度及细胞间质的类型，可分为良性、中间性和恶性三大类。

知识链接

骨肿瘤的外科分期

骨肿瘤的外科分期采用 G-T-M 分期系统，有利于制订手术方案，指导骨肿瘤的治疗。G（grade）表示病理分级，共分三级：G_0 为良性，G_1 为低度恶性，G_2 为高度恶性；T（territory）表示肿瘤与解剖学间隔的关系，T_0囊内，T_1间室内，T_2间室外；M（metastasis）表示远处转移，M_0无远处转移，M_1有远处转移。

【护理评估】

（一）健康史

了解病人的年龄、性别、职业、工作环境、生活习惯、既往有无肿瘤病史或手术治疗史，家族中有无肿瘤病人。

（二）身体状况

1. 骨软骨瘤　是一种常见的软骨源性的良性肿瘤，是位于骨表面的骨性突起物，顶面有软骨帽，中间有髓腔。其多见于青少年生长活跃的长骨干骺端，如股骨下端、胫骨上端和肱骨上端。骨软骨瘤可分为单发性与多发性两种。单发性骨软骨瘤也叫外生骨疣；多发性骨软骨瘤也叫骨软骨瘤病，多数有家族遗传史，具有恶变倾向。早期无症状，当肿瘤生长到一定程度时，可因压迫周围组织，如肌腱、神经、血管等，出现相应的压迫症状。大多数病人是在无意中发现骨性肿块而就诊的。

2. 骨巨细胞瘤　为交界性或行为不确定的肿瘤。可分为巨细胞瘤和恶性巨细胞瘤。骨巨细胞瘤好发于 20~40 岁，好发部位为长骨干骺端和椎体，特别是股骨远端和胫骨近端。主要症状为局部疼痛和肿胀，随肿瘤的生长而疼痛加重，局部包块压之有乒乓球样感觉和压痛。若侵及关节软骨，将影响关节功能，骨质破坏过多可发生病理性骨折。

3. 骨肉瘤　是原发性恶性骨肿瘤中最常见的肿瘤，主要症状是进行性加重的疼痛，开始时呈间歇性发作的隐痛，逐渐转为持续性剧痛，夜间尤甚。患肢关节有不同程度的功能障碍。病变局部肿胀，很快形成肿块，局部皮温增高，浅静脉怒张。可伴有全身恶病质表现。

（三）辅助检查

X 线检查提示：骨软骨瘤是在干骺端从皮质突向软组织的骨性突起，或呈杵状、蒂状或鹿角状，皮质相连续，髓腔相通；软骨帽可呈不同程度钙化（图 32-1）。骨巨细胞瘤的干骺端病灶为偏心性、溶骨性、囊性破坏而无骨膜反应，病灶骨皮质膨胀变薄，呈肥皂泡样改变（图 32-2）。骨肉瘤表现为病变部位成骨性、溶骨性或混合性骨质破坏，边界不清，病变区可有排列不齐、结构紊乱的肿瘤骨。肿瘤生长使骨膜突起，形成骨膜下三角形新骨，称为科德曼（Codman）三角。若肿瘤生长迅速，超出骨皮质范围，同时血管随之长入，肿瘤骨与反应骨沿放射状血管方向沉积，表现为"日光射线"形态。周围有软组织肿块阴影（图 32-3）。

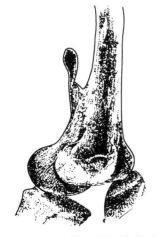

图 32-1　股骨下端骨软骨瘤

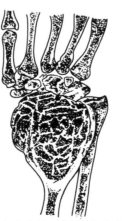
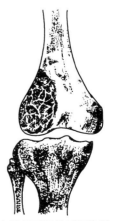

（1）桡骨远端骨巨细胞瘤　　　（2）股骨下端骨巨细胞瘤

图 32-2　骨巨细胞瘤

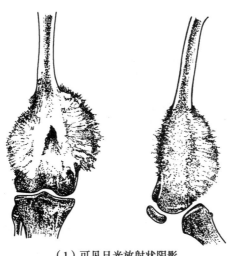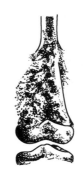

（1）可见日光放射状阴影　　　　　　　（2）可见骨破坏和骨膜增生

图 32-3　股骨下段骨肉瘤

（四）心理－社会状况

肿瘤治疗过程持续时间长、损害较大，常造成身体外观的改变和遗留残疾，对病人的身心健康影响较大。尤其恶性骨肿瘤，多为青少年，病人往往难以接受，对预后缺乏信心，出现焦虑，甚至轻生。在治疗过程中，对手术前后化疗的认识和准备不足；对截肢手术和术后肢体外观改变缺乏承受能力。因此，需对上述问题进行全面评估，以判断病人和家属的心理承受程度和所需护理。

（五）处理原则

1. 骨软骨瘤　一般无需治疗。若肿瘤生长过快，有疼痛或影响关节功能，或有压迫症状，或有恶变可能者，应早期手术切除。

2. 骨巨细胞瘤　以手术治疗为主，采用切除术加灭活处理，再植入自体骨、异体骨或骨水泥，但易复发。化疗无效，放疗虽有效，但易发生照射后肉瘤变。

3. 骨肉瘤　治疗的措施是术前大剂量化疗，然后根据肿瘤浸润范围做根治性切除瘤段、假体植入的保肢手术或截肢术，术后继续大剂量化疗的综合治疗。

【常见护理诊断／问题】

1. 焦虑／恐惧　与肢体功能丧失或担心预后有关。

2. 疼痛　与肿瘤浸润或压迫组织、病理性骨折、截肢术后幻肢痛有关。

3. 躯体移动障碍　与疼痛或肢体功能受损及制动有关。

4. 潜在并发症：病理性骨折。

5. 知识缺乏：对疾病的治疗、预后等缺乏应有的了解。

【护理目标】

1. 病人焦虑／恐惧减轻或消除。

2. 病人疼痛缓解或消失。

3. 病人关节活动和舒适度改善。

4. 病人未发生病理性骨折或发生的病理性骨折得到及时发现和处理。

5. 病人对骨肿瘤的治疗、预后等有一定了解。

【护理措施】

（一）非手术治疗及术前护理

1. 一般护理

（1）营养护理：饮食宜清淡，易消化。鼓励病人摄取足够营养，合理进食高蛋白、高热量、高维生素饮食。必要时进行少量多次输血和补液，以增强抵抗力，为手术治疗创造条件。

（2）**活动和休息**：应嘱咐病人下地时患肢不要负重，以防发生病理性骨折和关节脱位；脊柱肿瘤的病人应绝对卧床休息，避免下床活动以防止脊柱骨折造成截瘫。对于允许下床活动而不能走动的病人，可利用轮椅帮助病人每日有一定的室外活动时间。对无法休息和睡眠的病人，应注意改善环境，必要时睡前给予适量的镇静止痛药物，以保证病人休息。

2. 疼痛护理

（1）**非药物镇痛**：协助病人保持舒适体位并经常改变；转移病人注意力，如看电视、听音乐及其他消遣活动，消除紧张情绪。

（2）**药物镇痛**：晚期难以控制的疼痛对病人威胁很大，可按 WHO 提出的癌性疼痛三阶梯止痛方案遵医嘱进行处理。

3. 心理护理 观察并理解病人的心理变化，给予心理安慰和支持，消除害怕和焦虑，使病人情绪稳定，耐心向病人解释病情，根据病人的心理状态，要注意保护性医疗措施。解释治疗措施尤其是手术治疗对挽救生命、防止复发和转移的重要性。通过语言、表情、举止和态度给病人以良性刺激，使病人乐观地对待疾病和人生。同时要注意社会因素对病人心理的影响，做好亲属的心理指导。

4. 术前准备 ①脊柱、下肢手术者，手术前 1 日晚肥皂水灌肠，防止术后长时间卧床而腹胀、便秘；②骶尾部手术，术前三日服用肠道抑菌药物，手术前 1 日晚清洁灌肠。

（二）术后护理

1. 病情观察 密切观察残肢端伤口情况，观察伤口引流液的性质和引流量，注意有无出血、水肿、水泡、皮肤坏死及感染。及时更换敷料。石膏外固定的病人要注意肢端血运情况，鼓励病人适当作肌肉收缩活动，石膏解除后，加强锻炼，促进功能恢复。

2. 预防感染 伤口感染是截肢术后的严重并发症。由于手术切除范围广，手术时间长，出血多，伤口容易出现积液、感染。应遵医嘱及时应用抗生素；术后按时换药，观察伤口渗出情况。若伤口剧痛或跳痛并伴体温升高，局部有波动感，可能有术区深部感染，应报告医生及时查找原因，调整抗生素种类及剂量，必要时行局部穿刺或及时拆除缝线，充分引流。

3. 预防或缓解幻肢痛 大多数截肢术后病人感到已切除的肢体在相当长的一段时间内会有疼痛或其他异常感觉，称为幻肢痛。其原因可能是由于术前肿瘤压迫周围组织造成的剧烈疼痛对大脑皮质中枢刺激形成兴奋灶，术后短时间内未能消失所致。疼痛多在残肢的远端出现，多为持续性、性质多样，如电击样、切割样、撕裂样等，尤以夜间为甚，属精神因素性疼痛。预防或缓解幻肢痛的方法有：①护士应引导病人关注残肢，说服病人正确面对现实并接受截肢的事实，应用放松疗法等心理治疗手段逐渐消除幻肢感；②对于幻肢痛，可对残肢端进行热敷，加强残肢运动，感到疼痛时让病人自己轻轻敲打残肢端，从空间和距离的确认中慢慢消除幻肢感，从而消除幻肢痛的主观感觉；③必要时适当给予安慰剂治疗或交替给予安眠药与镇痛药；④通常术后 6~8 周伤口愈合后，病人可尝试佩戴临时义肢，有的甚至在术后 2 周即可适应临时义肢；⑤手术治疗（截肢残端神经阻滞术、残端探查术或脊髓神经镇痛术）可有效缓解幻肢痛。幻肢痛大多可随时间延长而逐渐减轻或消失。

4. 残肢功能锻炼 大腿截肢的病人易出现髋关节屈曲、外展挛缩，小腿截肢术后出现膝关节屈曲挛缩。指导病人进行残肢锻炼，要及早进行髋关节内收后伸及膝关节伸直的练习，以增强肌力，避免关节屈曲，保持正常关节活动功能；鼓励病人使用辅助工具（拐杖），早期下床活动，为安装义肢做准备。

5. 心理护理 手术后病人身体外观发生变化，对病人心理造成极大的打击，病人往往产生压抑、悲哀情绪，要理解病人的烦躁、易怒行为，用耐心、爱心和细心对待病人，并鼓励家属多关心病人，给予心理的支持。

（三）化疗病人的护理

化疗病人的护理参见第九章肿瘤病人的护理。

（四）健康指导

向病人讲解骨肿瘤的一般情况，随着肿瘤的综合性治疗的发展，树立战胜疾病的信心，稳定情绪，促进身心健康。告诉病人合理应用镇静止痛药物，提高病人的生活质量。指导病人进行各种形式的功能锻炼，最大限度地提高病人的生活自理能力。嘱咐病人按时复查，出现异常情况如局部肿胀、疼痛等应及时就诊。

【护理评价】

通过治疗和护理，病人：①恐惧减轻或消除；②疼痛缓解；③关节活动能力得到改善；④病理性骨折得以预防或得到及时发现和处理；⑤对骨肿瘤的治疗、预后等有一定了解。

（张国华）

思考题

刘女士，21岁。主诉右大腿下端疼痛、肿胀5个月，逐渐加重1个月入院。查体：右大腿下端明显肿胀，静脉怒张，局部皮温增高，触及质硬肿物，明显压痛，右膝关节活动受限。X线检查示：右股骨下端骨质溶解，可见日光放射状阴影和科德曼（Codman）三角。临床诊断为右股骨下端骨肉瘤。入院后拟行术前化疗，择期行右大腿截肢术。

ER 32-3
练习题

请问：

（1）如何对该病人进行疼痛护理？

（2）截肢术后应采取哪些护理措施？

第三十三章 | 手外伤及断肢（指）再植病人的护理

教学课件

思维导图

学习目标

1. 掌握：手外伤及断肢（指）再植病人的症状、体征和护理措施。
2. 熟悉：手外伤及断肢（指）再植病人的辅助检查和处理原则。
3. 了解：手外伤及断肢（指）再植病人的病因和病理。
4. 学会：应用护理程序对常见手外伤及断肢（指）再植病人实施整体护理。
5. 具有面对手外伤及断肢（指）病人沉着冷静、快速反应的态度和行为。

第一节　手外伤病人的护理

导入情境

情境描述：

王先生，35 岁。不慎被门夹伤致右手示指疼痛、出血 2 小时急诊入院。查体：右手示指远节伤口疼痛，甲床破裂出血，右手示指屈曲受限；X 线检查示：右手示指远节指骨骨折。

工作任务：

1. 请简述该病人常见的护理诊断/问题。
2. 请给予相应护理措施。

　　手是重要的劳动器官，手的抓、握、捏、持等功能的发挥建立在其解剖复杂、组织结构精细之上，日常生活工作中受伤概率较大。手外伤常造成不同程度的功能障碍，甚至缺失。

【病因】

　　1. 刺伤　由尖利物造成，如钉、针、竹签等。特点是伤口小而深，可将污物带入造成深部组织感染，并可引起神经、血管、肌腱损伤。

　　2. 切割伤　如刀、玻璃、电锯等所致。伤口整齐，污染较轻，深浅不一，可造成神经、肌腱、血管断裂。重者致断指断掌。

　　3. 钝器伤　如重物砸伤、重锤打击引起。皮肤裂伤、撕脱，肌腱、神经、血管损伤和骨折；严重者可造成手部毁损。

　　4. 挤压伤　如门窗挤压可引起甲下血肿、甲床破裂、远节指骨骨折等；若车轮、机器滚轴挤压，可致广泛的皮肤撕脱或脱套，开放性骨折脱位，以及深部组织损伤，甚至发生手部毁损伤。

　　5. 火器伤　由雷管、鞭炮和高速弹片伤所致，伤口呈多样性，污染严重、坏死组织多，容易发生感染。

【护理评估】

（一）健康史

了解病人的年龄、性别、职业等；评估病人外伤史，包括受伤原因、时间、程度、手外伤性质、伤口处理情况等；既往史及用药情况。

（二）身体状况

1. 皮肤损伤　了解伤口的部位和性质；皮肤是否有缺损及缺损的面积；判断皮肤活力。

2. 肌腱损伤　肌腱断裂表现为手的休息位姿势改变，如屈指肌腱断裂，该手指伸直角度加大；伸指肌腱断裂，该手指屈曲角度加大，屈、伸肌腱的不平衡导致手指的主动屈伸功能障碍。特殊部位的肌腱断裂可出现典型的畸形，如掌指关节部位的指深、浅屈肌腱断裂，该手指呈伸直位，伸肌肌腱断裂时其呈屈曲位；近节指骨背侧伸肌腱损伤则近侧指间关节屈曲；当中节指骨背侧伸肌腱损伤时，远侧指间关节屈曲呈锤状指畸形（图33-1）。

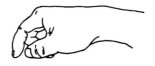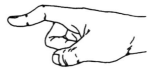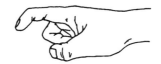

（1）掌指关节背侧　　　　　（2）近节指骨背侧　　　　　（3）中节指骨背侧
伸肌腱断裂　　　　　　　　　伸肌腱断裂　　　　　　　　　伸肌腱断裂

图33-1　伸肌腱检查法

3. 神经损伤　臂丛神经的终末支为正中神经、尺神经和桡神经，支配手部的运动和感觉。在腕平面以远，正中神经、尺神经支配手部内在肌运动功能和感觉，桡神经仅支配感觉。正中神经损伤主要表现为拇外展，对掌功能及拇指、示指捏物功能障碍；感觉障碍位于手掌桡侧半，拇指、示指、中指和环指桡侧半，拇指指间关节和示指、中指及环指桡侧半近侧指间关节以远的背面。尺神经损伤主要表现为环指、小指掌指关节过伸，指间关节屈曲，呈"爪形手"畸形，感觉障碍位于手掌尺侧、环指尺侧及小指掌背侧。桡神经损伤感觉障碍位于手背桡侧和桡侧2个半手指近侧指间关节以近。

4. 血管损伤　评估手指的颜色、温度、毛细血管回流试验和动脉搏动情况。如皮色苍白、皮温降低、指腹瘪陷、毛细血管回流缓慢或消失，动脉搏动减弱或消失，表示为动脉损伤。如皮色青紫、肿胀、毛细血管回流加快，动脉搏动存在，则为静脉回流障碍。

5. 骨关节损伤　参见第二十八章骨折病人的护理。

（三）辅助检查

1. X线　以了解骨折、脱位类型和移位情况，为其治疗做准备。

2. CT　适用于复杂的腕关节骨折脱位。

3. MRI　适用于韧带及三角纤维软骨复合体损伤。

（四）心理－社会状况

评估病人对于手外伤的认知状态，有无焦虑、恐惧等心理反应；家属的支持程度及家庭的经济状况。

（五）处理原则

1. 现场急救

（1）止血：局部加压包扎是手外伤最简单且行之有效的止血方法。可用于创面止血，以及腕平面的尺、桡动脉损伤。禁止采用束带类物在腕平面以上捆扎，捆扎过紧、时间过长易导致手指坏死；若捆扎压力不够，只将静脉阻断而动脉未能完全阻断，出血会更加严重。

（2）伤口包扎：采用无菌敷料或清洁布类包扎伤口，避免进一步污染；伤口内不要涂药水或撒敷消炎药物。

（3）**局部固定**：就地取材，固定至腕平面以上，以减轻病人疼痛和避免进一步加重组织损伤。固定器材采用木板、竹片、硬纸板等。

（4）**迅速转运**：赢得处理的最佳时间。

2. 处理损伤

（1）**早期彻底清创和组织修复**：清创应在良好的麻醉和气囊止血下进行，由浅入深，按组织层次认真清创；清创后尽可能一期修复手部的肌腱、神经、血管、骨等组织。应争取在伤后 6~8 小时内进行彻底清创，若受伤超过 12 小时，创口污染严重，组织损伤广泛，或者缺乏必要的条件，可延期（3 周左右）或二期（12 周左右）修复。影响手部血液循环的血管损伤应立即修复，骨折、关节脱位应及时复位固定。

（2）**一期闭合伤口**：创缘皮肤不宜切除过多，特别是手掌及手指，避免缝合时张力过大，皮肤裂伤，可直接缝合；若张力过大或有皮肤缺损，而基底部软组织良好或深部重要组织能用周围软组织覆盖者可自体游离皮肤移植修复；若皮肤缺损而伴有重要深部组织如肌腱、神经、骨关节外露者，可根据局部和全身情况，可采用皮瓣转移修复。

（3）**术后处理**：术后根据组织损伤和修复情况进行相应的固定，肌腱缝合后固定 3~4 周，神经修复 4 周，关节脱位 3 周，骨折 4~6 周。术后 10~14 日，依据创面愈合情况拆除伤口缝线。固定拆除后应积极进行主动和被动功能锻炼，并辅以物理治疗，促进功能恢复。

3. 合理药物治疗　使用抗生素、破伤风抗毒素、镇痛药、改善循环药等。

【常见护理诊断/问题】

1. 焦虑/恐惧　与病人担心手外伤的治疗效果和预后有关。

2. 急性疼痛　与创伤和手术有关。

3. 潜在并发症：失血性休克、感染、关节僵硬。

4. 有失用综合征的危险　与不能进行有效的功能锻炼有关。

【护理目标】

1. 病人主诉焦虑、恐惧减轻或消失。

2. 病人主诉疼痛缓解。

3. 病人未出现休克、感染等并发症，或并发症得到及时发现和处理。

4. 病人能配合医护人员进行功能锻炼，未出现失用综合征。

【护理措施】

（一）术前护理

1. 一般护理　平卧位患手抬高，以利于血液回流，减轻水肿和疼痛；手外伤如出血较多，注意有无失血性休克等。

2. 缓解疼痛　剧烈的疼痛会引起血管痉挛，还可引起情绪的变化，可给予患肢妥善固定，以减轻疼痛，并及时遵医嘱使用镇痛药物。

3. 预防感染　注意保护患手，避免或防止污染程度增加；及时应用破伤风抗毒素和广谱抗生素。

4. 心理护理　病人常常感到焦虑、恐惧；担心手术是否成功、将来是否会留下残疾、术后功能恢复等。护士应了解病人心理变化，增强其治疗疾病的信心，积极配合治疗，同时争取家属的理解和支持。

5. 做好术前常规准备。

（二）术后护理

1. 病情观察　观察病人生命体征及患肢远端皮肤的颜色、皮温、局部感觉运动和远端动脉搏动的情况。

2. 环境　保持室温 22~25℃，使局部血管扩张、改善末梢循环；局部保暖，可用烤灯距离 30~40cm

局部照射,避免灼伤。

3. 饮食指导 病人宜高热量、高蛋白、高维生素、粗纤维饮食,忌食肥腻、煎炸等食物。

4. 伤指(肢)护理 包扎伤口时用柔软敷料垫于指蹼间,以免汗液浸泡皮肤而发生糜烂,游离植皮处应适当加压。术后用石膏托将患肢固定,以利于修复组织的愈合。一般应于腕关节功能位、掌指关节屈曲位、指间关节微屈位固定。如关节破坏,日后难以恢复活动功能者,手部各关节应固定于功能位。神经、肌腱和血管修复后固定的位置应以修复的组织无张力为原则。

5. 用药护理 按医嘱正确使用抗生素及镇痛、改善循环药物;在用药过程中,需注意观察药物不良反应。

6. 功能锻炼 术后病人应抬高患肢,早期患手肌肉舒缩活动,组织愈合后应尽早拆除固定,开始主动和被动功能锻炼,并辅以物理治疗,促进功能恢复。

(三)健康指导

1. 保持手部卫生,保持伤口周围皮肤清洁。

2. 解释术后功能锻炼的重要性及方法,改善手部功能。

3. 定期复诊,如有异常及时就诊,若肌腱粘连应行松解术;若神经需二期修复,应尽早进行。

【护理评价】

通过治疗与护理,病人:①焦虑、恐惧减轻或消失;②疼痛缓解或减轻;③并发症得以预防,或得到及时发现和处理;④主动进行功能锻炼,失用综合征得以预防。

第二节 断肢(指)再植病人的护理

导入情境

情境描述:

李女士,50岁。20分钟前在剁东西时不慎剁下左手示指两节,残指用毛巾包扎,有渗血,由家人护送来急诊科,并携带离断手指就诊。

工作任务:

1. 请简述对该病人离断指的正确处理。

2. 请说出断指再植术后观察重点。

对完全离断或不完全离断的肢(指)体,通过一系列外科手术,将肢(指)体重新缝合回机体原位,恢复血液循环,使其完全存活并最大程度地恢复其功能,即称为断肢(指)再植。

【病因和病理】

根据离断肢(指)损伤的原因和性质,可分为三大类。①切割伤:多由锐器造成损伤,因其断面比较整齐,周围组织损伤较轻,再植术成功率高;②碾压伤:多由运行机器、交通工具或重物造成损伤,因组织损害较严重,断面不整齐,可能伴有明显污染,但是比较局限,经清创处理后,再植术的成功率仍较高;③撕裂伤:多由转动机械引起,损伤组织不在同一断面,造成肢体较广泛的撕裂伤,再植时需要较复杂的血管、神经、肌腱的修复,所以再植术的成功率和功能恢复程度都较差。

【护理评估】

(一)健康史

了解病人的年龄、性别、职业等情况;评估病人受伤史、急救情况、离断肢(指)保存情况等,伤后的病情变化和就诊前的处理情况。有无其他疾病和药物应用情况。

（二）身体状况

1. 局部情况 ①完全性断肢（指）是指离断部位的近端和远端无任何组织相连接，或者只有少量组织相连，但也已损伤，在清创时必须将这部分组织切断者；②不完全性断肢（指）是伤肢（指）的软组织大部分离断，断面有骨折或关节脱位，残留相连的软组织较少，主要血管断裂或栓塞发生坏死。评估断面出血情况，损伤程度、性质、污染情况；不完全断离肢（指）体的血管、神经、肌肉、肌腱及骨骼的损伤情况；止血、包扎、固定情况等。

2. 全身情况 与断肢（指）的原因、部位、程度有关，严重者可有失血性休克或创伤性休克的表现。注意有无其他部位受伤或其他系统、器官功能障碍。

（三）辅助检查

血常规检查了解失血情况；进行出凝血时间检查，肝、肾功能检查，X线检查等。

（四）心理-社会状况

评估病人的心理反应，如恐惧、焦虑、悲哀等。评估病人及家属的愿望、经济情况和是否了解术后康复的重要性。

（五）处理原则

处理要从现场急救开始。现场急救包括止血、包扎、固定患肢、离断肢（指）保存及迅速运送等方面。积极抗休克并做好手术前的准备，力争早期手术，包括彻底清创、重建骨支架、缝合肌肉（肌腱）、重建血液循环、缝合神经、闭合创口、包扎等。

【常见护理诊断/问题】

1. 焦虑/恐惧 与肢（指）体离断、担心手术成功与否有关。

2. 有感染的危险 与开放性损伤有关。

3. 组织灌注量改变 与血管断离或血管吻合栓塞有关。

4. 躯体移动障碍 与再植肢体功能不全有关。

5. 知识缺乏：缺乏功能锻炼的有关知识。

【护理目标】

1. 病人主诉焦虑、恐惧减轻或消失。

2. 病人未出现感染，或得到及时发现和处理。

3. 病人未发生组织灌注量改变，或得到及时发现和处理。

4. 病人病变部位关节功能逐渐恢复。

5. 病人能正确认识疾病，掌握功能锻炼的相关知识。

【护理措施】

（一）现场急救

1. 病情观察 注意病人的全身情况，判断病人有无休克及其他危及生命的合并伤，如有异常，应迅速抢救。昏迷病人要注意保持呼吸道的通畅。

2. 止血包扎 一般采用局部加压包扎即可，尽量少用或不用止血带，如有搏动性出血，可考虑用止血带，使用止血带要记录时间，每隔60分钟放松止血带5分钟，以防肢体坏死。如果离断部位较高，如在肩下或髋下，无法使用止血带，而加压包扎又不能控制出血时，则可用钳夹止血。保护好残肢，必要时固定制动，避免继发损伤和减少污染。

3. 离体肢（指）的处理 如果断肢（指）仍在机器中，切勿将其强行拉出，更不要倒转机器取出，以免加重断肢（指）的损伤，应立即停机，拆机取出离体肢（指）。离体组织在常温下缺血数小时后，即可发生坏死，所以应尽快用无菌或清洁敷料包裹断离的肢（指）体，立即用干燥冷藏的方法保存（图33-2），方法是先将包裹好的离体肢（指）放入干净的塑料袋内，再置于一容器中，周围放入冰块和水各一半，这样离体（指）肢不与冰块直接接触，防止冻伤，切忌将断离肢（指）体浸泡在任何液体中。

4. 迅速转送 用最快的速度转送病人到具备再植条件的医院，记录受伤和到达医院时间。送达医院后，迅速将断肢（指）送手术室用肝素盐水灌注，冲洗后用无菌湿纱布包好，外层再用干纱布包好，置于无菌容器内，放入 4℃ 的冰箱内冷藏，不能放入冰冻层内。如为多指离断，应分别包好，标记好指别，尤其是要注意左右手的标记。

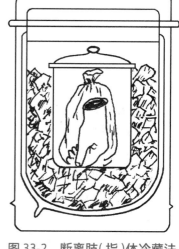

图 33-2 断离肢（指）体冷藏法

（二）术前护理

1. 一般护理 尽快详细地了解病人的受伤史、现场急救情况、断离肢（指）体的保存等情况。注意有无其他部位的损伤。

2. 全身支持 根据具体情况，给予及时、足量的输血、输液，有呼吸困难者，给予吸氧，提高病人对再植术的耐受能力。应用抗生素预防感染。

3. 心理护理 病人面对断肢（指）这一残酷的事实，常常感到恐惧。担心手术是否成功、将来是否会留下残疾、术后功能恢复等。护士应了解病人心理变化，增强其治疗疾病的信心，使其配合治疗。

4. 做好术前常规准备。

（三）术后护理

1. 一般护理

（1）了解手术情况，如手术是否顺利，骨折内固定情况，血管、神经、肌腱、肌肉等修复的情况。

（2）断肢（指）再植术后一般卧床 10 日左右，适当限制活动，注意受压部位的护理，防止压力性损伤发生。做好生活护理。

2. 病情观察

（1）定时监测生命体征；记录 24 小时液体出入量。

（2）再植肢（指）体观察与护理

1）制动：患肢适当限制活动，抬高患肢，使之略高于心脏的位置，以利于静脉回流，但位置勿过高，以免影响血运。

2）测定局部皮温：一般要求在术后 10 日内，每 1~2 小时测皮温 1 次，做好记录。如皮温突然下降，相差 3℃ 以上时，则提示为静脉栓塞。注意双侧测温部位应固定，时间要恒定，避免外界因素影响。

3）严密观察再植肢（指）体的颜色、肿胀情况及毛细血管回流情况，并做好记录。①皮肤颜色由红润变为苍白、皱纹加深、皮温降低、指（趾）腹塌陷、毛细血管充盈时间延长（超过 2 秒）、动脉搏动减弱或消失，提示动脉危象，即动脉痉挛或栓塞；②若皮肤颜色变为暗紫色、皮纹变浅或消失、皮温逐渐下降、指（趾）腹膨胀、毛细血管充盈时间缩短（少于 1 秒）、动脉搏动存在，提示静脉危象，即静脉回流障碍；③如肢体有肿胀，应定位、定时测肢体周径，做好记录，以观察肿胀是否加重；毛细血管充盈时间及肢体肿胀的观察很少受外界因素的干扰，能客观地反映血循环情况，要求术后 3 日内每小时观察记录 1 次；④血管危象多发生在术后 48 小时内，一旦发现血管危象的迹象，应立即通知医生，协助处理：首先解除血管外的压迫因素，完全松解外包扎，如血循环无好转，再拆除部分缝线，清除积血，降低局部张力，并加强保暖，可同时使用低分子右旋糖酐、妥拉苏林等抗凝解痉药物。

3. 预防感染 病人术后最好住单间病房，室内空气和器物每日消毒 1 次，注意地面应定时用消毒液擦拭。术后 1~2 周室温要求控制在 20~25℃，避免因低温引起血管痉挛，室内的湿度为 50%~60% 为宜，有专人护理，限制入室及探视人员。应用抗生素预防感染，尽量经肌内注射用药，减少静脉用药，以防静脉血栓及炎症；严禁病人及其他人员在病房内吸烟，以避免患肢（指）刺激引起血管痉挛。

4. 功能锻炼　术后 3 周内主要为软组织愈合创造条件，可做适当的按摩、理疗、轻微伸屈未制动的关节。4~6 周以主动活动为主，可做关节伸屈、握拳等活动，以防关节僵直、肌肉粘连和萎缩，注意被动活动要轻柔。6~8 周以促进神经功能恢复、瘢痕软化为主，此时骨折已基本临床愈合，可加强受累关节各方位的主动活动，配合使用理疗、中药熏洗等，以促进肢体的运动和感觉功能恢复。

5. 心理护理　护士应倾听病人的内心感受，分析病人的心理状态，关心安慰病人，针对性讲解相关知识及功能锻炼的重要性，让病人积极主动配合治疗和护理，使断肢（指）不仅成活，而且功能得到恢复。

（四）健康指导

1. 告知病人术后注意事项，如坚持戒烟，不到有吸烟人群的场所，寒冷季节注意患肢保暖。
2. 解释术后早期功能锻炼的重要性及方法，协助病人制订功能锻炼计划。
3. 定期复查，如有异常及时就诊。
4. 若肌腱粘连应行松解术，若肌腱、神经需二期修复，应尽早进行。

（张国华）

> **思考题**

韦先生，47 岁。机器碾压致左小腿完全性离断 2 小时入院。查体：血压 90/60mmHg，面色苍白，脉搏细弱，左小腿离断在上 1/3，远端残存，小腿下 1/3 及足部尚完整。X 线检查左胫腓骨距膝关节 6cm，下端缺如，断端有碎骨块。

ER 33-3

练习题

请问：

（1）应立即对该病人采取哪些急救措施？

（2）病人行断肢再植术，术后应对再植肢体采取哪些护理措施？

第三十四章 | 关节置换病人的护理

ER 34-1
教学课件

ER 34-2
思维导图

学习目标

1. 掌握：髋、膝关节置换病人的护理措施、健康指导。
2. 熟悉：髋、膝关节置换病人的常见护理诊断/问题。
3. 了解：髋、膝关节置换术的适应证和禁忌证。
4. 学会：运用护理程序对髋、膝关节置换病人实施整体护理。
5. 具有关心、关爱关节置换病人的心理和积极帮助病人康复的态度和行为。

随着老龄化社会的到来，髋、膝关节病的发病日益增多，人工关节置换术是目前治疗晚期骨关节病最终、最有效的方法，它可以通过一个功能接近正常的假体，解除病人关节疼痛、矫正畸形、恢复和改善关节的运动功能，提高病人生活质量。近年来，人工关节置换术发展迅速，我国每年有大量病人接受人工关节置换手术，如今髋关节和膝关节置换手术成功率达 95% 以上，而术后并发症的防治及康复锻炼对术后病人肢体功能恢复非常重要。

导入情境

情境描述：

王女士，61 岁。2 个月前左股骨头坏死行人工全髋关节置换术，1 周前病人左髋部局部出现红肿、伤口破溃流脓而收住入院。

工作任务：

1. 请分析目前该病人出现的情况及需要进一步完善的检查。
2. 简述预防其发生的措施。

第一节 人工髋关节置换病人的护理

【概述】

人工全髋关节置换术（total hip replacement，THR）是通过置入人工全髋关节假体治疗髋关节疾病的一项外科技术，是最常见的成人髋关节重建手术。包括人工股骨头置换术和全髋关节置换术，其具有解除髋部疼痛，增加关节稳定及活动度，纠正关节畸形等作用，从而提高病人生活质量。

（一）适应证

1. 髋关节骨性关节炎，包括原发性和继发性。
2. 类风湿性关节炎。

3. 强直性关节炎。

4. 股骨头缺血性坏死。

5. 股骨颈骨折。

6. 骨肿瘤，包括股骨近端或髋臼的肿瘤。

（二）禁忌证

1. 病人一般情况差，有严重心、肺、脑、肾等重要器官疾病，不能耐受麻醉和手术者。

2. 髋关节或其他任何部位的活动性感染。

3. 髋关节周围肌肉瘫痪。

4. 因其他严重疾病术后不能下地行走者。

【 **常见护理诊断/问题** 】

1. **焦虑/恐惧** 与担心手术效果及并发症有关。

2. **皮肤完整性受损** 与卧床及营养状态有关。

3. **舒适改变** 与疼痛及术后强迫体位有关。

4. **潜在并发症**：假体脱位、感染、下肢深静脉血栓形成等。

5. **知识缺乏**：缺乏术前准备及术后注意事项、康复锻炼的相关知识。

【 **护理措施** 】

（一）术前护理

1. **一般护理** 详细了解病人的病史及身体状况；术前戒烟；床上练习使用便器，避免术后尿潴留、便秘的发生。

2. **全身支持** 根据病人全身评估情况，积极治疗并存疾病，如高血压、糖尿病等。

3. **心理护理** 病人面对人工髋关节置换，常常感到焦虑、恐惧。担心手术是否成功、术后肢体功能恢复情况等。护士应了解病人心理变化，向病人介绍手术的必要性、手术方式和注意事项；介绍此类手术成功的病例，增强其治疗疾病的信心，使其主动配合医护人员进行治疗。

4. **术前准备** 卧床大小便训练以适应术后卧床等；做好骨科病人术前一般准备，预防性使用抗生素，配血及预约术中 C 型臂 X 线机等。

（二）术后护理

1. **饮食** 进行全髋关节置换术的病人多年龄大，体质差，应加强营养，病人全麻清醒后，无恶心、呕吐，咳嗽有力者，可尽早进食；手术当日可进食软食；术后第一日恢复正常饮食，应多进食高蛋白、高维生素、富含纤维素饮食。

2. **病情观察**

（1）观察生命体征，记录 24 小时液体出入量，防止发生失血性休克等。

（2）严密观察肢体肿胀、肢体远端的颜色、温度、动脉搏动的情况。

（3）密切观察伤口敷料渗血情况，及时更换敷料以保持伤口清洁干燥；保持术后引流通畅。

3. **术后并发症的观察与护理**

（1）**下肢深静脉血栓形成**：为人工髋关节置换术后常见的并发症，发生率 50%~70%，继发肺栓塞的发生率在 4.6%~9.7%，导致 THR 术后猝死的一个主要原因，约占死亡病例的 50%。术后早期应抬高患肢，及时指导病人做深呼吸和下肢肌肉主动收缩活动，尤其是让病人主动用力进行踝关节屈伸活动，股四头肌等肌肉进行长收缩锻炼；预防性应用抗凝治疗。若患肢出现肿胀、疼痛，腓肠肌压痛，应保持患肢制动，急诊做多普勒超声检查，遵医嘱使用抗凝剂。

（2）**伤口感染**：是一严重并发症，是造成手术失败的主要原因之一。应密切观察病人体温，观察伤口有无红肿热痛等，保持伤口敷料干燥清洁，换药时严格无菌操作，预防其发生。一旦发生，应取分泌物行细菌培养及药物敏感试验，遵医嘱合理使用抗菌药物。

（3）**假体脱位**：多发生在术后 1 个月内，称为早期脱位。少数病人发生在术后 2~3 年。故术后应保持患肢外展中立位，避免过早内收屈曲；正确搬运术后病人，教会病人正确的体位转移方法。若发生脱位，嘱病人立即卧床休息，患肢制动，根据情况采用手法复位或切开复位，复位后行患肢牵引。

4. 功能锻炼　卧床期间梯形枕固定患肢于外展中立位，并行患肢踝关节、足趾的主动屈伸活动、股四头肌等长收缩锻炼。骨水泥型假体置换者术 1 日后，即可遵医嘱床旁起坐、站立及扶拐行走练习。生物型假体置换者于术后 1 周开始逐步练习行走。应根据病情制订功能锻炼计划。

5. 心理护理　应倾听病人的内心感受，关心体贴病人，针对性地讲解相关知识及术后注意事项、功能锻炼的重要性，让病人积极主动配合治疗及护理，减少病人及家属的恐惧感，使患肢功能得到恢复。

（三）健康指导

1. 术后 3 个月内，应避免患肢不良姿势（如下蹲、坐矮凳、坐沙发、跪姿、盘腿、过度内收或外旋、跷二郎腿或过度弯腰等动作）。

2. 侧卧位是应健肢在下，患肢在上，两腿间夹梯形枕或厚棉枕。

ER 34-3

关节功能训练器的使用及护理

3. 病人应扶拐行走 4~6 周，排便时应使用坐便器，可以坐高椅、散步等。上楼时健肢先上，下楼时患肢先下。

4. 嘱病人尽量少做或不做有损关节的运动，如爬山、爬楼梯、跑步等；避免负重状态下做剧烈跳跃或急转急停运动。

5. 肥胖病人应控制体重，预防骨质疏松，避免过度负重。

6. 病人应术后 1、3、6、12 个月定期门诊随访；1 年后每年门诊随访 1 次。

第二节　人工全膝关节置换病人的护理

【概述】

人工全膝关节置换术（total knee replacement，TKR）是用人工膝关节假体代替已严重损坏的膝关节，是严重膝关节疾病病人解除疼痛、改善关节功能的有效手段。膝关节是人体最大、结构最复杂的关节，功能要求高。

（一）适应证

TKR 主要适用膝关节疼痛、不稳、畸形、功能障碍，经保守治疗无效的病例。

1. 膝关节骨性关节炎　占全膝置换术的比例最大。

2. 类风湿性关节炎。

3. 强直性关节炎的膝关节晚期病变。

4. 少数严重的创伤性关节炎。

5. 涉及膝关节的骨肿瘤，切除后不能获得良好的关节功能重建者。

（二）禁忌证

1. 病人全身情况差，有严重心、肺、脑、肾等重要器官疾患，不能耐受麻醉和手术者。

2. 膝关节周围或全身有活动性感染病灶者为手术绝对禁忌证。

3. 膝关节周围软组织严重瘢痕。

4. 病人肢体血供不足或有重度周围血管疾病。

【常见护理诊断 / 问题】

1. 焦虑 / 恐惧　与担心手术效果与并发症有关。

2. 舒适改变　与疼痛及术后强迫体位有关。

3. 潜在并发症：伤口感染、下肢深静脉血栓形成、假体松动等。

4. 知识缺乏：缺乏膝关节置换术后康复锻炼的相关知识。

【护理措施】

（一）术前护理

术前护理参见人工髋关节置换病人的护理。

（二）术后护理

1. 饮食　同人工髋关节置换病人的护理。

2. 病情观察

（1）定时监测体温、脉搏、呼吸、血压，记录24小时液体出入量，防止发生失血性休克等。

（2）应抬高患肢，踝关节处垫枕，保持膝关节伸直位；严密观察肢体周径、远端的颜色、温度，足背动脉搏动情况。

（3）密切观察伤口敷料渗血情况，及时更换敷料以保持伤口清洁干燥；术后引流情况；保持引流通畅。

3. 术后并发症的护理

（1）**下肢深静脉血栓形成**：参见人工髋关节置换病人的护理。

（2）**感染**：全膝关节置换术的感染率为1%~2%。感染临床表现不一，有的表现为急性感染症状，如高热、关节肿胀、充血，也有表现长期关节疼痛、窦道形成而局部症状不明显。应密切观察病人体温，观察伤口有无红肿热痛等，保持伤口敷料干燥清洁，换药时严格无菌操作，预防其发生。一旦发生，应取分泌物做细菌培养及药物敏感试验，遵医嘱合理使用抗菌药物。

（3）**假体松动**：病人出现关节负重时疼痛并逐渐加重，可能发生假体松动。体重大、活动多的病人，膝关节假体松动率明显增加。应做好病人健康指导，减少病人假体不当使用或错误锻炼引起的松动。

（4）**腓总神经损伤**：发生率1%~5%，常见于术中牵拉膝关节纠正关节畸形引起，多数经保守治疗可逐步缓解。

4. 功能锻炼　术后当日应抬高患肢，踝关节垫枕，保持膝关节于伸直位，麻醉恢复后可行患肢踝关节、足趾的主动屈伸活动、股四头肌等长收缩锻炼。应根据术后病情恢复情况，行膝关节屈伸锻炼、股四头肌直腿抬高练习、辅助关节锻炼，是否可以下床活动。

5. 心理护理　参见人工髋关节置换病人的护理。

（三）健康指导

1. 未拆线者门诊换药，保持伤口干燥，若伤口出现明显疼痛、肿胀等，需及时就诊。

2. 病人出院后继续扶拐行走4~6周，后可改用手杖辅助行走。

3. 肥胖病人应控制体重，预防骨质疏松，避免过度负重。

4. 嘱病人出院后继续行膝关节康复锻炼　①功能锻炼应循序渐进，避免操之过急；②不要停止运动或过度活动；③注意膝部保暖，睡觉时抬高患肢，有利于改善血液循环，减轻肢体肿胀；④日常活动应避免膝关节过度活动，以减少关节磨损。

5. 病人应术后第1、3、6、12个月定期门诊随访复查X线；1年后每年门诊随访1次。

（张国华）

陈女士，66岁。2年前出现右膝关节行走时疼痛，逐渐加重3个月余。院外治疗无明显效果。查体：右膝关节屈曲30°，内侧间隙压痛。X线检查示：右膝关节间隙明显狭窄，关节表面不平整，边缘骨质增生明显。为进一步治疗以右膝骨性关节炎收住入院，拟行右人工全膝关节置换术。

ER 34-4

练习题

请问：

(1) 术前应采取哪些护理措施？

(2) 术后可能出现的并发症有哪些？如何预防？

第三十五章 ｜ 皮肤病与性传播疾病学总论

教学课件

思维导图

学习目标

1. 掌握：皮肤病的主要症状和体征。
2. 熟悉：外用药的使用原则及注意事项。
3. 了解：皮肤的结构和功能。
4. 学会：识别和评估皮肤病病人皮损的技能。
5. 具备关心、爱护皮肤病病人的职业态度和行为。

导入情境

情境描述：

张女士，30 岁。病人 15 日前感冒后头顶、前胸、后背均出现密集分布针尖至绿豆大小的红色丘疹、斑丘疹，覆有白色鳞屑，伴瘙痒，洗热水澡后瘙痒加剧。

工作任务：

1. 请指出张女士的症状和体征。
2. 请给张女士进行健康指导。

第一节　皮肤的结构和功能

皮肤由表皮、真皮、皮下组织和皮肤附属器组成，被覆于身体表面，在口、鼻、肛门、尿道口、阴道口等处与体内管腔黏膜相移行。皮肤具有屏障、吸收、感觉、分泌、排泄、调节体温、代谢和免疫等生理功能。

（一）皮肤的基本结构

皮肤是人体最大的器官，成人皮肤总面积为 1.5~2.0m²，约占个体体重的 16%。皮肤主要包括表皮、真皮、皮下组织和皮肤附属器。

1. 表皮　由外胚层分化而来的复层鳞状上皮，主要由角质形成细胞、黑素细胞、朗格汉斯细胞和麦克尔细胞等构成。

2. 真皮　由中胚层分化而来，全身各部位厚薄不一，眼睑最薄。真皮内有各种皮肤附属器及血管、淋巴管、神经和肌肉，由浅至深可分为乳头层和网状层。

3. 皮下组织　位于真皮下方，其下与肌膜等组织相连，含有血管、淋巴管、神经、小汗腺和顶泌汗腺等。

4. 皮肤附属器　由外胚层分化而来，包括毛发、毛囊、皮脂腺、汗腺和指（趾）甲。

（二）皮肤的神经、脉管和肌肉

1. 神经 多分布在真皮和皮下组织中，分为感觉神经和运动神经，通过与中枢神经系统的联系感受各种刺激、支配靶器官活动及完成各种神经反射。

2. 血管 具有营养皮肤组织和调节体温等作用。

3. 淋巴管 皮肤中的组织液、游走细胞、细菌、肿瘤细胞等均易通过淋巴管到达淋巴结，最后被吞噬处理或引起免疫反应。

4. 肌肉 立毛肌是皮肤内最常见的肌肉类型，当精神紧张或寒冷时立毛肌收缩引起毛发直立，形成"鸡皮疙瘩"。此外，还有平滑肌和横纹肌。

（三）皮肤的功能

1. 屏障功能 皮肤具有保护体内器官和组织免受物理性损伤、化学性刺激及微生物等外界有害因素损伤的功能，还能防止体内水分、电解质及营养物质的丢失。

2. 吸收功能 角质层是皮肤吸收的主要途径，其次是毛囊、皮脂腺和汗腺。皮肤的吸收功能受皮肤结构、部位、角质层的水合程度、被吸收物质的理化性质、外界环境因素等影响，顺序依次为阴囊＞前额＞大腿屈侧＞上臂屈侧＞前臂＞掌趾。

3. 感觉功能 ①单一感觉：触、痛、压、冷和温觉；②复合感觉：湿、糙、硬、软、光滑等；③其他：痒觉、形体觉、两点辨别觉和定位觉等。

4. 分泌和排泄功能 主要通过皮脂腺和汗腺完成。皮肤小汗腺的分泌受体内外温度、精神因素和饮食的影响，对人体维持体内电解质平衡和适应高温环境极为重要。

5. 体温调节功能 主要通过辐射、对流、传导和汗液蒸发4种方式实现体表散热。汗液蒸发是环境温度过高时的主要散热方式。

6. 代谢功能 参与水、电解质、糖、蛋白质、脂类和维生素的代谢。

7. 免疫功能 主动参与启动和调节皮肤相关免疫反应的作用，其防御功能、自稳功能和免疫监视功能构成了皮肤免疫系统。

第二节　常见的临床表现和处理原则

（一）临床表现

1. 症状 皮肤病的症状可分为自觉症状和客观体征，是认识和诊断皮肤病的重要依据。常见的局部症状有瘙痒、疼痛、烧灼感、麻木感、感觉分离和蚁行感等，全身症状有畏寒发热、乏力、食欲缺乏和关节疼痛等。

2. 客观体征 是指可见、可触及的皮肤形态学表现，即皮肤损害，简称皮损。皮损的性质和特点是诊断皮肤病的主要依据。根据发生时间及机制，皮损可分为原发性和继发性两大类。

（1）原发性皮损：是指皮肤病病理变化直接产生的皮肤损害。

1）斑疹：为局限性的皮肤黏膜颜色改变，既不凸起也不凹陷，与皮面平行的局限性、边界清楚、大小不一、形状不定的皮损。斑疹可分红斑、色素沉着斑和色素脱失（减退）斑、出血斑等。

2）丘疹：为局限、实质性隆起的浅表损害，直径＜1cm，形态介于斑疹和丘疹之间者称斑丘疹。丘疹顶端伴有小疱时称丘疱疹。丘疹顶部有较小脓疱时称丘脓疱疹。

3）斑块：直径＞1cm的扁平、隆起性的浅表性损害，中央可有凹陷，多为丘疹扩大或融合而成。

4）风团：为暂时性、隆起性皮损，由真皮乳头血管扩张、血浆渗出所致。皮损一般大小不一，可为红色或白色，周围常有红晕。其具有发生快、消退快的特点，消退后不留痕迹。

5）结节：为圆形或椭圆形，常深达真皮或皮下组织，需触诊方可查出。直径＞2cm的结节，称肿块。

6）水疱和大疱：为高出皮面、内含液体的局限性、腔隙性皮损。直径＜1cm 时为水疱，直径＞1cm 者为大疱。

7）脓疱：为高出皮面、内含有脓液的局限性、腔隙性皮损，可原发，亦可继发于水疱。

8）囊肿：为含有液体或半固体黏稠物及细胞成分的囊样皮损。一般位于真皮或皮下组织。其常呈圆形或椭圆形，触之有弹性感。

（2）继发性皮损：是由原发皮损演变而来，或因搔抓、治疗不当引起。

1）鳞屑：为脱落或即将脱落的异常角质层细胞，由于角化过度或角化不全而引起。

2）浸渍：皮肤角质层含水量增多导致表皮强度减弱所引起的皮损，皮损质地变软、颜色变白，表面起皱，常发生在指（趾）缝等处，摩擦后表皮易脱落而露出糜烂面，容易继发感染。

3）糜烂：为局限性表皮或黏膜上皮缺损而形成的湿润创面。因损害表浅，基底层细胞仍存在，故预后不留瘢痕。

4）溃疡：为局限性皮肤或黏膜缺损形成的创面。其主要是由结节或肿块破溃或外伤后而形成。溃疡愈合慢且预后可遗留瘢痕。

5）裂隙：也称皲裂，系皮肤的线条状裂口，深度常达真皮。其常见于掌跖、指（趾）关节、口角、肛周等处。

6）抓痕：为搔抓或摩擦所致的表皮或达到真皮浅层的缺损。呈线状或点状，可有血痂，愈后一般不留瘢痕。

7）痂：是由皮损表面的浆液、脓液、血液、脱落组织及细菌等混合干涸而成的附着物。

8）苔藓样变：也称苔藓化，为皮肤局限性浸润肥厚，常因搔抓或摩擦使角质层和棘层增厚，真皮产生慢性炎症所致。

9）萎缩：为表皮厚度变薄、真皮和皮下组织减少所致的皮肤退行性变性。

10）瘢痕：为真皮或真皮以下组织缺损或破坏后，由新生结缔组织修复而成。

（二）处理原则

1. 皮肤病的预防　对不同的皮肤病，应根据其病因、性质和预后采取相应的预防措施。

（1）感染性皮肤病：如疥疮、真菌症、皮肤细菌感染等，应特别强调预防为主的原则。要积极治疗传染源和带菌者，切断传染途径。宣传普及皮肤病的防治知识，并做好消毒隔离工作。

（2）瘙痒性皮肤病：要积极寻找病因，告诫病人不宜搔抓及外用刺激性药物，勿过度用热水烫洗，避免辛辣刺激性饮食，不要饮酒。

（3）变态反应性皮肤病：要查过敏原，避免接触致敏物质。避免食用易引起变态反应的异种蛋白质。避免外用致敏性强的化妆品。对于有药物过敏的病人，尽量找出致敏的药物。

（4）职业性皮肤病：要改善劳动条件，实现生产机械化和自动化，避免接触有毒或致敏物质，做好个人防护。

2. 皮肤病的治疗　包括系统治疗、局部外用药物治疗、物理治疗和手术治疗。

（1）系统治疗：主要包括抗组胺药物、糖皮质激素、抗生素、抗真菌药物、维生素、免疫抑制及调节剂等。

（2）外用药物治疗：外用药的作用取决于药物的性能和剂型。根据病因、皮损特点应正确选用。

1）外用药物的性能：根据药理作用及理化性能可分为清洁剂、保护剂、止痒剂、抗菌剂、抗真菌剂、抗病毒剂、角质促成剂、角质松解剂、收敛剂等。

2）外用药物的剂型：有溶液、粉剂、洗剂、油剂、乳剂、软膏、糊剂、硬膏、凝胶和气雾剂等多种。

3）外用药物的使用原则：①急性炎症性皮损，无糜烂渗液而仅有红斑、丘疹和水疱者可选用洗剂或粉剂，如炎症较重，出现糜烂渗液时则用溶液湿敷；有糜烂但渗出不多时用糊剂。②亚急性炎症性皮损，渗出甚少者可用糊剂或油剂，若皮损已干燥脱屑，使用乳剂比较合适。③慢性炎症性皮损，可选用软膏、硬膏、涂膜剂、乳剂、酊剂。④单纯瘙痒而无皮损者，可用酊剂或乳剂。

4）注意事项：给病人详细地讲解外用药物的使用方法、浓度、使用时间、部位、次数，和可能出现的不良反应及其预防和处理方法。

（3）物理治疗：是指应用各种物理因子防治皮肤病的方法。皮肤病常用的物理疗法有电疗法、光疗法、微波疗法、冷冻疗法、水疗法、放射疗法等。

（4）手术治疗：皮肤科手术治疗可用于皮肤肿瘤切除、皮肤创伤清理、活体组织取材、改善或恢复皮肤异常功能及美容整形。

知识拓展

光动力学疗法在皮肤性病学中的应用

光动力学疗法（photodynamic theray，PDT）是利用光动力效应使用光敏药物和激光活化进行疾病诊断和治疗的一种新技术。其用特定波长照射相应组织，使组织吸收的光敏剂受到激发，而激发态的光敏剂又把能量传递给周围的氧，生成活性很强的单态氧，单态氧和相邻的生物大分子发生氧化反应，产生细胞毒性作用，进而导致细胞受损乃至死亡。目前该方法已经运用在皮肤性病学中治疗尖锐湿疣、银屑病、痤疮、鲜红斑痣、皮肤恶性肿瘤及癌前期病变等疾病，该方法对病灶周边的正常组织损伤小，可重复治疗，可姑息治疗，可协同手术和药物治疗提高疗效，但可能产生光过敏反应，对使用光敏剂者注射后1个月应避免阳光直射或强烈的灯光照射。

皮肤科常见
SOP 操作流程

（李　莉）

思考题

许女士，24岁。自述3日前新换一种化妆品，自觉面部灼热不适2小时前来就诊。查体：面部可见红斑、肿胀及米粒大小红色丘疹。

请问：

（1）皮肤病外用药物的用药原则包括哪些？对该病人进行局部治疗时，宜选用哪种剂型外用药物？

（2）皮肤病病人使用外用药物时有哪些注意事项？

练习题

第三十六章 | 变态反应性皮肤病病人的护理

教学课件

思维导图

学习目标

1. 掌握：变态反应性皮肤病病人的护理常规。
2. 熟悉：变态反应性皮肤病的症状和体征。
3. 了解：变态反应性皮肤病的病因及发病机制。
4. 学会：正确评估变态反应性皮肤病病人皮损的特点，按照临床分期实施正确的护理措施。
5. 具有关心、爱护变态反应性皮肤病病人的心理和保护病人隐私、积极帮助病人康复的态度和行为。

第一节 接触性皮炎病人的护理

导入情境

情境描述：

柳女士，35 岁。20 日前买了一条项链，佩戴后自觉颈部不适、灼热、瘙痒，摘除后不适症状减轻。其颈部与项链接触部位可见红斑及红色丘疹，境界清楚。

工作任务：

1. 请简述柳女士突发皮损的原因。
2. 为缓解柳女士的不适，请给柳女士采取正确的护理措施。

【概述】

接触性皮炎（contact dermatitis）是由于接触某些外源性物质后，在皮肤、黏膜接触部位发生的急性或慢性炎症反应。

【病因及发病机制】

引起接触性皮炎的物质分为原发性刺激物和接触性致敏物两大类。

1. 原发性刺激反应 接触物质本身具有强烈的刺激性或毒性，或长期、反复接触某些刺激性较小的物质，接触部位也可发生皮炎。

2. 接触性致敏反应 可分为动物性、植物性和化学性三大类。

【护理评估】

（一）健康史

1. 年龄与性别 儿童较老年人易发病，女性较男性易发病。

2. 嗜好与习惯 如喜用热水、肥皂沐浴摩擦身体等可引起急性皮炎反应。

3. 职业 因职业原因接触某些特定的有害物质或致敏物产生接触性皮炎。

4. 其他 滥用药物等。

（二）身体状况

1. 急性接触性皮炎　起病急，皮损局限于接触部位。典型皮损为境界清楚的红斑，形态与接触物有关，常自觉瘙痒或灼痛，严重时红肿明显，并出现水疱和大疱，偶可发生组织坏死或伴有全身症状。

2. 亚急性和慢性接触性皮炎　接触物刺激性较弱或浓度较低时，皮损开始可呈亚急性，表现为轻度红斑、丘疹，境界不清。

3. 特殊类型接触性皮炎　常见的有化妆品皮炎、尿布皮炎等。

（三）心理-社会状况

皮疹发生在暴露部位时，可引起病人的焦虑，当个人应对无效时易产生恐慌。

（四）处理原则

寻找病因，迅速脱离接触物，积极对症处理。

1. 全身治疗　以止痒、脱敏为主。

2. 局部治疗　首先除去相关致敏物质。当急性期渗液多时，可用 3% 硼酸溶液等冷湿敷。亚急性期、慢性期可用糖皮质激素软膏等。当有感染时加用抗生素软膏。

【**常见护理诊断/问题**】

1. 舒适改变　与皮肤瘙痒有关。

2. 皮肤完整性受损　与皮损破溃有关。

3. 知识缺乏：缺乏对接触物、致敏物及本病基本知识的认知。

【**护理目标**】

1. 病人瘙痒减轻或消失。

2. 病人皮损好转，逐渐愈合。

3. 病人能说出本病的基本知识、防治方法和注意事项。

【**护理措施**】

1. 一般护理

（1）患处禁止搔抓、摩擦和用热水烫洗。

（2）尽量寻找病因，将已明确的过敏原做好记录，并防止再次接触。

2. 皮肤用药护理

（1）**急性接触性皮炎**：①急性期有渗液时用 3% 硼酸溶液等冷湿敷，有水疱时抽吸疱液后再进行湿敷；②皮损较轻者，可口服抗组胺药物；较重者可系统使用糖皮质激素。

（2）**亚急性接触性皮炎**：主要外用糖皮质激素，必要时加用抗生素软膏同时注意皮肤屏障护理。

（3）皮损肥厚者可使用局部封包治疗。

（4）皮损疼痛明显时，可遵医嘱给予止痛、镇静药物。

3. 瘙痒护理

（1）保持室内温湿度适宜；洗澡不宜过勤；穿棉质衣物并保持清洁。

（2）避免诱发因素，如过多地使用肥皂等。

（3）瘙痒时切忌反复搔抓，可轻轻拍打或用指腹垂直按压痒处。

（4）遵医嘱进行全身皮肤屏障护理，外用止痒药物只需薄薄涂搽一层即可。

（5）指导病人采取听音乐等活动转移注意力，减轻痒感。

（6）夜间瘙痒明显者，可遵医嘱在睡前给予止痒药物。

4. 饮食护理　饮食宜多样化，避免偏食，忌刺激辛辣、海鲜等食物。

5. 预防感染

（1）保护破损皮肤，严格执行无菌操作。

（2）正确使用抗生素。

6. 心理护理　注意病人和家属的心理反应，主动介绍疾病的治疗知识，随时提供支持和鼓励。

7. 健康指导

（1）**讲究卫生**：保持皮肤清洁与干燥。

（2）**防护指导**：告知病人尽量避免接触已知的致敏物。

（3）**饮食指导**：嘱病人应避免食用辛辣、刺激性食物。

（4）**用药指导**：正确使用外用药物，预防复发或转为慢性皮炎。

【护理评价】

通过治疗和护理，病人：①瘙痒减轻或消失；②皮损破溃处干涸结痂，逐渐愈合；③能说出本病的基本知识、防治方法及注意事项。

第二节　湿疹病人的护理

导入情境

情境描述：

陈先生，25岁。食用海鲜半小时后，自觉皮肤瘙痒，1小时后双侧手、足、前臂、小腿等外露部位出现红斑，红斑处有针尖至粟粒大小的丘疹。

工作任务：

1. 请简述陈先生发生皮疹的原因。

2. 为缓解陈先生的不适，请给陈先生采取正确的护理措施。

【概述】

湿疹（eczema）是由多种内外因素引起的有明显渗出倾向的真皮浅层及表皮过敏性炎症性皮肤病。

【病因及发病机制】

病因尚不明确。一般认为是由内外多种因素互相作用的结果。必要时，可做斑贴试验、划痕试验以寻找病因。

1. 内部因素　常见的有慢性感染病灶、内分泌及代谢改变等。

2. 外部因素　食物、吸入物、生活环境、各种化学物质等。

【护理评估】

（一）健康史

病因复杂。了解有无遗传因素影响的过敏性体质、神经精神因素、是否接触过变态反应过敏原、有无体内慢性炎症感染等。

（二）身体状况

1. 急性湿疹　皮损好发于面、耳、手、足等外露部位，重者弥漫全身，常对称分布。在红斑基础上有针尖至粟粒大小的丘疹、丘疱疹，严重时有小水疱，境界不清，瘙痒剧烈。如继发感染，则形成脓疱，甚至有发热等全身症状。

2. 亚急性湿疹　经急性发作后，红肿及渗出减轻，但可有丘疹及少量丘疱疹。

3. 慢性湿疹　多由急性湿疹及亚急性湿疹迁延而成，也可一开始就表现为慢性。

4. 特殊类型的湿疹　固定位置的湿疹，如手部湿疹、乳房湿疹、外阴和肛门湿疹等。

（三）心理－社会状况

湿疹是一种慢性疾病，反复发作，病人常有焦虑、烦躁等情绪改变，甚至导致对治疗缺乏信心。

（四）处理原则

1. 去除病因 避免各种可疑的致病因素，保持皮肤清洁，避免过度烫洗皮肤。消除体内慢性病灶及其全身性疾患。

2. 全身疗法 常用的有抗组胺药、镇静剂。继发感染者，加用抗生素。

3. 局部疗法 ①急性期无水疱、糜烂、渗出时，建议使用炉甘石洗剂、糖皮质激素乳膏；大量渗出时应选择冷湿敷；②亚急性、慢性湿疹建议外用糖皮质激素乳膏，可合用保湿剂及角质疏松剂。

4. 物理治疗 窄谱 UVB（也称 NB-UVB，是指滤除其他波长紫外线所产生的波长为 311nm 左右的窄谱中波紫外线）照射，也可采用臭氧水疗。

5. 中医中药疗法 如复方甘草酸苷、雷公藤总苷等对某些病人有效；也可采用中药浴疗。

【常见护理诊断/问题】

1. 舒适受损 与湿疹剧烈瘙痒有关。

2. 焦虑/恐惧 与疾病反复和急性期病情加重导致的不良情绪有关。

3. 潜在并发症：感染。

【护理措施】

1. 一般护理

（1）保持床单元清洁干燥，温湿度适宜。

（2）指导病人清淡饮食，避免辛辣及易致敏的食物。

（3）内衣尽量避免使用化纤、毛皮等织物，宜选择纯棉、宽松、柔软的衣物。

（4）协助病人寻找并去除诱因。

2. 皮损护理

（1）保持皮肤清洁：避免接触刺激物或致敏物质，避免涂搽化妆品。

（2）避免各种外界刺激，以及不适当地外用药物治疗等。

（3）创面冷湿敷：局部使用 3% 硼酸溶液或臭氧水湿敷，继而外搽糖皮质激素乳膏。

3. 辅助治疗 遵医嘱给予中药药浴或臭氧水疗，保持室温、水温适宜。

4. 外用药护理、瘙痒护理、心理护理、健康指导等参见本章第一节接触性皮炎的相关内容。

第三节 药疹病人的护理

导入情境

情境描述：

杨女士，50 岁。自述感冒发热而自行到药店购买"退烧药"口服，口服半小时后，出现口周不适，口唇周围可见数个圆形或椭圆形紫红色斑，境界清楚。

工作任务：

1. 请简述杨女士发生皮损的原因。

2. 为缓解杨女士的不适，请给杨女士采取正确的护理措施并做好健康指导。

【概述】

药疹（drug eruption）亦称药物性皮炎，是药物通过各种途径进入人体后引起的皮肤、黏膜炎症反应。

【病因及发病机制】

药疹的发病原因非常复杂,有个体因素和药物因素。

1. 个体因素 包括遗传因素(过敏体质)、某些酶的缺陷、机体病理或生理状态的影响等。

2. 药物因素 临床上易引起药疹的药物有抗生素、解热镇痛药和镇静催眠药及抗癫痫药等。

【护理评估】

(一)健康史

了解病人既往有无药物过敏史、家族史;本次发病前用药情况,包括药物名称、剂量及用药时间等。

(二)身体状况

1. 固定型药疹 皮疹常单发,境界清楚,绕以红晕,重者表面形成水疱或大疱,可伴发热,自觉瘙痒。其常由磺胺类、解热镇痛类等引起,最为常见。

2. 荨麻疹型药疹 较常见,药疹为大小不等、形态不一的风团,可同时伴有发热、关节疼痛等。其多由青霉素、血清制品等引起。

3. 麻疹型或猩红热型药疹 突然发病,可伴发热等全身症状。皮损表现类似麻疹,伴明显瘙痒。其多由解热镇痛类、巴比妥类等药物引起。

4. 紫癜型药疹 轻者表现为双下肢瘀点或瘀斑,散在或密集分布。重者四肢躯干均可累及。其多由抗生素、巴比妥类、利尿剂等引起。

5. 多形红斑型药疹 多由磺胺类、解热镇痛类、巴比妥类等引起。根据病情分为轻型和重型,重型发病急骤,皮损泛发全身并出现大疱、糜烂、继发感染等,常累及多个器官,肝肾功能异常、脓毒症甚至死亡。

6. 大疱性表皮松解型药疹 是重型药疹。起病急骤,部分病人皮损迅速波及全身,出现大面积表皮坏死松解,尼科利斯基征阳性,稍受外力即形成糜烂。严重者因继发感染,肝肾功能障碍,电解质紊乱等而死亡。其常由磺胺类、解热镇痛剂等引起。

7. 剥脱性皮炎型药疹 也是重型药疹,多数病例为长期用药后发生。病程可长达一个月以上,危重者因全身衰竭或继发感染而死亡。其常由巴比妥类、磺胺类素等引起。

(三)辅助检查

1. 体内试验 ①皮肤试验;②药物激发试验。

2. 体外试验 嗜碱性粒细胞脱颗粒试验等。

(四)心理-社会状况

一般药疹病人心理反应轻微,重症药疹由于可危及病人的生命,病人表现出恐惧和精神紧张等。家庭和社会支持程度对病人心理健康起到至关重要的作用。

(五)处理原则

首先停用致敏药物,防治并发症的发生。

1. 轻型药疹 停用致敏药物后,皮损多迅速消退。其可给予抗组胺药物,必要时给予小剂量糖皮质激素。

2. 重型药疹

(1)早期、足量使用糖皮质激素,以及时控制病情,待病情好转、无新发皮损、体温下降后逐渐减量。

(2)**预防继发感染**:是关键措施之一。按照病情进展及时调整治疗方案。

(3)**加强支持疗法**:及时纠正低蛋白血症、水电解质紊乱,同时注意维持血容量;对内脏受累者也应做相应处理。

(4)静脉输注人血丙种免疫球蛋白。

（5）**血浆置换**：清除致敏药物及其代谢毒性产物和炎性介质。

3. 过敏性休克的治疗　争取时间，及时抢救。

【常见护理诊断/问题】

1. 知识缺乏：缺乏常见致敏药物的相关知识。

2. 有感染的危险　与皮损广泛、表皮剥脱、机体抵抗力下降有关。

3. 营养失调：低于机体需要量　与代谢增加、发热及表皮剥脱使消耗增加、食欲下降有关。

【护理措施】

（一）一般护理

用药前询问过敏史，必要时做皮肤过敏试验；用药过程中密切观察，如有异常，立即停药并及时处理。

（二）重症病人的护理

1. 加强监护　将病人安置在重症监护室，密切观察生命体征的变化，记录24小时出入量。

2. 消毒隔离　严格执行消毒隔离制度，各项治疗和护理必须按无菌技术操作进行。

3. 饮食护理　宜食用高热量、高蛋白、多维生素易消化的流质或半流质饮食，防止疾病消耗引起的营养缺乏。多饮水，加速有毒物质排出。

4. 皮损护理

（1）**口腔黏膜**：①使用臭氧水进行口腔护理2次/d；②定时漱口；③口唇黏膜外搽红霉素软膏。

（2）**眼部黏膜**：生理盐水进行球结膜冲洗或擦拭眼角及眼周，并滴眼药水2次/d。

（3）**鼻黏膜**：鼻腔干痂以麻黄碱滴鼻剂湿润后使用无菌镊夹出。

（4）**外阴黏膜**：①加强会阴护理，2次/d；②必要时剃除毛发，糜烂面外搽抗生素软膏。

（5）**躯干、四肢**：糜烂面外用臭氧水湿敷，之后使用抗生素和激素软膏进行全身皮肤屏障护理。

5. 防止并发症　必要时卧床休息，保持呼吸道畅通，协助拍背，促进咳嗽、排痰。鼓励病人勤翻身，防止压力性损伤的发生。

6. 用药护理　用药前仔细询问药物过敏史，加强用药后观察，避免药物交叉过敏。当大剂量激素应用时，观察有无并发症的发生，做好相应护理。

7. 心理护理　关心和安慰病人，通过心理护理鼓励病人保持良好的情绪，主动配合治疗。

（三）健康指导

健康指导参见本章第一节接触性皮炎的相关内容。

第四节　荨麻疹病人的护理

导入情境

情境描述：

何女士，22岁。在吃海鲜后不到半小时，口唇和眼睑突然肿胀，全身大片风疙瘩（风团疹），奇痒无比，之后迅速出现呼吸困难，立即送往医院。

工作任务：

1. 请简述何女士目前的护理诊断。

2. 请给何女士采取正确的急救措施。

【概述】

荨麻疹（urticaria）是由于皮肤黏膜的小血管扩张及渗透性增强而产生的一种局限性水肿反应。

【病因及发病机制】

（一）常见病因

1. **食物**　以鱼、虾、蟹、蛋类最常见，其次是某些肉类和某些植物性食品。

2. **吸入物**　如花粉、动物皮屑等，某些气体，如甲醛等。

3. **药物**　常见的有青霉素、阿司匹林等。

4. **感染**　包括病毒、细菌等感染。

5. 昆虫叮咬。

6. **物理及化学因素**　如冷、热、日光、机械和摩擦压迫等。

7. **精神因素**　如精神紧张、情绪波动等。

8. **全身疾病**　如胃肠道疾病、肿瘤等可诱发慢性荨麻疹。

9. **遗传因素**　如家族寒冷性荨麻疹、遗传性血管性水肿等。

（二）发病机制

1. **变态反应性**　多数属Ⅰ型变态反应，少数为Ⅱ型、Ⅲ型变态反应。

2. 非变态反应性。

【护理评估】

（一）健康史

了解发病前有无明确用药史，是否密切接触猫、犬等宠物，或被蚊虫叮咬、日光照射、激烈运动等。

（二）身体状况

1. **急性荨麻疹**　多为骤然发病，突然自觉皮肤瘙痒，很快出现大小不等的圆形、椭圆形或不规则的风团，可局限或泛发全身。皮疹可数小时后消退，不留痕迹，但可反复发作。少数病人可出现休克症状，严重者可窒息。

2. **慢性荨麻疹**　皮损反复发作超过 6 周以上者称为慢性荨麻疹。全身症状一般较轻，风团时多时少，反复发生，常达数月或数年之久，偶可急性发作。

3. **特殊类型的荨麻疹**

（1）**皮肤划痕症**：又称人工荨麻疹。

（2）**血管性水肿**：亦称巨大型荨麻疹。

（3）**胆碱能性荨麻疹**：多见于青年，由于运动、受热等躯体深部温度上升后出现。皮肤划痕试验阳性。

（4）**寒冷性荨麻疹**：好发于青年女性，可分为家族性和获得性两型。

（5）**压力性荨麻疹**：皮肤受压 4~6 小时后，局部发生深在性肿胀，8~12 小时消退，多发生在臀部、腰部等受压部位。

（6）**日光性荨麻疹**：好发于青年女性。皮肤暴露于日光数分钟后出现红斑、风团，持续 1~2 小时后消退。甚至有部分病人透过玻璃的日光也可引起发病。

（三）心理－社会状况

主要因疾病反复、瘙痒剧烈而产生明显的焦虑、易怒、睡眠障碍等。

（四）处理原则

1. **一般治疗**　去除病因；避免诱发因素。

2. **药物治疗**　如抗组胺类药物、糖皮质激素、免疫抑制剂。由感染因素引起者，可以选用适当的抗生素治疗。若出现急性荨麻疹伴休克、喉头水肿及呼吸困难者，立即就地抢救。

【常见护理诊断／问题】

1. **舒适改变**　与皮损和皮肤瘙痒有关。

2.知识缺乏：缺乏预防荨麻疹发病及加重的相关知识。

3.潜在并发症：窒息。

【护理措施】

1.饮食护理　勿食可疑致敏食物。饮食宜清淡易消化，多饮水，加速排泄。

2.用药护理　停用一切可疑致敏药物并使用抗组胺药物。

3.瘙痒护理　参见本章第一节接触性皮炎的相关内容。

4.急救护理　对有消化道、呼吸道症状病人，密切观察病情变化，做好急救准备。发现休克情况，立即就地抢救。有喉头水肿呼吸困难者，立即吸氧；出现窒息时，立即行气管切开。

5.健康指导

（1）**心理指导**：消除精神紧张，保持乐观情绪和良好心理状态。

（2）养成记录生活日记的良好习惯，寻找或避免过敏原。遵医嘱规律用药，避免荨麻疹的复发或加重。

（李　莉）

思考题

1. 黄先生，46岁。因口周和手背瘙痒不适3小时就诊。病人自述1周前因足外伤疼痛而自服"去痛片"2片，今晨起自觉口周、手背痒感。查体：手背部有直径为1cm大小红斑，境界清，中央有水疱。

请问：

（1）该病人发生皮损最可能的原因是什么？

（2）宜选用何种剂型的外用药物？应对病人采取哪些护理措施？

2. 马先生，30岁。因双小腿瘙痒伴红色丘疹2个月余就诊。病人自述近2个月双小腿有瘙痒性红色丘疹，搔抓后形成水疱，逐渐加重，水疱破溃形成糜烂、渗液，双侧对称，用热水洗烫后症状加重。

请问：

（1）应对该病人采取哪些护理措施？

（2）应对该病人进行哪些健康指导？

ER 36-3

练习题

第三十七章 | 感染性皮肤病病人的护理

教学课件

思维导图

学习目标

1. 掌握：感染性皮肤病病人的护理措施。
2. 熟悉：感染性皮肤病皮损特点。
3. 了解：感染性皮肤病的病因及发病机制。
4. 学会：运用皮肤护理专科知识，指导病人皮疹护理、用药护理。
5. 具有关心、爱护感染性皮肤病病人的心理和保护病人隐私的态度和行为。

第一节 病毒性皮肤病病人的护理

导入情境

情境描述：

胡先生，65岁。因腰背部疼痛伴水疱就诊。主诉10日前出现左腰背部疼痛，5日后左腰背部出现片状红斑，随之出现簇集性且不融合的粟粒至绿豆大小红色丘疹、水疱。查体：左腰背部水疱周围有红晕，呈带状排列，不超过体表正中线，各簇水疱群之间皮肤正常。门诊拟"带状疱疹"收入院。

工作任务：

1. 请简述当前主要的护理问题和应采取的护理措施。
2. 请对胡先生进行健康指导。

【概述】

病毒性皮肤病是由病毒感染所引起的皮肤黏膜病变。根据其临床特点，可分为三型。

1. 新生物型 如寻常疣。

2. 疱疹型 皮损以疱疹为主，如带状疱疹。

3. 红斑发疹型 皮损以红斑、斑丘疹为主，如风疹、麻疹等。

疣（verruca）是由病毒感染所引起的表皮良性赘生物。临床上常见的有寻常疣、跖疣、扁平疣、尖锐湿疣等。单纯疱疹（herpes simplex）是由人类单纯疱疹病毒所致病毒性皮肤病。带状疱疹（herpes zoster）是由水痘 - 带状疱疹病毒感染引起的，以某一神经痛及该神经支配区域皮肤上簇集性疱疹为特征的病毒性皮肤病。

【病因及发病机制】

（一）疣

由人乳头状瘤病毒（human papilloma virus，HPV）感染引起。其主要由直接接触传染，亦可经接触污染物而间接传染。

（二）单纯疱疹

系 DNA 病毒中的单纯疱疹病毒（herpes simplex virus，HSV）所致，人是人类单纯疱疹病毒唯一的自然宿主。

（三）带状疱疹

带状疱疹的病原体是水痘 - 带状疱疹病毒（varicella-zoster virus，VZV），有亲神经和亲皮肤的特性。

【护理评估】

（一）健康史

了解病人一般状况，如年龄、文化背景等；并了解其发病情况及诊治经过。

（二）身体状况

1.疣

（1）**寻常疣**：皮疹为黄豆大的半圆形角质隆起，表面干燥粗糙，呈灰白色，顶端呈花蕊或刺状。其好发于手背及甲周。

（2）**扁平疣**：好发于面部、手背和前臂，多骤然发生，皮损表面光滑或稍硬。如搔抓可引起自身接种，出现数个丘疹沿抓痕呈串球状排列，即科布内（Koebner）现象。

（3）**跖疣**：是发生于足跖部的寻常疣。皮损表面粗糙不平，中央稍凹，边缘绕以稍高的角质环，触痛明显。

2.单纯疱疹

（1）**原发性单纯疱疹**

1）隐性或亚临床感染。

2）唇疱疹：多见于成人，好发于嘴唇和口周皮肤。

3）生殖器疱疹：多由性交感染。

（2）**复发型单纯疱疹**：成人最常见，好发于口周、鼻腔周围及外阴。病程自限性，1~2 周可消退，易在同一部位复发。

3.带状疱疹 好发于成人，春秋季多见，具有自限性。

（1）**典型表现**：发疹前部分病人可有轻度乏力、低热等症状。好发部位依次为肋间神经、颈神经、三叉神经和腰骶神经支配区域。皮损表现为在红斑基础上出现簇集性且不融合的粟粒至黄豆大小红色丘疹、水疱，疱液清亮，疱壁紧张，周围有红晕，严重者可有血疱，常沿神经支配区域带状排列，不超过体表正中线，各簇水疱群之间皮肤正常。数日后水疱干涸、结痂，愈后遗留暂时性淡红色斑或色素沉着。病程 2~3 周，老年人病程会延长，疼痛较为剧烈，神经痛为本病的特征之一。

（2）**特殊表现**

1）眼带状疱疹：老年人多见，疼痛剧烈，可累及角膜形成溃疡性角膜炎。

2）耳带状疱疹：系病毒侵犯面神经及听神经所致，同时侵犯面神经的运动和感觉神经纤维时可出现面瘫、耳痛及外耳道疱疹三联征。

3）疱疹后神经痛：带状疱疹常伴有神经痛，多在皮损完全消退后 1 个月内消失，少数病人可持续超过 1 个月或更长。

（三）心理－社会状况

评估病人及家属对病毒性皮肤病的认知程度，了解病人担心疾病复发及传染的焦虑程度。

（四）处理原则

1.疣 以局部治疗为主，对数目较多或久治不愈者，可采用抗病毒药物。

2. **单纯疱疹**　以抗病毒、减少复发、预防继发感染为原则。

3. **带状疱疹**　以抗病毒、止痛、消炎、营养神经、预防感染为主。

【常见护理诊断/问题】

1. **皮肤完整性受损**　与皮损发生有关。

2. **急性疼痛**　带状疱疹的疼痛与神经受损有关。

3. **知识缺乏**：缺乏病毒性皮肤病的相关防治知识。

4. **潜在并发症**：感染。

【护理目标】

1. 皮肤损害好转或痊愈。

2. 自觉疼痛减轻，饮食、睡眠恢复正常。

3. 了解本病的防治知识，能积极配合治疗和护理。

4. 无感染发生，或发生感染时得到及时发现和处理。

【护理措施】

1. **一般护理**　温湿度适宜，注意休息，避免劳累，提高机体免疫力。

2. **皮肤护理**

(1) 带状疱疹：保持皮肤清洁，防止局部感染，避免搔抓、挤压等。如累及眼部，遵医嘱使用抗病毒眼药，密切观察病情，避免发生溃疡性角膜炎。

(2) 单纯疱疹：同带状疱疹。

(3) 疣：①寻常疣应避免摩擦，防止出血；②扁平疣避免使用腐蚀性方法治疗；③应减少对跖疣疣体的挤压。

3. **带状疱疹疼痛护理**　遵医嘱给予止痛、营养神经和物理治疗等，对后遗神经痛者应予以重视，必要时调整止痛药物的种类和剂量。

4. 预防自身接种传染、继发感染。

5. **健康指导**　①注意卫生，加强锻炼，提高机体免疫力；②避免对局部皮损的刺激、摩擦，穿宽松、舒适的衣物及鞋；③积极配合治疗，规律用药，定期复查。

【护理评价】

通过治疗和护理，病人：①皮肤损害好转或痊愈；②自觉疼痛减轻、舒适度增加、饮食和睡眠较前改善；③了解本病的防治知识，积极配合治疗和护理；④无并发症发生，或并发症得到及时发现和处理。

第二节　脓疱疮病人的护理

导入情境

情境描述：

患儿，男，4岁。下颌脓疱疹，表面有黄色分泌物，有痂皮，伴发热4日。用手抓挠后，继之揉右眼，出现右眼红肿伴痒3日。

工作任务：

1. 请描述引起患儿发生皮疹最可能的原因。

2. 请描述对该患儿采取的护理措施及健康指导。

【概述】

脓疱疮（impetigo）是一种常见的急性化脓性皮肤病，好发于儿童，传染性强，夏秋季多见，面部、四肢等暴露部位易受累，其特点为水疱、脓疱，易破溃形成脓痂。

【病因及发病机制】

由金黄色葡萄球菌或与乙型溶血性链球菌混合感染所致。根据临床表现不同，分为寻常型、大疱型和新生儿型。

【护理评估】

（一）健康史

了解病人一般状况，近期是否发生感染、外伤及刺激。

（二）身体状况

1. 寻常型脓疱疮 易在学龄前和学龄期儿童中流行，传染性很强。皮损初期为红色斑点或小丘疹，迅速发展成水疱或脓疱。皮损好发于暴露部位，一般 6~10 日自然脱痂而愈，不留疤痕。严重者可泛发全身，高热，可伴有淋巴结炎、脓毒症和急性肾炎。

2. 深脓疱疮 又称臁疮，主要由溶血性链球菌所致，多累及营养不良的儿童或老人。其好发于小腿或臀部。

3. 大疱型脓疱疮 主要由金黄色葡萄球菌引起，多见于儿童，以夏季多见。

（三）心理－社会状况

评估家属对本病的认知程度、担心疾病复发及传染的焦虑程度。

（四）处理原则

加强消毒、注意隔离、减少传播。

1. **局部治疗** 以抗菌、消炎、干燥为原则。脓疱较大时抽取疱液，破溃者可外用抗生素软膏。

2. **全身治疗** 皮损泛发、全身症状较重者及时采用抗感染治疗。

【常见护理诊断／问题】

1. **皮肤完整性受损** 与脓疱破溃有关。

2. **焦虑** 与起病急、传染性强等有关。

3. **有感染的危险** 与搔抓、脓疱破溃有关。

【护理措施】

1. **消毒隔离** 接触隔离，病人的衣物、用具要专用，生活用品及时消毒。

2. **皮损护理** 注意保护创面，避免搔抓或摩擦。可用紫外线、红外线照射，促进溃疡愈合。

3. **控制感染** 对重症新生儿脓疱疮给予大剂量敏感抗生素，注意无菌操作，预防感染。

4. **病情观察** 警惕急性肾炎、脓毒症、肺炎、脑膜炎等并发症的发生。

5. **健康指导** ①及时诊治；②指导病人和家属做好消毒及隔离工作，以防交叉感染；③指导早期正确用药治疗；④积极用药，缓解瘙痒。

（李 莉）

思考题

1. 患儿，男，7 岁。因面部、四肢散在性水疱伴化脓 1 周就诊。查体：水疱呈花生豆大小，周围红晕不明显，脓液积于脓疱下方呈半月形，结黄色痂，痂缘处有新的脓疱出现。

请问：

（1）应对该患儿采取哪些护理措施？

（2）应对该患儿及家属进行哪些健康指导？

2.马先生,64岁。因右侧腰腹部红斑水疱伴疼痛5日余就诊。查体:红斑、水疱未超过体表正中线,疱液清亮,疱壁紧张,周围有红晕,各簇水疱群之间皮肤正常。

练习题

请问:

(1)该病人的诊断及病因分别是什么?

(2)应对该病人采取怎样的护理措施?

第三十八章 | 动物性皮肤病病人的护理

学习目标

1. 掌握：疥疮、虱病病人的护理措施。
2. 熟悉：疥疮、虱病病人的临床表现。
3. 了解：疥疮、虱病的病因与发病机制。
4. 学会：疥疮及虱病的护理评估方法。
5. 具有关心、爱护动物性皮肤病病人的心理和保护病人隐私的态度和行为。

第一节 疥疮病人的护理

导入情境

情境描述：

马先生，35 岁。诉腋窝、腹股沟、会阴部出现米粒大小的丘疹，夜间阵发性剧烈瘙痒，皮肤有抓痕和血痂，遂来诊。既往 2 周前曾有旅居史。

工作任务：

1. 请描述出现皮疹最可能的原因。
2. 请对马先生采取正确的护理。

【概述】

疥疮（scabies）是由疥螨引起的接触传染性皮肤病。其好发于皮肤嫩薄部位。

【病因及发病机制】

疥螨，分为人疥螨和动物疥螨。人的疥疮由人疥螨引起，通过直接或间接接触传染。

【护理评估】

（一）健康史

评估个人卫生状况；是否与疥疮病人共用生活用品。

（二）身体状况

1. 症状 自觉剧烈瘙痒、晚间尤为明显，影响睡眠。

2. 体征 皮损为米粒大小的丘疹和灰白色线状隧道，反应剧烈者顶端可出现脓疱；男性病人可在阴囊、阴茎等部位出现疥疮结节。

（三）辅助检查

采用针挑法或刮片法可检出疥螨或疥螨残体及虫卵。

（四）心理–社会状况

病人是否因剧烈的瘙痒及疾病的传染性而产生焦虑、寂寞等心理。

（五）处理原则

一旦确诊应立即隔离治疗。治疗以外用药物为主，一般用 10% 硫磺软膏全身治疗。疥疮结节可外用糖皮质激素。继发感染应同时抗感染。瘙痒严重者可口服镇静止痒药。

【常见护理诊断 / 问题】

1. 睡眠型态紊乱　与夜间剧烈瘙痒有关。

2. 焦虑 / 恐惧　与疾病反复发作、剧烈瘙痒有关。

3. 潜在并发症：感染。

4. 有传染的危险　与疾病具有传染性有关。

【护理目标】

1. 皮肤瘙痒减轻，睡眠改善。

2. 情绪稳定，积极配合治疗。

3. 皮肤维持完整性，未发生感染。

4. 未传染给他人。

【护理措施】

1. 一般护理

（1）注意个人卫生。

（2）及时隔离病人，防止传染。

2. 用药护理

（1）1% γ-666 霜有较高杀螨作用，孕妇或哺乳期妇女慎用。

（2）沐浴后，从颈部以下进行全身擦药，皮损处适当增加药量，进行涂搽。

（3）涂药期间不沐浴，不更衣，以保持药效。

（4）观察 2 周，未出现新的皮损才为治愈。

3. 心理护理　对病人要给予理解和同情。

4. 健康指导

（1）注意个人卫生。

（2）尽量避免出入公共场所，以免传染他人。

（3）家里如有宠物发病，及时治疗；家庭或集体宿舍中的病人同时治疗。

【护理评价】

通过治疗和护理，病人：①皮损消失，睡眠改善；②焦虑减轻。

第二节　虱病病人的护理

导入情境

情境描述：

吴先生，25 岁。近日出现阴毛部剧烈瘙痒，以夜间为甚，内裤上常有点状污褐色血迹。自述近期有不洁性接触史。

工作任务：

1. 请简述发病原因并说明当前的主要护理问题。

2. 请描述目前的护理措施。

【概述】

虱病（pediculosis）是由虱寄生于人体，反复叮咬吸血引起的传染性皮肤病。虱可分为头虱、体虱和阴虱三种。本病可通过直接或间接接触而传染。阴虱主要为性接触传染。

【病因及发病机制】

能引起皮肤病的主要是人虱，具有刺吸型口器，以吸血为食。

【护理评估】

（一）健康史

健康史参见本章第一节疥疮的相关内容。

（二）身体状况

1. 头虱病 多见于卫生条件差的妇女及儿童。病人自觉头皮瘙痒，可继发感染。

2. 体虱病 皮肤被叮咬后出现红斑、丘疹，瘙痒剧烈。

3. 阴虱病 寄生于阴毛，通过性接触传播。多数病人或其配偶近期有不洁性交史。皮损为表皮剥蚀、抓痕、血痂或毛囊炎。自觉瘙痒剧烈。

（三）心理－社会状况

心理-社会状况参见本章第一节虱病的相关内容。

（四）处理原则

1. 头虱 外用 50% 百部酊，用篦子去除死亡的成虫和虫卵。

2. 体虱 将污染衣物、寝具煮沸消毒或 65℃ 烘烤 30 分钟杀虫。

3. 阴虱 剃除阴毛，局部外涂 50% 百部酊等；性伴侣应同时治疗。

【常见护理诊断/问题】

1. 舒适改变 与皮肤剧烈瘙痒有关。

2. 皮肤完整性受损 与搔抓皮肤破溃有关。

3. 潜在并发症：感染。

4. 有传染的危险 与疾病具有传染性有关。

【护理措施】

1. 一般护理

（1）注意个人卫生。

（2）注意保护隐私。

2. 用药护理

（1）头虱可以外用 50% 苯甲酸苄乳脂等灭虱。

（2）告知病人用药后仍然存在瘙痒，可对症治疗。

3. 心理护理 对病人要给予理解和同情。

4. 健康指导

（1）向病人积极宣教本病的防治知识。

（2）避免不洁性交，防止阴虱传播。

（3）指导病人定期复查，不得擅自增减药量。

（李 莉）

程先生，38 岁，自述全身起小疙瘩，瘙痒 2 个月，曾在当地用皮炎平软膏治疗，稍好转，但皮疹仍不见消退，继而阴茎、阴囊上出现黄豆大小的结节，瘙痒难忍。

练习题

请问：

(1) 该病人目前考虑什么疾病？

(2) 常见的护理诊断 / 问题有哪些？应采取哪些护理措施？

第三十九章 | 红斑鳞屑性皮肤病病人的护理

ER 39-1
教学课件

ER 39-2
思维导图

学习目标

1. 掌握：红斑鳞屑性皮肤病病人的护理评估、护理措施。
2. 熟悉：红斑鳞屑性皮肤病的临床分型及临床表现。
3. 了解：红斑鳞屑性皮肤病的病因和病理生理。
4. 学会：运用红斑鳞屑性皮肤病的相关知识，对病人实施整体护理。
5. 具有关心、爱护红斑鳞屑性皮肤病病人的心理和保护病人隐私的态度和行为。

本组疾病是一组病因不明，以红斑、丘疹、鳞屑为主要临床表现的皮肤病，包括银屑病、多形红斑、玫瑰糠疹、扁平苔藓等。

第一节 银屑病病人的护理

导入情境

情境描述：

李先生，60 岁。银屑病病史 10 年余，在院外反复治疗，病情未见好转。5 个月前全身皮肤迅速出现潮红，银白色鳞屑增厚、点状出血加重 3 日伴双下肢水肿，为进一步治疗就诊。

工作任务：

1. 请简述该病人的评估内容。
2. 请对李先生采取正确的护理并做好健康指导。

【概述】

银屑病（psoriasis）（俗称"牛皮癣"）是一种常见的慢性复发性炎症性皮肤病，好发于青壮年。

【病因与发病机制】

1. 遗传因素 30%有家族史。

2. 环境因素 长期生活在气候比较干燥或是寒冷的地方。

3. 其他 感染、精神紧张等。

【护理评估】

（一）健康史

评估病人的一般情况，了解有无家族史及遗传因素；发病情况及诊治经过，是否存在诱发或使本病加重的各种因素。

（二）身体状况

根据临床表现，银屑病一般可分为寻常型、脓疱型、关节病型及红皮病型四种。寻常型银屑病最多见，占 99% 以上。

1. 寻常型银屑病

（1）**症状**：多为急性发病，有不同程度瘙痒，按病情发展可分为三期：进行期、静止期、消退期。

（2）**体征**：皮损可遍布全身各处，好发于头皮、躯干、四肢伸侧，呈对称性分布。基本损害为鳞屑性红斑，边界清楚，周围有炎性红晕。银屑病三联征阳性。多数病人皮损冬重夏轻。

2. 脓疱型银屑病　是最重的一型，分为泛发性和局限性两型。其多在寻常型银屑病损害基础上发生，也可见于突然停用激素的病人，发病急，常伴有畏寒、高热、关节肿痛等。

3. 红皮病型银屑病　为一种少见而严重的银屑病，多因治疗不当所致，它常伴有发热，全身不适，浅表淋巴结肿大，白细胞计数升高等，易发生呼吸道感染、肺炎等。

4. 关节病型银屑病　本病多见于男性，除皮损外可出现关节病变，以手腕、足部小关节多见，特别为指（趾）末端关节易受侵犯，关节肿胀、畸形及严重的功能障碍是其三大体征。

（三）**心理–社会状况**

评估病人及家属的认知程度，对治疗方法、预后及预防等知识的了解程度。

（四）**处理原则**

根据炎症情况选用外用药物。各种激素类外用药只适用于小面积皮损。进行期采用温和药物；静止期或消退期可采用浓度较高的外用药物。

【常见护理诊断/问题】

1. 皮肤完整性受损　与银屑病导致皮肤出现鳞屑、红斑有关。

2. 睡眠型态紊乱　与银屑病导致局部皮损痛痒有关。

3. 自我形象紊乱　与银屑病导致指甲变形、局部皮肤出现鳞屑、红斑有关。

4. 焦虑/恐惧　与皮损反复发作或治疗效果不佳有关。

5. 知识缺乏：缺乏银屑病防治的相关知识。

【护理目标】

1. 病人主诉痛痒感减轻。

2. 病人夜间睡眠时间延长，睡眠质量好。

3. 病人情绪平稳，能正确面对自身形象的改变。

4. 病人能正确认识所患疾病，焦虑程度减轻。

5. 病人能说出本病的基本知识、治疗方法及注意事项，主动配合治疗。

【护理措施】

1. 一般护理　保持床铺清洁平整，选择宽松的棉织衣服，室内空气新鲜。急性期避免日光照射。夜间瘙痒加重，睡前加服抗组胺药，并使用外用药，减少睡眠障碍。

2. 心理护理　向病人解释病情，配合治疗。避免精神紧张、情绪过激、劳累等诱发因素。

3. 专科护理

（1）**药浴护理**：①水温控制在 36~38℃，时间为 15~20 分钟；②药浴过程中多巡视、观察病人；③药浴时不宜用力搓洗，浴后使用外用药物。

（2）**光疗注意事项**：全身照射时应注意保护眼睛和阴囊；治疗当日避免日晒；口服光敏剂的病人注意有无胃肠道反应。

4. 用药护理

（1）急性期不宜使用刺激性药物。

（2）选用外用药物时，从低浓度向高浓度逐渐过渡。

（3）向病人讲解正确搽药的方法及注意事项。

5. 饮食护理　给予低脂、高热量、高蛋白、高维生素饮食，防止疾病长期消耗。忌食海鲜、辛辣刺激性食物,禁饮酒。

6. 健康指导

(1) 指导病人规律生活,保持乐观情绪。

(2) 向病人解释戒烟酒的必要性。合理饮食,在皮损泛发或加重时适当忌口。

(3) 注意个人卫生。告知病人及家属,正确对待疾病,积极治疗。

(4) 嘱病人切不可盲目追求彻底治疗而采用可导致严重不良反应的药物,以免加重病情。

【护理评价】

通过治疗与护理,病人:①痛痒感减轻或消失;②睡眠良好;③能正确面对自我形象变化;④焦虑减轻或消除;⑤知晓本病的基本知识、治疗方法及注意事项等。

第二节　多形红斑病人的护理

导入情境

情境描述:

李女士,35 岁。全身红斑 1 周,6 日前病人头痛、乏力后出现双上肢及躯干红斑,皮疹初起为米粒大小红斑,逐渐扩大至硬币大小,中间颜色较深,呈青紫色,伴有轻度刺痛。为进一步治疗来院就诊。

工作任务:

1. 根据病史及皮疹表现,考虑所患疾病的名称。

2. 请简述采取的护理措施及健康指导。

【概述】

多形红斑(erythema multiforme)是一种以靶形或虹膜状红斑为典型皮损的急性炎症性皮肤病,常伴黏膜损害,易复发。

【病因与发病机制】

病因复杂,感染、药物、食物和物理因素等均可引起本病,单纯疱疹病毒感染是最常见的致病因素。

【护理评估】

(一) 健康史

评估病人的一般情况,是否服用易致敏的食物、药物;发病情况及诊治经过,是否存在诱发或使本病加重的各种因素。

(二) 身体状况

本病多发于儿童和青年女性,春秋季节好发,具有自限性,易复发。皮损呈多形性,可有红斑、丘疹、斑丘疹和风团等。根据皮损形态不同,可分为以下三型:①红斑 - 丘疹型,最常见,病情较轻。其好发于面颈部和四肢远端伸侧,口腔眼部黏膜较少受累。②水疱 - 大疱型,介于轻症和重症之间。③重症型,发病急,发病前有前驱症状,全身症状重,可累及多部位黏膜,损害早且严重,可出现全身水疱、糜烂,浅表淋巴结增大等。

(三) 心理 - 社会状况

了解病人的心理恐惧程度、家属的态度及支持状况等。

(四) 处理原则

寻找病因,停用可疑药物。轻症病人仅需对症处理;重症者需住院积极治疗。

1. **局部治疗** 外用药物以消炎、收敛、止痒及预防感染为主。一般可外用糖皮质激素,糜烂渗出时可外用 3% 硼酸溶液湿敷,局部破溃可外用抗生素软膏;当有口腔、眼部黏膜受累时,应加强局部护理。

2. **系统治疗** 轻症病人口服抗组胺药。重症病人应尽早予以足量糖皮质激素,病情控制后逐渐减量,同时给予支持疗法,保证热量、蛋白质和维生素的需要。若合并病毒感染,应及时抗病毒治疗。

【常见护理诊断 / 问题 】

1. **疼痛** 与皮肤黏膜破溃、糜烂有关。

2. **营养失调:低于机体需要量** 与重症多形红斑导致口腔黏膜破溃、进食减少有关。

3. **焦虑 / 恐惧** 与病情突发、不断加重、担心疗效有关。

4. **潜在并发症**:感染。

【护理措施】

1. **皮肤护理**

(1) 观察皮损的进展情况,预防感染。

(2) 渗出严重时可给予 3% 硼酸溶液湿敷;湿敷后,局部红光照射,促进愈合。

(3) 穿棉质内衣,保持床单位的清洁。

(4) 遵医嘱使用皮肤屏障保护剂,避免搔抓、温热水烫洗等。

2. **黏膜护理**

(1) 口腔黏膜的护理:做好口腔护理、预防感染,鼓励病人进食、多饮水,糜烂处覆盖凡士林纱布。

(2) 眼结膜的护理:做好眼部护理,遵医嘱用药,闭眼困难者用凡士林纱布覆盖。

3. **用药护理** 密切观察病人生命体征的变化及用药后反应,尤其注意激素使用后不良反应。

4. **饮食护理** 给予高蛋白、高维生素、流质饮食;改善营养状况,保持水电解质的平衡,准确记录出入量。

5. **心理护理** 为病人讲解疾病相关知识,强调配合治疗的重要性,树立战胜疾病的信心。

6. **健康指导**

(1) 尽量避免过敏原,防止各种过敏引发的多形红斑。

(2) 加强体育锻炼,增强自身抵抗力和免疫力。

(3) 保持生活规律,养成良好的生活习惯,以利于身心健康。

(李　莉)

思考题

胡先生,27 岁。全身反复皮疹 3 年,冬日加剧,夏日缓解,自觉瘙痒。查体:躯干四肢散在圆形黄豆至胡桃大小红色斑丘疹,上覆白色小片鳞屑,刮去鳞屑,基底潮红,少许出血点伴渗出。

请问:

(1) 该病人目前处于疾病发展的什么阶段?

(2) 该病人主要的护理诊断 / 问题有哪些?

(3) 如何预防同形反应的发生?

练习题

第四十章 | 性传播疾病病人的护理

教学课件　　思维导图

学习目标

1. 掌握：性传播疾病病人的护理措施。
2. 熟悉：性传播疾病的症状、体征、治疗原则。
3. 了解：性传播疾病的病因和病理生理。
4. 学会：通过评估病人的症状，进行初步分诊。
5. 具有关心、爱护性传播疾病病人的心理和保护病人隐私的态度和行为。

性传播疾病指主要通过性接触、类似性行为及间接性接触传染的一组疾病，主要包括淋病、梅毒、尖锐湿疣、生殖器疱疹和艾滋病等。

第一节　淋病病人的护理

导入情境

情境描述：

刘先生，32 岁。尿道口红肿及大量脓性分泌物 2 日，伴尿频、尿痛、排尿困难，前来就诊，因病人不知前往哪个科室就诊，向你咨询。

工作任务：

1. 请简述对刘先生的评估内容。
2. 通过对病人的评估，请告知病人就诊的科室。

【概述】

淋病（gonorrhea）是由淋病奈瑟菌（淋球菌）感染所致的泌尿生殖系统的化脓性、炎症性疾病。它为常见的性传播疾病之一，多见于青壮年，主要通过性交传染。

【病因与发病机制】

1. 病原菌　淋球菌附着在微湿衣裤、毛巾、被褥中，最多只能生存 24 小时，一般消毒剂或肥皂液均能使其迅速死亡。

2. 传播途径　①宿主：人是唯一的天然宿主；②传染源：淋病病人或淋球菌携带者是重要的传染源；③传播方式：性交直接传染或床单、浴盆等间接传染；④易感部位：泌尿生殖系统黏膜的柱状上皮细胞。

3. 发病机制　淋球菌侵入前尿道或宫颈黏膜后，引起急性炎症反应。

【护理评估】

（一）健康史

了解病人一般状况，如年龄、性别、文化背景等；病人有无与淋病病人性接触史、共用物品史或新生儿的母亲有无淋病史等；并了解其发病情况及诊治经过。

（二）身体状况

其主要发生在性活跃的中青年。根据临床表现通常分为单纯性淋病、有并发症淋病、播散性淋病三种。

1. 单纯性淋病

（1）**男性急性淋病**：临床上最常见，90%的感染者有症状。可有尿道刺激征，可伴发腹股沟淋巴结炎。全身症状较轻，少数可有发热、全身不适、食欲缺乏等。

（2）**女性急性淋病**：皮损60%感染者无症状，好发于宫颈、尿道。其分为淋菌性宫颈炎、淋菌性尿道炎、幼女淋病三种。

临床上亦可见淋病性肛门直肠炎、淋球菌性咽炎以及淋球菌性结膜炎等。

2. 有并发症淋病　本型比较少见，分为泛发性和局限性两型。

3. 播散性淋球菌感染　极少见。

（三）辅助检查

1. 直接涂片　取尿道或宫颈脓性分泌物涂片。涂片对女性检出率低，有假阴性，必要时应做培养。

2. 细菌培养　标本在培养基上培养，可出现典型菌落，氧化酶试验阳性，镜检可见到革兰氏阴性双球菌。

（四）心理–社会状况

评估病人及家属的认知程度，对治疗方法、预后及预防等知识的了解程度；了解病人的心理恐惧程度、家属的态度及支持状况等。

（五）处理原则

早诊断、早治疗；及时、足量、规律用药；对性伴侣追踪，同时治疗；治疗后随诊复查。

【常见护理诊断/问题】

1. 疼痛　与病菌侵犯组织器官出现炎症反应有关。

2. 焦虑　与对本病缺乏了解，担心预后或传染给他人有关。

3. 知识缺乏：缺乏病情、治疗方案、传染方式以及预防等相关知识。

【护理目标】

1. 病人主诉痛感减轻。

2. 病人能正确认识疾病，焦虑程度减轻。

3. 病人知晓本病的基本知识、治疗方法及注意事项，主动配合治疗。

【护理措施】

1. 消毒隔离　接触隔离，病人的卫生洁具要专用，生活用品应及时消毒处理；禁止与儿童，特别是幼女同床，共用浴盆和浴巾等。

2. 强制治疗　病人要彻底进行治疗，对已治愈者要定期进行追踪复查和必要的复治。性伴侣同治。

3. 用药护理　询问病人有无药物过敏史，密切观察病情及药物疗效、不良反应等情况。

4. 心理护理　尊重病人人格，告知病人只要积极配合治疗，淋病治愈后可以正常生活。

5. 健康指导　①加强性病防治知识的宣教，避免不洁性生活。②治疗时停止性行为，性伴侣同治。③告知病因及预防传染的相关知识。

【护理评价】

通过治疗与护理，病人：①痛感减轻或消失。②焦虑减轻或消除。③熟悉本病的基本知识、治疗方法及注意事项等。

第二节　梅毒病人的护理

导入情境

情境描述：

马先生，28 岁。已婚，阴茎破溃伴轻微疼痛 3 周，自行口服头孢类药物半月余，阴茎破溃未见好转，为进一步治疗前来就诊。

工作任务：

1. 就病人的症状，对其进行评估。

2. 通过对病人的评估，请告知马先生就诊的科室。

【概述】

梅毒（syphilis）是由梅毒螺旋体（Treponema pallidum，TP）引起的一种慢性传染病，主要通过性接触和血液传播。

【病因与发病机制】

1. 病原菌　TP 又称苍白螺旋体。对皮肤、主动脉、眼、胎盘、脐带等有较高的亲和力。

2. 传播途径　梅毒的唯一传染源是梅毒病人，常见的传播途径有性接触传播、垂直传播和其他途径；少数病人可经医源性途径、接吻、握手、哺乳或接触污染衣物、用具等感染。

【护理评估】

（一）健康史

了解病人一般状况，如年龄、文化背景等；病人有无与梅毒病人性接触史、共用物品史或新生儿的母亲有无梅毒史等；并了解其发病情况及诊治经过。

（二）身体状况

根据临床表现通常分为获得性梅毒、先天性梅毒、潜伏梅毒三种。

1. 获得性梅毒

（1）**一期梅毒**：主要表现为硬下疳（chancre）和硬化性淋巴结炎，一般无全身症状。①硬下疳：好发于外生殖器（90%），内含大量 TP，传染性极强；②硬化性淋巴结炎：发生于硬下疳出现 1~2 周后。其常累及单侧腹股沟或患处附近淋巴结，淋巴结穿刺检查可见大量的 TP。

（2）**二期梅毒**：一期梅毒未经治疗或治疗不彻底，TP 由淋巴系统进入血液循环形成菌血症播散全身，引起皮肤黏膜及系统性损害，称二期梅毒。其常发生于硬下疳消退 3~4 周后，少数可与硬下疳同时出现。二期梅毒可表现为皮肤黏膜损害，包括梅毒疹、扁平湿疣、梅毒性秃发和黏膜损害。其次还包括骨关节损害、眼损害、神经损害等。

（3）**三期梅毒**：早期梅毒未经治疗或治疗不充分，经过 3~4 年，40% 病人发生三期梅毒。皮肤黏膜损害主要为结节性梅毒疹和梅毒性树胶肿，其次还包括骨梅毒、眼梅毒等。

2. 先天性梅毒

（1）**早期先天梅毒**：患儿常早产，发育营养差、消瘦、脱水，貌似老人，哭声低弱嘶哑，躁动不安。可见皮肤损害、梅毒性鼻炎和骨梅毒。其常伴有全身淋巴结肿大、肝脾大等表现。

（2）**晚期先天梅毒**：一般 5~8 岁发病，13~14 岁相继出现多种表现，以角膜炎、骨损害和神经系统损害常见，心血管梅毒罕见。

3. 潜伏梅毒 极少见，其发生与机体免疫力较强或治疗暂时抑制 TP 有关。

（三）辅助检查

可分为 TP 直接检查、梅毒血清试验和脑脊液检查。

（四）心理 - 社会状况

心理 - 社会状况参见本章第一节淋病的相关内容。

（五）处理原则

1. 常用的驱梅药物 青霉素类为首选药物。头孢曲松钠为高效的抗 TP 药物，可作为青霉素过敏者优先选择的替代治疗药物。

2. 治疗方案

（1）早期梅毒：苄星青霉素 G 240 万单位，分两侧臀部肌内注射，1 次 / 周，连续 2~3 次。青霉素过敏者选用头孢曲松钠 1.0g/d，静脉滴注，连续 10~14 日。

（2）晚期梅毒：苄星青霉素 G 240 万单位，分两侧臀部肌内注射，1 次 / 周，连续 3~4 次。此外，心血管梅毒、神经梅毒、妊娠梅毒及先天性梅毒依据病情选择相应的治疗方案。

【 常见护理诊断 / 问题 】

1. 皮肤完整性受损 与梅毒螺旋体引起皮肤、黏膜破损及组织器官衰竭有关。

2. 焦虑 / 恐惧 与疾病病程长及社会舆论导致心理负担或担心传染给他人有关。

3. 知识缺乏：缺乏梅毒防治相关知识。

【 护理措施 】

1. 一般护理 ①早期传染性强，注意隔离治疗；加强医务人员自我防护。严格遵循无菌原则，避免医源性感染。②晚期病人因内脏器官受累出现一系列脏器感染，给予保护性隔离治疗。③坚持正规治疗，按时随访。④性伴侣同时接受治疗，治疗期间禁止性生活。⑤加强心理沟通，使其了解病情的发展与治疗，减轻焦虑与自卑。

2. 用药护理 ①首次应用青霉素应注意吉海反应（吉 - 海反应：梅毒患者首次接受高效抗 TP 药物治疗后，24 小时内发生寒战、发热、头痛、呼吸加快、心动过速、全身不适及原发疾病加重等机体变态反应）；②为预防或减轻吉海反应，在治疗前服用小剂量泼尼松，备好抗过敏药物。

3. 健康教育 ①本病应及早、足量、规律治疗，尽可能避免严重并发症的发生；②定期复查以判断疗效；③妊娠妇女严格产前检查；④加强本病知识讲解与宣教，避免婚外不洁性行为；⑤规范献血制度，严格无菌操作，避免医源性感染；⑥严禁吸毒，避免共用注射器和针头。

第三节 尖锐湿疣病人的护理

导入情境

情境描述：

韦女士，25 岁。已婚，妊娠 2 个月，外生殖器菜花状赘生物 1 个月，皮损逐渐增多增大。为进一步治疗前来就诊。

工作任务：

1. 就病人的症状，对其进行评估。

2. 通过对病人的评估，请告知韦女士就诊的科室。

【概述】

尖锐湿疣（condyloma acuminatum，CA）是由人乳头状瘤病毒（HPV）感染引起的一种性传播疾病。其主要通过性行为传播，少数通过间接接触传染。在常见的性传播疾病中，尖锐湿疣最易复发。

【病因与发病机制】

1. 病原菌　病原体为人乳头状瘤病毒（HPV）。人为 HPV 的唯一宿主。

2. 易感部位　外生殖器及肛门附近的皮肤黏膜湿润区是其最适宜的部位。

【护理评估】

（一）健康史

了解病人有无不洁性交史、配偶有无感染史或间接接触史，询问发病经过及其进展情况和既往治疗、预后情况等。

（二）身体状况

尖锐湿疣潜伏期约为 1~8 个月，平均 3 个月。

1. 症状　大多数尖锐湿疣病人无任何自觉症状，仅少部分有瘙痒、灼痛、白带增多等。如继发感染，则溢脓且恶臭，疼痛。当累及宫颈时，会出现性交不适。波及肛门直肠，则引起疼痛和里急后重感。

2. 体征　皮损初起为单个或多个散在淡红色小丘疹，逐渐增多，疣体呈各种不同的形态，呈乳头状、菜花状及鸡冠状，根部多半有蒂。疣体表面呈白色、暗灰色或红色，易出血，易发生糜烂、渗液，其间有脓性分泌物淤积，有恶臭。少数尖锐湿疣因过度增生成为巨型尖锐湿疣，与 HPV-6 型有关，部分可发生恶变。

（三）辅助检查

1. 醋酸白试验。

2. 皮损活检。

（四）心理－社会状况

心理-社会状况详见本章第一节淋病的相关内容。

（五）处理原则

处理原则以局部治疗为主，坚持正规治疗，避免重复或交叉感染。

1. 局部药物治疗　0.5% 鬼臼毒素酊、50% 三氯醋酸溶液或氟尿嘧啶软膏等。

2. 物理疗法　激光治疗、液氮冷冻、电灼治疗。

3. 手术治疗　适用于单发或巨大尖锐湿疣。

4. 系统治疗　干扰素、白介素 -2（IL-2）和抗病毒药物。

5. 艾拉光动力疗法。

【常见护理诊断/问题】

常见护理诊断/问题参见本章第一节淋病的相关内容。

【护理措施】

1. 严格消毒隔离　诊疗、护理使用一次性用品，病人用过的敷料等予以销毁。治疗室定时、定期紫外线消毒。

2. 休息　注意休息，少活动，穿宽松柔软、吸水透气的棉质内裤。

3. 局部护理　观察皮损有无红肿破溃等感染征象；注意液氮冷冻或使用外用药后的局部皮损变化，及时观察治疗效果。

4. 心理护理　尊重病人的人格与隐私权，普及疾病相关防治知识。向病人宣教本病的治疗方式及预后，帮助病人树立治疗的信心。

5. 健康指导　参见本章第一节淋病的相关内容。

（李　莉）

左先生,35岁,已婚。自述轻度尿道烧灼感伴尿道分泌物2日。有婚外性生活史,2周前出现尿频、尿急、尿痛、尿道脓性分泌物,分泌物镜检淋球菌阳性。

ER 40-3

练习题

请问:

(1) 该病人主要的护理诊断/问题有哪些?

(2) 如何做好该病人的心理护理?

第四十一章 | 大疱性皮肤病病人的护理

ER 41-1
教学课件

ER 41-2
思维导图

学习目标

1. 掌握：大疱性皮肤病病人的护理措施。
2. 熟悉：大疱性皮肤病的症状和体征。
3. 了解：大疱性皮肤病的病因及发病机制。
4. 学会：运用大疱性皮肤病的护理知识，为病人提供健康指导。
5. 具有护理大疱性皮肤病病人各项专科操作技能的能力。

第一节 天疱疮病人的护理

导入情境

情境描述：

李先生，44 岁。主因"躯干、四肢红斑、水疱 6 个月，口腔皮疹伴痒 6 个月，加重伴疼痛半月余"入院，病人全身表皮剥脱，有渗液，伴疼痛，尼科利斯基征阳性，口腔黏膜数处绿豆至黄豆大小白色糜烂面，疼痛剧烈。无药物过敏史及传染病史。

工作任务：

1. 根据病人的皮损特点及尼科利斯基征表现，做好鉴别诊断。
2. 请对李先生采取正确的护理。

【概述】

天疱疮（pemphigus）是一组由表皮细胞松解引起的自身免疫性慢性大疱性皮肤病。

【病因与发病机制】

病因不明，可能与遗传、自身免疫有关。

【护理评估】

（一）健康史

评估是否与使用某些药物等诱发因素有关。

（二）身体状况

1. 皮损的评估 皮损为松弛性水疱，可发生于任何皮肤表面，尼科利斯基征阳性。头面、颈等处较多见。其好发于中年男性。临床多数病人表现为寻常型天疱疮。

2. 黏膜损害评估 大多数天疱疮病人有黏膜糜烂，伴疼痛。

（三）心理-社会状况

评估病人及家属的认知度，了解他们的心理恐惧程度。

（四）治疗原则

1. **一般治疗** 加强支持疗法，预防和纠正低蛋白血症。

2. **系统治疗** ①类固醇皮质激素；②免疫抑制剂；③血浆置换疗法；④静脉注射人血丙种免疫球蛋白。

【**常见护理诊断/问题**】

1. **组织完整性受损** 与水疱及糜烂面有关。

2. **疼痛** 与创面皮损有关。

3. **有感染的危险** 与皮肤破损、服用激素及免疫抑制剂有关。

4. **营养失调：低于机体需要量** 与疾病慢性消耗有关。

【**护理目标**】

1. 皮损逐渐好转或愈合。

2. 疼痛减轻或消失。

3. 未合并感染。

4. 营养状况良好。

【**护理措施**】

1. **一般护理** 加强基础护理，严格执行消毒隔离制度，避免交叉感染。

2. **皮损护理**

（1）水疱：保持疱壁的完整性，切勿撕扯疱皮。

（2）糜烂面：清创后照射红光，再使用外用药保护创面。

（3）黏膜护理：保持眼部、口腔等黏膜的清洁卫生，必要时对症治疗。

3. **用药护理** 观察使用激素及免疫抑制剂不良反应的发生。

4. **饮食护理** 给予高蛋白、高维生素、低盐饮食，根据口腔黏膜的愈合情况，从流质饮食逐步向普食过渡。

5. **健康指导**

（1）避免着凉、感冒，增加营养，提高机体抵抗力。

（2）避免搔抓皮肤，预防皮肤感染。

（3）观察用药后反应，有无新发水疱，有无继发感染等。

（4）出院后遵医嘱规律用药，不可自行停药或减量，定期门诊复查。

【**护理评价**】

通过治疗与护理，病人：①皮损好转或愈合；②疼痛减轻或消失；③无感染发生，或得到及时发现和处理；④体液失衡纠正，营养状况改善。

第二节 大疱性类天疱疮病人的护理

导入情境

情境描述：

郭先生，76岁。2年前因脑出血双下肢瘫痪，半月前无明显诱因四肢散在出现数片蚕豆大小红斑，伴痒，未重视，皮疹逐渐增多，并融合成片，继而红斑基础上出现数个绿豆大小张力性水疱，疱液清，相互不融合。10日前扩散至胸腹部，成硬币大小且有张力性水疱，尼科利斯基征阴性。实验室检查，血常规：白细胞计数 11.2×10^9，嗜酸性粒细胞 8.4%。

【概述】

大疱性类天疱疮(bullous pemphigoid,简称 BP)是一种好发于老年人的大疱性皮肤病。

【病因与发病机制】

病因不明,可能与自身免疫有关。

【护理评估】

(一) 健康史

评估病人年龄,本病好发于 60 岁以上的中老年人。

(二) 身体状况

在红斑或外观正常皮肤上出现水疱,尼科利斯基征阴性。其好发于四肢屈侧及胸腹部,伴瘙痒,黏膜不易受累。它可分为:①泛发性大疱型;②小疱型;③红斑型;④多形性类天疱疮;⑤局限性大疱性类天疱疮;⑥结节性类天疱疮。

(三) 心理–社会因素

评估病人及家属的认知度,了解他们的心理恐惧程度及不良情绪反应。

(四) 处理原则

1. 一般治疗　加强支持疗法,给予富于营养的易消化饮食;对水疱、大疱数量多者应适量补充血浆或白蛋白,预防和纠正低蛋白血症。

2. 局部护理　对大疱可在疱底部用注射器将疱液抽出,保留疱壁,如有糜烂面其处理可参考"天疱疮"的治疗。

3. 系统治疗

(1)**类固醇皮质激素**:是治疗 BP 的首选药物,分为系统和局部治疗。

1) 系统治疗主要用于泛发性病人,剂量依据损害范围而定,由于 BP 病人多为高龄,因此在治疗过程中必须注意观察和预防糖皮质激素的常见不良反应。

2) 外用药物治疗主要用于局限型或轻度的病人,根据体重与新发水疱数目定用药剂量和次数,注意局部感染等不良反应。

(2)**其他免疫抑制剂**:如果上述治疗效果不佳或出现激素应用的禁忌证,可联合细胞毒性药物,应用方法可参考"天疱疮"。

【常见护理诊断/问题】

1. 疼痛　与皮肤完整性受损有关。

2. 有感染的危险　与皮肤破损、服用激素及免疫制剂导致抵抗力下降有关。

3. 睡眠型态紊乱　与皮肤瘙痒和疼痛有关。

4. 焦虑　与病情重、病程时间长有关。

5. 潜在并发症:低蛋白血症、水、电解质和酸碱平衡紊乱等。

【护理目标】

参见本章第一节天疱疮的相关内容。

【护理措施】

1. 皮损的护理(参见本章第一节天疱疮的相关内容)。

2. 饮食护理和健康指导(参见本章第一节天疱疮的相关内容)。

(李　莉)

张女士,67 岁。因"全身反复红斑、水疱伴痒、灼痛 8 个月"入院,病人躯干、四肢密集分布黄豆大小红斑、水疱,部分融合成手掌大小边界清楚的水肿性斑片,核桃大小,自觉瘙痒剧烈,抓破后水疱破溃、糜烂,双侧乳房下、腋窝及腹股沟处糜烂明显,可见大量脓性分泌物,尼科利斯基征阴性。

ER 41-3

练习题

请问:

(1) 根据病人的病史及皮损特点,简述尼科利斯基征的表现。

(2) 应对病人采取哪些护理措施?

［1］ 陈茂君，段丽娟，李莉. 神经外科护理难点突破 [M]. 成都：四川大学出版社，2020.

［2］ 陈孝平，汪建平，赵继宗. 外科学 [M]. 9 版. 北京：人民卫生出版社，2018.

［3］ 郭书芹，王叙德. 外科护理 [M]. 2 版. 北京：人民卫生出版社，2020.

［4］ 陆彤，李雪云. 达芬奇机器人手术护理配合考核表的设计与应用 [J]. 护理实践与研究，2020，17（10）：117-119.

［5］ 李勇，俞宝明. 外科护理 [M]. 4 版. 北京：人民卫生出版社，2022.

［6］ 李乐之，路潜. 外科护理学 [M]. 7 版. 北京：人民卫生出版社，2021.

［7］ 李文志，姚尚龙. 麻醉学 [M]. 4 版. 北京：人民卫生出版社，2018.

［8］ 彭小苑，谷忠建，欧阳艳菲. 骨科健康教育手册 [M]. 广州：广东科技出版社，2016.

［9］ 饶兰，张培茗，柴岗，等. 基于真实世界数据的达芬奇机器人手术系统安全性研究 [J]. 中国医学物理学杂志，2020，37（03）：326-331.

［10］ 沈小芬，石泽亚，周毅峰，等. 达芬奇机器人手术护士基于清单管理的培训 [J]. 护理学杂志，2022，37（08）：34-36.

［11］ 万学红，卢雪峰. 诊断学 [M]. 9 版. 北京：人民卫生出版社，2018.

［12］ 吴孟超，吴在德. 黄家驷外科学 [M]. 8 版. 北京：人民卫生出版社，2020.